The Theory and Practice of Chinese Geriatric Medicine 2018

中国老年医学理论与实践 2018

主　审　高润霖　郭静萱　陈　红
主　编　卢长林

北京大学医学出版社

ZHONGGUO LAONIAN YIXUE LILUN YU SHIJIAN 2018

图书在版编目（CIP）数据

中国老年医学理论与实践 2018/卢长林主编. —北京：
北京大学医学出版社，2017.11
　ISBN 978-7-5659-1694-6

　Ⅰ．①中…　Ⅱ．①卢…　Ⅲ．①老年病学－研究　Ⅳ.
①R592

中国版本图书馆 CIP 数据核字（2017）第 250171 号

中国老年医学理论与实践 2018

主　　编：卢长林
出版发行：北京大学医学出版社
地　　址：(100191) 北京市海淀区学院路 38 号
　　　　　北京大学医学部院内
电　　话：发行部 010-82802230；图书邮购 010-82802495
网　　址：http://www.pumpress.com.cn
E - mail：booksale@bjmu.edu.cn
印　　刷：北京强华印刷厂
经　　销：新华书店
责任编辑：高　瑾　武翔靓　畅晓燕　　责任校对：金彤文　　责任印制：李　啸
开　　本：889mm×1194mm　1/16　印张：16.25　字数：480 千字
版　　次：2017 年 11 月第 1 版　2017 年 11 月第 1 次印刷
书　　号：ISBN 978-7-5659-1694-6
定　　价：150.00 元

编者名单

主　　审　高润霖　郭静萱　陈　红

主　　编　卢长林

副 主 编　刘德平　俞梦越　任景怡

学术秘书　孙　立　李忠佑　王　征　任珊珊　高　鹏

编　　者　（按姓名汉语拼音排序）

陈冠群　（台湾振兴医院）	李　娜　（首都医科大学附属北京天坛医院）
陈　红　（北京大学人民医院）	李　睿　（中日友好医院）
陈佳纬　（河北燕达医院）	李惟铭　（首都医科大学附属北京朝阳医院）
陈俊延　（台湾马偕纪念医院）	李　翔　（中国医学科学院阜外医院）
陈绍良　（南京市第一医院）	李　勇　（滕州市中心人民医院）
陈玉辉　（北京医院）	李忠佑　（北京大学人民医院）
初　楠　（大连大学附属中山医院）	梁会珠　（北京大学人民医院）
杜　玲　（北京医院）	梁金凤　（首都医科大学附属北京朝阳医院）
封国生　（首都医科大学附属北京朝阳医院）	林铭源　（厦门大学附属中山医院）
封云震　（北京大学第三医院）	刘保逸　（北京医院）
高润霖　（中国医学科学院阜外医院）	刘　兵　（北京医院）
高占义　（沧州中西医结合医院）	刘德平　（北京医院）
龚　涛　（北京医院）	刘　健　（北京大学人民医院）
谷明林　（江苏省中西医结合医院）	刘君萌　（北京医院）
郭静萱　（北京大学第三医院）	刘亚欣　（中国医学科学院阜外医院）
郭炜华　（首都医科大学附属北京同仁医院）	刘　宇　（首都医科大学附属北京朝阳医院）
郭宗生　（首都医科大学附属北京朝阳医院）	卢长林　（首都医科大学附属北京朝阳医院）
何冀芳　（首都医科大学附属北京朝阳医院）	吕秀章　（首都医科大学附属北京朝阳医院）
何　青　（北京医院）	马长生　（首都医科大学附属北京安贞医院）
胡泽平　（安徽医科大学第一附属医院）	穆晓光　（河南大学附属郑州颐和医院）
黄翠娟　（玉林市第一人民医院）	潘　闽　（南通大学附属医院）
霍　勇　（北京大学第一医院）	裴汉军　（北京协和医院）
贾　楠　（中山大学附属第八医院）	钱海燕　（中国医学科学院阜外医院）
贾圣英　（大连大学附属中山医院）	任景怡　（中日友好医院）
简世杰　（台湾马偕纪念医院）	沈潞华　（首都医科大学附属北京友谊医院）
靳文英　（北京大学人民医院）	石　健　（中山大学附属第八医院）
雷警输　（河北燕达医院）	史凯蕾　（复旦大学附属华东医院）
李　珺　（中日友好医院）	宋　菲　（中国医学科学院阜外医院）

宋俊贤　（北京大学人民医院）

苏亚民　（南通大学附属医院）

孙　昊　（首都医科大学附属北京朝阳医院）

孙梦涵　（滕州市中心人民医院）

王贵松　（北京大学第三医院）

王红石　（首都医科大学附属北京朝阳医院）

王洪江　（首都医科大学附属北京朝阳医院）

王佳尧　（河北燕达医院）

王晶桐　（北京大学人民医院）

王乐丰　（首都医科大学附属北京朝阳医院）

王丽君　（大连大学附属中山医院）

王　凌　（枣庄市立医院）

王天杰　（中国医学科学院阜外医院）

王　薇　（北京医院）

王　征　（北京大学第三医院）

王志鸿　（台湾花莲慈济医院）

魏雅楠　（北京大学人民医院）

吴　虹　（首都医科大学附属北京朝阳医院）

吴娜琼　（中国医学科学院阜外医院）

吴永健　（中国医学科学院阜外医院）

吴岳平　（厦门大学附属中山医院）

武振林　（河北燕达医院）

夏　昆　（首都医科大学附属北京朝阳医院）

徐　立　（首都医科大学附属北京朝阳医院）

徐亚伟　（上海市第十人民医院）

杨利娟　（厦门大学附属中山医院）

杨梦溪　（中日友好医院）

杨　晟　（中国医学科学院肿瘤医院）

杨文钢　（上海交通大学医学院附属仁济医院）

杨新春　（首都医科大学附属北京朝阳医院）

杨　旭　（中国医学科学院阜外医院）

杨跃进　（中国医学科学院阜外医院）

杨中甦　（首都医科大学附属北京朝阳医院）

叶宏一　（台湾马偕纪念医院）

叶　涛　（厦门大学附属中山医院）

殷伟贤　（台湾振兴医院）

于玮玮　（北京医院）

俞梦越　（中国医学科学院阜外医院）

曾学寨　（北京医院）

张大鹏　（首都医科大学附属北京朝阳医院）

张海澄　（北京大学人民医院）

张　昊　（中国医学科学院阜外医院）

张建军　（首都医科大学附属北京朝阳医院）

张云鹤　（北京医院）

张智勇　（首都医科大学附属北京朝阳医院）

赵春红　（河北燕达医院）

赵艳梅　（玉林市第一人民医院）

郑霄云　（中日友好医院）

周　华　（北京大学第三医院）

朱文玲　（北京协和医院）

序

近 40 年来，我国经济、社会和文化等诸多方面均取得了长足进步，生命科学和医疗卫生事业也不断发展，人民平均寿命显著延长。目前我国 60 岁以上人口已达 2.2 亿，占总人口的 16%，占全世界老龄人口的 1/5，是全球唯一老龄人口过亿的国家。由于人口老龄化进程加快和不良生活方式的负面效应持续累积，使我国心血管疾病之危险因素显著增多，心血管疾病发病率及死亡率均呈增长态势，我国心血管疾病死亡率居死因第一位。目前我国心血管疾病的防控形势极其严峻，而心血管疾病之主体是老年人群，因此，我国老年人群的心血管疾病防治显得尤为重要。

由于我国政府高度重视，学界积极投入，近年我国老年医学领域，包括流行病学调查、预防、诊断和治疗等方面都取得了显著成绩，出台了多部相关指南或专家共识。使得我国老年心血管疾病患者的临床诊治具有较强的针对性和可操作性。同时，新理念、新技术如精准医疗、大数据和"互联网＋"等以前所未有的态势给老年疾病的防控带来深刻变革和颠覆，从而使我们对老年疾病的认识更趋全面深入，诊断更加精确，治疗更加个体化，最终使我国老年疾病防治体系更加规范和完善，患者预后大大改善。

随着海峡两岸医药卫生交流协会老年医学专业委员会的成立，海峡两岸老年医学领域的专家学者有了一个可以相互交流合作的平台。由于区域医疗卫生政策存在差异，海峡两岸在老年疾病的诊治上各有长处和特色，借助协会这一平台，业内专家可以积极交流、凝聚共识。在此基础上，由卢长林教授主编，刘德平、俞梦越、任景怡教授任副主编，由奋战在临床一线的协会中青年专家执笔编著的《中国老年医学理论与实践 2018》一书问世了。该书内容上注重实践，深入浅出，突出可操作性，具有专业、简明、实用等特色，是一部颇具参考价值的老年医学专业用书，希望对广大老年医学专科医师、心血管内科医师、全科医师和研究生们有所裨益！

祝贺《中国老年医学理论与实践 2018》出版，此书是全体参编人员为海峡两岸老年患者献上的厚礼，以期造福广大老年患者。故乐为做序。

国家心血管病中心
中国医学科学院阜外医院

2017 年 9 月

前　　言

　　暌违年余，中国老年医学系列丛书中最新一部《中国老年医学理论与实践2018》即将与读者见面，久别重逢之时读者更加关注本书新变化，能带来哪些知识的更新。回顾此编写之心路，我们始终激情满怀。

　　作为人类健康的管理者，医务工作者之重要受众是老年（高龄）人群。老年人群的健康问题不仅涵盖了所有器官及其相关功能的变化；还包括增龄带来的脏器功能的不断衰退和失能以及对外界的抵御力的退化等等。无论怎样，老年人群的健康问题都不是现代医学体系中某一个亚科所能包罗，只有依靠团队之力，才能不负众望。我们吸纳了各个领域的专家学者，重点关注了老年人常见病、多发病，更多的是聚焦于不同学科在老年人群中的交叉融合，进一步"深耕"老年人随增龄出现的器官功能转变。

　　本书编者多为活跃在临床工作一线的中青年专家，在各专业积累了丰富的经验，多为大型医院的教学、科研之骨干，对临床工作中的问题具有敏锐的洞察力和殷实的考量。我们相信本书会给广大读者带来帮助，会有所裨益，但由于时间仓促，难免挂一漏万，敬请同道予以斧正。

2017年9月

目　录

第一章 老年高血压的诊断与治疗

一、前言

我国已步入老龄化社会，最新的全国人口普查数据显示：65 岁及以上人口占全国人口的 8.87%。随着人口老龄化的进展，心脑血管病的患病率将逐渐增加。高血压是心脑血管病最重要的危险因素之一，是全球范围内的重大公共卫生问题。大量流行病学及临床证据表明，高血压显著增加老年人发生缺血性心脏病、脑卒中、主动脉与外周动脉疾病、肾衰竭等靶器官损害的风险，最终导致老年人群的致死和致残。Framingham 心脏研究显示，随着年龄的增长，高血压（特别是单纯收缩期高血压）的患病率明显增加。在年龄＜60 岁的人群中，27% 的人患有高血压，其中 20% 为 2 级高血压。而在 80 岁左右的人群中，高血压的患病率则达到了 75%，其中 60% 为 2 级高血压。在年龄≥80 岁的人群中，高血压的患病率更是达到 90% 以上。同时研究显示：65～94 岁人群中收缩压＞180 mmHg（1 mmHg＝0.133 kPa）者比＜120 mmHg 的个体冠心病危险高 3 倍。与 60 岁以下的高血压患者比较，相似程度的血压升高，老年人发生心脑血管事件的危险显著升高。因此，有效地防治老年高血压是减少老年心血管病危害的最主要措施之一。建立和逐步完善对老年高血压的诊治方案，采取有效的高血压防治措施，努力提高广大老年人群的健康水平和生活质量，是当今健康中国的重要目标。

老年高血压有其自身的特点，如多数为单纯收缩期高血压，舒张压水平不高，脉压增大，血压波动性大，晨峰高血压等现象显著，常与多种疾病并存及合并症多等等。因此，老年高血压治疗较中青年高血压更复杂更困难。目前，我国老年高血压人群的治疗率和血压控制达标率非常低，仅为 32.2% 和 7.6%。了解和掌握老年高血压的特点与临床诊断治疗，有助于提高诊治和控制达标率水平。近年来，国内外各项高血压指南不断地更新。

值得关注的是，各指南中均完善了关于老年高血压的诊治部分，对老年高血压的治疗提出了具体的建议，进一步促进了我国老年高血压的防治工作，最大程度地降低了高血压对我国老年人健康的危害。

二、老年高血压的定义及测量

老年人的定义在 2006 年世界卫生组织（WHO）全球人口健康报告中所建议的是根据各国的社会经济学背景确定老年人的年龄切点，即发达国家（如欧美国家）以≥65 岁作为老年人的年龄界限，而发展中国家则为≥60 岁。

老年高血压定义[1] 年龄≥65 岁、血压持续或 3 次以上非同日坐位收缩压≥140 mmHg（1 mmHg＝0.133 kPa）和（或）舒张压≥90 mmHg。

老年单纯收缩期高血压定义（ISH）收缩压≥140 mmHg，舒张压＜90 mmHg。

血压测量

1. 方法

血压测量有 3 种方法，不同的测定方法结果诊断高血压的标准不同，见表 1-1[2-3]。

表 1-1 血压测量方法

分类	收缩压（mmHg）		舒张压（mmHg）
诊室血压	≥140	和（或）	≥90
动态血压			
白天（或清醒状态）	≥135	和（或）	≥85
夜间（或睡眠中）	≥120	和（或）	≥70
24 h	≥130	和（或）	≥80
家庭自测血压	≥135	和（或）	≥85

2. 老年人血压测量注意事项[1]

①自主神经功能衰退：可能显示出明显的血压变异性；②假性高血压：袖带内必须有更高的压力才能够测出动脉压，从而表现为袖带测压和直接测量压间有差异；③直立（体位）性低血压：常见于

立位时明显血压下降，因此初次测量血压和调整用药后，应注意立位血压的测量。

三、老年人高血压的临床特点

（一）收缩压增高为主

老年人收缩压水平随年龄增长升高，而舒张压水平在60岁后呈现降低的趋势。在老年人群中，收缩压增高更常见，老年单纯收缩期高血压成为老年高血压最为常见的类型，占60岁以上老年高血压的65%[4]，70岁以上老年患者90%以上为老年单纯收缩期高血压[5]。大量流行病学与临床研究显示：与舒张压升高相比，收缩压升高与心脑肾等靶器官损害的关系更为密切，收缩压水平是心脑血管事件更为重要的独立预测因素。

（二）脉压大

脉压是反映动脉弹性功能的指标。脉压大原因为主动脉弹性减退，舒张期主动脉回缩力减小，小动脉收缩以帮助在收缩期阻抗血流，因此收缩压升高、脉压增加。老年人收缩压水平随年龄增长升高，而舒张压趋于降低，脉压增大是老年高血压的重要特点。脉压>40 mmHg视为脉压增大，老年人的脉压可达50～100 mmHg。大量研究表明，脉压增大是重要的心血管事件预测因子。中国收缩期高血压研究（Syst-China）、欧洲收缩期高血压研究（Syst-Eur）和欧洲工作组老年人高血压试验（EWPHE）等老年高血压研究显示，60岁以上老年人的基线脉压水平与全因死亡、心血管死亡、冠心病和脑卒中发病均呈显著正相关。脉压水平与脑卒中复发密切相关，脉压越大，脑卒中再发危险越高。

（三）血压波动大

随着年龄增长，老年人压力感受器敏感性降低，而动脉壁僵硬度增加，血管顺应性降低，这使得老年高血压患者的血压更易随情绪、季节和体位的变化而出现明显波动，部分高龄老年人甚至可发生餐后低血压。研究表明：清晨高血压发生率在年龄40～79岁为19.4%，80岁及以上为21.8%。清晨时交感活性增加，儿茶酚胺类收缩血管物质水平升高；肾素-血管紧张素-醛固酮系统激活，且糖皮质激素分泌增加，这些因素共同导致了清晨血压的升高。清晨是心脑血管事件的高发时间，而血压升高是促发心脑血管事件的重要因素。据统计：餐后低血压在居家护理的老年人中患病率为24%～36%，

在我国住院老年患者中为74.7%[6]。其发病机制主要为餐后内脏血流量增加，回心血量和心排血量减少；压力感受器敏感性减低，交感神经代偿功能不全；餐后具有扩血管作用的血管活性肽分泌增多。老年人血压波动幅度大，进一步增加了降压治疗的难度，因此需谨慎选择降压药物。此外，老年高血压患者常伴有左心室肥厚、室性心律失常、冠状动脉以及颅内动脉病变等，血压急剧波动时，可显著增加发生不良心血管事件及靶器官损害的危险。

（四）容易发生直立性低血压

直立性低血压在年龄65岁及以上人群总体患病率可达20%～50%，直立性低血压是指从卧位改变为直立体位的3 min内，收缩压下降≥20 mmHg或舒张压下降≥10 mmHg，同时伴有低灌注的症状。直立性血压变异的原因包括：①衰老导致心血管系统退行性改变：压力感受器敏感性减退、血管顺应性因动脉硬化而降低、心率反应减弱；②药物因素：常用抗高血压、抗精神病、三环类抗抑郁、抗肿瘤药物等；③疾病因素：致使血容量不足的系统性疾病、自主神经功能障碍疾病及周围神经病变。由于老年人自主神经系统调节功能减退，尤其当高血压伴有糖尿病、低血容量，或应用利尿药、扩血管药物及精神类药物时，更容易发生直立性低血压。因此，在老年人高血压的诊断与疗效监测过程中需要注意测量立位血压。

（五）常见血压昼夜节律异常

健康成年人的血压水平表现为昼高夜低型，夜间血压水平较日间降低10%～20%（即杓型血压节律）。老年高血压患者常伴降低20%（超杓型），甚至表现为夜间血压不降反较白天升高（反杓型），进而导致心、脑、肾等靶器官损害的危险增加。这与老年人动脉硬化、血管壁僵硬度增加和血压调节中枢功能减退有关。老年高血压患者非杓型血压发生率可高达60%以上。与年轻患者相比，老年人靶器官损害程度与血压的昼夜节律更为密切。

（六）诊室高血压增多

诊室高血压的发生率约13%，发病原因和机制可能为患者在医疗环境中精神紧张，交感活性增强；基础疾病如血脂、血糖等代谢紊乱等。对于诊室血压增高者应加强监测血压，鼓励患者家庭自测血压，必要时行动态血压监测评估是否存在诊室高血压。

（七）常与多种疾病并存，并发症多

老年高血压常伴发动脉粥样硬化性疾病如冠心病、脑血管病、外周血管病、缺血性肾病及血脂异常、糖尿病、阿尔兹海默症（老年痴呆）等疾病。若血压长期控制不理想，更易发生或加重靶器官损害，显著增加心血管死亡率与全因死亡率。在老年患者中脑血管病变较常见，应注意筛查评估，若患者存在≥70%的双侧颈动脉狭窄伴有严重颅内动脉狭窄，过度降压治疗可能会增加缺血性卒中的危险。部分老年人的靶器官损害常缺乏明显的临床表现，容易漏诊，应进行综合评估并制订合理的治疗策略。

（八）假性高血压增多

假性高血压是指应用普通袖带法所测得的血压值大于经动脉穿刺直接测得的血压值。这是动脉顺应性下降和动脉僵硬度增高的结果，由于动脉粥样硬化进展导致周围肌性动脉，袖带内必须有更高的压力压迫动脉，从而表现为袖带测压高于直接测量血压，出现血压测量值假性升高。多见于动脉严重钙化的老年人，也常见于糖尿病、尿毒症患者。

（九）易发生心力衰竭

由于以收缩压增高为主，加重左心室后负荷、增加心脏做功，心肌肥厚以及心脏收缩与舒张功能受损较明显，易诱发心力衰竭。

四、老年高血压的治疗

各项高血压指南中均指出，老年高血压的治疗应采取个体化，综合评估心血管危险因素，选择长效、平稳、安全，同时能有效干预心血管危险因素保护靶器官的降压药物，策略上单药常规剂量不能达标时，应采用小剂量多种药物联合或单片复方制剂治疗使血压平稳、逐步达标。特别指出老年高血压治疗以收缩压达标，但不能过分降低舒张压为原则。在强调老年人降压达标的同时，也特别要重视过度降压给老年人带来的伤害，最大程度地减少降压速度过快、幅度过低、波动过大所带来的不利影响。同时，直立性低血压、餐后低血压均多见于老年高血压患者，是导致老年人晕厥、跌倒、骨折和死亡增加的重要原因之一。因此，需根据坐、立位血压综合判断血压是否达标，推荐动态血压监测，并将其作为常规项目用来了解血压波动情况，袖带式家庭自测血压对评估降压疗效有重要参考价值。

近年来的各大指南在老年人降压目标上仍有些差异，但总体来看，简化降压治疗的流程却是总趋势。首先，简化了降压治疗的启动界值：2013 欧洲心脏学会/欧洲高血压学会（ESC/ESH）指南[2]指出当收缩压≥160 mmHg 建议在老年患者中启动药物治疗。JNC8[7]对于≥60 岁的高血压患者，收缩压≥150 mmHg 和（或）舒张压≥90 mmHg 即可启动药物降压治疗。其次，简化了降压的目标值：2011 英国 NICE 指南[8]、2013 ESC/ESH 指南[2]、2014 ASH/ISH 指南[9]以及 JNC8[7]等一致将大多数高血压患者的降压治疗目标调整为<140/90 mmHg。而对于老年高血压患者，除 JNC8[7]外，其他指南都推荐年龄≥80 岁时降压治疗的目标血压为<150/90 mmHg。JNC8 则推荐年龄≥60 岁时目标血压即为<150/90 mmHg；如果合并慢性肾病或糖尿病，大部分指南则都推荐降压治疗的目标仍为<140/90 mmHg。而 2013 ESC/ESH 指南对这类患者的降压目标推荐为<140/85 mmHg；另外在降压药物的推荐上，英国 2011 NICE 指南[8]最先提出一线降压药物从以前的五大类简化为四大类，其中 β 受体阻滞药不作为老年高血压首选药物，仅可用于年轻人，孕妇，高交感神经张力者。而最新的 JNC8[7]也认可了这一修订。最后在降压策略的实施中，JNC8[7]对所有高血压患者推荐了三种起始治疗策略，但已不那么强烈推荐其中的起始联合治疗方案了，这些更改都无疑进一步简化了降压的治疗策略。

（一）降压目标值

降低老年高血压患者的血压水平是必须要做的，但并非越低越好。2011 年，美国心脏病学会/美国心脏协会（ACC/AHA）的高血压专家共识[9]中开始明确指出，建议≥80 岁的高血压患者应避免出现收缩压低于 130 mmHg，舒张压低于 65 mmHg 的情况。而近年来的欧美高血压指南中，在"老年高血压患者降压幅度不能太低"这一点上已基本达成了共识，主张采取相对宽松的降压达标策略，只是具体的达标值略有不同：如 2013 年 ESC/ESH 高血压指南[2]推荐，年龄≥80 岁的高龄老人，若收缩压高于 160 mmHg，建议先将血压降到 140～150 mmHg，以减少心脑血管疾病风险和改善预后。若患者耐受，可进一步降至低于 140 mmHg。2014 年 JNC8[7]基于大型随机对照试验（RCT）证据，根据年龄明确划分降压目标：年龄大于 60 岁，SBP≥150 mmHg 或 DBP≥90 mmHg 的降压达标目标为＜150/90 mmHg，以能改善患者的健康状况为目标，不必要执行中青年的达标值。我国根据自己的实际情况，在 2014 年老年人高血压特点与临床诊治流程专家建议中推荐，降压目标值：①年龄≥65 岁患者，血压应降至 150/90 mmHg 以下，如能耐受可进一步降至 140/90 mmHg 以下；②年龄≥80 岁患者一般情况下不宜低于 130/60 mmHg；③老年人高血压合并糖尿病、冠心病、心力衰竭和肾功能不全患者降压目标应＜140/90 mmHg。强调收缩压达标，同时避免过度降低血压；在患者能耐受降压治疗的前提下，逐步降压达标，避免过快降压。

鉴于老年人通常是收缩压升高为主，而舒张压升高不明显。对于老年患者舒张压应降到什么水平目前尚有争议。2007 年 ESC/ESH 指南[11] 中指出，舒张压不应低于 60 mmHg。SHEP 研究则认为舒张压＜60 mmHg 时，不良风险增加。INVEST 研究[12] 中也显示老年人收缩压 70～79 岁控制在 135 mmHg，≥80 岁控制在 140 mmHg，比＜130 mmHg 死亡、心肌梗死、卒中的风险更低，然而 Syst-Eur 研究中则未能证实舒张压降至 55 mmHg 有害，所以究竟舒张压降至什么程度，还需更进一步的研究。值得注意的是，降压幅度与患者的基础血压水平密切有关，同等情况下，基础水平越高的患者服用降压药物时，血压下降的幅度也越大。当患者的舒张压只有 60 mmHg 或更低时，如果使用小剂量的降压药，则可能在原来的 60 mmHg 的基础下降的幅度较小，对临床影响并不大，但患者此时收缩压却可以出现明显的下降，从而改善患者的预后。总之，不管何种水平的老年高血压患者，在降压的治疗过程中均应定期随访，密切观察血压水平变化和不良反应，及时调整治疗药物及剂量。如出现头晕或已经出现低血压，则降压药物应减量或停用并严密观察。特别是对于容易出现直立性低血压的老年人，此时除了测量坐位、卧位血压外，还应监测患者的立位血压，以免出现跌倒损伤等事件的发生，从而最大程度地减少降压带来的不利影响，使患者在能耐受的前提下逐步血压达标。

（二）老年高血压的治疗策略

老年高血压患者降压治疗时降压药应从小剂量开始，降压速度不宜过快，治疗过程中需密切观察

有无脑循环低灌注及心肌缺血相关症状、药物不良反应，对于高龄、体质较弱、多种疾病并存者尤应如此。老年高血压患者常同时存在多种心血管疾病的危险因素和（或）靶器官损害，应认真选择降压药物，避免因药物选择不当或矫枉过正对患者产生不利影响。多数老年高血压患者需要联合应用两种以上降压药物才能达到降压目标，强调老年人降压治疗应为多种药物联合、逐步使血压达标。多数患者联合应用降压药物时需从小剂量开始，逐渐增加药物种类及剂量。根据老年患者的个体特征、合并症及合并用药情况，选择降压药物有助于获得更好的降压效果。在降压治疗的同时还应积极评估并干预患者的其他心血管危险因素。在药物治疗初期以及调整治疗方案过程中，应注意监测立位血压，避免因体位性低血压或过度降压给患者带来的伤害。动态血压监测有助于了解血压波动情况，条件允许时可作为老年高血压患者诊断及疗效监测的常规检查项目。家庭自测血压对于老年高血压患者监测血压及疗效评估有重要价值，应鼓励老年高血压患者选择使用合适的袖带式电子血压计并掌握基本测量方法，加强血压的自我管理。

（三）非药物治疗

1. 减少钠盐的摄入

钠盐可增加高血压发病的风险，由于老年人群中盐敏感性高血压更为常见，限制食盐摄入更为重要。建议每日摄盐量应少于 6 g，高血压患者的摄盐量应更低，最好每天少于 5 g。同时，老年人（特别是高龄老年人）过于严格的控制饮食及限制食盐摄入可能导致营养障碍及电解质紊乱（如低钠血症），应根据患者具体情况选择个体化的饮食治疗方案。

2. 调整膳食结构

鼓励老年人摄入多种新鲜蔬菜、水果、鱼类、豆制品、粗粮、脱脂奶及其他富含钾、钙、膳食纤维、多不饱和脂肪酸的食物。

3. 控制总热量摄入并减少膳食脂肪及饱和脂肪酸摄入

饮食中脂肪含量应控制在总热量的 25% 以下，饱和脂肪酸的量应＜7%。

4. 戒烟、避免吸二手烟

吸烟及二手烟增加发生高血压的危险、降低老年高血压患者的血管弹性、促进动脉粥样硬化斑块的进展，增加心脑血管事件发生率及病死率。戒烟

并避免吸入二手烟对老年人心脑血管病防治、保持健康状态意义重大。

5. 限制饮酒老年人应限制酒精摄入

不鼓励老年人饮酒。饮酒者男性每日饮用酒精量＜25 g，女性每日饮用酒精量＜15 g。小至中等量饮酒不影响甚至降低血压，每日摄入酒精量＞30 g者，随饮酒量增加血压升高、降压药物疗效降低。计算公式：纯酒精量（g）＝饮酒量（ml）×酒精度数（%）×0.8。

6. 适当减轻体重

建议将体重指数（BMI）控制在 25 kg/m² 以下。高血压患者体重指数降低可改善胰岛素抵抗、糖尿病、血脂异常和左心室肥厚。但要注意，过快、过度减轻体重可导致患者体力不佳影响生活质量，甚至导致抵抗力降低而易患其他系统疾病。因此，老年人应鼓励适度逐渐减轻体重而非短期内过度降低体重。

7. 进行规律适度的运动

运动有助于减轻体重和改善胰岛素抵抗，提高心血管系统调节能力，有助于降低血压。老年高血压患者可根据个人爱好和身体状况选择适合并容易坚持的运动方式，如快步行走，一般每周 3～5 次、每次 30～60 min。运动方式更应因人而异，需结合患者体质状况及并存疾病等情况制订适宜的运动方案。

8. 减轻精神压力

避免情绪波动，保持精神愉快、心理平衡和生活规律。

（四）药物治疗

老年人高血压的理想药物应符合以下条件：平稳、有效；安全、不良反应少；服药简单、依从性好。常用降压药物包括钙通道阻滞药（CCB）、血管紧张素转化酶抑制药（ACEI）、血管紧张素受体拮抗剂（ARB）、利尿药和 β 受体阻滞药 5 类及由上述药物组成的固定配比复方制剂。此外，α 受体阻滞药亦可作为伴良性前列腺增生患者及难治高血压的辅助用药。

（五）利尿药

利尿药是老年人高血压首选的降压药物。此类药物几乎都是与其他类降压药物联合应用的。欧美指南将其推荐用于老年高血压患者的初始及联合治疗。过去有关噻嗪类利尿药降压获益的多数研究使用的剂量较大（相当于 50～100 mg/d 氢氯噻嗪），

也有研究显示，小剂量利尿药（氢氯噻嗪 12.5～25.0 mg/d）可使患者获益。鉴于此类药物的不良反应呈剂量依赖性，目前临床上很少单独使用大剂量利尿药用于降压治疗。利尿药应作为老年人高血压联合用药时的基本药物，可用于治疗老年单纯收缩期高血压，尤其适用于合并心力衰竭、水肿的老年高血压患者。利尿药可增强其他类降压药物的降压效果，利尿药本身容易出现不良反应如低血钾、低血容量、室性期前收缩、葡萄糖耐量下降等，也应联合用药，减少利尿药用量而将其避免。应从小剂量开始，如氢氯噻嗪 6.25～12.5 mg/d，联合应用 ACEI，利尿药能够发挥它们不同的排钾和保钾作用，在起到降低血压作用的同时，能够大大减少不良反应的发生，具有良好的治疗效果和安全性。

（六）ACEI 与 ARB

ACEI 用于老年性高血压的治疗可更有效地降低心脏前后负荷，不增加心率，不降低心脑肾血流，对于高肾素活性的高血压患者具有良好的降压疗效及具有明确肾脏保护作用，不引起直立性低血压，无停药后的反跳现象。适用于伴有冠状动脉疾病、心肌梗死、心绞痛、左心功能不全、糖尿病、慢性肾病或蛋白尿的老年高血压患者。ACEI 对糖脂代谢无不利影响，不增加心率、不影响心排血量，副作用较少；主要不良反应包括咳嗽、皮疹，小部分患者可出现味觉异常、肾功能恶化；偶见血管神经性水肿，重者可危及患者生命。ARB 类药物的降压及肾脏保护作用与 ACEI 相似，咳嗽等副作用较少，血管神经性水肿罕见，尤其适用于不能耐受 ACEI 咳嗽等副作用的患者。老年患者常存在动脉粥样硬化性肾血管疾病或其他肾脏病变，需要使用 ACEI 或 ARB 治疗的老年患者，需除外双侧重度肾动脉狭窄及严重的肾功能不全。在用药过程中需要密切监测血钾及血肌酐水平的变化。

（七）钙通道阻滞药（CCB）

CCB 是一种十分常用的降压药物，特别是对于一些合并冠心病、心绞痛者，它具有较为明显的扩张周围血管作用，并且药物的安全性较高，耐受性好，适合用于各年龄段的高血压患者。由于第一代 CCB（维拉帕米，地尔硫䓬，硝苯地平）降压作用持续时间短、不良反应较多，目前推荐长效二氢吡啶类 CCB 作为老年高血压患者降压治疗的基本药物。此类药物降压疗效好，作用平稳，无绝对禁

忌证，与其他 4 类基本降压药物均可联合使用。长效 CCB 的副作用较少，主要不良反应包括外周水肿、头痛、面色潮红、便秘等。CCB 类药物具有以下特点：①对代谢无不良影响，更适用于糖尿病与代谢综合征患者的降压治疗；②降压作用不受高盐饮食影响，尤其适用于盐敏感性高血压；③对于低肾素活性或低交感活性的患者疗效好。此外，CCB 对心肌、窦房结功能、房室传导、外周动脉和冠脉循环的作用存在明显差异。硝苯地平、维拉帕米与地尔硫䓬应避免用于左室收缩功能不全的老年高血压患者，存在心脏房室传导功能障碍或病态窦房结综合征的老年高血压患者应慎用维拉帕米、地尔硫䓬。

（八）β 受体阻滞药

早在 2006 年英国的《成人高血压治疗指南》[13] 中，首次提出了 β 受体阻滞药不再是多数高血压患者的首选降压治疗药物。由于其阻断 β₂ 受体，抑制胰岛素分泌、促进胰高血糖素的释放、促进糖原分解并减少肌肉组织对葡萄糖的摄取，从而干扰糖、脂代谢的过程，升高血糖、胆固醇和三酰甘油，引发各种副作用。另外，对合并有慢性阻塞性肺疾病、哮喘、病态窦房结综合征、二度及以上房室传导阻滞等患者，β 受体阻滞药也属于禁忌范围。在随后的 JNC8[7] 中也认可了这一修订，将 β 受体阻滞药排除在高血压治疗药物的首选之列。2013 年 ESC/ESH 高血压指南[2] 指出 β 受体阻滞药有可能劣于某些类别的药物，特别是总病死率和心血管事件发生似乎劣于 CCB（而非利尿药和 RAS 阻滞药），脑卒中劣于 CCB 和 RAS 阻滞药，对于冠心病，β 受体阻滞药与 CCB、RAS 阻滞药和利尿药疗效相当。因此欧洲指南委员会对于是否将 β 受体阻滞药列入上述推荐时在讨论过程中出现了很大的争议，但最终还是将其列入了推荐。不可否认的是，与其他的降压药物相比较，在这次的 ESC/ESH 高血压指南中，β 受体阻滞药是受限制最多的降压药。

β 受体阻滞药对某些特殊患者的心血管保护作用是有目共睹的。首先，β 受体阻滞药可以有效降低高血压患者心脏性猝死的风险。其次，β 受体阻滞药治疗心肌梗死的临床疗效已被大量的临床研究所证实。各大指南均将 β 受体阻滞药作为心肌梗死患者急性期及二级预防中的一线用药[14-15]。另外，对于慢性心力衰竭患者中，β 受体阻滞药联合

ACEI 则早已被公认是治疗方案中的基石，国内外心力衰竭指南[16-17] 均一致推荐，对于无禁忌证的所有 Ⅱ～Ⅳ 级稳定性心力衰竭患者均应使用 β 受体阻滞药治疗。因此，应该公正地看待 β 受体阻滞药的各种不良反应，权衡利弊，从而更好地应用于临床。而且，对于其引起糖脂代谢紊乱、男性性功能减退、支气管痉挛、哮喘等不良反应，不同的 β 受体阻滞药并不相同。从理论上讲，对 β₁ 受体的选择性越高，其对糖、脂代谢的影响越小。第一代 β 受体阻滞药如普萘洛尔等出现上述不良反应，主要是由于对 β₁ 受体选择性差，同时抑制了 β₂ 受体所致。新一代的 β 受体阻滞剂因具有高度的 β₁ 受体选择性作用，常规剂量下并不会拮抗 β₂ 受体，因此在正常剂量下通常不会影响糖脂代谢和性功能，不会诱发支气管痉挛。临床上很多研究也已经证实，高选择性的 β₁ 阻滞剂长期治疗后，对基线和刺激后的血浆胰岛素的水平并未出现显著的影响。鉴于以上考虑，2011 版《老年高血压的诊断与治疗中国专家共识》[1] 建议：如无禁忌证，仍推荐其作为高血压合并冠心病、慢性心力衰竭老年患者首选药物。β 受体阻滞药禁用于病态窦房结综合征、二度及二度以上房室传导阻滞、支气管哮喘的患者，长期大量使用可引起糖脂代谢紊乱。老年人常存在心动过缓、窦房结功能异常，应根据适应证决定是否使用 β 受体阻滞药及用量。β 受体阻滞药仍作为一类降压药物可以初始或长期治疗，可以单独使用，也可以与其他降压药物联合应用，指南还指出 β 受体阻滞药应优先推荐于某些特殊人群，如伴交感神经系统明显兴奋的高血压患者，伴心律失常包括房性或室性期前收缩，尤其伴快速心室率的心房颤动患者，以及伴各种类型冠心病的患者和心力衰竭的患者。简言之，指南提供的是原则，考虑的是群体共性；而临床实践面对的是千差万别的个体，需要在不违背原则的条件下充分考虑每个个体的特性。

从上述 β 受体阻滞药在心血管领域中的广泛应用的循证医学证据可以看出，β 受体阻滞药具有独特的心血管保护作用，尤其是在治疗心力衰竭，预防心脏性猝死方面的作用是其他药物所不能取代的。高血压治疗的目标不仅仅是控制血压水平，更重要的是降低患者心血管事件发生率和长期的病死率。β 受体阻滞药除具有公认的降压作用外，在心肌梗死、心力衰竭、猝死的预防等方面的疗效已成

不争的事实，因此在高血压的治疗领域中理应占据其应有的地位。只是值得注意的是，应尽量选用脂溶性、无内在拟交感活性、对β₁受体选择性较高，或兼有α受体阻断作用的β受体阻滞药，以减少长期用药的不良反应。在无心力衰竭、心肌梗死的高血压患者，应避免大剂量β受体阻滞药与噻嗪类利尿药的单独联合，以减少引起糖、脂代谢紊乱的可能性。从而更好地发挥β受体阻滞药的益处而规避其不良反应。

（九）α受体阻滞药

一般不作为老年高血压患者的一线用药。有症状的前列腺增生的老年高血压病患者可选用α受体阻滞药。最主要的不良反应是直立性低血压，治疗时应从小剂量开始，睡前服用，并监测立位血压以避免发生直立性低血压，根据患者对治疗的反应逐渐增加剂量。

（十）降压药物联合治疗

降压药物联合治疗利用多种不同机制降压，降压效果好、不良反应少，更有利于靶器官保护，同时具有提高患者用药依从性和成本/效益比的优点。当使用单药常规剂量不能降压达标时，应采用多种药物联合治疗。通常，老年高血压患者需服用两种以上的降压药物才能使血压达标。可根据老年个体特点选择不同作用机制的降压药物，以达到协同增效、减少不良反应的目的。确定联合治疗方案时，应考虑到患者的基线血压水平、并存的其他心血管危险因素以及靶器官损害情况。近年的临床研究表明，以长效二氢吡啶类CCB为基础的联合降压治疗副作用小、疗效好，CCB与ACEI或ARB联合使用有更多临床获益；利尿药和β受体阻滞药长期大剂量联合应用时可加重糖脂代谢异常，非二氢吡啶类CCB与β受体阻滞药联合使用可诱发或加重缓慢性心律失常和心功能不全。

（十一）合并其他疾病时的降压目标及药物选择

1. 合并冠心病

伴稳定型心绞痛者应首选β受体阻滞药，CCB联合β受体阻滞药可能是最佳选择；伴有急性冠脉综合征的治疗应选用β受体阻滞药和ACEI；伴有心肌梗死后推荐ACEI、β受体阻滞药和醛固酮拮抗剂治疗，既有利于降压，还可改善预后，降低心

血管事件的发生率和死亡率。

2. 合并心力衰竭

症状较轻者用ACEI、β受体阻滞药；症状较重者将ACEI、β受体阻滞药、ARB、醛固酮受体拮抗剂和袢利尿药合用。ACEI/ARB和β受体阻滞药可使患者明显获益。因CCB的负性肌力作用尽量避免使用CCB。ACEI和ARB可扩张血管，降低心脏前、后负荷。β受体阻滞药可明显改善老年患者左心室的收缩、舒张功能及血流动力学，改善患者预后，在降压的同时提高患者的运动量和生活质量。在综合治疗的基础上加用螺内脂还能使心力衰竭患者的病死率降低。

3. 合并脑血管病

长效CCB降压稳定，部分药物进入血-脑脊液屏障，减轻脑缺血后的钙超负荷，防止脑动脉硬化，保护脑细胞，在有效阻止脑血管疾病方面优于其他降压药物。脑卒中急性期的降压治疗应更加谨慎，注意降压速度和幅度，以免加重病情。

4. 合并肾功能不全

宜选用ACEI及ARB。ACEI及ARB主要通过扩张肾小球出球动脉、降低肾小球囊内压，减少尿蛋白，减少醛固酮的分泌，促进肾脏排钠，抑制肾组织炎症反应和硬化而发挥保护肾、延缓肾病进展的作用。

5. 合并糖尿病

首选ACEI和ARB，但合并有肾衰竭、大量蛋白尿者更宜着重考虑选用ARB，可联合CCB或小剂量噻嗪类利尿药。ACEI可增加组织对内源性和外源性胰岛素的敏感性，延缓糖尿病肾病以及减少糖尿病心血管病等并发症的发生，还有利于糖尿病眼底病变及周围神经病变的治疗，而ARB能提高人体对胰岛素的敏感性，改善糖代谢紊乱。β受体阻滞药应尽量避免，它可使胰岛素敏感性降低，延缓使用胰岛素后血糖水平的恢复。

6. 伴左心室肥厚

ACEI或ARB为首选，可联合CCB或利尿药。该类药物有抗重塑效应，可以逆转心室肥厚，改变心室结构。

7. 伴高脂血症

CCB对血脂代谢无不良影响，适用于合并高脂血症的高龄老年高血压患者。而α受体阻滞药虽对血糖、血脂代谢无影响，但其直立性低血压的不

良反应对高龄老年患者十分不利，须慎重选择。

8.伴高尿酸血症或痛风

此类患者宜选用 ARB 类降压药，其降低血尿酸的作用明显，这可能与该药能抑制肾小球对尿酸的重吸收，使尿酸的排泄增加，降低血尿酸水平有关。

（孙梦涵　李勇）

参考文献

[1] 中华医学会心血管病学分会，中国老年学学会心脑血管病专业委员会．老年高血压的诊断与治疗中国专家共识（2011 版）．中华内科杂志，2012，51（1）：76-82.

[2] Mancia G，Fagard R，Narkiewicz K. et al. 2013 ESH/ESC guidelines for the management of arterial hypertension：the Task Force for the Management of Arterial Hypertension of the European Societv of Hypertension（ESH）and of the European Society of Cardiology（ESC）. Eur Heart J，2013. 31：2159-2219.

[3] Working Group of Blood Pressure Measurement. Guideline for Blood Pressure Measurement. Chin J Hypertens，2011，19：1101-1115.（in Chinese）中国压测量工作组．中国血压测量指南．中华高血压杂志，2011，19：1101-1115.

[4] Burt VL，Whelton P，Roccella EJ，et al. Prevalence of hypertension in the US adult population：results from the Third National Hralth Nutrition Examination Survey，1988—1991. Hypertension，1995，25：305-313.

[5] Franklin SS，Gustin W，Wong ND，et al. Hemodynamic patterns of age-related changes in blood pressure：the Framinham Heart Study. Circulation，1997，96：309-315.

[6] 官玉红，蹇在金，彭雯．住院老年人餐后低血压的临床研究．实用老年医学，2002，16：295-297.

[7] James P A，Oparil S，Carter B L，et al. 2014 evidence-based guideline for the management of high blood pressure in adults：report from the panel members appointed to the Eighth Joint National Committee（JNC 8）. JAMA，2014，311（5）：507-520.

[8] National Clinical Guideline Centre（UK）. Hypertension：The Clinical Management of Primary Hypertension in Adults：Update of Clinical Guidelines 18 and 34. London：Royal College of Physicians（UK）. http：//www. nice. org. uk/nicemedia/live/13561/56008/56008. Pdf

[9] Weber MA，Schiffrin EL，White WB，et al. Clinical practice guidelines for the management of hypertension in the community a statement by the American Society of Hypertension and the International Society of Hypertension. J Hypertens，2014，32（1）：3-15.

[10] Consensus document on hypertension in the elderly：a report of the American College of Cardiology Foundation Task Force on Clinical Expert Consensus Documents developed in collaboration with the American Academy of Neurology，American Geriatrics Society，American Society for Preventive Cardiology，American Society of Hypertension，American Society of Nephrology，Association of Black Cardiologists，and European Society of Hypertension. J Am Soc Hypertens，2011，5（4）：259-352.

[11] Mancia G，De Backer G，Dominiczak A，et al. ESH/ESC 2007 Guidelines for the management of arterial hypertension. Rev Esp Cardiol，2007，60（9）：968. 81-94.

[12] Denardo SJ，Gong Y，Nichols WW，et al. Blood pressure and outcomes in very old hypertensive coronary artery disease patients：an International VErapamil ST-Trandolapril（INVEST）substudy. Am J Med，2010，123：719-726.

[13] Sever P. New hypertension guidelines from the National Institute for Health and Clinical Excellence and the British Hypertension Society. J Renin Angiotensin Aldosterone Syst，2006，7（2）：61-63.

[14] American College of Cardiology Foundation. 2012 ACCF/AHA Focused Update of the Guideline for the Management of Patients With Unstable Angina/Non-ST-Elevation Myocardial Infarction. Circulation，2012，126（7）：875-910.

[15] European Society of Cardiology. 2012 ESC Guidelines for the management of acute myocardial infarction in patients presenting with ST-segment elevation. European Heart Journal，2012，33（20）：2569-2619.

[16] American College of Cardiology Foundation，American Heart Association. 2013 ACCF/AHA Guideline for the Management of Heart Failure：A Report of the American College of Cardiology Foundation/American Heart Association Task Force on Practice Guidelines. Circulation，2013，128（16）：1810-1852.

[17] 中华医学会心血管病学分会．2014 中国心力衰竭诊断和治疗指南．中华心血管病杂志，2014，42（2）：98-122.

第二章　老年高血压的诊断与治疗进展

一、定义

（1）老年高血压：年龄≥65 岁，血压持续或大于 3 次不同日坐位收缩压（systolic blood pressure，SBP）≥140 mmHg 和（或）舒张压（diastolic blood pressure，DBP）≥90 mmHg。

（2）高龄老年高血压：年龄≥80 岁人群的高血压。

（3）老年单纯收缩期高血压（isolated systolic hypertension，ISH）：年龄≥65 岁，SBP≥140 mmHg，DBP<90 mmHg。

二、流行病学

当前我国已进入老龄化阶段，截至 2015 年底，≥65 岁人数占总人口的 10.5%，老年高血压患者人数随之在不断增长，相关调查报告显示，老年高血压患病率为 49%。同时，老年高血压人群存在致残率、死亡率高，但知晓率、治疗率、控制率低的问题[1]。有 60%～85% 的老年高血压患者至少伴有一项心血管病危险因素。在血压水平相同的情况下，伴随肥胖、高脂血症、高血糖等危险因素的增加，心脑血管事件也随之增加。相关数据显示[2]：老年高血压患者中合并冠心病者占 52.7%，合并脑血管病者占 48.4%，合并糖尿病者占 39.8%，合并高脂血症者占 51.6%，合并肾功能不全者占 19.9%。

三、病理生理特点

1. 血管改变

以动脉粥样硬化为病理基础的心脑血管疾病是老年人最常见的死亡原因，高血压是促进动脉粥样硬化的最重要危险因素。动脉粥样硬化导致血管弹性降低，僵硬度增加，顺应性降低，SBP 无法得到有效的缓冲出现显著升高，舒张期主动脉顺应性降低引起 DBP 下降，结果导致脉压增大。SBP 的升高

比 DBP 更能有效预测心脑血管事件的风险，ISH 已成为当今心脑血管事件的独立危险因素之一[3]。

另外，老年高血压患者血管内皮功能紊乱导致内皮细胞分泌合成的舒血管因子减少、血管硬度增加，以及主动脉弓、颈动脉窦等压力感受器敏感性下降，引起血压调节功能受损。

2. 心脏改变

高血压使心脏后负荷增加，早期主要表现为心室肥厚，肥厚的心室导致心脏收缩期延长，舒张期缩短，冠状动脉氧供减少，易导致心肌缺血。晚期左心室功能失代偿，表现为左心室腔扩大，心肌收缩力下降，临床出现充血性心力衰竭[4]。

3. 肾改变

增龄相关的肾结构改变和肾动脉粥样硬化导致肾功能下降，主要表现为肾小球滤过率下降，肾排钠功能减退，盐敏感度增加，最终导致水钠潴留，心脏容量负荷增加，且老年人动脉顺应性降低，轻度的容量增加即可使血压升高，尤其是导致 SBP 明显增加。临床上，早期一般不出现肾功能障碍，晚期，随着肾单位不断减少，肾血流量降低，肾小球滤过率下降，患者出现水肿、蛋白尿、肾功能不全，严重者可出现肾衰竭[5]。

四、血压测量

无创血压测量方法有三种[6]，临床诊断高血压主要依据是诊室血压，动态血压及自测血压多用于诊断白大衣性高血压、异常血压波动等，具体诊断标准及临床意义见表 2-1。

初次评估高血压时应注意：①测量双侧上臂血压，以及时发现两侧差值较大者（>10 mmHg）。在老年高血压患者中，合并动脉粥样硬化等外周血管疾病比较常见，双上臂血压差值较大者亦比较多见。②测量立位血压，以发现有无直立（体位）性低血压。

动态血压、家庭自测血压多用于发现和评估老

表 2-1 　无创血压测量方法与临床意义[7]

血压测量方法	仪器	诊断高血压的标准（mmHg）	临床意义
诊室血压	台式水银血压计 电子血压计	≥140/90	诊断高血压及其分级的标准方法和主要依据
动态血压	动态血压监测仪	24 h≥130/80 白天≥135/85 夜间≥120/70	（1）诊断评估高血压 （2）诊断白大衣性高血压 （3）发现隐藏性高血压 （4）查找难治性高血压原因 （5）评估高血压升高程度、短时变异和昼夜节律
自测血压	上臂式电子血压计	≥135/85	（1）长期监测日常血压 （2）避免白大衣效应 （3）辅助评价降压疗效 （4）不建议用于精神高度焦虑患者

注：血压测量仪器验证标准为英国高血压协会、美国医疗器械促进协会、欧洲高血压协会认证标准

年人中常见的白大衣现象和血压异常波动，如血压昼夜节律异常、清晨高血压、餐后低血压等。动态血压、家庭自测血压与老年高血压患者靶器官损害的相关性强于诊室血压，能更好地预测心血管事件及死亡率，从而为老年高血压患者制定适宜、个体化的治疗方案提供有力参考。

五、老年高血压的特点

（1）SBP 增高为主，脉压增大：我国老年高血压中 60% 为 ISH，并随年龄的增长其发生率相应增加。相关研究表明，相比 DBP，SBP 升高与心、脑、肾等靶器官损害之间的关系更为密切，SBP 水平已成为心血管事件重要的不可或缺的预测因素，老年人脉压增大与总死亡率和心血管事件同样呈明显正相关性。

（2）血压波动大：主要表现为直立性低血压、直立性高血压、晨峰血压、餐后低血压。老年人血压波动大，会影响治疗效果，当血压急剧波动时，高血压发病率加大，且明显增加心血管事件。

（3）血压昼夜节律异常：正常血压昼夜节律表现为昼高夜低型，即夜间血压较低，清晨血压升高，属于正常生理表现。若血压夜间过度降低或清晨过度增高，则为血压昼夜节律异常。血压昼夜节律异常与心、脑、肾等靶器官损害密切相关。

（4）白大衣性高血压增多：表现为诊室血压≥140/90 mmHg，而诊室外血压却正常。白大衣性高血压的发生率一般约 13%，但在老年人中发病率高达 40%，患者一般伴随高脂血症、胰岛素抵抗等代谢异常，发病机制与患者在医院精神紧张、交感神经活性增强相关。

（5）假性高血压增多：是指用袖带法测得血压值高于动脉内的现象，表现为 SBP 升高≥10 mmHg 或 DBP 升高≥15 mmHg。多见于动脉严重钙化、肾衰竭、糖尿病患者。假性高血压发生率随年龄增长而增加，文献报道在 1.7%～50% 之间，其与动脉粥样硬化密切相关[7]。

（6）合并症、并发症多：老年高血压患者常伴发冠心病、脑血管病、心功能不全、肾功能不全、糖尿病等。若血压长期控制不佳或部分老年患者对疾病症状表现不明显，则易漏诊或更易加重靶器官损害、显著增加心血管事件和死亡率。

（7）继发性高血压漏诊率更高：在老年高血压患者中，继发性高血压更易漏诊。继发因素包括肾性高血压、肾血管性高血压等肾疾病，原发性醛固酮增多症、嗜铬细胞瘤、甲状腺功能亢进症（甲亢）、甲状腺功能减退症（甲减）等内分泌疾病，主动脉缩窄、主动脉瓣关闭不全等心血管疾病以及阻塞性睡眠呼吸暂停综合征（obstructive sleep apnea hypopnea syndrome，OSAS）等。若老年患者血压控制不佳应注意继发性高血压可能。另外，服用非甾体抗炎药、糖皮质激素类药物亦会引起血压升高[8]。

六、老年高血压的危险评估及分层

对患者血压水平、心血管疾病危险因素、靶器官损害、并存疾病等进行评估，确定患者的危险分层，选择适宜的降压治疗方案，通过控制危险因素、降压及逆转靶器官损害，最大程度地降低心血管疾病和死亡的总危险。

评估心血管危险因素、靶器官损害的实验室检查和相关辅助检查一般包括：①尿液分析，尤其是蛋白尿或微量蛋白尿；②生化指标：肾功能、血脂、空腹血糖、餐后 2 h 血糖等；③血同型半胱氨酸；④颈动脉超声；⑤心电图、心脏超声[9]。老年高血压的危险分层标准见表 2-2。

七、老年高血压的治疗

1. 老年高血压的治疗目标

起始治疗血压值：≥150/90 mmHg，如能耐受可进一步降至<140/90 mmHg；对于≥80 岁高龄患者且躯体和精神状况尚可，SBP≥160 mmHg

的老年患者，亦可将 SBP 降至 140～150 mmHg，一般情况下不宜<130/60 mmHg[7]。

2. 初诊老年高血压的处理流程

对初诊老年高血压患者须进行心血管危险因素和靶器官评估、危险分层等，根据危险分层制定下一步治疗方案，具体流程见图 2-1。

3. 非药物治疗

正确的生活方式是高血压治疗的基础，包括减少钠盐摄入、补充钾盐、减重、戒烟限酒和适度运动等。我国老年高血压患者具有盐敏感性，限盐（小于 6 g/d）不仅可带来较好的降压效应，而且可减少使用降压药物的数量和剂量。

表 2-2 老年高血压患者心血管风险水平分层[10]			
	高血压		
其他危险因素和病史	1 级［SBP 140～159 mmHg 和（或）DBP 90～99 mmHg]	2 级［SBP 160～179 mmHg 和（或）DBP 100～109 mmHg]	3 级［SBP≥180 mmHg 和（或）DBP≥110 mmHg]
无	低危	中危	高危
1～2 个其他危险因素	中危	中危	很高危
≥3 个其他危险因素或靶器官损害	高危	高危	很高危
临床并发症或合并糖尿病	很高危	很高危	很高危

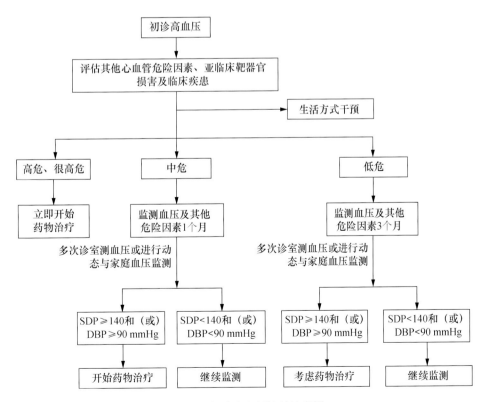

图 2-1 初诊高血压诊治流程[7]

4. 药物治疗

药物治疗是老年高血压治疗的重要手段，降压治疗的获益主要源于降压本身而非所选药物种类，但需根据药物禁忌证、老年患者合并症及并发症等情况综合考虑，择优选药。药物治疗的要点包括：从小剂量开始，优先选择长效制剂，联合用药，个体化治疗，重视家庭自测血压及动态血压测量，监测立位血压，避免低血压。

（1）单药治疗：常用的一线降压药物有五类，包括：利尿剂、钙通道阻滞剂（calcium channel blockers，CCB）、血管紧张素转化酶抑制剂（angiotensin-converting enzyme inhibitors，ACEI）、血管紧张素受体阻滞剂（angiotensin receptor blockers，ARB）和 β 受体阻滞剂[11]。

1）利尿剂：为老年高血压降压首选治疗药物，主要为噻嗪类利尿剂，噻嗪类利尿剂的降压机制是通过排钠、减少容量负荷，降低外周血管阻力，对老年患者尤其是 ISH、盐敏感性高血压降压效果好。老年高血压患者使用利尿剂应从小剂量开始，肌酐清除率＜30 ml/（min·1.73 m²）的患者则需使用托拉塞米或呋塞米等袢利尿剂。利尿剂在用于老年人高血压联合用药时，作为基本药物，更适合并心力衰竭、水肿的老年高血压患者。其不良反应包括高钙血症、低血钾症、高尿酸血症和高脂血症等，其发生率随剂量的增加而增大。

2）CCB：分为二氢吡啶类和非二氢吡啶类，长效的二氢吡啶类为老年高血压患者控制血压的基础药物，其降压机制主要通过降低血管的收缩反应，亦可减少肾小管钠重吸收，降低容量负荷。此类药物可以降低收缩压和减少脉压，血压变异率较小，适应证广泛，不影响血糖和脂代谢，具有明显靶器官保护作用，可降低患者心血管、卒中及死亡风险。CCB 与利尿剂的联合应用，适用于低肾素型高血压。其常见的不良反应主要为心率增快、头痛、面部潮红、下肢水肿等。

3）ACEI/ARB：具有改善胰岛素抵抗、减少尿蛋白、保护肾、抑制心脏重构等作用，一般用于伴有心功能不全、心肌梗死、冠心病、糖尿病、慢性肾疾病、蛋白尿的老年高血压患者。ACEI 类药物不良反应主要是干咳和血管性水肿，此时可用 ARB 类药物替代。血肌酐超过 3 mg/dl 患者慎用，高钾血症、妊娠、双侧肾动脉狭窄者禁用。

4）β 受体阻滞剂：降压起效快且迅速，主要适用于心率较快、冠心病、心功能不全的老年患者，其可增加胰岛素抵抗，糖尿病患者使用时需注意，急性心力衰竭、病态窦房结综合征、房室传导阻滞者慎用。近年 β 受体阻滞剂作为降压一线药物受到质疑，最新发布的 2017 年加拿大高血压新指南[12]指出：不建议老年患者降压时首选 β 受体阻滞剂。

（2）联合治疗

1）单药自由联合治疗：因老年患者常常伴有心血管危险因素、靶器官功能受损等，常常需服用≥2 种降压药物才能使血压达标。根据老年患者个体情况特点来选择不同降压药物，优先推荐联合方案包括 ACEI/ARB＋噻嗪类利尿剂、ACEI/ARB＋CCB、CCB＋噻嗪类利尿剂，其中 ACEI/ARB＋噻嗪类利尿剂在老年患者中效果较好。

2）单片联合制剂（single-pill combination，SPC）可作为 2 级或以上高血压、高于靶目标值 20/10 mmHg 和（或）伴有多种危险因素、靶器官损害或临床疾患的高危患者起始和维持治疗药物，对于老年患者 SPC 减少了每日服药的数量和次数，提高患者治疗依从性和达标率，目前在临床上常用的 SPC 是噻嗪类利尿剂和 ARB 的二者联合。

2017 年加拿大高血压指南中指出：DBP 增高的患者，起始治疗即可选择 SPC，CCB/利尿剂＋ACEI/ARB 联合可作为首选。

（3）老年高血压患者常常伴随多种并发症和合并症，应根据患者情况选择用药，具体方案见表 2-3。

八、老年高血压的临床特殊问题

老年高血压患者由于其本身的特点，常常伴随有别于其他年龄段的特殊问题，如 ISH、衰弱、异常血压波动等。

1. ISH

研究显示 ISH 占老年高血压的 60％，70 岁以上的高血压患者中 90％ 为 ISH，ISH 是老年高血压中最常见的类型，单纯 SBP 升高时，伴随着脉压增大，脉压与心血管事件、卒中、总死亡率呈正相关[13]。

五类常用的降压药物均可用于 ISH 的治疗，根据患者有无合并症等选择用药，对于 ISH 强调 SBP 的达标，在 DBP 正常、SBP 升高的情况下，可选用一种或多种药物联合治疗；而当 DBP ＜ 60 mmHg 时，降压治疗的前提是不再加重 DBP 的进一步降低[14]。老年 ISH 的诊治路径见图 2-2。

2. 衰弱

衰弱是体现老年身体功能减弱的一组全身综合征，指老年人生理储备功能下降及对应激源抵抗力

表 2-3　老年高血压合并心血管疾病的降压策略[10]

并存疾病	降压目标	推荐药物
脑卒中	急性期若血压持续升高≥200/100 mmHg，缓慢降压（24 h 降压幅度＜25%）；慢性期血压目标为＜140/90 mmHg	慢性期 ACEI/ARB、利尿剂、长效 CCB
冠心病	血压控制目标为＜140/90 mmHg	β 受体阻滞剂以及 ACEI/ARB，血压难以控制或并发血管痉挛性心绞痛时联合 CCB
慢性心力衰竭	血压控制目标为＜140/90 mmHg	若无禁忌证，选择利尿剂、ACEI/ARB、β 受体阻滞剂及醛固酮受体拮抗剂；血压不达标时联合长效二氢吡啶类 CCB
心房颤动		首选 ACEI/ARB，对持续性快速心房颤动可用 β 受体阻滞剂或非二氢吡啶类 CCB 控制心室率
肾功能不全	血压控制目标为＜140/90 mmHg	若无禁忌证首选 ACEI/ARB；降压未达标时可联合二氢吡啶类 CCB；有液体潴留可联用利尿剂
糖尿病	血压控制目标为＜140/90 mmHg，若能耐受可进一步降低	首选 ACEI/ARB，可联合二氢吡啶类 CCB 或噻嗪类利尿剂

注：ACEI：血管紧张素转化酶抑制剂；ARB：血管紧张素受体拮抗剂

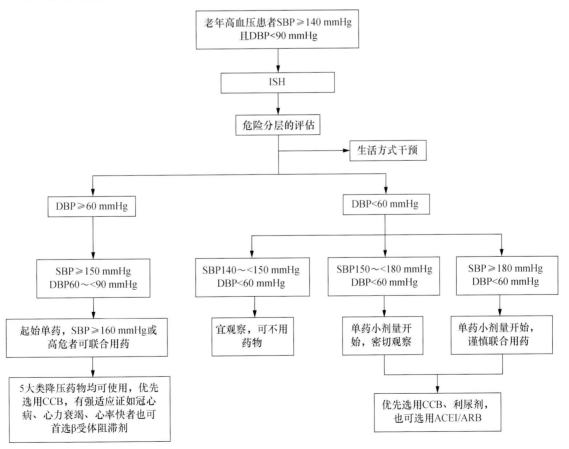

图 2-2　老年单纯收缩期高血压的诊治流程[7]

注：ACEI：血管紧张素转化酶抑制剂；ARB：血管紧张素受体拮抗剂

下降，使得机体易损性增加的非特异性状态[15]。衰弱发生的原因与高龄及多病共存、增龄性肌少症、跌倒、慢性疼痛、营养不良及医源性并发症等有关。有研究表明[16]，发生衰弱的老年患者血压水平与死亡率呈负相关，提示衰弱可能影响老年高血压患者降压治疗的临床获益。

目前，对衰弱的评估无统一标准，目前使用广泛的有步行速度（即在诊室内嘱患者从相同起点以正常步速行走 4 m，记录行走的时间，重复两次，最后取平均值。步速<0.8 m/s 作为诊断衰弱的指标）、Fried 表型模型、PRISMA7 问卷等方法。其中，步行速度是评估衰弱的简易、有效的指标。研究表明[17]，步速较快的老年患者，SBP 升高增加死亡的风险，但对于步速慢者，SBP 升高对死亡无影响，对于体弱无法完成步速测试的患者，SBP 水平与死亡率呈负相关，提示老年衰弱患者的血压控制目标值可能维持较高水平更合适。

高龄老年高血压指年龄≥80 岁人群的高血压，随着年龄的增加，高龄老年人血管、心脏、肾及内分泌等功能异常情况突出，如动脉粥样硬化加重，左心室肥厚，压力感受器敏感性下降，肾功能下降，内分泌功能减退等，这些特点使得高龄老年人衰弱检出率较高。我国数据显示[18]，老年高血压患者合并不同并发症中衰弱检出率为 23.1%，其中 65～80 岁衰弱检出率为 7.0%，≥80 岁为 32.0%。由此可见高龄老年人是衰弱的主要人群。既往仅有一项针对高龄老年高血压患者降压治疗的随机化临床试验（即 HYVET 研究）[19]，研究显示血压≤150/80 mmHg 可降低心血管、脑卒中事件和死亡率，但该研究入组的均为健康状况良好的老年人，排除了衰弱老年者，在入选人群当中合并卒中、心肌梗死和糖尿病的比例较低，分别为 8.9%、4.2% 和 6.9%。目前，有多项研究显示高龄衰弱患者偏低的血压反而会增加死亡率，HYVET 研究的降压目标不适用所有高龄患者。有建议认为对于高龄老年高血压患者，治疗前需进行衰弱评估，第一步：进行快速、简单的筛查；第二步：对衰弱评估提示健康的患者开始进行降压治疗，对于有衰弱风险的患者，需要进一步完善综合评估，以确定是否开展降压治疗。但是，目前缺乏衰弱程度对高龄老年高血压患者降压目标值和预后影响的大规模前瞻性、随机性研究的有力证据。

2016 年欧洲高血压学会（European Society of Hypertension，ESH）和欧洲老年医学会联盟（European Union Geriatric Medicine Society，EU-GMS）[20]发布衰弱高龄老年高血压管理的专家建议中指出：制订降压方案时，除考虑血压水平外，需对患者进行认知功能和衰弱程度的评估，将 SBP≥160 mmHg 作为起始降压治疗的界值，控制目标值为<150 mmHg，但不低于 130 mmHg，该指南降压目标未强调 DBP 水平。

我国高龄老年人血压管理专家共识中指出，高龄患者治疗前，由首诊医生对患者的健康状况、多重用药风险、并发疾病以及依从性进行评估，再决定是否开始药物治疗，血压≥160/90 mmHg 时启动降压药物治疗，但不宜降低至低于 130/60 mmHg。

但 2017 年加拿大高血压新指南指出，无合并症的高血压患者，年龄和衰弱状态不再作为启动降压治疗的依据，若患者已经发生大血管并发症或并存其他心血管独立危险因素，只要 SBP>140 mmHg，均应启动降压治疗，依据一是 HYVET 研究事后分析示，无论高龄老年高血压患者是否衰弱，降压治疗预防卒中、心血管事件以及死亡的发生率相似。二是 SPRINT 研究预设的≥75 岁患者亚组，强化降压治疗（SBP<120 mmHg）较标准降压治疗（SBP<140 mmHg）更显著降低心血管不良事件发生率和死亡率，患者是否伴有衰弱对研究结果无明显影响。这种观点与现行的国内外指南反差较大，仍需进一步开展相关临床研究。

3. 异常血压波动

（1）血压昼夜节律异常：正常生理状态下，机体 24 h 血压曲线表现双峰一谷、夜低昼高的构型，即 8:00—10:00 达到第 1 个高峰，16:00—18:00 达到第 2 个高峰，2:00—3:00 达到最低值。依据夜间血压下降程度分为：构型（夜间血压下降 10%～19%）、非构型（夜间血压下降 0～9%）、超构型（夜间血压下降>20%）。反构型表现为夜间血压高于白天。非构型、超构型、反构型均为血压昼夜节律异常[21]。其发生机制尚未清楚，可能与自主神经紊乱、心血管系统的器质性病变、内分泌紊乱等相关。在老年人群中，血压昼夜节律异常发生率较高。据统计，在老年人中，非构型发生率为 69%，≥80 岁的高龄老年人中达 83.3%[22]，昼夜节律异常的患者更易合并靶器官损害，心血管事件发生率明显升高。

通过规范 24 h 血压测量、家庭自测血压、诊室血压测量，可发现血压昼夜节律异常，应根据血压情况行早期干预，制订合理的治疗方案，最大限度地减少不良事件[23]（具体治疗见表 2-4）。

表 2-4　老年高血压患者血压昼夜节律异常治疗[21-23]		
血压昼夜节律异常类型	非药物治疗	药物治疗
非杓型	可于晚间（17:00—19:00）进行适当的有氧运动（30 min 左右）	降低夜间血压：CCB/ARB/ACEI 类等长效降压药睡前服用；若效果不佳，加用短效降压药，如 α₁ 肾上腺素受体拮抗剂
超杓型	健康生活方式	降低白天血压：清晨服用长效降压药；若效果不佳，加用中短效降压药
反杓型	健康生活方式	降低夜间血压：可于下午、晚间或睡前服用长效降压药。若效果不佳，睡前加用中、短效降压药物

（2）晨峰血压：正常人血压具有昼夜节律性，机体由睡眠状态到清醒状态并开始活动时，血压从较低的水平迅速上升到较高水平，称为晨峰血压。《中国高血压防治指南 2010》晨峰血压定义：起床后 2 h 内的 SBP 平均值－夜间睡眠时 SBP 最低值（夜间血压最低值前后 1 h 内的平均值）≥35 mmHg。我国老年人晨峰血压增高的发生率为 21.6%，而老年高血压患者中，其发生率更高[24]。病因方面考虑与高血压患者的压力感受器敏感性降低、交感神经功能失调、清晨儿茶酚胺释放增加、肾素-血管紧张素系统激活等有关。清晨血压升高过快或上升幅度过大，心脑血管事件增加[25]。在治疗方面无统一标准，包括非药物治疗和药物治疗，具体见表 2-5。

表 2-5　老年高血压患者晨峰血压治疗[21]	
非药物治疗	晨起后继续卧床片刻；起床动作放缓，起床后避免马上进行较为剧烈的活动等。
药物治疗	选择 24 h 平稳降压的长效降压药；非杓型/反杓型患者，睡前服用长效降压药；超杓型患者，在长效降压药物的基础上，清晨可加用短效降压药抑制血压晨峰；单药治疗未能控制时联合用药，常用的联合降压方案：ACEI/ARB＋利尿剂、ACEI/ARB＋CCB；长效的单片复方制剂，如复方利舍平氨苯蝶啶片。

（3）直立性血压变异：直立性血压变异包括直立性低血压、直立性高血压和卧位高血压，与心脑血管事件的发生密切相关，在老年人群中更加明显。

1）直立性低血压：是指在改变体位为直立位的 3 min 内，SBP 下降>20 mmHg 或 DBP 下降>10 mmHg，同时伴随有低灌注的症状[26]。在临床上低灌注表现为体位改变时出现头晕、目眩、乏力、恶心，甚至晕厥、跌倒等，持续时间多在 5～20 min 不等。一部分患者无不适主诉，但发生跌倒、晕厥。在我国，年龄≥65 岁的人群中直立性低血压的发生率达到 20%～50%，年龄≥80 岁高龄人群的发生率高达 27.2%，合并高血压者比例更高[27]。在治疗上以非药物治疗为主，因药物不良反应较多，需谨慎使用，具体治疗见表 2-6。

表 2-6　直立性低血压治疗[21]	
非药物治疗	站立时动作要缓慢，站立前先做轻微的四肢活动；睡醒后几分钟再坐起，随后在床边坐 1～3 min，逐渐过渡到站立位；尽可能减少长时间卧床；避免洗澡时水过热、长时间；直立性低血压引起不适症状时，应尽快蹲、坐或躺下；嘱患者进行适当的体育锻炼：如游泳、跳健美操、骑自行车、步行等；睡眠时采用头部抬高（10°～15°）的卧姿；对于脊髓损伤或自主神经功能衰竭所致的严重直立性低血压，站立之前使用腹带或弹力绷带对腹部或下肢短时加压 30～60 mmHg、身体反动作（增加上、下肢肌肉的紧张度）或下肢肌肉组织的功能性电刺激可能有一定治疗效果；提倡少食多餐、戒酒，餐后适当休息。
药物治疗	容量扩张剂：氟氢可的松，常见不良反应包括水钠潴留、卧位高血压、低血钾症、头痛等；血管收缩剂：米多君，主要不良反应为紫癜、尿潴留及卧位高血压；辅助用药：红细胞生成素（治疗与贫血有关的直立性低血压）。

2）直立性高血压：是指在卧位转为直立后的 3 min 内 SBP 升高＞20 mmHg，老年人中发生率为 8.7%～11.0%。目前机制尚不明确，可能与以下机制有关：①体位的变化进而引起的回心血量减少从而导致心排血量降低，继而诱发过度的代偿反应，交感神经系统的过度激活（α 交感神经的过度激活）；②体位的改变诱发体内神经体液因子的变化从而引起血压升高；③糖尿病患者发生可能与压力反射敏感性增强有关[28]。治疗上尚无明确方案，可尝试：①辅助治疗：B 族维生素等营养神经或其他安定类镇静剂；②α₁ 受体拮抗剂：可以降低交感神经的活性，但与利尿剂、抗精神病药物一起使用时会增加直立性低血压风险，使用时应特别谨慎。

3）直立性低血压合并卧位高血压：是指存在直立性低血压患者中，卧位时的 SBP≥140 mmHg 和（或）DBP≥90 mmHg，在老年人群中常见。在治疗上尚无明确方案，建议夜间或睡前服用中短效降压药，清晨时加用氟氢可的松。

（4）餐后低血压：指餐后 2 h 内收缩压较餐前下降＞20 mmHg，或者在餐前 SBP＞100 mmHg，餐后＜90 mmHg，或在餐后血压下降未达到上述值，但是伴随有餐后心脑血管缺血的症状。在我国住院的老年患者中发生率为 61.6%～74.7%，并随着年龄增长而增加[29]。发生机制可能与进餐时缺少充足水分摄入、进餐后胃部受容扩张、胃扩张后血液向内脏分布增加、各种原因引起的血容量不足、自主神经紊乱、体液调节功能不足等有关[30]。在三餐中早餐后发生率最高。无症状者通常以非药物治疗为主，存在有缺血症状者需要加用药物治疗，具体见表 2-7。

表 2-7 老年高血压餐后低血压治疗[21]

非药物治疗	餐前饮水 350～480 ml； 少食多餐； 减少碳水化合物摄入； 餐后 20～30 min 间断进行低强度的运动。
药物治疗	α-葡萄糖苷酶抑制剂阿卡波糖：降低餐后胃肠道的血流量，减少餐后 SBP 和 DBP 的降低，适用于合并糖尿病的老年患者； 咖啡因、奥曲肽、瓜尔胶、二肽基肽酶 4 抑制剂、地诺帕明联合米多君及血管加压素等，不良反应多。

（胡泽平）

参考文献

[1] Ma L，Zhao X，Tang Z，et al. Epidemiological Characteristics of Hypertension in the Elderly in Beijing，China. Plos One，2015，10（8），e0135480. doi：10.1371/joumal. pone. 0135480. eCollection2015.

[2] 中国老年医学学会高血压分会. 高龄老年人血压管理中国专家共识. 中国高血压杂志，2015，6（20）：401-409.

[3] Franklin SS，Jacobs MJ，Wong ND，et al. Predominance of isolated systolic hypertension among middle-aged and elderly US hypertensives：analysis based on National Health and Nutrition Examination Survey（NHANES）Ⅲ. Hypertension，2001，37（3）：869-874.

[4] Pareek M，Fletcher E，Vaduganathan M，et al. Left Ventricular Hypertrophy and Subsequent Cardiovascular Risk：Does It Matter How It Is Diagnosed? Journal of the American College of Cardiology，2017，69（11）：909-909.

[5] Jams PA，Oparil S，Carter BL，et al. 2014 evidence-based Guideline for the management of high blood pressure in adults：report from the panel members appointed to the Eighth Joint National Committee（JNC8）. JAMA，2014，311（5）：507-520.

[6] 王文，张维忠，孙宁玲，等. 中国血压测量指南. 中华高血压杂志，2011，19（12）：1101-1115.

[7] 冯颖青，孙宁玲，李小鹰，等. 老年高血压特点与临床诊治流程专家建议. 中华高血压杂志，2014，22（7）：620-628.

[8] Handschin A，Henny-Fullin K，Buess D，et al. Hypertension in the Elderly. Ther Umsch，2015，72（6）：397-403.

[9] 中华医学会心血管病学分会，中国老年学学会心脑血管病专业委员会. 老年高血压的诊断与治疗中国专家共识（2011 版）. 中国医学前沿杂志（电子版），2011，4（2）：31-39.

[10] 中国高血压防治指南修订委员会，中国高血压防治指南 2010. 中华高血压杂志，2011，19（8）：701-743.

[11] Williamson JD，Supiano MA，Applegate WB，et al. SPRINT Research Group. Intensive vs standard blood pressure control and cardiovascular disease outcomes in adults aged≥75 years：a randomized clinical trial. JAMA，2016，315（24）：2673-2682.

[12] Leung AA，Daskalopulou SS，Dasgupta K，et al. Hypertension Canada's 2017 Guidelines for Diagnosis，Risk Assessment，Prevention，and Treatment of Hypertension in Adults. Can J Cardiol，2017，33（5）：

557-576.

［13］ Franklin SS，Gustin W 4th，Worig ND，et al. Hemodynamic patterns of age-related changes in blood pressure. The Framingham Heart Study. Circulation，1997，96（1）：308-315.

［14］ Aronow WS，Fleg JL，Pepine CJ，et al. ACCF/AHA 2011 Expert Consensus Document on Hypertension in the Elderly. J Am Soc Hypertens，2011，5（4）：259-352.

［15］ Materson BJ，Garcia-Estrada M，Preston RA，et al. Hypertension in the frail elderly. J Am Soc Hypertens，2016，10（6）：536-541.

［16］ Van Hateren KJ，Hendriks SH，Groenier KH，et al. Frailty and the relationship between blood pressure and mortality in elderly patients with type 2 diabetes（Zwolle outpatient diabetes project integrating available care-34）. Hypertens，2015，33（6）：1162-1166.

［17］ Odden MC，Peralta CA，Haan MN，et al. Rethinking the association of high blood pressure with mortalitu in elderly adults：the impact of frailty. Arch Intern Med，2012，172（15）：1162-1168.

［18］ 范利，李建华，胡亦新，等. 合并不同并发症的老年高血压患者的衰弱检出率. 中华高血压杂志，2015，12（23）：1151-1155.

［19］ Szucs TD，Waeber B，Tomonaga Y，et al. Cost-effectiveness of antihypertensive treatment in patients 80 years of age or older in Switzerland：an analysis of the HYVET study from a Swiss perspective. J Hum Hypertens，2010，24（2）：117-123.

［20］ Kjeldsen SE，Stenehjem A，Os I，et al. Treatment of high blood pressure in elderly and octogenarians：European Society of Hypertension statement on blood pressure targets. Blood Pressure，2016，25（6）：333-336.

［21］ 中国老年医学学会高血压分会. 老年人异常血压波动临床诊疗中国专家共识. 中国心血管杂志，2017，22（1）：1-11.

［22］ Oh SW，Han SY，Han KH，et al. Morning hypertension and night non-dipping in patients with diabetes and chronic kidney disease. Hypertens Res，2015，38（12）：889-894.

［23］ Staessen JA，Gasowski J，Wang JG，et al. Risks of untreated and treated isolated systolic hypertension in the elderly：meta-analysis of outcome trials. Lancet，2000，355（9207）：865-872.

［24］ Xie ZQ，Lin ZQ，Wang YL，et al. Characteristics of hypertension in the elderly in Guangzhou. Chin J Hypertens，2011，19（6）：557-560.

［25］ 刘丹，陈艺莉，黄慧玲. 老年高血压患者血压变异性及血压晨峰的相关因素. 中华高血压杂志，2013，21（4）：335-339.

［26］ Cohen G，Zalomonson S，Press Y. Prevalence of orthostatic hypotension in the unselected ambulatory population of persons aged 65 years old and above. Blood pressure，2015，24（5）：298-305.

［27］ 王国相，顾卫红. 关注中老年体位性低血压. 中华神经科杂志，2008，41（11）：724-726.

［28］ 樊晓寒，惠汝太. 体位性高血压. 中华高血压杂志，2011，19（9）：818-821.

［29］ Zou X，Cao J，Li JH，et al. Prevalence of and risk factors for postprandial hypotension in older Chinese men. Geriatr Cardiol，2015，12（6）：600-604.

［30］ 侯倩，崔炜. 老年人餐后低血压的研究进展. 心血管病学进展，2015，36（1）：74-79.

第三章　老年高血压亚临床靶器官损害

在我国，65 岁以上老年人的高血压患病率接近 50%，高血压已成为我国老年人群心脑血管病的发病、死亡最重要的危险因素。老年高血压在流行病学、临床表现及诊断和治疗方面与非老年人有很多不同，包括收缩压升高、脉压增大、血压波动大、昼夜节律异常等。老年高血压常与多种疾病共存，并发症多，如冠状动脉性心脏病（冠心病）、心力衰竭、脑血管疾病（脑卒中）、肾功能不全等。

第一节　老年高血压的特点及发病机制

目前各指南、共识认为，老年高血压是指：在 ≥65 岁的老年人群中，血压持续或 3 日非同日测量，其收缩压≥140 mmHg（1 mmHg＝0.133 kPa）和（或）舒张压≥90 mmHg；若收缩≥140 mmHg 且舒张压＜90 mmHg，则诊断为单纯收缩期高血压（isolated systolic hypertension，ISH）[1]。随着年龄增长以及衰老对心血管系统的影响，老年高血压具有如下几个特点：

一、收缩压增高，脉压增大

随着年龄增长，动脉结构和功能发生改变，动脉壁中层弹力纤维减少，胶原纤维增多，钙质沉着，动脉硬化，动脉僵硬度增加，在老年人，大动脉弹性贮器功能减退，在收缩期时更少比例的血量贮存在大动脉中，更多比例的血量在收缩期传输到外周循环，因此动脉压力波表现为收缩压幅度增加，舒张压降低，脉压增大，表现为单纯收缩期高血压（ISH）。研究显示 60 岁以上高血压患者中 65% 为 ISH，70 岁以上的高血压患者中 90% 为 ISH。

二、血压波动大

表现为清晨高血压、高血压合并直立性低血压和餐后低血压者增多。①清晨高血压：清晨交感活性增加，儿茶酚胺类缩血管物质水平升高，肾素血管紧张素醛固酮系统（RAAS）激活，且糖皮质激素分泌增加，这些因素共同导致清晨高血压风险增加。因此清晨是心脑血管事件的高发时间。②高血压合并直立性低血压：衰老导致心血管系统退行性改变，包括压力感受器敏感性减退、血管顺应性因动脉硬化而降低、心率反应减弱等。③餐后低血压：居家护理老年人患病率为 24%～36%，我国住院老年患者中为 74.7%。其发病机制包括：餐后内脏血流量增加，回心血量和心排血量减少；压力感受器敏感性降低，交感神经代偿功能不全；餐后具有扩张血管作用的血管活性肽分泌增多。

三、血压昼夜节律异常

老年人血压昼夜节律异常的发生率高，表现为夜间血压下降幅度＜10%（非杓型）或＞20%（超杓型）。这与老年动脉硬化、血管壁僵硬度增加和血压调节中枢功能减退有关。夜间低血压使得心、脑、肾等靶器官受损的风险增加。

四、白大衣性高血压增多

白大衣性高血压的发生率约为 13%，发病原因和机制可能为患者在医疗环境中精神紧张，交感活性增强；某些基础疾病如血脂、血糖代谢紊乱等也可以诱发白大衣性高血压。

五、假性高血压增多

假性高血压多见于动脉严重钙化的老人，是动脉顺应性下降及动脉僵硬度增加的结果，周围肌性动脉由于动脉粥样硬化进展，袖带内必须有更高压力压迫动脉，从而表现为袖带测压高于直接测量血压，出现血压测量值假性升高。

六、继发性高血压比例升高

许多老年高血压为继发性高血压，如肾血管性高血压、肾性高血压、原发性醛固酮增多症、夜间睡眠呼吸暂停综合征等。对于血压难以控制的老年高血压患者，应行相应检查明确有无继发性高血压。

第二节　老年高血压的靶器官损害

高血压靶器官损害（target organ damage）是指在高血压持续过程中出现的心、脑、肾等器官的功能性和结构性的改变。由于老年高血压的上述特点，尤其单纯收缩压升高、脉压增大，血压昼夜节律异常，导致心、脑、肾等靶器官损害的风险增高。进而，出现临床上的一系列严重并发症，如心肌梗死、冠心病、猝死、主动脉夹层、脑出血、脑梗死及肾衰竭等（图3-1）。多种证据显示靶器官损害可独立于SCORE评分独立预测心血管死亡。

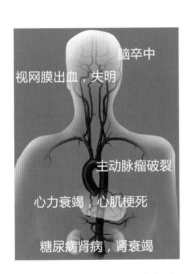

图3-1 高血压严重靶器官损害

2013年欧洲高血压协会和欧洲心脏病协会（European Society of Hypertension and European Society of Cardiology，ESH and ESC）发布的动脉高血压指南用较大篇幅阐述了对高血压患者进行无症状靶器官损害（organ damage，OD）筛查的重要性[1]。研究证据表明无症状OD不仅是心血管疾病事件链的中间环节，也是总体心血管风险的决定因素。筛查无症状OD有助于明确高血压患者心血管风险等级，并为制定相应治疗策略提供直接证据。临床实践中，常用的高血压亚临床靶器官损害指标包括左心室肥厚（左心室重量指数）、颈动脉结构变化（颈动脉内膜-中层增厚或斑块）、微量白蛋白尿、脉搏波速度增快，这些指标可以预测心、

脑、肾病变风险[2]。对于老年高血压患者，系统、全面地识别亚临床靶器官损害有助于更准确地预测心血管疾病风险（表3-1）。

一、心脏评估

（一）心电图

2013ESC指南推荐所有高血压患者均应进行12导联心电图检查以常规评估，且该检查在55岁以上高血压患者中更具意义。Sokolow-Lyon指数（$S_{V_1} + R_{V_5} > 3.5$ mV）、改良Sokolow-Lyon指数（最大S波＋最大R波＞3.5 mV）、$R_{aVL} > 1.1$ mV或康奈尔电压QRS间期乘积（＞24 mV·ms）检测出的左心室肥厚（left ventricular hypertrophy，LVH）是心血管事件的独立预测因子。如果有心肌缺血、心律失常（如传导异常、心房颤动）等心电图异常，应行24 h动态心电图检查。

（二）超声心动图

超声心动图诊断左心室肥厚比心电图敏感性高[3]，2013年ESC指南推荐所有高血压患者都应行该项检查进行心脏方面评估。超声心动图可测量室间隔、左室后壁厚度和左心室舒张末期内径等指标，还可以判断心室肥厚为向心性肥厚或偏心性肥厚。通常用左心室重量指数（left ventricular mass index，LVMI）评价左心室肥厚的程度。LVMI计算公式为：LVMI＝左心室重量（LVM）（g）/体表面积（m²）。虽然指南中强调了LVMI和心血管风险有连续相关性，临床上依然广泛采用95 g/m² 和115 g/m² 分别作为女性和男性左心室肥厚明确诊断的临界值。当存在左心室肥厚时，相对的心室壁厚度或心室壁厚度与心腔半径之比（2×后壁厚度/舒张末期直径）可将左心室肥厚分为向心性肥厚（相对壁厚度＞0.42，LVM增加）和离心性肥厚（相对壁厚度≤0.42，LVM增加）两种类型，还有一种亚临床损害称为向心性重塑（相对壁厚度＞0.42，LVM正常）。这三种类型亚临床损害都预测心血管疾病发病率增加，其中向心性左心室肥厚是

心血管风险增加的最强预测因子。高血压引起左心室肥厚，最早影响心脏舒张功能，在许多老年高血压患者，即使 EF 正常，也可表现出心力衰竭的症状和体征。二尖瓣环的脉冲组织多普勒可以测量早期舒张流速 e′、经二尖瓣 E 与 e′ 之比（E/e′ 比值）和左心房大小（LAVi）来诊断舒张功能异常并进行舒张功能障碍分级；高血压心脏病典型表现为舒张早期流速（e′）减低，且舒张早期 e′ 比晚期减少得更多。E/e′ 可以提示左心室充盈压的增加。e′ 与预后的关系在高血压研究中已被广泛认可，E/e′≥13 和心脏病风险增加相关，在高血压患者独立于 LVM 和相对心室壁厚度。LAVi≥34 ml/m² 是一个独立的死亡、心力衰竭、心房颤动、缺血性卒中预测因子[4]。

（三）心肌 MRI

当超声心动图在技术上评价有困难时，心脏磁共振增强成像可以考虑用于评估左心室的大小和质量。

二、血管评估

（一）颈动脉

超声检查中，颈动脉内膜中层增厚、斑块形成是脑卒中和心肌梗死的独立危险因素，可独立于传统心血管风险因子对脑卒中和心肌梗死的发生进行预测。一般将 IMT＞0.9 mm 认为存在颈动脉内膜中层增厚；IMT≥1.5 mm 或局部厚度增加 0.5 mm 或局部厚度增加超过颈动脉 IMT 的 50% 认为存在颈动脉内膜斑块。颈动脉分叉处 IMT 主要反映动脉粥样硬化，颈总动脉水平 IMT 主要反映血管肥厚。尽管内膜增厚或斑块都能预测心血管事件，但两者同时存在时，心血管事件的发生风险不会累加。

（二）脉搏波速度（PWV）

大动脉僵硬和波反射现象被认为是 ISH 和随年龄增长脉压增大的最关键的病理生理学决定因素。颈动脉-股动脉 PWV 是测量主动脉硬度的金标准。2013 年指南将判定 PWV 增高的值由原来＞12 m/s 修订为＞10 m/s[5]。与传统心血管风险评估项目相比，PWV 的心血管风险预测价值更高，有助于评估主动脉僵硬度，而后者被认为对高血压患者致死和非致死的心血管事件有独立预测价值。通过测定动脉僵硬度，大部分处于中间风险层的高血压患者会被重新划到更高或更低的风险分层中。

（三）踝臂指数（ankle-brachial index，ABI）

ABI 测量的原理是：动脉狭窄达到临界水平并导致狭窄远端灌注压降低的程度与病变的严重程度成正比。其测量方法与血压标准化测量方法相似：测量前嘱患者脱掉鞋袜，仰卧休息数分钟，室温 21℃ 左右，分别置 12 cm×40 cm 的袖带于双侧上臂，测得双侧上臂收缩压，取两者的高值；再置袖带于踝部，用多普勒探头在胫前动脉、胫后动脉或足背动脉中段选择信号最强处检测动脉压，测得双侧踝部收缩压，取其高值，踝压/上臂压则为 ABI。ABI 的正常范围是 1.0～1.4，ABI＜0.9 提示下肢血管异常。ABI 诊断下肢外周动脉病变（PAD）的敏感性大于 95%，特异性接近 100%。在临床上，ABI 常作为反映 PAD 病情和诊断的指标。Norgren 等研究发现，与 PAD 患者年龄匹配的对照组相比，PAD 患者的心血管疾病死亡率是 2.5%，而对照组心血管疾病的死亡率只有 0.5%，并且 PAD 使心血管死亡风险提高了 25%。目前国内外多项研究显示，ABI 是心血管疾病患病率和死亡率的独立预测因子，ABI 降低意味着心血管意外的发生率增高。ABI 可帮助我们从无临床症状的人群中筛选出高风险的个体，对这些个体的早期预防具有重要的意义。因此 ABI 的测量成为预防心血管疾病的措施之一，有利于筛查人群中有心血管疾病高风险的无症状个体。

（四）视网膜动脉病变

视网膜动脉可反映小血管病变情况，视网膜小动脉狭窄是公认的高血压视网膜病变的典型体征。按 Wagener 和 Backer 标准。高血压眼底改变分为四级：

Ⅰ级：视网膜动脉变细，反光增强；

Ⅱ级：视网膜动脉狭窄、动静脉交叉压迫；

Ⅲ：上述病变基础上可见眼底出血及渗出物；

Ⅳ：上述病变基础上伴视神经乳头水肿。

其中，Ⅲ级或Ⅳ级高血压眼底对判断预后有价值。数字视网膜血管显像技术能精确测量视网膜血管（小动静脉）的直径。Baumann 的研究发现：用视网膜微血管显像技术结合尿微量白蛋白测定能够有效预测肾终点事件。受试者平均随访 4 年，肾终点事件定义为：肾功能损失 50%，开始肾移植治疗。结果发现：单纯视网膜小动脉狭窄使肾终点相对风险增加 3.7 倍；单纯尿白蛋白造成的肾终点事件风险增加 5.4 倍；视网膜小动脉狭窄与尿白蛋白同时存在使肾终点事件风险增加 16.2 倍。据此得出结论：视网膜小动脉狭窄与肾终点事件相关，视网膜小动脉狭窄与尿白蛋白具有协同预测价值。视网膜照片结合尿白蛋白，是 2～4 期慢性肾病（CKD）患者有效的危险分层工具，能预测慢性肾病的进展[6]。一项 meta 分析[7]发现，传统危险因素联合视网膜血管直径可以有效预测卒中风险，并且把 10% 的中危患者，重新划分到不同的风险类别（多数被分到低危类别）。

（五）其他

内皮功能异常是血管改变的早期表现，可用于心血管风险的早期预测。内皮依赖性血液介导的肱动脉扩张（FMD）是目前应用最广泛的内皮功能失常无创检测方法。肱动脉血流调节的血管扩张障碍与靶器官损伤数目相关。Yang 等探讨 FMD 能否预测原发性高血压患者靶器官损害进展，以及内皮依赖的 FMD 与亚临床靶器官损害的关系。研究发现，FMD 是靶器官损害的重要预测因子（FMD

每增加 1%，相对风险降低 8%），但是，FMD 对晚期靶器官（累计 2～4 个器官）损害预测意义有限[8]。目前，FMD 检测方法仍处于研究阶段，尚未广泛应用于临床。

三、肾评估

指南推荐对所有的高血压患者进行估算的肾小球滤过率（eGFR）和尿微量白蛋白测定。肾功能下降和（或）检出尿白蛋白排泄率增高提示高血压导致的肾亚临床损害，并依据 eGFR 进行 CKD 分级：Ⅲ级：eGFR30～60 ml/(min·1.73 m^2)，Ⅳ级：eGFR30～15 ml/(min·1.73 m^2)，Ⅴ级 eGFR<15 ml/(min·1.73 m^2)。即使血清肌酐仍在正常范围，仍可通过 CKD 分级检测出高血压诱发的轻微肾亚临床损害。研究发现，半胱氨酸蛋白酶抑制剂 C（Cystatin C）可提示早期肾功能损害并增加心血管疾病风险。未治疗的高血压患者常表现为高尿酸血症，显示与肾血流减少和肾小球硬化相关。

表 3-1　老年高血压患者亚临床靶器官损害评估

项目	推荐级别	心血管预测价值	备注
心脏			
心电图	Ⅰ	+++	建议所有高血压患者行 ECG，检测 LVH、左心房扩张、心律失常。提示有严重心律失常患者应行 24 h 动态心电图检测。
超声心动图 多普勒	Ⅱa	++++	证实是否存在 LVH（左心室重量指数 LVMI）；确定是否存在舒张功能障碍：舒张早期流速（e'）减低；E/e'≥13；LAVi≥34 ml/m^2。
心脏 MRI	Ⅰ	++	心肌梗死 ECG 运动负荷试验阳性时，建议行心肌 MRI 负荷显像
动脉			
颈动脉超声	Ⅱa	+++	颈动脉内膜中层增厚、斑块形成
颈动脉-股动脉 PWV	Ⅱa	+++	PWV>10 m/s
踝臂指数 ABI	Ⅱa	+++	ABI<0.9
眼底镜	Ⅱa	+++	视网膜出血、渗出物、视盘水肿
肾脏			
血清肌酐、eGFR	Ⅰ	+++	CKD 分级： Ⅲ级：eGFR30～60 ml/min/1,73 m^2 Ⅳ级：eGFR30～15 ml/min/1,73 m^2， Ⅴ级：eGFR15 ml/min/1,73 m^2 以下。
微量白蛋白尿	Ⅰ	+++	微白蛋白尿>30 mg/g 被认为是心血管风险的独立危险因素。即使尿微白蛋白低于 30 mg/g，糖尿病和非糖尿病高血压患者发生心血管事件发生风险均增加。
脑			
脑 MRI	Ⅱb	++	脑白质高信号、10%～30% 沉默性脑梗死（腔隙性脑梗死），5% 微出血。

微量白蛋白尿被认为可以预测 1 型和 2 型糖尿病患者糖尿病神经病变的发展，尿微量白蛋白＞30 mg/g 被认为是心血管疾病风险的独立危险因素。相关指南强调微量白蛋白尿和心血管事件连续性相关。无论是否合并糖尿病，即使尿中微量白蛋白含量低于 30 mg/g，高血压患者心血管事件发生风险均增加。进一步研究显示，eGFR 减低和尿微量白蛋白是两个独立的心血管和肾脏事件的危险因素，且具有累加作用。

四、脑评估

许多老年高血压患者出现脑卒中临床表现之前，脑 MRI 可以检测到亚临床脑损害，最常见的亚临床脑损害是脑白质高信号，几乎所有老年高血压患者 MRI 均可发现不同程度的脑白质高信号以及沉默性脑梗死，绝大多数梗死小而深（腔隙性脑梗死），发生率在 10％～30％。大约 5％患者可表现为微出血[9]。脑白质高信号和沉默性脑梗死增加脑卒中风险，与认知减退和痴呆相关。在无明显心血管疾病表现的高血压患者，MRI 显示沉默性亚临床脑血管损害（44％）比心（21％）和肾（26％）亚临床损害更常见，而且经常发生在其他器官损害之前。指南推荐神经系统损伤，尤其记忆受损的老年高血压患者，都应行脑 MRI 检查以明确是否存在脑白质高信号和沉默性脑梗死。

第三节　总结与展望

老年高血压患者具有更高的心血管总体风险，对老年高血压患者进行系统、全面亚临床靶器官损害检查有重要意义，亚临床靶器官损害不仅是心血管疾病事件链的中间环节，同时也是总体心血管风险的决定因素。筛查亚临床靶器官损害有助于明确高血压患者心血管风险等级，并为制定相应治疗策略提供直接证据。

（刘亚欣）

参考文献

[1] Mancia G., Fagard R., Narkiewicz K., et al. 2013 ESH/ESC guidelines for the management of arterial hypertension: the Task Force for the Management of Arterial Hypertension of the European Society of Hypertension (ESH) and of the European Society of Cardiology (ESC). Eur Heart J, 2013, 34 (28): 2159-2219.

[2] Volpe M., Battistoni A., Tocci G., et al. Cardiovascular risk assessment beyond Systemic Coronary Risk Estimation: a role for organ damage markers. J Hypertens, 2012, 30 (6): 1056-1064.

[3] Tsioufis C., Kokkinos P., Macmanus C., et al. Left ventricular hypertrophy as a determinant of renal outcome in patients with high cardiovascular risk. J Hypertens, 2010, 28 (11): 2299-2308.

[4] Mancia G., Fagard R., Narkiewicz K., et al. 2013 ESH/ESC Practice Guidelines for the Management of Arterial Hypertension. Blood Press, 2014, 23 (1): 3-16.

[5] Van Bortel, Laurent S, Boutouyrie P., et al. Expert consensus document on the measurement of aortic stiffness in daily practice using carotid-femoral pulse wave velocity. J Hypertens, 2012, 30 (3): 445-458.

[6] Wong T. Y. Improving the prediction of hypertensive target organ damage using novel markers: lessons from retinal vascular imaging research. Hypertension, 2014, 64 (2): 233-234.

[7] Ding J., Wai K. L., McGeechan K., et al. Retinal vascular caliber and the development of hypertension: a meta-analysis of individual participant data. J Hypertens, 2014, 32 (2): 207-215.

[8] Yang Y., Xu J. Z., Wang Y., et al. Brachial flow-mediated dilation predicts subclinical target organ damage progression in essential hypertensive patients: a 3-year follow-up study. J Hypertens, 2014, 32 (12): 2393-400; discussion 2400.

[9] Filomena J., Riba-Llena I., Vinyoles E., et al. Short-Term Blood Pressure Variability Relates to the Presence of Subclinical Brain Small Vessel Disease in Primary Hypertension. Hypertension 2015, 66 (3), 634-40; discussion 445.

第四章　动态血压监测在老年高血压患者中的应用

高血压是一个全球公共健康问题，是常见的心血管疾病之一，它的发展会导致靶器官——心脑肾疾病（比如冠心病、脑卒中、肾损害等许多疾病）的发生，同时它还增加了心脑血管疾病的发生率和死亡率。据一项流行病学研究表明，目前我国患有高血压的人数大于 3 亿人（患病率为 32.5%），其中中年男性患病率是女性的 2 倍，但总体血压控制率并不理想。可见，在我国高血压患者的患病率、达标率都不尽如人意。

高血压病是老年人常见病，我国大于 60 岁老年人的高血压患病率将近 50%，是导致老年人心力衰竭、卒中、冠状动脉粥样硬化性心脏病、肾衰竭、主动脉疾病等发病率和病死率升高的主要危险因素之一，严重影响老年人的生活质量和寿命。因此老年患者及时诊治高血压病显得尤为重要。

一、动态血压监测的临床应用

血压作为重要的生理参数之一，随着机体的生理节奏或外界环境的变化呈明显的波动性，动态血压监测（ambulatory blood pressure monitoring，ABPM）可反映不同生理节律和外界环境时的血压变化，无测量者偏差及"白大衣"现象，可全面、详尽地观察一天中血压的动态变化[1]。与高血压并发症有良好的相关性，采用动态血压监测技术可较好地反映血压的变异性，为临床诊断、治疗和预后评估提供重要依据。

临床常用的 ABPM 参数有夜间血压下降率、血压变异系数、血压负荷、动态脉压、趋势图、最高血压值、最低血压值、曲线下面积、动态心率、谷/峰值和平滑指数等。

（一）监测方法

以美国伟伦无创性携带式动态血压监测仪为例：袖带绑于受试者左上臂，自动充气测量收缩压、舒张压，并同时记录心率的变化。设 08:00—22:00 为日间，22:00—08:00 为夜间。白昼为每 15 min 测量一次血压。监测期间正常活动，每小时区间有效读数无缺漏，有效血压读数标准：收缩压范围 70～260 mmHg，舒张压范围 40～150 mmHg，脉压 20～150 mmHg。应满足有效测量血压＞90%，排除心房颤动者。

（二）动态血压正常参考标准

根据最新 2010 年中国高血压防治指南（修订版）建议，"使用符合国际标准（BHS 和 AAMI）的监测仪，动态血压的国内正常参考标准：24 小时平均＜130/80 mmHg，白昼平均值＜135/85 mmHg，夜间平均值＜120/70 mmHg，正常情况下，夜间血压值比白昼血压均值低 10%～20%"。目前动态血压的正常参考值全世界尚无一个统一的衡量标准。

（三）分析参数及其临床意义

（1）24 h 平均收缩压（24 h-sBP）与舒张压（24 h-dBP）；白昼平均收缩压（d-sBP）与舒张压（d-dBP）；夜间平均收缩压（n-sBP）。

（2）夜间血压下降率：夜间血压下降率可以判断昼夜血压变化状况。夜间血压下降率＝（白昼平均血压－夜间平均血压）/白昼血压均值×100%。一般应下降 10%～15%（＞20% 为异常），或收缩压与舒张压分别降低 10 mmHg 及 5 mmHg。

（3）血压变异系数（CV）：血压变异系数又称血压变异性，即个体在单位时间内血压波动情况，有短时变异和长时变异。采用标准差/均值比值，分别求出 24 h、白昼、夜间血压变异系数，表示不同时间段血压波动的程度。血压变异系数大者，其靶器官损害也较严重；血压变异性也可能是心肌缺血的一个触发因素。白昼血压和夜间收缩压变异性高的患者比变异性低的患者的靶器官损害（target organ damage，TOD）分值更高，相对于 ABPM 水平低的患者而言，血压水平高的患者具有更大的左心室质量，白昼或夜间收缩压变异性越大，心血管事件的发生率越高[2]。

血压的长时变异性必须通过连续观察 24 h 血压才能测得，而且一天中所测量的血压值必须达到一定数量才能真正反映全天血压波动的趋势，并要求夜间血压的测量应在不干扰受试者睡眠的前提下进行。故只有通过动态血压监测连续测压才能准确测定血压的长期变异性。其表示方法主要有：①24 h 最高和最低血压及差值（极差）；②白天和夜间血压均值及差值；③24 h 血压的方差、标准差（SD）和变异系数（CV）；④24 h 血压波动趋势图；⑤曲线下面积 [area under the curve（AUC），(mmHg·h)]；⑥血压负荷。

（4）血压负荷值：血压负荷值指收缩压与舒张压分别超过正常范围的次数的百分比。即 24 h 监测过程中收缩压>140 mmHg（1 mmHg=0.133 kPa），或舒张压>90 mmHg 的频数百分数或相应的曲线下面积。正常人血压负荷值 5%～15%，目前有的学者认为血压负荷值>50% 可作为高血压诊断的一项指标，但研究发现，血压负荷值>40% 时，有 60%～90% 的患者出现左心室肥厚或舒张功能的减退。故血压负荷值接近 40% 的患者应积极治疗，防止靶器官损害。

（5）动态脉压：24 h 脉压是高血压事件的独立预测指标。通过 ABPM 的应用可以早期发现动态脉压的异常，从而有效降压，预防高血压的靶器官损害。

（6）晨峰：清晨 6:00—10:00 时收缩压平均升高 14 mmHg（1 mmHg=0.133 kPa），甚至可上升 80 mmHg，这种清晨血压急剧上升现象称为"血压晨峰（morning blood pressure surge，MBPS）。根据 24 h 动态血压监测后以收缩压计算清晨血压增高值（increasement of morning blood pressure，IMBP）。IMBP 为清晨血压与夜间最低收缩压的差值（清晨血压定义为 06:00—08:00 期间收缩压的平均值，最低收缩压等于夜间最低收缩压及其前后共 3 个有效读数的收缩压的平均值）。IMBP≥23.6 mmHg 为 MBPS。2010 年中国高血压防治指南（修订版）的标准是，起床后 2 h 内收缩压的平均值－夜间睡眠时收缩压的最低值（包括最低值在内 1 h 的平均值）≥35 mmHg 为清晨血压增高[3]。

（7）趋势图：趋势图以小时为单位，划分为 24 个时间区。一般血压应呈明显昼夜波动性，曲线呈长柄勺状。正常血压在 2:00—3:00 时处于最低谷，称夜间谷。凌晨血压急剧上升，白昼基本上处于相对较高水平，多数人有双峰（8:00—9:00，16:00—18:00）。18:00 以后呈缓慢下降趋势。反之，那些夜间谷变浅，夜间血压均值较白天下降<10%，或无明显的夜间谷，甚至夜间血压高于白天者，应尽可能恢复正常的昼夜节律，并适当选择具有逆转肥厚心肌、改善心肌供血或具有肾保护作用的药物，尽可能降低靶器官损害程度。

（8）最高血压值、最低血压值：最高、最低血压值可以了解血压高峰和低谷的时间，结合患者的生活日志寻找其原因以指导治疗。

（9）曲线下面积：曲线下面积即计算 24 个时间区间收缩压或舒张压曲线下面积之和。各个区间的面积采用梯形面积法近似求出，曲线下面积和血压负荷值是血压升高幅度和时间的二维综合指标，有较高的预测靶器官损害的敏感性。

（10）动态心率：24 h 动态心率可以反映患者心脏活动状况，有临床研究发现静息心率和高血压心血管事件的发生率明显相关，夜间心率较白天下降 10%，则更易发生高血压并发症。

（11）谷/峰值：谷/峰值为服用降压药物后降压的谷效应值与峰效应值之间的比值。谷效应值是指药物在剂量末、下次剂量前的血压降低值；峰效应值指药物最大效应时的血压降低值，反映药物作用的维持时间和平稳程度。一种长效降压药物的谷/峰值不应<50%。

（12）平滑指数：平滑指数为使用降压药物后每小时的降压幅度的平均值与每小时降压幅度的标准差的比值。

（13）动态动脉硬化指数（ambulatory arterial stiffness index，AASI）反映左心室射血、动脉硬化的主动和被动成分的综合效果。Dolan 等认为，AASI 可独立于年龄及平均动脉压等传统心血管危险因素，预测心血管死亡和致死性脑卒中。24 h 动态血压监测是一种测量动脉顺应性的非侵入性方法。AASI 测量是以 24 h 动态血压监测（ABPM）中每次血压记录中的舒张压作为应变量，收缩压作为自变量进行线性回归分析，AASI=1－回归系数。大动脉硬化在心脑血管事件的发生机制中占有重要地位。

二、老年高血压患者中认知功能与动态血压的相关研究

认知功能是大脑高级皮质功能的重要内容，是熟练运用知识的能力。痴呆早期的重要临床特征是认知功能的损害。随着我国人口老龄化加剧，发病率日益升高，保护认知功能也越来越受到重视。研究发现，高血压是心脑血管疾病的重要危险因子，和痴呆的发生、认知功能的减退相关。正常人的血压呈现两峰一谷的昼夜节律现象，而24 h动态血压的监测有助于了解血压的变化情况，在相关文献报道中发现，血压昼夜节律的改变和靶器官损害紧密相关。

动态血压较偶测血压更能反映人体的实际血压水平，血压节律与靶器官损害关系密切。老年患者的血压曲线呈非构型者居多，与中年对照组有显著性差异，老年高血压主要原因在于大动脉硬化，动脉的缓冲功能减退，即动脉顺应性和扩张性降低，导致脉搏波增大和反射波提前，从而使收缩压升高，舒张压降低，脉压增大[4]。老年人血管神经调节反射敏感性下降也可能是使血压失去正常昼夜节律的原因之一[5]。一项对老年高血压患者认知障碍与动态血压的关系分析表明，24 h平均收缩压、日间平均收缩压、日间收缩压血压负荷、夜间舒张压血压负荷与认知功能呈明显负相关[6]。并且有研究通过对门诊及住院的年龄≥60岁初诊高血压患者292例（高血压组），其中男156例，女136例进行认知功能检查。结果显示，高血压组MMSE（简易智能状态检查）得分低于正常对照组（P＜0.05），MMSE各组分中记忆力、注意力和计算力及回忆力得分在高血压组也低于对照组（P＜0.05）；高血压各亚组中非构型、超构型和反构型者的MMSE总得分低于构型者，同时研究发现超构型和反构型又低于非构型者（均P＜0.05），但超构型和反构型之间的差异没有统计学意义（P＞0.05）。因此提示24 h动态血压昼夜节律减弱或消失与老年高血压患者认知功能的损害有关，特别是影响了老年高血压患者的记忆力、注意力、计算力和回忆力。这是由于高血压患者血压昼夜节律减弱（非构型）或消失（超构型和反构型），会使夜间血压处于较高水平，导致心脑血管长期处于高负荷状态，引起血管内皮功能的损害，加速动脉粥样硬化

的进展，引起慢性脑供血不足，造成脑白质损害，从而进一步加重了老年高血压患者的认知功能损害。随着老年人口的不断增加，不断探索影响心脏指数（CI）的因素，将有助于我们制定适宜的干预措施，以推迟老年期痴呆的发病。我们的研究提示，有效控制老年高血压患者的病情，可以延缓或预防CI的发生。

三、老年高血压患者中颈动脉斑块与动态血压的相关研究

颈动脉是粥样硬化最易累及的血管之一。超声检测颈动脉内膜中层厚度（IMT）可作为反映高血压患者全身动脉粥样硬化（AS）的一个窗口。其粥样硬化程度可间接反映冠状动脉及外周动脉的硬化程度。有研究表明，颈动脉IMT增厚是心脑血管事件的独立危险因子。超声检测IMT与组织病理检查有很好的一致性，因此颈动脉IMT是目前能反映早期动脉硬化的较好方法。

动态血压作为无创性的检查方法用于临床评价高血压病的疗效和用药及预测靶器官损害，已日益受到重视。已有研究表明24 h动态血压与心血管疾病事件具有显著相关性，能够更确切地预测心血管疾病的危险。颈动脉斑块的形成是一个渐进过程，受多种危险因素的影响，高血压是其主要的独立损伤因素之一，并随着病程的延长及程度的加重而加重[7]。

有研究通过对2008年1月至2009年12月在重庆医科大学附属第二医院住院患者205例〔年龄均大于80岁，其中男99例，女106例，平均年龄（83.79±3.83）岁（80～93岁），均符合2005年中国高血压诊治指南中高血压的诊断标准〕进行分析。分为三组，颈总动脉（common carotid artery，CCA）、颈内动脉颅外段（internal carotid artery，ICA）的动脉IMT＜1.0 mm，其内膜可以不光滑，但无明显斑块隆起者为非颈动脉内膜增厚组，简称对照组（n=57）。1.0 mm＜IMT＜1.2 mm，无明显斑块隆起，为颈动脉内膜硬化增厚组，简称硬化组（n=81）。IMT≥1.2 mm，内膜局部增厚、隆起，向管腔内突出，有斑块形成，为颈动脉斑块形成组，简称斑块组（n=67）。研究显示在各组中，24 h-sBP、d-sBP、n-sBP、24 h平均脉压（24 hPP）、白昼平均脉压（dPP）和夜间平均脉压（nPP）在

斑块组及硬化组均显著高于对照组，但 24 h-dBP 及夜间平均舒张压（n-dBP）均无明显增高。这种改变说明引起高龄老年高血压患者脉压增大主要是由于平均收缩压增高引起的。多数正常血压者为昼夜双峰一谷的杓形曲线，日间升高，夜间下降，夜间血压下降率大于等于日间血压的 10%。研究显示其中斑块组血压昼夜节律消失比率明显高于对照组。研究认为血压昼夜节律消失预示着将要发生心脑血管事件，其中合并冠心病的发生率也显著高于对照组[8]。

颈动脉 IMT 增厚的严重程度与冠状动脉 AS 的严重程度明显相关，研究发现由于高龄老年人夜间血压下降不明显，非杓型节律者多，使心血管长期处于高水平的负荷状态，而高血压患者动态血压均值的负荷值波动存在着不同的变异程度，可能与老年人交感-副交感神经调节能力下降及老年患者动脉压力感受器的敏感性降低有关。血压持续维持在一个比较高的水平，会加重血管平滑肌痉挛，血管顺应性下降，血管阻力增加，压力因素还可引起血管退行性变及内膜受损，脂质易于沉积，易于形成 AS 斑块，加速 IMT 的增厚。朱雅萍等也观察发现夜间血压持续升高的老年高血压患者的颈动脉斑块形成率明显增加，结果导致脉压增加[9]。

脉压是反映大动脉僵硬度增加的重要指标，ASCOT-CAFE 研究发现，与其他心血管疾病独立危险因素（血脂、血糖、血肌酐，体重指数）相比，脉压是预测心血管事件的最佳指标。脉压增大的高血压患者发生心脑血管病的可能性增加。脉压增大使血管壁所受压力增大，血管内膜局部氧化反应增加，内皮源性的舒张因子分泌减少，血管内膜功能失调，促发和加重 AS 形成，IMT 增厚，大动脉的弹性进行性损伤，动脉硬度继续增加，导致脉压进一步加大。有研究发现[10]动态血压的平均收缩压升高、平均脉压增大和血压昼夜节律消失是造成高血压病患者 IMT 增厚及斑块形成的重要因素。同时 IMT 厚度和冠心病发生率的相关分析发现两者成正相关。在上述研究中的斑块组包括全部冠状动脉造影阳性患者 32 例，也表明了 IMT 斑块形成和冠心病的发生有密切的相关性。对 IMT 的深入认识，可以为老年高血压患者的治疗和预后提供更为简便、可靠的客观依据。

四、老年高血压患者中血脂异常与动态血压的相关研究

血脂水平与高血压关系密切，高血压与血脂可以相互影响，高胆固醇血症常与高血压同时存在，这些因素可引起或加重高血压。动态血压监测能更好地反映血压的实际水平，显示血压的昼夜波动规律，指导降压治疗和评估降压药物的疗效。

有研究显示，血脂异常的老年高血压患者，夜间血压常明显升高，而血脂正常组白天血压升高明显，说明血脂异常者血压节律消失。老年高血压患者的动态血压的昼夜节律异常发生率高，表现为夜间血压下降幅度＜10%（非杓型）或超过 20%（超杓型），导致心、脑、肾等靶器官损害的危险增加，可能与老年动脉硬化血管壁僵硬度增加及血压调节中枢功能减退有关[11]。有研究显示，高胆固醇血症组的老年高血压患者动态血压结果表现为非杓型，提示有血脂异常的高血压患者应注意观察夜间血压变化，加强夜间的血压控制，制定合理的治疗方案，以减轻高血压对靶器官的损害[12]。

五、老年高血压患者中焦虑抑郁状态与动态血压的相关研究

情绪障碍与高血压的关系一直是研究的热点，近年来，越来越多的临床研究肯定了焦虑抑郁与高血压有着非常密切的联系。但是，有关焦虑抑郁情绪障碍与血压变异性的研究尚处于起步阶段，老年高血压患者常伴有易怒、急躁等性格特点，随着患病时间长，经济费用的增加，焦虑抑郁症的发病率明显高于其他年龄段。血压升高而且血压变异性增大是老年高血压的主要特点[13]。有研究结果显示，焦虑抑郁组平均收缩压参数、血压变异性中的 24 h 收缩压标准差、昼间收缩压标准差和 24 h 收缩压加权标准差均明显高于无焦虑抑郁组，说明合并焦虑抑郁情绪患者有更大的血压波动和更高的情绪反应性。其原因可能为：①焦虑抑郁可导致压力反射敏感性下降，血管紧张度增加，阻力增大，血压升高[14]。②焦虑、抑郁情绪还可造成交感神经功能系统激活和迷走神经活性降低的自主神经功能紊乱，导致心率加快，心排血量增加，从而使血压升高。另外，有研究发现，交感神经张力升高改变了自主神经正常的昼夜变化规律，从而影响血压昼夜

节律，造成高血压合并焦虑抑郁患者的血压变异性增大。③Hamer 等研究[15]认为，抑郁可能激活了下丘脑-垂体-肾上腺轴，导致皮质醇和促肾上腺皮质激素水平升高，引起水钠潴留，血压升高。抑郁焦虑状态产生的炎性因子，如 C 反应蛋白、白细胞介素等可促进动脉粥样硬化的形成和发展，导致血压升高。

因此，对于老年高血压患者的治疗除了进行常规降压药物治疗外还应考虑利用综合心理干预治疗来改善患者的不良情绪，对于有严重焦虑抑郁情绪的老年高血压患者可适当应用抗抑郁药物治疗，恢复自主神经功能，最大限度地降低动态血压水平。

六、小结

老年高血压患者由于血管压力感受器或自主神经功能障碍可以出现各种各样的动态血压类型，如：老年"白大衣"高血压、单纯收缩期高血压、直立性低血压、饭后低血压、非勺型高血压、药物性低血压等。ABPM 往往比诊室血压（CBP）更能明确反映老年高血压类型，以便更好地制定合理的治疗措施，以及判断治疗效果，从而减少高血压并发症的发生。Staessen 等研究发现老年高血压患者白天 CBP 比 ABPM 值一般平均高出 20 mmHg，从而造成不恰当的治疗，而且指出 ABPM 能更好地预测心血管事件发生率。而从既往的相关性研究分析当中，我们不难发现动态血压的参数对预测靶器官损害有警示作用，因此动态血压在老年高血压患者的检查中显得尤为重要。

（吴岳平　林铭源）

参考文献

［1］中国高血压防治指南修订委员会. 中国高血压防治指南 2010. 中国医学前沿杂志（电子版），2011，3（5）：42-93.

［2］张维忠. 血压变异和晨峰的概念及其临床意义. 中华心血管病杂志，2006，34（3）：287-288.

［3］Metoki H，Ohkubo T，Kikuya M，et al. Prognostic-significance for stroke of a morning presser surge anda nocturnal blood pressure decline. Hypertension，2006，47：149-154.

［4］Routledge FS，Mcfetridge-Durdle JA，Dean CR，et al. Night-time blood pressure patterns and target organ damage：A review. Can J Cardiol，2007，23（2）：132-138.

［5］梁积英，潘文晶，莫永秀，等. 老年高血压患者血压昼夜节律特点及药物干预的研究. 内科，2009，4（2）：191-193.

［6］刘振东，路方红，董元丽，等. 老年高血压患者血压昼夜节律及颈动脉粥样硬化与认知功能损害. 中华高血压杂志，2009，17（9）：821-824.

［7］Pepine CJ，Kowey PR，Kupfer S，et al. Predictors of adverse outcome among patients with hypertension and coronary artery disease. J Am Coll Cardiol，2006，47（3）：547-551.

［8］王根发，朱红莲，潘志红. 脑梗死患者颈动脉粥样硬化斑块及相关因素分析. 中华老年心脑血管病杂志，2008，10（2）：119-121.

［9］朱雅萍，方宁远. 老年高血压与正常血压人群靶器官损害的特点. 实用老年医学，2004，18（3）：139-142

［10］Patel PV，Wong IL，Arora R. The morning blood pressure surge：therapeutic implications. J Clin Hypertens，2008，10（2）：140-5.

［11］刘嘉眉. 老年高血压患者动态血压与血脂异常的关系. 中国老年学杂志，2013，33（11）：2516-2517.

［12］Kushiro T，Mizuno K，Nakaya N，et al. Pravastatin for cardiovascular event primary prevention in patients with mild-to-moderate hypertension in the management of elevated cholesterol in the primary prevention group of a-dult Japanese（MEGA）study. Hypertension，2009，53（2）：135-41.

［13］王蕾，白雪歌，王小飞. 生物反馈治疗对老年高血压伴焦虑抑郁患者降压疗效和动态血压参数的影响. 中华老年心脑血管病杂志，2013，15：984-985.

［14］Heckbert SR，Rutter CM. Depression in relation to long-term control of Glycemia，blood pressure，and lipids in patients with diabetes. J GEN Intern Med，2010，25：524-529.

［15］Hamer M，Batty GD. Hypertension awareness and psychological distress. Hypertension，2010，56：344-345.

第五章　老年急性胸痛的诊断与鉴别诊断思路

胸痛的病因多种多样，但其中较重要的往往是心脏、肺和大血管疾病引起的疼痛。急性胸痛是老年患者急诊就诊的主要原因之一。老年急性胸痛常常起病急，预后凶险。但因其病因复杂，症状缺乏特异性，因此对老年急性胸痛能否及时做出正确诊断将直接影响其治疗和预后。但是在急性胸痛的诊断时也存在着误区，如果不能及时诊断给予治疗，死亡率显著升高。急诊胸痛患者占所有急诊就诊患者的5%左右，而其中25%患者为冠状动脉缺血所致，其余75%为心源性或非心源性胸痛。不同的病因导致的胸痛或胸痛等同症状既可以相似，又可以有不同特征，其伴随症状也不相同，疼痛的程度与疾病的严重程度不一定平行，一些严重的疾病可能疼痛很轻。急性胸痛病种繁多，误诊率高，严重者危及生命，但是具有一定的可救治性，尤其是急性冠脉综合征（ACS）、急性肺血栓栓塞（APTE）和急性主动脉综合征（AAS）三种常见的引起胸痛的原因临床表现相似，有很强的时间依赖性[1]；如果没有快速诊疗流程，误诊率、死亡率显著升高。因此，研究急性胸痛的鉴别诊断方法具有重要意义。

医生的临床决策，一方面应及时识别高危患者，及时救治；一方面及早筛查出低危患者，降低因急性胸痛而住院的人数，避免过度诊治，浪费医疗资源。

一、急性胸痛的危险分层

面对一个急性胸痛患者，首要的任务是判断该患者有无致命性的疾病。判断的依据主要来源于症状评价，特异性高的体征（心力衰竭及血流动力学不稳定、新出现的二尖瓣反流杂音、其他心脏病的体征和肺部疾病的体征），心电图及CTA结果，其他实验室结果。因此，医生将面对大量的信息，需迅速做出决断。曾经发表在《柳叶刀》（Lancet）杂志的由亚太地区9个国家14个急诊中心参与进行的ASPECT研究提出过一种筛查方法（加速诊断方案，ADP），该方案包括TIMI评分、心电图及快速床旁检测（POCT）心肌标志物，可在急性胸痛患者入院之后2 h，识别短期主要不良心血管事件（MACE）低危患者。给我们提供了一个思路和方向。目前已经有新的更敏感的心肌生化标志物，如超敏肌钙蛋白和脂肪酸结合蛋白这些指标可以在早期检测到心肌损伤。

急性胸痛的病因分为心源性和非心源性两大类，高危心源性包括ACS；高危非心源性包括AAS、APTE、张力性气胸、心脏压塞、食管破裂。高危性胸痛应该立即纳入快速通道。对于有生命危险的胸痛患者，症状发作后的决策和处理对于临床预后非常重要。如果出现以下情况可能存在严重的病情：①症状导致正常活动中断；②症状伴有冷汗、恶心、呕吐、晕厥。所以应首先评价患者是否需要进入快速通道。

高危胸痛患者的基本特征：①临床表现：持续进行性胸痛，呼吸困难，出冷汗，有压榨感，胸痛放射到咽喉、肩、上臂或腹部。②呼吸：呼吸频率增快（>24次/分），严重呼吸困难时使用辅助呼吸机。③神志：清醒水平降低。④循环：心率（>100次/分或<40次/分）；血压（收缩压>200 mmHg或<100 mmHg）；四肢冰冷；静脉压增高。⑤心电图：ST段抬高/压低，可由于心律失常、高度传导阻滞、室性心动过速等而不能诊断。⑥血氧饱和度：<90%。

紧急处理流程：快速建立静脉通道，持续监护，按相应流程处理，稳定生命体征。快速有效镇痛，可静脉注射吗啡，直至胸痛缓解。2~5 min内完成第一份心电图，及体格检查（注意颈静脉有无充盈，两肺呼吸音是否一致，有无啰音，两上肢血压是否一致，心音是否可以听到，心脏瓣膜有无杂音，腹部有无压痛和肌紧张）；完善血气分析及心肌标志物等辅助检查，监控神志，备用纳洛酮及简易呼吸器。随时做好心肺复苏的准备，明确诊断及病因治疗，安慰患者，向家属告病危。

胸痛常用的诊断工具：①床边无创检查：肌钙蛋白 T 或 I，超敏肌钙蛋白和脂肪酸结合蛋白；心肌酶谱，D-二聚体，胸部 X 线检查，超声心动图。②无创检查：普通 CT 及增强 CT，运动心电图，负荷影像学检查。③有创检查：冠状动脉造影术。

胸痛风险评估工具：①早期预警评分（early warning score，EWS）：EWS 是对患者心率（HR）、收缩压（SBP）、呼吸（R）、体温（T）、意识五项生命指征进行评估的一种方法。根据不同分值定出不同医疗干预措施。②GRACE 危险积分：其参数包括心力衰竭 Killip 分级、年龄、SBP、HR、血清肌酐水平、院前心搏骤停、ST 段改变、心肌酶升高 8 项。低于 108 分为低危，高于 140 分为高危，介于之间为中危。③TIMI 危险评分。0～2 分为低危，3～4 分为中危，5～7 分为高危。④疼痛分级评分：数字分级法（NRS）：0 为无痛，1～3 为轻度疼痛；4～6 为中度疼痛；7～10 为重度疼痛[2]。

胸痛的种类繁多，心血管系统疾病包括稳定型心绞痛、ACS、AAS、急性心包炎、心脏压塞、梗阻性肥厚型心肌病、早期复极综合征、二尖瓣脱垂、冠状动脉微血管疾病、主动脉瓣疾病、心脏神经官能症；呼吸系统疾病包括急性肺动脉栓塞、胸膜炎及胸膜肿瘤、气胸（自发性气胸、特发性气胸）、肺癌、肺部感染（大叶性肺炎、肺结核）；其他疾病包括食管病变（食管源性功能性胸痛、胃食管反流病、食管破裂）、肝胆疾病（胆囊炎、胆结石、肝癌）、胸壁本身疾病（肋软骨骨膜炎、肋间神经痛、带状疱疹）、白血病、颈椎病、抑郁、与酒精有关等等。这些急性胸痛的临床诊断思路，最常用的思维方式是重点排除法，即首先通过常规问诊、查体和必要的辅助检查采集信息，建立病例特点，考虑最有可能的重点疾病谱，然后由重到轻逐一排除，直到确定诊断。要利用胸痛常用的诊断工具及胸痛风险评估工具，避开思维误区，拟订一个诊断流程：病史、查体、常规检查→分析资料→建立病例特点→必要的诊断/排除检查→逐步排除→确诊。应该强调心电图是胸痛诊断中的常规项目，其次是胸部 X 线检查。在不能排除心肌梗死和肺栓塞及主动脉夹层时，超声心动图、增强 CT、胸痛三联检查（冠状动脉 CTA、肺动脉 CTA、主动脉 CTA）、心肌标志物、D-二聚体也是必查项目。

二、急性高危胸痛

1. 急性冠脉综合征（ACS）

ACS 指不稳定斑块破裂引起冠状动脉内血栓形成致严重心肌缺血而产生的一组严重进展性疾病谱。包括 ST 段抬高型急性冠脉综合征（STE-ACS）、非 ST 段抬高型急性冠脉综合征（NSTE-ACS）。胸痛特征主要表现为：①胸痛为压迫性、紧缩性、烧灼感、刀割样或沉重感；②放射至：颈部、下颌、背部、左臂或双上臂；③胃灼热，胸部不适伴恶心和呕吐；④无法解释的上腹痛或腹胀；⑤伴持续性气短或呼吸困难；⑥伴无力、眩晕、头晕或意识丧失、⑦伴大汗。

急性心肌梗死传统诊断标准为 3：2 模式。①缺血性胸痛大于 30 min。②心电图（具备 ST-T 的动态变化）。③血清心肌损伤标志物升高。以上 3 个条件中符合 2 个即可诊断 AMI。随着敏感性和特异性更高的心肌坏死生化标志物——心脏肌钙蛋白（cTn）的推广和应用，从而产生了"1＋1"诊断模式：心脏生物标志物（cTn 最佳）水平升高超过参考值上限 99 百分位值，同时至少伴有下述心肌缺血证据之一：①缺血症状；②心电图提示新发缺血性改变；③心电图提示病理性 Q 波形成；④影像学证据提示新发局部室壁运动异常或存活心肌丢失。然而"3：2"模式不可淘汰，其在急诊工作中更有助于心肌梗死的早期诊断，争取救治时间。无论使用何种模式或标准，心肌梗死的诊断均应该是一个综合的判读。在"1＋1"模式中不可只注重心肌损伤标志物的价值，临床症状对 AMI 的诊断缺乏足够的敏感性和特异性，而心电图诊断 AMI 的敏感性可达 80%，且心电图的 ST 段抬高与否对决定是否采用再灌注治疗具有决定性意义。

应在首次医疗接触后 10 min 内完成 18 导联心电图，初步评价，通过病史、体检、心电图及初次心肌损伤标志物检测结果于 20 min 内确立诊断，综合上述结果可确定 AMI；AMI 一旦确立诊断，应按指南规范及时治疗，早期再灌注治疗是改善心室功能和提高存活率的关键[3]。

2. 急性主动脉综合征

急性主动脉综合征（AAS）包括主动脉夹层、壁内血肿（IMH）和穿透性主动脉溃疡（PAU）等严重威胁生命的主动脉疾病，这三种疾病均以动脉中层破坏为特征,其中主动脉夹层最为常见(62%~88%),其次为壁内血肿(10%~30%)。AAS 最为重要的临床表现为突发剧痛,鉴别诊断包括急性冠脉综合征(ACS)、肺栓塞、气胸和食管穿孔等。AAS 死亡率高,是胸痛患者最为常见的致命性疾病。

突发剧痛是 AAS 最为重要的症状,疼痛部位和相关症状往往反映初始内膜破裂的位置,疼痛可因夹层沿着主动脉撕裂或累及其他动脉或器官而发生转移。疼痛放射至颈部、咽部和(或)下颌提示累及升主动脉,而背部或腹部疼痛提示降主动脉夹层。若将 AAS 误诊为心肌缺血或肺栓塞,予抗栓治疗,则后果不堪设想,可能导致夹层破裂死亡。因此,排除心源性或肺源性胸痛非常重要,结合影像学、心电图和血生化指标等辅助检查有助于明确诊断。近半数 AAS 患者胸部 X 线检查无异常,约三分之一患者 X 线检查可见纵隔增宽,在临床实践中,CT、超声心动图和磁共振已成为 AAS 的标准诊断工具。CT 是 AAS 高度可能性患者的标准一线检查手段,因为 CT 成像迅速且空间分辨率高。CT 平扫+增强诊断 AAS 敏感性可达 95%,特异性可达 87%~100%。胸痛三联成像可用于区分 AAS、ACS 和肺栓塞,该成像延迟静脉显影有助于描绘夹层假腔中的血栓特征。

AAS 患者 D-二聚体水平升高,血浆 D-二聚体<0.5 μg/ml 排除 AAS 准确性达 93%~98%,但是 D-二聚体升高诊断 AAS 特异性不高,肺栓塞、深静脉血栓、恶性肿瘤和创伤后早期均可出现 D-二聚体升高。另外,IMH 患者 D-二聚体往往正常,因此无法区分心源性、肺源性还是主动脉源性胸痛。累及升主动脉的主动脉夹层可导致心肌缺血,肌钙蛋白诊断心肌缺血敏感性和特异性均很高,因此,肌钙蛋白升高不排除主动脉病变的可能性。研究表明 ACE、SMAD3、FBN1、TGFBR1、TGFBR2、COL3A1、MYH11、ACTA2 等基因变异与胸主动脉夹层有关,或可作为预测生物标志物[4]。

如果确诊主动脉夹层的存在。尽早开始镇静镇痛,控制血压、心率和减慢心肌收缩等,禁用抗栓药物。有适应证者尽早行外科手术。

3. 急性肺栓塞

肺栓塞漏诊率和误诊率普遍偏高,快速做出正确诊断十分重要。肺栓塞的临床表现多种多样,缺乏特异性,表现为典型肺梗死三联征(呼吸困难、胸痛、咯血)者不足 30% 患者。肺栓塞的主要体征表现为肺动脉高压及右心功能衰竭的体征和下肢深静脉血栓形成所致的肿胀、压痛、僵硬、色素沉着和浅静脉曲张等。大面积肺栓塞患者会出现严重呼吸困难、呼吸增快、胸痛、发绀、低氧血症,甚至晕厥。对于疑诊急性肺栓塞患者,进行危险分层,根据是否存在休克或低血压(排除新发心律失常、血容量下降、脓毒血症后,收缩压<90 mmHg,或收缩压降低≥40 mmHg 并持续 15 min 以上)分为高危和非高危。根据危险分层和临床可能性,选择适当的诊断方法,针对不同的检测结果,然后结合超声心动图、CT 肺动脉造影、D-二聚体和心肌损伤标志物等检查做出诊断。

4. 气胸

张力性气胸指胸膜腔的漏气通道呈单向活瓣状,吸气时胸膜腔内压降低,活瓣开放,气体进入,呼气时胸膜腔内压升高,活瓣关闭,气体不能排出。因此随着呼吸,伤侧胸膜腔内压力不断增高,以致超过大气压,形成张力性气胸。

临床表现:①突发剧烈的胸痛、呼吸困难,胸痛可放射至同侧肩部、对侧胸廓或腹部,类似急性心肌梗死或急腹症。②患侧胸廓隆起,呼吸运动减弱,肋间隙增宽,患侧胸部叩诊呈鼓音,听诊患侧呼吸音弱或消失。③胸部 X 线表现:胸片是诊断气胸最可靠的方法,可显示肺萎陷的程度、肺部情况、有无胸膜粘连、胸腔积液及纵隔移位等,亦可显示无肺纹理的均匀透亮区的胸膜腔积气带,其内侧为与胸壁平行的弧形线状肺边缘。④左侧气胸时,会出现心电图异常 Q 波,酷似急性心肌梗死,气胸引流后心电图恢复正常。在胸骨左缘可闻及与心搏一致的高调粗糙的杂音,称 Hamman 征(纵隔气肿综合征)。张力性气胸是能迅速致死的危重急症,入院前或院内急救需迅速使用粗针紧急处理立即抽气减压,用粗针头在伤侧第 2 肋间锁骨中线刺入胸膜腔,即可见高压气向外冲出。

5. 食管破裂

食管破裂可发生于钝性损伤、锐器伤及火器伤,也可因剧烈呕吐致自发性食管破裂。早期可有突发性胸痛或上腹部疼痛,且向肩背部放射,并有发热、气促及呼吸困难等,食管损伤后症状与损伤部位有关：胸段食管破裂时，主要表现为胸骨后或上胸部剧烈疼痛；食管穿孔进入胸膜腔时，可引起液气胸，因而可有患侧胸痛、呼吸困难及发绀等症状。可出现上腹部腹膜炎症状。诊断要点：①有外伤，呕吐或食管镜检查等可致食管破裂病史。②早期可有突发性胸痛或上腹部疼痛，且向肩背部放射，并有发热、气促及呼吸困难，颈部可扪及皮下气肿等。③食管破裂穿孔后症状。④外周血白细胞计数增高。⑤X线检查可见纵隔影增宽或积液积气。⑥食管碘油造影时可确定破裂部位。

6. 心脏压塞

心脏压塞是一种危及生命的，由液体、脓液、血液、血凝块或气体聚集于心包（心脏渗出、创伤或破裂的结果）引起的心脏缓慢或快速受压的急症。急性心脏压塞的发病机制：心包积液，心包腔内压升高，心脏受到压挤。心脏压塞引起血流动力学改变，典型的临床表现为急性循环衰竭，动脉压下降、脉压变小甚至休克。慢性心脏压塞症状不典型，表现为体循环静脉压增高，如颈静脉怒张、奇脉、低血压甚至虚脱等等。心脏压塞的治疗有心包穿刺抽液、心包开窗引流等。急性心包积血一般在 120 ml 左右即可出现压塞症状，故处理原则应是尽早清除积血，解除对心脏的压塞，同时修补心脏裂口。紧急处理可先进行心包腔穿刺减压，一般抽出 10 ml 以上不凝固血液后，即可见血压上升，静脉压下降，心音增强，有少部分患者经上述处理后可治愈。急性心脏压塞，最确切、最安全的治疗是紧急手术治疗。常用心包切开，用合成线加垫片褥式缝补心脏裂口。

三、低危胸痛

1. 急性心包炎

多有剧烈的疼痛，少数为受压感或闷痛，疼痛部位好发于心前区，可放射至肩胛骨、前胸、上腹部或后背。通常有胸膜疾病成分，向前倾斜身体可缓解症状。病前多有上呼吸道感染史，干性心包炎可闻及心包摩擦音，常常有发热、白细胞升高、红细胞沉降率（血沉）增快等炎症反应。心电图检查除 aVR 导联外，广泛导联 ST 呈凹面向上的抬高，在心包积液出现后可见 R 波逐渐降低，肢体导联低电压但不出现 Q 波，可与心肌梗死鉴别。

2. 梗阻性肥厚型心肌病

本病为常染色体显性遗传疾病，主要是室间隔肥厚导致左心室流出道梗阻为特征。在应激时由于心肌收缩力增强使梗阻加重，左心室与主动脉压力阶差增大，出现心肌缺血和脑灌注不足，导致胸痛及晕厥。

3. 早期复极综合征

常见于年轻人，有以 ST 段抬高为主的正常变异心电图表现，部分患者有胸痛、心悸。常常易误诊为急性心肌梗死，或变异型心绞痛。

4. 二尖瓣脱垂

常见于年轻人，大多数无症状，有症状者可表现为胸痛、心悸、气短、焦虑，胸痛的特点多为尖锐的刺痛、钝痛，二尖瓣区可闻及非喷射性收缩期中晚期喀喇音，超声心动图检查见二尖瓣收缩期脱向左心房有确诊价值。

5. 冠状动脉微血管疾病

多见于女性，胸痛特点多为尖锐的刺痛，刀割样痛，伴有各种心律失常。诊断标准如下：①临床上有典型的劳力性心绞痛；②发作时心电图有心肌缺血改变，主要是 ST 段压低；③运动试验阳性；④冠状动脉造影无明显狭窄；⑤排除冠状动脉痉挛。

6. 主动脉瓣疾病

包括主动脉瓣狭窄和反流，均可引起胸痛，前者在较早期出现胸痛，多为劳力性心绞痛，但含服硝酸甘油使之加重或诱发晕厥，主动脉瓣区可闻及收缩期喷射性杂音，超声心动图可见主动脉瓣开放受限。而后者多在晚期开始有胸痛表现，可在睡眠中发作也可由劳力诱发，多伴有血压升高、窦性心动过速及呼吸急促，硝酸甘油无效或暂时缓解，数分钟后重复发作，胸骨左缘可闻及舒张期反流性杂音，超声心动图可以确诊。

7. 食管疾病

食管疾病所引起的胸痛与心源性胸痛非常相似，但前者引起的胸痛一般与进食有关，同时还伴有一些消化道症状。食管疾病中以胃食管反流病（GERD）最为常见，其表现为胸骨下方或胸骨后持续性疼痛，在进食后发生或进食时疼痛加重。发作时心电图无缺血改变，确诊依赖于消化道内镜检查及 24 h 食管 pH 和压力监测。早期食管癌症状多不典型，主要症状为胸骨后不适，烧灼感、针刺样或牵拉样胸痛；进食通过缓慢并有滞留感或轻度哽噎感。中晚期出现咽下疼痛，尤以进食热和酸性食物后明显，疼痛可出现在前胸、后背、颈、肩胛等处，与心绞痛类似。食管裂孔疝疼痛位于胸骨后，于饱餐后坐位或卧位时易发作，疼痛酷似心绞痛，但少餐或餐后立位或行走半小时可免除发作。纤维内镜或食管钡餐检查可帮助确诊。

8. 胸膜炎

突然发生的胸痛是胸膜炎的主要症状。典型的胸痛为刺痛，在呼吸和咳嗽时加重，程度可有差异。可仅为隐隐不适，或仅在患者深呼吸或咳嗽时出现。脏层胸膜无痛感；疼痛因壁层胸膜疼痛引起。根据胸痛的特征，常可做出胸膜炎的诊断。医生使用听诊器可闻及胸膜摩擦音。

9. 颈椎病

颈椎病时由于颈脊髓后根受颈椎骨质病变的刺激而导致胸痛。易与冠心病混淆，胸痛持续时间长，十分钟至数小时，硝酸甘油无效，不伴心电图缺血性改变；胸痛的诱发可能与颈椎的活动有关。

10. 白血病

主要是急性白血病，常有胸痛，早期为胸骨压痛，当骨髓坏死时可以出现剧烈的胸痛，为持续性，但多局限于胸骨范围，一般镇痛药物无效。多在胸痛前有贫血、发热病史。

11. 肋间神经炎

多由炎症尤其是病毒、毒素、机械损伤等原因引起。表现为沿肋间神经分布的刺痛或烧灼样痛，多为持续性，局部有压痛。

12. 非化脓性肋软骨炎及胸壁外伤或感染

可出现胸痛，但多伴压痛。

13. 带状疱疹

是一种病毒性疾病，常在身体抵抗力低下时发作，可引起剧烈胸痛，常骤然起病，沿肋间神经分布，呈粟粒至绿豆大丘疹，继而变为水疱，常发生在胸部一侧，一般不越过中线，患部皮肤感觉过敏，呈刀割样剧痛或灼痛。

14. 肝胆疾病

胆囊炎、胆结石及肝癌可以引起下胸部疼痛，有时误诊为心绞痛。该类疾病的疼痛特点为部位偏向上腹部，以阵发性绞痛多见。

15. 心脏神经官能症及其他精神因素所致

如戒断综合征，这些患者常有焦虑不安、心悸、坐立不安以及含糊不清的胸部不适的主诉，但必须除外辅助检查阳性发现者后作为排除诊断。

四、总结与建议

急性胸痛的病因十分繁杂，较易引起误诊和漏诊。在诊断过程中应尽早对疾病进行评估，诊断思路应从高危到低危。高危患者生命体征不稳定，应该首先稳定生命体征，做到先救命，后诊病。要动态、严密地观察病情变化，必要时重新评估病情，通过多学科合作，为胸痛患者提供快速而准确的诊断、危险评估和恰当的治疗手段。总之，对于急性胸痛，应做到快速诊断、及时治疗、降低死亡率。

（穆晓光）

参考文献

［1］杨新春. 急性胸痛的诊断与鉴别诊断思路与经验. 北京：科学技术文献出版社，2015.

［2］向定成，秦伟毅，周民伟，等. 胸痛中心建设规范与实践. 北京：人民军医出版社，2013.

［3］中华医学会心血管病学分会，中华心血管病杂志编辑委员会. 急性 ST 段抬高型心肌梗死诊断和治疗指南. 中华心血管病杂志，2015，43（5）：380-385.

［4］范利. 老年急性胸痛的鉴别诊断方法进展. 中华保健医学杂志，2012，14（4）：261-264.

第六章　高龄冠心病患者的诊疗进展

冠状动脉粥样硬化性心脏病（coronary heart disease，CHD）简称冠心病，指冠状动脉粥样硬化引起管腔狭窄或闭塞，导致心肌缺血缺氧或坏死而引起的心脏病，也称缺血性心脏病，是危害人类健康的主要疾病之一。随着生活水平的提高和医疗技术的进步，冠心病患者中高龄人群（≥80岁）的比例在不断增加，根据2013年统计，80岁或以上高龄人口超过2300万，并以每年5%的速度递增，预计2020年将达到3067万，2040年将增加到7400多万人。有研究表明我国高龄的稳定性冠心病发病率高达9%[1]，且《2015年中国卫生和计划生育统计年鉴》显示，我国人群2002—2014年急性心肌梗死（acute myocardial infarction，AMI）病死率上升，并随增龄而增加，80岁及以上人群AMI病死率增加更为显著。因此，及早采取措施防治高龄人群冠心病势在必行。

冠状动脉粥样硬化的发生和发展是多种因素作用的结果，与中青年患者不同，老年冠心病患者常存在高血压、糖尿病、高脂血症、吸烟等危险因素，冠状动脉呈现出多支严重狭窄性、分叉性、弥漫性、严重钙化性及慢性闭塞性病变等特点[2]，且高龄老年伴有各种重要器官代偿功能减退，冠状动脉储备功能差，同时合并多种非心血管系统疾病及慢性心血管疾病，使病情更趋复杂。有研究表明，高龄冠心病患者多表现为不稳定型心绞痛或急性冠脉综合征[3]，但症状常不典型，可表现为无症状性心肌缺血或不典型胸痛，部分患者以呼吸困难、消化道症状等就诊于呼吸科、消化科等，临床漏诊率和误诊率高达65%[4]。

一、高龄稳定性冠心病的诊治

稳定性冠心病，也称稳定性缺血性心脏病，特点是发生可逆性的心肌需氧和（或）供氧不匹配。患者在静息状态下多无症状，由劳力、情绪激动、饱食、寒冷等情况诱发，包括慢性稳定性劳力性心绞痛、急性冠脉综合征后稳定期、无症状型心肌缺血、无症状冠状动脉粥样硬化、冠状动脉痉挛、冠状动脉微血管病性心绞痛[5]。

二、高龄稳定性冠心病的诊断

（一）临床症状

临床症状对判断冠心病具有重要意义，但部分患者无典型缺血性胸痛发作特点，尤其高龄患者出现典型缺血性胸痛的比例低于其他年龄患者，有些患者甚至表现为无症状心肌缺血，使得诊断难度增加。

（二）心电图

为冠心病诊断的常规检查项目，对于稳定性冠心病患者尤其强调症状发作时进行心电图检查，多数可表现出短暂性心肌缺血所导致的ST-T改变，但近半数患者心电图可表现为正常，因此对阴性结果的判读应慎重。稳定性冠心病患者可应用动态心电图增加疾病检出率。

（三）心电图负荷试验

最常用的是运动负荷试验，采用逐步升级运动量来增加心脏负荷以诱发心肌缺血。运动方式主要为分级活动平板或踏车，按年龄预计可达到的最大心率为负荷目标者称为极量运动试验，亚极量心率（85%～90%的最大心率）为负荷目标者称为亚极量运动试验。运动中持续监测心电图变化，并同步测定血压，从而做出结果判定。80岁以上高龄患者，由于同时合并下肢疾病概率增加、肌肉力量不足等原因，使得该项检查应用受到一定限制。

（四）冠状动脉CT

冠状动脉CT作为一种无创性检查方法，在高龄冠心病患者的筛查中具有重要的临床参考价值，其在评估冠状动脉病变方面具有高度准确性，阴性预测值高，其重要临床意义在于能够用于排除胸痛病因尚不明确的冠心病诊断[6]，Mowatt等[7]进行的一项 meta 分析显示 64 排螺旋 CT 冠脉成像探测冠状动脉狭窄（$n=1286$，狭窄大于 50%）的敏感性为 99%、特异性为 89%、阳性预测值为 93%、阴性预测值为 100%；探测冠状动脉狭窄节段（$n=14\ 199$）的敏感性为 90%、特异性为 97%、阳性预测值为 76%、阴性预测值为 99%，显示了 64 排螺旋 CT 冠状动脉成像的高度敏感性及其阴性预测值。目前冠状动脉 CT 还广泛用于评估冠状动脉斑块性质、心肌桥、桥血管等，对高龄冠心病病变评估、介入治疗的指导及介入治疗后的评估均有重要意义。已证实，冠状动脉 CT 与选择性冠状动脉造影结果高度相近，有着重要的临床诊断价值。但冠状动脉 CT 在很多方面有局限性，比如①严重钙化斑块造成的部分容积效应影响管腔的显示，从而影响对狭窄程度的判断。②心律不齐或心率过快的情况下，会影响计算机对图像的采集，造成图像伪影。③对于已经置入冠状动脉支架尤其是支架直径小于 3 mm 的患者，由于受冠状动脉内支架金属结构的影响而无法准确判读。此外，由于冠状动脉 CT 碘造影剂的用量相对比较大，对于心功能不全的患者可加重心衰。由于高龄患者常合并心功能不全、心房颤动，冠状动脉钙化往往比较严重，因此无创影像学诊断在很多情况下受限。

（五）选择性冠状动脉造影

可客观判断冠状动脉狭窄程度，是目前冠心病诊断的金标准。其特有的准确性、直观性、动态性是其他检查无法替代的。但高龄患者中，伴有肾功能减退者较其他人群增加，增加造影剂肾病的风险。在选择冠状动脉造影时需充分考虑上述因素，注意保护肾功能等。

（六）正电子发射断层扫描术

是目前大家公认诊断心肌存活性的金标准[8]，通过判断代谢和灌注显像可以了解心肌存活的状态，从而进行有针对性的再血管化治疗。例如对于陈旧性心肌梗死患者可于介入治疗术前通过正电子发射断层扫描术检查，预测是否有顿抑心肌和冬眠心肌的存在，从而预先评估和判断介入术是否可使患者心肌恢复和心功能改善。

三、高龄稳定性冠心病的治疗

所有稳定性冠心病患者的治疗均可分为生活方式的改善、危险因素控制、药物治疗、冠状动脉血运重建治疗。

（一）生活方式的改善

冠心病的本质是生活方式病，改善生活方式是冠心病二级预防的重要环节，所有冠心病患者均应改善生活方式。主要包括保持合理体重范围，调整饮食结构，减少脂肪摄入，戒烟限酒，保持健康心理状态，适度运动等。对于高龄患者，合并营养不良、饮食不佳及消化道疾病发生率增加，过度严格地控制饮食可能会导致电解质紊乱，且高龄患者常存在其他器质性疾病，心脏功能个体差异很大，有氧运动虽被广泛提倡，但对部分高龄患者并不适用。在进行运动之前应根据病情及身体素质充分评估，制定合理的运动处方。冠心病患者的康复应注重患者心脏功能康复及心理健康的恢复，即"双心康复"。冠心病康复分为 3 期，即院内康复期、院外早期康复或门诊康复期，以及院外长期康复期。

（二）控制冠心病危险因素

目前关于冠状动脉粥样硬化的发生机制尚无明确定论，多数学者认为是年龄、家族史、高脂血症、高血压、糖尿病等多种因素综合作用的结果。应通过改善生活方式及药物治疗有针对性地控制冠心病危险因素，使患者体重、血压、血糖、血脂保持在合理水平。但高龄老年人并不需要过分降低血压，有前瞻性研究表明 85～90 岁以上人群罹患原发性高血压对病死率的影响很小，血压控制较低者预后更差[9]。高龄老年人血压管理中国专家共识建议采取分阶段的血压控制策略，首先降至 150/90 mmHg，若耐受性良好，则进一步降至 140/90 mmHg 以下。冠心病合并糖尿病的高龄患者糖化血红蛋白控制于不超过 8.0%。高龄冠心病患者低密度脂蛋白胆固醇降低至 1.8 mmol/l 以下。对虚弱、预期寿命短的患者应酌情决定目标血压、血糖及血脂水平。

（三）药物治疗

冠心病治疗药物可分为改善预后和改善症状两大类。改善预后的药物包括阿司匹林、他汀类药物、β 受体阻滞剂、血管紧张素转化酶抑制剂（angiotensin-converting enzyme inhibitors，ACEI）、血管紧张素 II 受体拮抗剂（angiotensin II receptor antagonist，ARB）。改善心绞痛症状的药物包括 β 受体阻滞剂、硝酸酯类药物，钙通道阻滞剂，心肌代谢药物曲美他嗪等。高龄冠心病患者常合并多种疾病，对药物耐受程度不同，出现药物不良反应的概率增加，因此在制定药物治疗方案时，需遵循个体化原则。

1. 抗血小板聚集药物治疗

是冠心病患者二级预防的基本治疗，主要包括阿司匹林、P2Y12 二磷酸腺苷（adenosine diphosphate，ADP）受体拮抗剂及糖蛋白（Glycoprotein，GP）Ⅱb/Ⅲa 受体拮抗剂。根据患者是否行冠状动脉介入治疗及介入治疗方案酌情决定是否需联合应用抗血小板制剂。对于稳定性冠心病患者阿司匹林剂量为 100 mg 每日一次，冠状动脉介入治疗术后患者可联合应用阿司匹林及氯吡格雷或替格瑞洛。应用替格瑞洛治疗中可出现心动过缓及呼吸困难等不良反应。目前相关指南中并无高龄冠心病患者是否应用不同剂量抗血小板聚集药物的推荐。美国心脏病学会/美国心脏协会（ACC/AHA）和欧洲心脏病学会（ESC）指南建议对于无禁忌证的急性冠脉综合征疑诊患者，不考虑年龄因素，开始起始剂量阿司匹林治疗[10-11]，但高龄患者服用阿司匹林出血风险较 80 岁以下人群增加。高龄稳定性冠心病患者可应用 75～100 mg/d 阿司匹林治疗，不能耐受阿司匹林者予氯吡格雷替代，剂量为 75 mg/d，加用质子泵抑制剂可减少消化道不适症状及出血的发生。

2. 调脂药物治疗

羟甲基戊二酰辅酶 A 还原酶抑制剂（hydroxymethylglutaryl coenzyme A，HMG-CoA）即他汀类药物，是目前临床上应用最广泛也是最重要的调脂药物。其竞争性抑制胆固醇合成过程中的限速酶（HMG-CoA 还原酶）活性，从而阻断胆固醇的生成。主要降低血清胆固醇，也在一定程度上降低血甘油三酯，还有稳定斑块、抗炎等调脂以外的作用。目前公认在各年龄段随着胆固醇水平的升高，心血管疾病病死率增加，降低总胆固醇水平可降低心血管疾病死亡风险。但 80～89 岁患者总胆固醇降低所对应的心血管风险降低程度仅是 40～49 岁患者的一半。所有冠心病患者，无论基础血脂水平如何，均应给予他汀类药物治疗，剂量需要根据目标低密度脂蛋白胆固醇水平调整。他汀类药物应用的耐受性很好，且有良好的安全性。此类药物引起肝酶升高并不常见，且一般表现轻微，1987—2000 年美国食品药品管理局（FDA）报道了肝衰竭的发生率为百万分之一[12]。他汀类药物另一可能的副作用为肌肉相关性，有随机对照试验认为，标准剂量的他汀类药物发生肌病的风险非常低，小于 0.01%，肌病发生率与安慰剂相似[13]，横纹肌溶解罕见。此外，有研究发现他汀类药物使用过程中有增加糖尿病的发生风险，年长者风险增加，然而该风险比其降低心血管事件的发生率要小得多[14]。Dale[15] 汇总了 26 个临床试验数据，证实他汀类药物对于癌症的发生率及病死率并无影响。综上，他汀类药物总体安全性高。依折麦布是一种选择性胆固醇吸收抑制剂，对于单独应用他汀类药物血脂不达标的人群需联合依折麦布，使低密度脂蛋白胆固醇降低至 1.8 mmol/L 以下。

3. β受体阻滞剂

对于高龄冠心病患者，如无禁忌证，仍需长期应用β受体阻滞剂，应用期间注意监测血压、心率，适时调整药物剂量。但高龄患者合并心动过缓、房室传导阻滞、支气管哮喘、严重心力衰竭、周围血管疾病等增多，需谨慎应用。β受体阻滞剂的使用剂量应个体化，从较小剂量开始，逐级增加剂量，以能缓解症状、心率不低于 50～55 次/分为宜。用药期间应注意心率监测，避免严重缓慢心律失常不良反应的发生。

4. ACEI/ARB 制剂

在冠心病患者中，以往 ACEI/ARB 制剂主要用于合并糖尿病、心力衰竭或左心室射血分数降低患者，但近年来关于 ACEI/ARB 在无心力衰竭、糖尿病及高血压的冠心病患者中的应用研究增多。EUROPA 研究结果显示，培哚普利能使无心力衰竭的稳定型心绞痛患者的主要终点事件（心血管死亡、非致死性心肌梗死及成功复苏的心搏骤停的联合发生率）的相对危险性降低 20%。推荐在高龄心绞痛、心肌梗死（尤其是前壁心肌梗死）患者中如无禁忌证使用 ACEI，对于不能耐受 ACEI 的患者可改用 ARB。应从小剂量开始用药，逐渐加量至目标剂量，以后长期应用。ACEI/ARB 禁忌证为：低血压、高血钾、严重肾功能不全、双侧肾动脉狭窄、对本类药物过敏。

5. 硝酸酯类药物

为内皮依赖性血管扩张剂，能减少心肌需氧和改善心肌灌注，从而改善心绞痛症状。对于无心绞痛患者无需应用硝酸酯类药物。其常见不良反应为头痛、面色潮红、心率反射性增快和血压降低。对高龄冠心病患者，部分可能合并青光眼，此类药物并不适用。还应注意高龄患者应用此类药物发生直立性低血压较中青年患者增多，需引起重视。

6. 钙通道阻滞剂

分为二氢吡啶类与非二氢吡啶类，前者主要用于合并高血压病的血压控制，后者可用于心绞痛治疗，对变异型心绞痛或以冠状动脉痉挛为主的心绞痛为一线药物。常见副作用为外周水肿、便秘、心悸、面部潮红、低血压。

7. 改善代谢药物

曲美他嗪通过抑制脂肪酸代谢，促进葡萄糖有氧代谢途径，改善心肌细胞代谢，提高运动耐量，可应用于高龄冠心病患者。

8. 其他药物

尼可地尔是一种钾通道开放剂，与硝酸酯类制剂具有相似的药理特性，适用于各种类型心绞痛，而且能显著降低心血管事件发生风险，改善预后。主要副作用：头痛、面部潮红、心悸、恶心等。

（四）冠状动脉血运重建

对于慢性稳定性冠心病患者，冠状动脉血运重建治疗的主要适应证是经过最佳药物治疗后仍持续出现冠状动脉症状的患者，另外冠状动脉血运重建治疗可以改善稳定性冠心病患者的预后。优化药物治疗后无心肌缺血症状的高龄患者不推荐血运重建治疗。冠状动脉血运重建主要包括冠状动脉介入治疗及冠状动脉旁路移植术。

1. 冠状动脉介入治疗

以往临床对高龄冠心病患者倾向于药物保守治疗，但疗效欠佳。随着介入技术的进步、药物支架及新型抗栓药物的应用，经皮冠状动脉介入治疗应用范围不断拓展，年龄已不是冠状动脉介入治疗的禁忌。有研究[16]选取年龄大于 90 岁的冠心病患者行冠状动脉介入治疗，手术操作成功率为 91%，Seto 等[17]对高龄组及非高龄组冠状动脉介入治疗病例进行评价，结果显示冠状动脉介入治疗术后 6个月高龄组体力健康、脑力健康和心血管特异性健康状态改善率分别为 51%、29%、75%，与非高龄组比较无统计学差异，提示高龄冠心病患者亦能通过冠状动脉介入治疗获益，冠状动脉介入治疗能明显改善高龄冠心病患者的生活质量及预后。

但另一方面，多项研究表明，高龄是冠状动脉介入治疗术后长期病死率和心血管不良事件的独立

预测因素，高龄冠心病患者冠状动脉介入治疗围术期风险比非老年患者更高[3]。且高龄组由于扩张效果难以满意，易于发生血管内膜撕裂及形成夹层，置入支架的比例较高，可能与高龄患者冠状动脉病变多为 C 型相关[18]。高龄冠心病患者冠状动脉介入治疗风险更高，介入治疗难度更大，并发症发生率相对高，加之，患者原有的系统性合并症，耐受性差，可能给介入治疗带来不利因素。

在冠状动脉介入治疗中，含碘造影剂的安全使用和合理选择也备受关注。对含碘造影剂过敏及未控制的甲状腺功能亢进的患者禁用造影剂。冠状动脉介入术中应使用非离子型含碘造影剂。高龄患者合并肾功能不全者，在应用前更应评估基础肾功能、病史及药物使用情况，控制造影剂用量，并于围术期充分水化。建议慢性肾病患者两次接触造影剂的时间至少大于 72 h，预防造影剂肾病的发生。

对高龄稳定性冠心病患者，在充分药物治疗基础上，如无缺血发作的证据，不建议积极行冠状动脉介入治疗，如仍有反复心绞痛发作，充分个体化评估后，如能带来生活质量和生存率的获益，应该持积极态度。由于高龄冠心病患者冠状动脉病变通常较为复杂，有时冠状动脉造影难以判断"犯罪"血管，通过检测血流储备分数（fractional flow reserve，FFR）可以有效判断冠状动脉多支病变的功能性狭窄血管，对临界病变治疗策略的选择有重要指导价值。注意围术期血压、血糖的管理，建议应用桡动脉穿刺途径，以避免股动脉穿刺带来的假性动脉瘤、动静脉瘘等血管并发症，以及长时间卧床所带来的血栓栓塞风险。在冠状动脉介入治疗时，从理论上，完全血运重建是最理想的，但对于特别复杂的弥漫性病变和多支血管病变的高龄患者，如不能完全血运重建治疗，可选择部分血运重建或分次进行血运重建治疗，不要强求一次性对多支、多处病变血管的再血管化，以免出现介入并发症。由于高龄患者身体各器官功能衰退，并存疾病多，所以在行冠状动脉介入治疗时，要严格掌握适应证，充分评估患者实际病情，合理应用冠状动脉介入治疗技术和策略，权衡利弊，使患者最大化获益。笔者根据临床实践认为对于高龄患者仅处理供血范围大的"罪犯"血管，即可明显改善症状、提高生活质量及改善预后，且可明显减少围术期的各种并发症的发生率，不失为高龄冠心病患者介入策略的有益选择。

2. 冠状动脉旁路移植术

冠状动脉旁路移植术是冠心病外科治疗的主要方法，通过旁路移植的方法为缺血心肌重建血运通道，改善心肌的供血和供氧。手术治疗的主要适应证是心绞痛经内科治疗不能缓解，影响工作和生活，经冠状动脉造影显示冠状动脉主干＋三支病变，功能性检查显示有心肌缺血征象，尤其合并有糖尿病等都是冠状动脉旁路移植术的适应证。临床上可以选用胸廓内动脉、桡动脉及大隐静脉等作为桥血管。与冠状动脉介入治疗比较，冠状动脉旁路移植术不需要长期双联抗血小板治疗，减少了出血并发症的发生。高龄冠心病患者合并重要脏器功能不全者相对较多，围术期风险相对较大，但不是禁忌。高龄冠状动脉旁路移植术前后均应严格控制血糖、重视营养支持，预防围术期并发症。

常规体外循环下行旁路移植术有其无法避免的缺点，因激活全身炎症反应，对重要器官造成一定的损伤，并成为高龄患者行旁路移植术死亡的重要因素[19]。非体外循环冠状动脉旁路移植术避免了体外循环，减轻了体外循环引起的全身性炎症反应和缺血性再灌注损伤，因而减轻了各脏器功能的损伤，对高龄患者同样适用。但对于左心室功能低下（左心室射血分数小于30%）、血流动力学不稳定的左主干病变及复杂的三支以上血管病变患者不宜行非体外循环的旁路移植术。

四、高龄急性冠脉综合征的诊治

急性冠脉综合征是一组由急性心肌缺血引起的临床综合征，其主要病理生理基础是动脉粥样硬化不稳定斑块破裂或糜烂导致冠状动脉内血栓形成，伴有不同程度的血管痉挛及远端血管栓塞。主要包括不稳定型心绞痛、非ST段抬高型心肌梗死以及ST段抬高型心肌梗死。

五、高龄急性冠脉综合征的诊断

高龄患者冠心病临床主要以不稳定型心绞痛及急性心肌梗死为主，常常表现为胃肠道反应、劳力性呼吸困难等非典型心肌缺血症状，或以心力衰竭起病。病变的血管主要以前降支为主，其次为右冠状动脉和回旋支，而且病变的本身相对更为复杂，可表现出弥漫性病变、中-重度钙化病变或者闭塞病变等情况。对于所有可疑急性冠脉综合征患者，

均应详细询问临床症状，常规行心电图及心肌坏死标志物检查并注意观察其动态变化。

（一）心电图检查

高龄急性冠脉综合征患者，心电图多表现为ST-T改变，需要注意的是，部分急性冠脉综合征患者无明确ST-T改变，或因房室传导阻滞及室内传导阻滞而掩盖ST-T的改变，亦有因肥厚型心肌病等其他心源性疾病或某些非心源性疾病而出现非特异性ST-T改变，需结合临床或其他诊断措施准确判断。

（二）心肌坏死标志物

对急性心肌梗死诊断起重要作用，也是区分不稳定型心绞痛和急性心肌梗死的重要检查手段。肌钙蛋白I或肌钙蛋白T临床特异性最高，但该项指标仅提示心肌损伤，其他原因如快速性心律失常（包括快心室率心房扑动、心房颤动、阵发性室上性心动过速等）、慢性心力衰竭、病毒性心肌炎等心源性疾病及重症感染、慢性肾功能不全等非心源性疾病均可表现为心肌坏死标志物升高，需结合临床表现及其他检查进行鉴别。

（三）冠状动脉影像学检查

1. 冠状动脉造影（CAG）

CAG是目前临床应用最广泛的评价冠状动脉内情况的有创检查方法，冠状动脉造影的局限性在于不能分辨病变的组织学组成。血栓在CAG上显示为毛玻璃样改变或充盈缺损。其局限性在于对微小血栓、小血栓不能检测，对附壁血栓、中等血栓检出率低，评价准确度受造影体位影响，而且血栓性质不能检测。

2. 血管内超声（intravascular ultrasound，IVUS）

可对病变进行精确定量测定，特别是冠状动脉造影所见临界性病变的狭窄程度以及冠状动脉开口处、分叉处病变的特征，可用于指导支架的置入，尤其对高危病变如左主干病变支架的选择有重要指导意义。同时IVUS可以评价各种介入性治疗效果，弥补了血管造影的某些不足。IVUS提高了冠状动脉疾病的诊治水平，目前被认为是血管检查的新"金标准"。尤其对于冠状动脉钙化比较严重且常常合并心肾功能不全的高龄ACS患者，IVUS的应用不仅可准确判断病变的性质，指导治疗方案选择，而且可以明显减少术中造影剂用量，减少造影剂肾病及对心功能的不利影响。

3. 光学相干断层成像（OCT）

与 IVUS 比较有很高的敏感性，而且 OCT 可以观察到斑块表面较小的纤维帽破裂、斑块表面的侵蚀性改变、斑块纤维帽中的巨噬细胞等，同时精确测量斑块纤维帽厚度，定性评价冠状动脉粥样硬化斑块，判断斑块稳定程度及预后，因此成为目前最为准确评价冠状动脉病变的影像方法之一。而在急性冠脉综合征研究方面，OCT 不仅能够测定到斑块的纤维帽厚度及纤维帽中巨噬细胞的含量，还能观察到斑块表面的微小破裂口以及斑块表面的侵蚀性改变，区分斑块表面的白色血栓和红色血栓，从而揭示急性冠脉综合征的病理机制及指导临床治疗。OCT 还可准确、清晰地反映支架内血栓的形态，有利于阐明支架置入术后晚期血栓的发生机制。此外，OCT 还可以看到动脉粥样硬化的变化，判断早期斑块形成并预测不稳定斑块发生破裂的危险程度等。

六、高龄急性冠脉综合征的治疗

（一）药物治疗

1. 负荷剂量抗血小板药物治疗

高龄急性冠脉综合征患者在确诊后，急诊冠脉介入治疗术前需顿服 600 mg 氯吡格雷和阿司匹林 300 mg，以后每日口服 75 mg 氯吡格雷和阿司匹林 100 mg。在这样的情况下，出现消化道不适及出血并发症的病例多于其他年龄组患者，需密切观察。加用质子泵抑制剂可改善消化道症状并对预防消化道出血发挥一定作用。亦可服用新型 P2Y12 ADP 受体拮抗剂替格瑞洛 180 mg 代替氯吡格雷，除了出血并发症以外，替格瑞洛有出现呼吸困难、心动过缓等副作用风险。高龄急性冠脉综合征患者应根据出血风险个体化规划双联抗血小板治疗时间，一般仍为一年。

2. 负荷剂量调脂药物治疗

高龄急性冠脉综合征患者确诊后，需应用负荷剂量调脂药物治疗，如瑞舒伐他汀 20 mg/d 或阿托伐他汀 80 mg/d 等。

3. 抗凝治疗

所有无禁忌证的高龄急性冠脉综合征患者均应使用抗凝药物治疗。常用低分子肝素抗凝。但应充分评估年龄、体重、肾功能及病变特点等因素，推荐最低至常规剂量的 1/2，使用时间为 3～5 天。主要副作用为出血。

（二）再灌注治疗

1. 溶栓治疗

高龄患者隐匿性出血风险较多，出血风险高于其他年龄组，因此高龄急性 ST 段抬高型心肌梗死患者一般不建议溶栓，但如发病 12 h 内，或发病 12～24 h 仍有进行性缺血性胸痛或血流动力学不稳定，ST 段持续抬高者，无直接 PCI 条件，可经慎重权衡缺血或出血利弊后考虑减量或半量溶栓治疗。

2. 冠状动脉介入治疗

（1）不稳定型心绞痛及非 ST 段抬高型心肌梗死：早期血运重建治疗可显著改善心肌缺血、降低死亡率，对不稳定型心绞痛患者，可有效降低心肌梗死发生率。高龄患者再血管化治疗后病死率低于常规药物治疗，故高龄不稳定型心绞痛及非 ST 段抬高型心肌梗死患者亦应积极进行冠状动脉血运重建治疗。冠状动脉血运重建的时机应根据危险分层来进一步判定。对于极高危缺血患者，包括血流动力学不稳定或心源性休克、危及生命的心律失常或心搏骤停、心肌梗死机械性并发症、急性心力衰竭伴难治性心绞痛和 ST 段改变、再发 ST-T 动态演变（尤其是伴有间歇性 ST 段抬高），建议 2 h 内紧急行介入治疗。高危缺血患者，包括肌钙蛋白动态改变、ST 段或 T 波动态演变（有或无症状）、GRACE 评分＞140 分，建议 24 h 内早期介入策略。而对于中危缺血患者，包括糖尿病、肾功能不全［估算肾小球滤过率＜60 ml/（min×1.73 m²）］、左心室功能下降（左心室射血分数＜40%）或充血性心力衰竭、早期心肌梗死后心绞痛、近期行冠状动脉介入或冠状动脉旁路移植术治疗、GRACE 评分＞109 分而＜140 分、无创检查时反复出现缺血症状，建议 72 h 内行介入策略。对于整体风险低，有创介入干预存在高风险者不推荐有创治疗。在不具备早期冠状动脉介入治疗条件或冠状动脉介入治疗明显延迟的情况下，建议及时转运至可早期行冠状动脉介入治疗的医院。

（2）急性 ST 段抬高型心肌梗死：高龄急性 ST 段抬高型心肌梗死如发病 12 h 内应紧急行直接 PCI 术，对于发病 12～24 h 后仍有缺血证据的高龄患者亦应紧急进行直接 PCI 治疗。对于病情严重患者，尤其是当存在左心衰竭和血流动力学不稳定时尽早应用主动脉内球囊反搏，可改善高龄急性心肌梗死患者心肌灌注和血流动力学状况，从而降低冠状动脉介入治疗的风险。

3. 冠状动脉旁路移植术

对于有再灌注指征，如果病变不适宜冠状动脉介入治疗，有条件的医疗单位亦可考虑急诊行冠状动脉旁路移植术。

总之，冠心病是临床常见的心血管疾病，多发于老年人，随着我国老龄化的加剧，高龄冠心病发病率呈逐年递增趋势，且其冠状动脉血管病变多复杂，常合并其他系统疾患，加之，身体重要脏器功能减退，临床上表现出一定的特殊性，需综合评估其临床特点，建立个体化治疗方案，从而提高高龄冠心病患者的生存率及生活质量。

七、冠脉典型病例

病例一： 王某某，女，92 岁，既往高血压多年，无糖尿病病史。因胆石性胆囊炎于肝胆外科住院期间突发剧烈胸痛伴出汗，心电图提示急性下壁 ST 段抬高型心肌梗死，征得家属同意急诊行冠状动脉造影提示右冠状动脉开口 95% 狭窄，局部血栓影，左室后侧支中段闭塞；前降支中段 70% 狭窄（见图 6-1）。因患者超高龄，手术风险相对高，因此在选择治疗策略上只解决主要病变，于右冠状动脉开口置入支架一枚，左室后侧支比较小，血流恢复即可。术后患者病情平稳，血肌酐较术前无变化，对双联抗血小板治疗有良好的耐受性，未因出血等不良反应停药，随访至今 2 年 6 个月，无再发心绞痛及心血管事件，曾因胆囊炎于肝胆外科住院 2 次。

病例二： 高某某，女，87 岁，因晕厥入院，血压 75/50 mmHg，心率 36 次/分，心电图：提示下后壁、右心室心肌梗死，急诊介入穿刺股动脉过程，突发意识丧失，呼吸、心搏骤停，立即心肺复苏，同时用最快的速度开通梗死相关血管，血流恢复后心跳、呼吸恢复，抢救成功（图 6-2）。随访至今 2 年，无再发心肌缺血事件，仅因肺内感染住院 1 次。

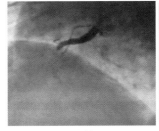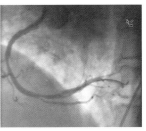

术前　　　　　　　　　术后

图 6-2 术前及术后冠状动脉造影表现

病例三： 阎某某，男，84 岁，既往高血压、糖尿病病史，2013 年 3 月曾因间歇三度房室传导阻滞行永久起搏器植入术。2 年前因活动后胸痛症状 1 个月就诊，行冠状动脉造影检查提示左主干、回旋支严重狭窄，因患者肺功能下降，外科旁路移植术风险高，选择冠状动脉介入治疗获得良好的改善症状、改善预后的效果。抗血小板耐受性好，术后 1 年复查冠状动脉造影无支架内再狭窄（图 6-3）。

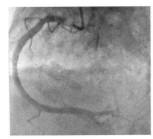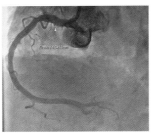

术前　　　　　　　　　术后

图 6-1 术前及术后冠状动脉造影表现

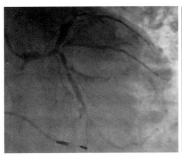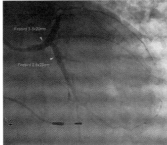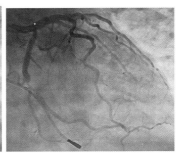

术前　　　　　　　术后　　　　　　术后1年复查

图 6-3 术前及术后冠状动脉造影表现

（王丽君　贾圣英）

参考文献

[1] 刘新兵，黄红漫，冯六六，等．高龄稳定性冠心病合并心房颤动患者不同强度华法林抗凝治疗研究．中华老年心脑血管病杂志，2016，18（2）：132-135.

[2] Polewczyk A，Janion M，Gasion M，et al. Benefits from revascularization therapy in the elderly with acute myocardial infarction. Comparative analysis of patients hospitalized in 1992—1996 and in 2005—2006. Kardiol pel，2010，68（8）：873-881.

[3] Igal T，Abid A，Elil，et al. Results of percutaneous coronary interventions inpatients ≥ 90 years of age. Catheter Cardiovasc interv，2007，70（7）：937-943.

[4] Wang H，Fang F，Chai K，et al. Pathological characteristics of coronary artery disease in elderly patients aged 80 years and over. Chin J Cardiol，2015，43（11）：948-953.

[5] Montalescot G，Sechtem U，Achenbach S，et al. 2013 ESC guidelines on the management of stable coronary artery disease：the Task Force on the management of stable coronary artery disease of the European Society of Cardiology. Eur Heart J，2013，34（38）：2949-3003.

[6] Chien C，Feng YF，Arora RR. Advances in computed tomography-based evaluation of coronary arteries：a review of coronary artery imaging with multidetector spiral computed tomography. Rev Cardiovasc Med，2007，8（2）：53-60.

[7] Mowatt C，Cook JA，Hilli GS，et al. 64-slice computed tomography angiography in the diagnosis and assessment of coronary artery disease：systematic review and meta-analysis. Heart，2008，94（11），1386-1393.

[8] K szeyiz，Galuskal Szakall S Jr，et al. The role of PET scan among cardiologic imaging methods. Ow Hetil，2002，143（12）：1314-1316.

[9] Gershinsky Y，Bursztyn M，Ein Mor E，et al. Hypertension is not associated with survival in 90 years old：the Jerusalem longitudinal study. J Hypertens，2015，33 Suppl 1：e68.

[10] Amsterdam EA，Wenger NK，Brindis RG，et al. 2014 AHA/ACC guideline for the management of patients with non-ST-elevation acute coronary syndromes：Executive summary：a report of the American College of Cardiology/American Heart Association Task Force on practice Guidelines. Circulation，2014，130（25）：2354-2394.

[11] Roffi M，Patrono C，Collet，JP，et al. 2015 ESC Guidelines for the management of acute coronary syndromes in patients presenting without persistent ST-segment elevation：task force for the management of acute coronary syndromes in patients presenting without persistent ST-segment elevation of the european society of cardiology（ESC）. Eur Heart J，2016，37（3）：267-315.

[12] Cohen DE，Anania FA，Chalasani N. An assessment of statin safety by hepatologists. Am J Cardiol，2006，97（8A）：77C-81C.

[13] Gillett RC Jr，Norrell A. Considerations for safe use of statins：liver enzyme abnormalities and muscle toxicity. Am Form Physician，2011，83（6）：711-716.

[14] Sattar N，Taskinen MR. Statins are diabetogenic myth or reality?. Atheroscler Suppl，2012，13（1）：1-10.

[15] Dale KM，Coleman CI，Henyan NN. Statins and cancer risk：a meta-analysis. JAMA，2010，304（23）：2559-2658.

[16] From AM，Rihal CS，Lennon RJ，et al. Temporal trends and improved outcomes of percutaneous coronary revascularization in nonagenarians. JACC cardiovasc InterV，2008，1（6）：692-698.

[17] Seto TB，Taira DA，Berezin R，et al. Percutaneous coronary revascularization in elderly patients：Impact on functional status and quality of life. Ann Intern Med，2000，132（12）：955-958.

[18] 彭剑，朱国英，王人彭，等．173 例高龄冠心病患者直接经皮冠状动脉介入治疗的临床疗效观察．中国心血管杂志，2005，10（6）：443-457.

[19] Chamberlain MH，Ascione R，Reeves BC，et al. Evaluation of the effectiveness of off-pump coronary artery bypass grafting in high-risk patients：an observational study. Ann Thorac Surg，2002，73（6）：1866-1873.

中国老年医学理论与实践 2018

第七章　高龄急性冠状动脉综合征的诊断与治疗进展

冠状动脉粥样硬化性心脏病简称冠心病，指冠状动脉粥样硬化引起管腔狭窄或闭塞，导致心肌缺血缺氧或坏死而引起的心脏病，也称缺血性心脏病，是危害人类健康的主要疾病之一。随着生活水平的提高和医疗技术的进步，冠心病患者中高龄人群（≥80岁）的比例在不断增加，根据2013年统计，80岁或以上高龄人口超过2300万，并以每年5%的速度递增。有研究表明我国高龄的稳定性冠心病发病率高达9%[1]，且《2015年中国卫生和计划生育统计年鉴》显示我国2002—2014年急性心肌梗死（acute myocardial infarction，AMI）病死率逐年上升，并随年龄增长而增加，80岁及以上人群AMI病死率增加更为显著。

有研究表明，高龄冠心病患者多表现为急性冠脉综合征[2]。急性冠状动脉综合征（ACS）是以冠状动脉粥样硬化斑块破裂或侵袭，继发完全或不完全闭塞性血栓形成为病理基础的一组临床综合征，包括急性ST段抬高型心肌梗死（ST-elevation myocardial infarction，STEMI）、非ST段抬高急性冠脉综合征（non ST-elevation acute coronary syndrome，NSTE-ACS）。但由于高龄ACS患者症状常不典型，临床漏诊率和误诊率高达65%[3]。因此，及早识别与采取有效措施防治高龄人群ACS势在必行。

一、高龄ACS患者的诊断

（一）临床表现

NSTE-ACS典型表现为诱发胸痛的体力活动阈值突然或持久降低，胸痛发生的频率、严重程度和持续时间增加，出现静息痛，多伴随出汗。如表现为持续胸痛呈濒死感或伴大汗，则高度提示AMI。高龄ACS往往症状不典型，尤其合并糖尿病者，常以劳力性呼吸困难为主要表现而被误诊为呼吸系统疾病或急、慢性心力衰竭；以恶心呕吐、

腹痛等消化道反应，或以头昏、精神萎靡、晕厥等神经系统表现为首发症状或伴随症状亦不少见，常常伴有乏力，活动耐力下降。发病前多有感染、饱餐、情绪激动、突发的气候变化等诱发因素，以体力活动诱发的较少。ACS常常无特异性体征，以心力衰竭起病者可闻及肺部湿性啰音；无诱因的血压波动或者难以控制的高血压，亦要警惕ACS可能。另外，体格检查时应注意排查其他急性胸痛如气胸、主动脉夹层、肺动脉栓塞等疾病的特异性体征。

由于高龄ACS临床表现隐袭，极易漏诊及误诊，对于所有可疑急性冠脉综合征患者，尤其对于合并多种冠心病危险因素的高龄患者，均应详细询问临床症状，常规行心电图及心肌坏死标志物检查，并注意观察其动态变化。

（二）实验室检查

1. 心肌损伤血清生物标志物（表7-1）

肌酸激酶同工酶（creatine kinase-MB，CK-MB）或肌钙蛋白（cardiac troponin，cTn）对急性心肌梗死诊断起重要作用，也是区分不稳定型心绞痛和急性心肌梗死的重要检查手段。CK-MB的改变呈动态升高后回落的过程，如持续增高而无动态变化，多提示其增高为非心脏因素造成；肌钙蛋白I（TNI）或肌钙蛋白T（TNT）特异性及时间窗较CK-MB或肌红蛋白更佳，为目前优先采用的心肌损伤标志物，所有疑诊ACS者均应测定cTn，发病3～4 h内阴性者，应该在症状出现后3～6 h再复查[4-5]。但cTn仅提示心肌损伤，其他原因如各种快速性心律失常、慢性心力衰竭、病毒性心肌炎等心源性疾病及重症感染、慢性肾功能不全等非心源性疾病均可表现为心肌坏死标志物升高，需结合临床表现及其他检查进行鉴别。高敏肌钙蛋白（high-sensitivity troponin，hs-cTn）与标准心肌cTn相比有更高的特异性，升高超过5倍正常上限，对1型AMI有高预测值（>90%），同时减少

表 7-1 心肌损伤标志物及其检测时间					
项目	肌红蛋白	肌钙蛋白		CK	CK-MB
		cTNl	cTNT		
出现时间（h）	1~2	3~4	3~4	6	3~4
100%敏感时间（h）	4~8	8~12	8~12		8~12
峰值时间（h）	4~8	10~24	10~24	24	10~24
持续时间（d）	1~2	5~10	5~14	3~4	2~4

CK：肌酸激酶；CK-MB：肌酸激酶同工酶

了"肌钙蛋白盲期"时间间隔，可以早期发现 AMI[5]。对发病 3~4 h 内的患者，还应测定早期心肌损伤标志物肌红蛋白，均有助于 AMI 的早期诊断。

2. D-二聚体

如果结果阴性可排除急性肺动脉栓塞[6]。对于概率较低的急性主动脉综合征（acute aortic syndrome，AAS），D-二聚体正常亦可排除 AAS 的可能性[7]。建议对疑诊 ACS 者，同时检查 D-二聚体与肌钙蛋白，具有重要诊断与鉴别诊断价值。

（三）心电图与超声心动图检查

1. 心电图

对于所有疑诊 ACS 者均应在就诊 10 min 内描记标准 12 导联心电图，甚或 18 导联心电图，并根据情况及时复查心电图。NSTE-ACS 心电图多表现为一过性或短暂 ST 段抬高或压低，或 T 波倒置、低平或"伪正常化"，部分患者也可无 S-T 改变，或因房室传导阻滞及室内传导阻滞而掩盖 ST-T 的改变，亦有因肥厚型心肌病等其他心源性疾病或某些非心源性疾病而出现非特异性 ST-T 改变，需结合临床或其他诊断措施做出准确判断。另外，强调发病时应即刻行心电图检查，并与非发病时心电图比较，如有 ST-T 动态变化则有重要诊断意义。STEMI 患者的心电图有特殊诊断价值[8]：①至少两个相邻导联 J 点后新出现 ST 段弓背向上抬高，V$_2$~V$_3$ 导联≥0.2 mV（男性）或≥0.15 mV（女性），其他相邻胸导联或肢体导联≥0.1 mV，伴或不伴病理性 Q 波、R 波减低；②新出现的完全左束支传导阻滞；③超急性期 T 波改变。当原有左束支阻滞患者发生心肌梗死或心肌梗死出现左束支阻滞时，心电图诊断困难，需结合临床情况仔细判断。高龄心肌梗死患者症状往往不典型，且部分 STEMI 患者超急性期 ST-T 改变常常不明显而易被忽略，应注意与既往心电图进行比较，对于症状

或心电图可疑者应 5~10 min 内复查心电图，密切观察心电图动态变化，以免延误最佳救治时机。一位 86 岁高龄男性患者，因"持续性胸闷 1.5 h"来诊，急查心电图（图 7-1）后，以"胸闷待查"收入住院。入院后心电图（距急诊心电图 30 min，见图 7-2）明确急性前壁心肌梗死。由于首诊未能识别不典型超急性期心电图且未能及时复查心电图，而延迟再灌注治疗。

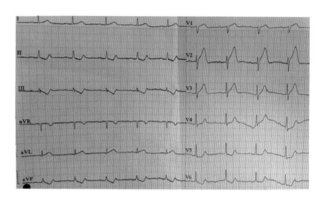

图 7-1 急诊心电图

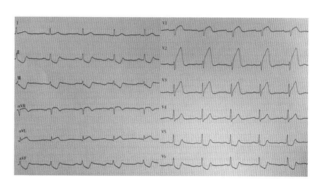

图 7-2 入院后心电图

2. 心电图负荷试验

心电图负荷试验适用于无反复发作、心电图无明显异常、肌钙蛋白阴性但仍疑似 ACS 的低危患者。通过行无创负荷试验诱发缺血发作，视结果再进一步考虑是否行有创检查[9-10]。最常用的是运动负荷试验，采用逐步升级运动量来增加心脏负荷以诱发心肌缺血。80 岁以上高龄患者，由于同时合并下肢疾病概率增加、肌肉力量不足等原因，使得该项检查应用受到一定限制。可采取在医生陪同下进行量力而行的运动方式，对比运动后即刻心电图与运动前心电图变化，对诊断亦有一定价值。

3. 超声心动图

超声心动图显示节段性室壁运动异常为心肌梗

死特异性改变。对疑似早期 AMI 心电图不典型患者，超声心动图能在心电图没有发生特征性改变时，及时发现急性心肌梗死的特异性功能与形态变化，提高心肌梗死的早期诊断率。同时测量左心室射血分数（left ventricular ejection fraction，LVEF），了解左心室收缩功能，对病情评估、指导治疗方案有重要意义。此外，超声心动图对于其他急性胸痛如主动脉夹层、肺动脉栓塞的鉴别诊断亦具有重要价值。建议条件允许下对疑诊 ACS 患者尽早行心脏超声检查。

（四）冠状动脉影像学检查

1. 冠状动脉 CT

作为一种无创性检查方法，冠状动脉 CT 在高龄急性冠脉综合征患者的筛查中具有重要的临床参考价值，其在评估冠状动脉病变方面具有高度准确性，阴性预测价值高，其重要临床意义在于能够用于胸痛病因尚不明确的冠心病鉴别诊断。根据 2015 年《欧洲心脏病杂志》（*European Heart Journal*）的综述[11]，目前急诊冠状动脉 CT 检查主要适用于以下情况：①原因不明的急重症胸痛，建议尽早行一站式三重 CT 检查（心电门控同步进行冠状动脉 CT、肺动脉及主动脉增强扫描）；②对疑诊 ACS 但不接受冠状动脉造影检查者行心脏 CT 检查，以快速查找病因；③在心电图及心肌生化标志物表现为非特异性改变的中低危心源性胸痛患者，对病情诊断安全有效。冠状动脉 CT 检测可识别高危斑块[12]：表现为正性重构、密度＜30 单位的斑块，以及餐巾环征和点状钙化等特征，以进一步协助 ACS 尤其是肌钙蛋白阴性者的确诊。另外，冠状动脉 CT 评估血流储备可以对冠状动脉病变的解剖学和功能学同步做出诊断，有利于复杂病变和临界病变的治疗决策。

冠状动脉 CT 在很多方面存在局限性：①严重钙化斑块造成的部分容积效应影响管腔的显示，从而影响对狭窄程度的判断；②严重心律失常或心率过快的情况下，会影响计算机对图像的采集，造成图像伪影；③对于已经置入冠状动脉支架尤其是支架直径小于 3 mm 的患者，由于受支架金属结构的影响而无法准确判读。此外，由于冠状动脉 CT 碘造影剂的用量相对较大，可能诱发或加重肾功能不全等，心功能不全的患者可诱发加重心力衰竭。由于高龄患者常合并心肾功能不全、心房颤动，而且

冠状动脉钙化往往比较严重，因此很多情况受限于无创影像学诊断。

2. 冠状动脉造影

冠状动脉造影（coronary arteriography，CAG）是目前临床应用最广泛的评价冠状动脉内情况的有创检查方法，可客观判断冠状动脉狭窄程度，是目前冠心病诊断的金标准。其特有的准确性、直观性、动态性，是其他检查无法替代的。尽管在高龄患者中，伴有肾功能减退者较其他人群增加，合并糖尿病应用双胍类药物的患者比例增多，造影剂肾病（contrast-induced nephropathy，CIN）的风险相对增高，但只要在选择 CAG 时充分考虑上述因素，尽量减少造影剂的用量，且注意术前、术后充分水化，肾功能多不受明显影响。对持续性剧烈胸痛高度怀疑 ACS 但又不能完全除外主动脉夹层者，可选择急诊无肝素化 CAG，根据影像结果结合症状及心电图判断是否为 ACS 所致胸痛，排除者可同台将 6F 造影导管送至升主动脉或弓部行主动脉造影，有助 AAS 的早期诊断。

CAG 的禁忌证仅限于：已知碘或造影剂严重过敏，严重心肺功能不全不能耐受手术，未控制的严重心律失常、严重感染以及严重肝肾功能不全、电解质紊乱。其局限性在于不能分辨病变的组织学组成。血栓在 CAG 上显示毛玻璃样改变或充盈缺损，但对微小血栓、小血栓不能检测，对附壁血栓、中等血栓检出率低，评价准确度受造影体位影响，而且血栓性质不能检测；对微小夹层、壁内血肿等常难以准确识别。腔内影像学技术可以弥补上述不足。

3. 血管内超声

血管内超声（intravascular ultrasound，IVUS）通过导管技术将微型化的超声探头置入血管腔内进行显像，可提供血管的横截面图像，不仅可以了解管腔的形态，还能直接显示管壁的结构，了解管壁病变的性质，被认为是血管检查的新"金标准"。IVUS 可对病变进行精确定量测定，特别是冠状动脉造影所见临界性病变的狭窄程度以及冠状动脉开口处、分叉处病变的特征，可用于指导支架的置入，尤其对高危病变如左主干病变支架的选择有重要指导意义[13]。同时可以评价各种介入性治疗的效果，弥补了血管造影的某些不足。血管内超声提高了冠状动脉疾病的诊治水平。尤其对于冠状动

钙化比较严重且常常合并心肾功能不全的高龄 ACS 患者，IVUS 的应用不仅可准确判断病变的性质、指导治疗方案选择，而且可以明显减少术中造影剂用量，进而减少造影剂对心肾功能的不利影响。

4. 光学相干断层成像

与 IVUS 比较，光学相干断层成像（optical coherence tomography，OCT）有更高的敏感性，而且 OCT 可以观察到斑块表面较小的纤维帽破裂、斑块表面的侵蚀性改变、斑块纤维帽中的巨噬细胞等，同时精确测量斑块纤维帽厚度，定性评价冠状动脉粥样硬化斑块，判断斑块稳定程度及预后，因此成为目前最为准确评价冠状动脉病变的影像方法之一。而在急性冠脉综合征研究方面，OCT 不仅能够测定到斑块的纤维帽厚度及纤维帽中巨噬细胞的含量，还能观察到斑块表面的微小破裂口以及斑块表面的侵蚀性改变，区分斑块表面的白色血栓和红色血栓，从而揭示急性冠脉综合征的病理机制以及指导临床治疗[14]。OCT 还可准确、清晰地反映支架内血栓的形态，有利于阐明支架置入术后晚期血栓的发生机制。此外，OCT 还可以看到动脉粥样硬化的变化，判断早期斑块形成，并预测不稳定斑块发生破裂的危险程度等[15]。

二、高龄 ACS 的治疗

（一）药物治疗

1. 抗血小板治疗

美国心脏病学会/美国心脏协会（ACC/AHA）和 2015 欧洲心脏病学会（ESC）指南建议，对于无禁忌证的急性冠脉综合征疑诊患者，不考虑年龄因素，即刻阿司匹林负荷剂量 300 mg 治疗[16-17]。阿司匹林不可逆地抑制环氧化酶-1，减少血栓素 A_2 的合成，从而防止血小板聚集，预防血栓性事件的发生，其在 ACS 治疗的基石地位始终未被新型抗血小板药物超越。根据 2015 年《ESC 非 ST 段抬高型急性冠状动脉综合征管理指南》抗血小板治疗的推荐[17]（表 7-2），ACS 患者阿司匹林长期维持剂量为 75～100 mg，肠溶剂型可能更佳[18]。不能耐受阿司匹林的患者予氯吡格雷替代，剂量为 75 mg 每日一次。对无禁忌证的所有 ACS，建议在阿司匹林基础上，联合一种 P2Y12 受体抑制剂。对所有中-高缺血事件风险者优选替格瑞洛，相比氯吡格雷，其优势在于具有快速抑制血小板的作用，且

表 7-2　2015 年《ESC 非 ST 段抬高型急性冠状动脉综合征管理指南》对抗血小板治疗的推荐		
口服抗血小板治疗推荐	推荐级别	证据水平
阿司匹林推荐用于所有无禁忌证的 NSTE-ACS 患者，负荷剂量 150～300 mg（之前未使用阿司匹林者），维持剂量 75～100 mg 每日 1 次，长期使用	I	A
在阿司匹林的基础上建议加用一种 P2Y12 受体抑制剂，应用时间为 12 个月，除非患者存在禁忌证如过度出血风险	I	A
替格瑞洛（负荷剂量 180 mg，日剂量 90 mg 2 次/日）应用于所有中-高缺血事件风险（如肌钙蛋白升高）且无禁忌证患者，无论首要治疗策略如何	I	B
普拉格雷（负荷剂量 60 mg，日剂量 10 mg）推荐用于无禁忌证、准备接受 PCI 治疗者	I	B
氯吡格雷（负荷剂量 300～600 mg，日剂量 75 mg）推荐仅用于无法获得替格瑞洛或普拉格雷或需要口服抗凝药治疗的患者	I	B
出血高风险者，药物洗脱支架（DES）置入术后，可考虑应用 P2Y12 受体抑制剂 3～6 个月治疗	IIb	A

不受基因多态性的影响[19]。在 NSTE-ACS 双联抗血小板治疗（DAPT）疗程推荐 1 年的基础上，可以权衡患者个体缺血和出血风险，缩短 DAPT 疗程（如 3～6 个月），或对于多个支架、重要部位（如左主干、前三分叉病变）或残余严重病变血管的特殊患者延长 DAPT 疗程（如 18～30 个月）。基于我国国情及临床试验结果，我国 2015 年《急性 ST 段抬高型心肌梗死诊断和治疗指南》[20]对于直接 PCI 者推荐替格瑞洛 180 mg 负荷剂量，90 mg 每日 2 次维持量，作为初始抗血小板治疗推荐（推荐级别 I，证据水平 B）；氯吡格雷 600 mg 负荷量，75 mg 每日 1 次维持量（推荐级别 I，证据水平 A）；对于同时接受抗凝治疗者，仍推荐氯吡格雷。

针对 GP II b III a 受体抑制剂，2015 年 ESC 有关 NSTE-ACS 指南[17]认为，常规使用未能降低缺血事件而增加了出血风险，只有当 PCI 存在需要急救的情况或血栓并发症时，应考虑使用 GP II b/III a 受体抑制剂（推荐级别 II a，证据水平 C）。

高龄 ACS 抗血小板治疗应注意以下事项：

（1）替格瑞洛有呼吸困难、心动过缓等副作用，由于高龄患者常常合并慢性阻塞性肺疾病或缓慢心律失常，所以需注意详细询问病史及仔细查

体，对于上述情况高龄患者应慎重选择。另外，替格瑞洛脑出血风险较氯吡格雷增高，既往脑出血病史或脑出血风险高危患者亦应避免使用。

（2）由于普拉格雷有较高的出血风险，不建议在≥75 岁患者中应用。

（3）在 ACS 患者中初始 DAPT 时建议使用质子泵抑制剂（proton pump inhibitors，PPI）保护胃肠黏膜[21]，尤其是患者有消化道出血史、溃疡病史或者存在多重出血高危因素，如高龄、合并应用非甾体抗炎药（nonsteroidal anti-inflammatory drug，NSAID）或糖皮质激素以及幽门螺杆菌感染[22]。高龄患者往往合并消化道疾病或因骨关节疾病常合用 NSAID，建议 DAPT 同时加用 PPI。

（4）高龄患者常合并肾功能不全，应根据估计肾小球滤过率（estimated glomerular filtration rate，eGFR）调整抗血小板剂量：①对于慢性肾疾病（chronic kidney disease，CKD）1～4 期，若 eGFR≥15 ml/(min · 1.73 m²)，替格瑞洛及氯吡格雷均无需调整剂量；②当 eGFR<15 ml/(min · 1.73 m²)，不建议使用替格瑞洛，氯吡格雷限于选择性指征即预防支架内血栓形成。

2. 抗凝治疗

抗凝治疗在急性冠脉综合征和 PCI 的治疗中发挥不可或缺的作用。目前临床中常用的抗凝药物除了普通肝素、低分子量肝素，尚有磺达肝癸钠、比伐卢定等。2015 年《ESC 非 ST 段抬高型急性冠状动脉综合征管理指南》对抗凝治疗的推荐见表 7-3。

磺达肝癸钠是一种人工合成的间接 X 因子抑制剂，其分子量较低分子量肝素更小，相对于普通肝素及低分子量肝素，其显著优点是肝素导致的血小板减少症十分罕见。OASIS-5 研究[23]评估磺达肝癸钠与依诺肝素在非 ST 段抬高型急性冠脉综合征患者中的有效性及安全性，结果表明二者 9 天时缺血事件发生率无显著差异，但磺达肝癸钠组出血风险明显降低，且在 30 天及 180 天的总体死亡率显著降低，奠定了磺达肝癸钠在指南中推荐的级别。然而，OASIS-6 研究[24]发现 ST 段抬高型急性心肌梗死患者 PCI 治疗亚组应用磺达肝癸钠的导管相关血栓风险明显增加，术中用普通肝素可明显减少血栓事件的发生；对于保守治疗的 ST 段抬高型急性心肌梗死患者，行磺达肝癸钠治疗可降低死亡和再梗死风险，疗效优于普通肝素。

表 7-3　2015 年《ESC 非 ST 段抬高型急性冠状动脉综合征管理指南》对抗凝治疗的推荐

抗凝治疗推荐	推荐级别	证据水平
PCI 术中使用比伐卢定［0.75 mg/kg 静脉冲击，1.75 mg/(kg · h) 使用至术后 4 h］作为普通肝素与 GP Ⅱb/Ⅲa 受体抑制剂联合使用的替代治疗	Ⅰ	A
无论何种治疗策略，推荐磺达肝癸钠（2.5 mg 皮下注射，每日 1 次）作为最具疗效-安全性的抗凝治疗药物	Ⅰ	A
静脉注射普通肝素（70～100 U/kg，250～300 s）；或皮下注射低分子量肝素（1 mg/kg，每日 2 次）	Ⅰ	B
既往无卒中/TIA 且缺血风险高同时出血风险低的 NSTE-ACS 患者，停用肠外抗凝药后，可考虑使用低剂量利伐沙班（2.5 mg 每日 2 次，使用约 1 年）	Ⅱb	B
PCI 术后应停止抗凝治疗，除非有特殊理由	Ⅱa	C
不建议普通肝素和低分子量肝素重叠使用	Ⅲ	B

比伐卢定是一种重组凝血酶直接抑制剂，与天然水蛭素同源，属于人工合成化合物，与水蛭素不同的是，比伐卢定与凝血酶的结合是可逆的。比伐卢定半衰期较短，且不受血小板产物所影响。ACUITY 研究[25]发现老年 NSTE-ACS 患者中应用比伐卢定与肝素＋糖蛋白抑制剂相比，二者疗效相似，但比伐卢定组出血风险更低。但 Horizon 研究[26]以 STEMI 患者为受试对象，比较比伐卢定与肝素＋糖蛋白抑制剂的有效性及安全性，发现比伐卢定组急性支架内血栓风险显著增加，亚急性及晚期血栓风险无明显差别。HEAT-PPCI[27]研究亦得出类似结论。正当比伐卢定地位有所下降时，2015 年 3 月 BRIGHT[28]研究将 STEMI 患者分别予比伐卢定、普通肝素和普通肝素＋糖蛋白抑制剂组三种治疗方案，该研究首次将足量比伐卢定使用时间延长至 PCI 后 180 min，发现比伐卢定显著降低 30 天临床不良事件，同时降低出血风险，且并不增加支架内血栓形成风险。以上研究均未进一步对高龄患者进行分析，目前仅见国内小样本研究[29]关于比伐卢定比普通肝素减低高龄 ACS 患者 PCI 术后出血事件的报道。有关高龄患者抗凝治疗的最佳策略仍需进一步研究论证。

高龄 ACS 抗凝治疗应注意以下事项：

（1）高龄患者常合并慢性肾病，建议高龄患者均计算 eGFR，按指南推荐根据 eGFR 调整抗凝剂量：①低分子量肝素在 CKD 4 期减为半量（1 mg/kg·qd），在 CKD 5 期不建议使用；②当 eGFR＜20 ml/(min·1.73 m²) 不建议使用磺达肝癸钠；③比伐卢定在 CKD 4 期及 5 期时，均不减少负荷量，但需分别调整维持量为 1 mg/(kg·h) 及 0.25 mg/(kg·h)；④肾功能各期患者在冠状动脉造影中肝素的推荐负荷量为 60～70 U/kg（最大 5000 U），维持量 1～15 U/(kg·h)（最大 1000 U/h），建议高龄患者选择低限剂量。

（2）术前应用磺达肝癸钠者，术中需联合肝素，以降低导管相关血栓风险。

（3）比伐卢定的抗凝作用不亚于普通肝素，但却明显降低出血的风险，建议出血风险高的高龄患者首选。

（4）高龄患者抗凝治疗期间需密切监测各脏器出血并发症，一旦发生应根据出血情况及时减量或终止抗凝治疗。

3. 调脂治疗

他汀类药为羟甲基戊二酰辅酶 A 还原酶（hydroxymethylglutaryl-CoA reductase，HMG-CoA）抑制剂，其竞争性抑制胆固醇合成过程中的限速酶活性，从而阻断胆固醇的生成。除了良好的降低血清胆固醇作用外，他汀类药还有稳定斑块、抗炎等调脂以外的作用。CARE 研究、MIRACL 研究及 FAST-MI 研究[30]均证实早期大剂量他汀类药带来的心血管获益，因此近几年来各大指南[31-32]均强调所有患者尽早启动他汀类药物治疗，无需考虑初始胆固醇水平，而且推荐强化他汀治疗，有助于通过抗炎和稳定斑块减少心脏不良事件的发生。根据中国 2014 年《急性冠状动脉综合征患者强化他汀治疗专家共识》[33]，ACS 患者强化他汀类药物治疗的推荐方案为：ACS 患者入院后，无论基线低密度脂蛋白胆固醇（low density lipoprotein cholesterol，LDL-C）水平，应尽早（24 h 内）启动强化他汀类药治疗，启动剂量一般是他汀类药产品说明书允许的最大耐受剂量（阿托伐他汀 80 mg，瑞舒伐他汀 20 mg）；并建议 ACS 患者出院后应维持 3～6 个月的强化他汀类药治疗，期间复查血脂水平，并可适当调整他汀类药剂量，确保 LDL-C＜1.8 mmol/L 或降幅＞50%。以后根据个体达标剂量，作为长期维持治疗剂量。目前国外多项循证医学证据显示 ACS 患者强化他汀类药治疗总体安全性良好[34]。

使用他汀类药需要注意以下事项：①活动性肝病或不明原因转氨酶持续增高者禁用所有他汀类药；②对于重度肾功能损害患者禁用瑞舒伐他汀，阿托伐他汀无需调整剂量；③对于肝肾功能异常、低体重、甲状腺功能减低患者，应注意监测相关指标。

依折麦布是一种选择性胆固醇吸收抑制剂，对于单独应用中等强度的他汀类药物血脂不达标的 ACS 人群需联合依折麦布[35]，使低密度脂蛋白胆固醇降低至 1.8 mmol/L 以下。

4. 抗缺血治疗

（1）β受体阻滞剂：无禁忌证的 STEMI 患者应在发病后 24 h 内常规口服β受体阻滞剂。以下情况时需暂缓或减量使用β受体阻滞剂：心力衰竭或低心排血量；心源性休克高危患者（年龄＞70 岁、收缩压＜120 mmHg、窦性心率＞110 次/分）。其他相对禁忌证：PR 间期＞0.24 s、二度或三度房室传导阻滞、哮喘急性期。

（2）硝酸酯类：如患者收缩压＜90 mmHg 或较基础血压降低＞30%、严重心动过缓（＜50 次/min）或心动过速（＞100 次/min），或拟诊右心室梗死的 STEMI 患者不应使用硝酸酯类药物。

5. 其他药物治疗：

（1）血管紧张素转换酶抑制剂（ACEI）和血管紧张素受体拮抗剂（ARB）：推荐在高龄 ACS 尤其是前壁心肌梗死患者中，如无禁忌证早期使用 ACEI，应从小剂量开始用药，逐渐加量至目标剂量，以后长期应用。对于不能耐受 ACEI 的患者可改用 ARB。ACEI/ARB 禁忌证为：低血压、高血钾、严重肾功能不全 [血肌酐＞265.2 μmol/L（3.0 mg/dl）]、双侧肾动脉狭窄、对本类药物过敏。

（2）醛固酮受体拮抗剂：通常在 ACEI 治疗的基础上使用。对 STEMI 后 LVEF≤40%、有心功能不全或糖尿病、无明显肾功能不全 [血肌酐男性≤221 μmol/L（2.5 mg/dl）、女性≤177 μmol/L（2.0 mg/dl）]、血钾≤5.0 mmol/L 的患者，应给予醛固酮受体拮抗剂，标准剂量为螺内酯 20 mg 每日 1 次。

（二）STEMI 再灌注治疗

1. 直接经皮冠状动脉介入治疗（PCI）

早期、快速和完全地开通梗死相关动脉（infarct related artery，IRA）是改善 STEMI 患者预后的关键。根据我国最新指南[20]推荐，直接 PCI 指征如下所述：①Ⅰ类推荐：发病 12 h 内 STEMI，或伴心源性休克或心力衰竭时（即使发病＞12 h）。②Ⅱa 类推荐：发病 12～24 h 内具有临床和（或）心电图进行性缺血证据；除心源性休克或 IRA PCI 后仍有持续性缺血之外，仅对 IRA 病变行直接 PCI；冠状动脉内血栓负荷大时尽量应用血栓抽吸；优先经桡动脉入路。

直接 PCI 时，应用药物洗脱支架（DES），尤其是对小血管、长病变、糖尿病推荐使用 DES。不推荐常规使用主动脉内球囊反搏，但当存在血流动力学不稳定时尽早应用主动脉内球囊反搏，可改善心肌灌注和血流动力学状况，从而降低冠状动脉介入治疗的风险。

2. 溶栓治疗

高龄患者隐匿性出血风险较多，出血风险高于其他年龄组，因此高龄急性 ST 段抬高型心肌梗死一般不建议溶栓。但如发病 12 h 内，或发病 12～24 h 仍有进行性缺血性胸痛或血流动力学不稳定、ST 段持续抬高者，无直接 PCI 条件，可经慎重权衡缺血或出血利弊后考虑减量或半量溶栓治疗[38]。

3. 转运 PCI 治疗

首诊是在未开展 PCI 的医院，如预计转运至急诊 PCI 医院开通血管距离发病 12 h 内，抗栓治疗同时，建议转至急诊 PCI 医院。

4. 延迟 PCI 治疗

有再发心肌梗死、自发或诱发心肌缺血、心源性休克或血流动力学不稳定表现，为延迟 PCI 的Ⅰ类适应证。左心室射血分数（LVEF）＜40%、心力衰竭、严重室性心律失常，常规行 PCI（推荐级别Ⅱa）；急性发作时有临床心力衰竭的证据，尽管发作后左心室功能尚可（LVEF＞40%），也应考虑行 PCI。

5. 合并多支血管病变的非罪犯血管介入治疗

合并多支血管病变的急性 STEMI 患者的 PCI 策略虽然仍存在很多困惑与争议，目前各大指南均建议直接 PCI 应仅限于罪犯血管，除非合并心源性休克；直接 PCI 后数日或数周内出现典型心肌缺血症状或具有功能学意义的缺血证据，应考虑对非罪犯病变分期血运重建（推荐级别Ⅱa，证据水平 B）[37]。选择分次 PCI 较一次性 PCI 可减少 STEMI

患者单次手术时间和造影剂用量，使心力衰竭、造影剂肾病和 PCI 相关并发症的发生率降低，尤其适合于合并心肾功能不全的高龄 AMI 患者。

（三）NSTE-ACS 介入治疗策略

早期血运重建治疗可显著改善心肌缺血、降低死亡率，对不稳定型心绞痛患者，可有效降低心肌梗死发生率。高龄患者再血管化病死率低于常规药物治疗，故高龄 NSTE-ACS 患者亦应积极进行冠状动脉血运重建治疗。2015 ESC NSTE-ACS 指南细化了侵入治疗风险分层，强调高危患者应尽早进行侵入治疗（表 7-4）。

高龄 ACS 介入治疗应注意以下事项：①首选经桡动脉入路，以减少卧床不耐受、腹膜后血肿以及肺栓塞等风险。②由于高龄患者出血风险相对较高，术中抗凝可优选比伐卢定，以减少出血并发症。③术中尽量减少造影剂用量，以减少其对心功能的不利影响及造影剂肾病的发生率。④由于完全血运重建带来更大的危险和困难，建议对高龄患者

表 7-4　2015 ESC NSTE-ACS 指南对侵入性冠状动脉造影和血运重建的推荐

对侵入性冠状动脉造影和血运重建的推荐	推荐级别	证据水平
存在至少下列一项表现的极高危患者，推荐立即侵入治疗（＜2 h）：	Ⅰ	C
• 血流动力学不稳定或心源性休克		
• 再发性或药物治疗难以缓解的持续性胸痛		
• 危及生命的心律失常或心搏骤停		
• 心肌梗死的机械性并发症		
• 急性心力衰竭		
• ST-T 动态改变，特别是间歇性 ST 段抬高		
存在至少下列一项表现的高危患者，推荐早期侵入治疗（＜24 h）：	Ⅰ	A
• 肌钙蛋白水平升高或降低与心肌梗死一致		
• 动态 ST 段或 T 波改变（有或无症状）		
• GRACE 评分＞140		
存在至少下列一项表现的中低危患者，推荐侵入治疗（＜72 h）：	Ⅰ	A
• 糖尿病		
• 肾功能不全［eGFR＜60 ml/(min·1.73 m²)］		
• LVEF＜40% 或充血性心力衰竭		
• 梗死后早期心绞痛		
• 近期 PCI 史		
• 之前 CABG 史		
• GRACE 评分＞109 且＜140		
无上述风险表现且无再发症状的患者，推荐在决定侵入性检查前行缺血的非侵入性检查（首选影像学检查）	Ⅰ	A

选择针对罪犯血管或罪犯病变的部分血运重建。⑤尽管指南推荐对高危 NSTE-ACS 应尽早进行血运重建，但对于合并症较多、手术风险相对较高的高龄患者，应权衡利弊，制订全面、个体化的治疗方案。

（王丽君　贾圣英）

参考文献

[1] 刘新兵，黄红漫，冯六六，等. 高龄稳定性冠心病合并心房颤动患者不同强度华法林抗凝治疗研究. 中华老年心脑血管病杂志. 2016，18（2）：132-135.

[2] Igal T，Abid A，Elil，et al. Results of percutaneous coronary interventions inpatients ≥ 90 years of age. Catheter Cardiovasc interv，2007，70（7）：937-943.

[3] Wang H，Fang F，Chai K，et al. Pathological characteristics of coronary artery disease in elderly patients aged 80 years and over. Zhonghua Xin Xue Guan Bing Za Zhi，2015，43（11）：948-953.

[4] MueUer C，Giannilsis E，Christ M，et al. Multicenter Evaluation of a 0-hour/1-hour algorithm in the diagnosis of myocardial in-farction with high-sensitivity cardiac troponin T. Ann Emerg Med，2016，67（6）：793-794.

[5] 中华医学会心血管病学分会，中华医学会检验医学分会. 高敏感方法检测心肌肌钙蛋白临床应用中国专家共识（2014）. 中华内科杂志，2015，54（10）：899-904.

[6] Konstantinides SV. 2014 ESC Guidelines on the diagnosis and management of acute pulmonary embolism. Eur Heart J，2014，35（45）：3145-3146.

[7] Erbel R，Aboyans V，Boileau C，et al. 2014 ESC Guidelines on the diagnosis and treatment of aortic diseases. Eur Heart J，2014，35：2873-2926.

[8] Steg PG，Janmes SK，Atar D，et al. Esc Guidelines for the management of acute myocardial infarction in patients presenting with ST-segment elevation. Eur Heart J，2012，33（20）：2569-2619.

[9] Nabi F，Chang SM，Xu J，et al. Assessing risk in acute chest pain：the value of stress myocardial perfusion imaging in patients admitted through the emergency department. J Nucl Cardiol，2012，19（2）：233-243.

[10] Shah BN，Balaji G，Alhajiri A，et al. Incremental diagnostic and prognostic value of contemporary stress echocardiography in a chest pain unit：mortality and morbidity outcomes from a real-world setting. Cardiovasc Imaging，2013，6（2）：202-209.

[11] Nieman K，Hoffmann U. Cardiac computed tomography in patients with acute chest pain. Eur Heart J，2015，36（15）：906-914.

[12] Nishio M，Ueda Y，Matsuo K，et al. Detection of disrupted plaques by coronary CT：comparision with angioscopy. Heart，2011，97（17）：1397-1402.

[13] 刘青波，陈晖. 血管内超声在介入治疗中的应用. 中国介入心脏病学杂志，2015，23（9）：519-521.

[14] 方唯一，葛均波，霍勇，等. 光学相干断层成像技术在冠心病介入诊疗领域的应用中国专家建议. 中华心血管病杂志，2017，45（1）：5-12.

[15] Fujii K，Hao H，Shibuya M，et al. Accuracy of OCT，grayscale IVUS，and their combination for the diagnosis of coronary TCFA：an ex vivo validation study. JACC Cardiovasc Imaging，2015，8（4）：451-460.

[16] Amsterdam EA，Wenger NK，Brindis RG，et al. 2014 AHA/ACC guideline for the management of patients with non-ST-elevation acute coronary syndromes：Executive summary：a report of the American College of Cardiology/American Heart Association Task Force on practice. Circulation. 2014，130（25）：2354-2394.

[17] Roffi M，Patrono C，Collet，JP，et al. 2015 ESC Guidelines for the management of acute coronary syndromes in patients presenting without persistent ST-segment elevation：task force for the management of acute coronary syndromes in patients presenting without persistent ST-segment elevation of the European Society of Cardiology（ESC）. Eur Heart J，2016，37（3）：267-315.

[18] Uemura N，Sugano K，Hiraishi H，et al. Risk factor profiles，drug usage，and prevalence of aspirin-associated gastroduodenal injuries among high risk cardiovascular Japanese patients：the results from the MAGIC study. J Gastroenterol，2014，49（5）：814-824.

[19] Lindholm D，Varenhorst C，Cannon CP，et al. Ticagrelor vs. clopidogrel in patients with non-ST-elevation acute coronary syndrome with or without revascularization：results from the PLA-TO trial. Eur Heart J，2014，35（31）：2083-2093.

[20] 中华医学会心血管病学分会，中华心血管病杂志编辑委员会. 急性 ST 段抬高型心肌梗死诊断和治疗指南. 中华心血管病杂志，2015，43（5）：380-393.

[21] Moukarbel GV，Bhatt DL. Antiplalelet therapy and proton pump inhibition：clinician update. Circulation，

2012，125（2）：375-380.

［22］ Abraham Ns，Hlatky MA，Antman EM，et al. AC-CF/ACG/ AHA 2010 expert consensus document on the concomitant use of proton pump inhibitors and thienopyridines：a focused update of the ACCF/ACG/AHA 2008 expert consensus document on reducing the gastrointestinal risks of antiplatelet therapy and NSAID use. Am J Gastroenterol，2010，105：2533-2549.

［23］ Schiele F. Fondaparinux and acute coronary syndromes：update on the OASIS 5-6 studies. Vasc Health Risk Manag，2010，6：179-187.

［24］ Yusuf S，Mehta SR，Chrolavicius S，et al. Effects of fondaparinux on mortality and reinfarction in patients with acute ST-segment elevation myocardial infarction：the OASIS-6 randomized trial. JAMA，2006，295（13）：1519-1530.

［25］ Lopes RD，Alexander KP，Manoukian SV，et al. Advanced age，antithrombotic strategy，and bleeding in non-ST-segment elevation acute coronary syndromes：results from the ACUITY（Acute Catheterization and Urgent Intervention Triage Strategy）trial. J Am Coll Cardiol，2009，53（12）：1021-1030.

［26］ Stone GW，Witzenbichler B，Guagliumi G，et al. Bivalirudin during primary PCI in acute myocardial infarction. N Engl J Med，2008，358（21）：2218-2230.

［27］ Shahzad A，Kemp I，MarsC，et al. Unfractionated heparin versus bivalirudin in primary percutaneous coronary intervention（HEAT-PPCI）：an open-label，single center，randomised controlled trial. Lancet，2014，384（9957）：1849-1858.

［28］ Han Y，Guo J，Zheng Y，et al. Bivalirudin vs heparin with or without tirofiban during primary percutaneous coronary intervention in acute myocardial infarction：the BRIGHT randomized clinical trial. JAMA，2015，313（13）1336-1346.

［29］ 张萌，李娜，王蕾，等. 比伐卢定在高龄急性冠状动脉综合征患者经皮冠状动脉介入治疗中的应用体会. 中国介入心脏病学杂志，2014，22（5）：318-321.

［30］ Puymirat E，Simon T，Steg PG，et al. Association of changes in clinical characteristics and management with improvement in survival among patients with ST-elevation myocardial infarction. JAMA，2012，308（10）：998-1006.

［31］ Amsterdam EA，Wenger NK，Brindis RG，et al. 2014 AHA/ACC guideline for the management of patients with non-ST-elevation acute coronary syndromes：a report of the American College of Cardiology/American Heart Association Task Force on Practice Guidelines. J Am Coll Cardiol，2014；Epub ahead of print.

［32］ Roffi M，Patrono C，Collet J-P，et al. 2015 ESC Guidelines for the management of acute coronary syndromes in patients presenting without persistent ST-segment elevation. Eur Heart J. doi：10.1093/eurheartj/ehv320.

［33］ 霍勇，葛均波，韩雅玲，等. 急性冠状动脉综合征患者强化他汀治疗专家共识. 中国介入心脏病学杂志，2014，22（1）：4-6.

［34］ Josan K，Majumdar SR，McAlister FA. The efficacy and safety of intensive statine therapy：a meta-analysis of randomized trials. CMAJ，2008，178：576-584.

［35］ Lloyd-Jones DM，Morris PB，Ballantyne CM，et al. 2016 ACC expert consensus decision pathway on the role of non-statine therapies for LDL-cholesterol lowering in the management of atherosclerotic cardiovascular disease risk：a report of the American College of Cardiology Task Force on clinical expert consensus documents. J Am Coll Cardiol，2016，68（1）：92-125.

［36］ 傅向华，霍勇. 急性ST段抬高型心肌梗死溶栓治疗的合理用药指南. 中国医学前沿杂志. 2016，8（8）：25-41.

［37］ O'Gara PT，Kushner FG，Ascheim DD，et al. 2013 ACCF/AHA guideline for the management of ST-elevation myocardial infarction. A report of the American College of Cardiology Foundation/American Heart Association Task Force on Practice Guidelines. Circulation，2013，127：e362-e425.

第八章　老年人冠心病的介入治疗

一、老年冠心病的特征

目前中国老龄化人群日益增多，随着年龄增长，冠心病发病率也随之增加，尤其是在老年人群中发病率更高，对老年人健康造成了重要的影响，防治任务十分严峻。老年冠心病与相对年轻或者早发的冠心病比较有其自身的特点，通常病程较长，动脉粥样硬化病变较重，病变常表现为多支、弥漫、钙化、慢性完全性闭塞病变等，较容易发生心肌梗死。>75 岁以上的老年 ACS 占总急性冠脉综合征（ACS）发病人群的 1/3[1-3]。并且，由于病变复杂，进行急诊血运重建时相应的成功率下降，术中及术后发生无再流、出血、感染、心力衰竭、肾功能不全等并发症概率较高，导致预后不佳[4-5]。《2015 年中国卫生和计划生育统计年鉴》报告指出，急性心肌梗死（AMI）死亡率也随年龄增加而增加，40 岁开始上升，其递增趋势近似指数关系，尤其是 80 岁以上人群，急性（AMI）死亡率增加更为显著，75～80 岁、80～85 岁和 85 岁以上年龄组 AMI 病死率：城市男性分别是 84.68/10 万、207.26/10 万和 685.94/10 万；城市女性分别是 66.36/10 万、215.10/10 万和 616.25/10 万；农村男性分别是 225.92/10 万、347.04/10 万和 801.04/10 万；农村女性分别是 177.62/10 万、348.69/10 万和 804.85/10 万[6]。且年龄和患者预后直接相关，年龄每增加 10 岁，ACS 导致的院内死亡率风险增加 70%[7-8]。

另外，老年患者合并症较多，常常与高血压病、高脂血症、糖尿病、心律失常、慢性呼吸道疾病、慢性肾病、外周动脉粥样硬化疾病等伴随发生，冠心病的治疗需要考虑对其他脏器功能的影响。对此类患者，无论药物治疗还是介入或外科手术治疗，均需要在综合评价全身各器官功能状态下进行。

临床症状方面，老年人由于自身活动量减低、合并糖尿病或其他疾病容易掩盖症状，导致心绞痛或心肌梗死症状不典型，不适症状可以由运动、情绪、饮食甚至其他负荷状态诱发，也可以呈自发性发作，常缺乏典型胸痛症状，可能造成就诊及治疗延误，易漏诊及误诊，且老年人 ACS 多以非 ST 段抬高型心肌梗死（NSEMI）为主，ST 段抬高型心肌梗死（STEMI）相对少见。报道中 80 岁及以上老年冠心病患者漏诊及误诊率高达 65%[9]，临床实践中对可疑患者推荐多次检查心电图及心肌酶，动态观察其变化，避免漏诊。

二、老年冠心病介入治疗（PCI）的安全性与有效性

老年慢性稳定性冠心病治疗的首要措施是药物治疗，能够有效缓解缺血症状及改善远期预后，相对风险也较低。但对于已经给予了充分药物治疗基础上仍有反复缺血发作的老年冠心病患者，如果 PCI 可以改善生活质量和远期生存率，可以考虑介入治疗。但应注意术前充分的个体化评估，介入治疗早期相对药物治疗可能会增加风险，但在远期病死率、再次住院率方面仍有优势，相对获益更多[10]。但临床实践中，不推荐对 90 岁以上高龄稳定性冠心病患者进行介入诊断及治疗，除非发生 ACS。

三、老年冠心病介入治疗与冠状动脉旁路移植（CABG）的选择

在冠心病常规治疗中，根据冠脉造影结果可以计算 SYNTAX 积分，而 SYNTAX 积分是评估患者适合行 PCI 或者是 CABG 的重要区分手段，高危患者（≥33）首选的治疗方式为 CABG 治疗。随着心脏外科技术的进步，80 岁以上老龄人群已经不是 CABG 禁忌证，但老年人自身脏器储备功能较差，同时常常合并多系统疾病，如呼吸系统疾病、慢性肾功能不全、心律失常、高血压、糖尿

病、脑梗死、心房颤动等，使得CABG围术期风险和并发症风险明显增加。国外meta分析曾报道高龄患者CABG术后平均死亡率约为10.8%，而国内肖志斌等人研究显示如果在充分的术前准备、评估及围术期管理的条件下，80岁以上老年患者合并三支病变或左主干＋三支病变行CABG治疗，围术期死亡率约为5%，提示在老年患者中，充分评估管理的必要性，可以尽可能地减少手术风险[13]。

CABG术后死亡和并发症的独立危险因素为低心排综合征、急性肾功能不全、感染等。如术前经过严格的术前呼吸道准备，血气分析结果仍不能达到$PaO_2 > 60$ mmHg和或$PaCO_2 < 50$ mmHg，特别是后者，被视为CABG手术禁忌[13]。在部分患者中，如果外科手术的STS评分风险极高，而血管病变形态也能够行PCI治疗，可以考虑行PCI治疗，有时候需要权衡手术风险及获益。与PCI比较，CABG术后的优势是不需要长期双联抗血小板治疗，可以减少老年人出血等并发症的发生。但由于开胸手术创伤及恢复问题，CABG术后短期内风险较PCI要明显增加。

四、老年冠心病复杂病变血运重建策略

随着年龄增长，老年人合并复杂病变，例如左主干病变、三支病变等的比例随之增高，为了减少外科手术带来的风险，许多患者也接受了PCI治疗，在这些患者中，到底何种治疗最佳尚无定论。Mineok C等meta分析了BEST、PRECOMBAT、SYNTAX研究中的老年人群（70～89岁）合并左主干或者三支病变，选择不同血运重建策略的预后[11]。CABG组和PCI组两者在SYNTAX积分（29.2 ± 10.8 vs. 28.1 ± 10.8；$P = 0.079$）和EuroSCORE积分（5.5 ± 2.1 vs. 5.4 ± 2.0；$P = 0.202$）间没有统计学差异。患者平均随访4.9年，CABG与PCI相较在全因死亡率和卒中方面并无差别，但在心肌梗死及再次血运重建率方面，CABG要优于PCI，分别为8% vs. 4%（$P = 0.037$）及17% vs. 8%（$P \leqslant 0.001$）。进一步亚组分析提示主要是在SYNTAX积分≥33的高危患者中，CABG要明显优于PCI，而在中低危患者中，两者并无显著差异，在低危的患者（SYNTAX积分≤22）的患者中，CABG甚至有增加不良事件的趋

势。分析其主要原因，可能与高危患者中，CABG能够进行更完全的血运重建，从而减少了心肌梗死及再次血运重建有关。另外一项注册研究比较了1932例多支病变的老年人（≥75岁）分别行CABG及PCI术治疗，随访18个月后结果提示全因死亡、心肌梗死并无差异，CABG主要获益也在于减少了再次血运重建率[12]。这些研究结果提示，老年人复杂病变的血运重建还是需要结合病变特点，在SYNTAX积分基础上选择合适的治疗策略才能够达到最大获益。

五、老年冠心病介入治疗围术期准备与并发症防治

老年人是一类特殊的群体，介入手术风险对老年人来说主要有三点：出血、肾损伤、心力衰竭。

（一）出血

高龄本身就是应用抗凝抗血小板治疗患者发生颅内出血的一个危险因素，另外高龄患者合并胃肠道、脑血管等疾病概率要高于普通患者，隐匿性出血风险，尤其是发生致命性出血风险较高，加用质子泵抑制剂对于胃肠道大出血有一定预防作用，可以在高龄患者中预防性应用。在抗血小板药物选择方面，新型P2Y12二磷酸腺苷（ADP）受体拮抗剂替格瑞洛由于起效快、效果更强已被推荐应用与STEMI/NSTEMI的患者中，但也有对高龄患者应用替格瑞洛出血风险增加的担忧。PLATO的亚组研究专门分析了替格瑞洛在高龄人群（≥75岁）中的应用，≥75岁的老年患者2878例，<75岁的15 744例，结果发现年龄并未影响替格瑞洛和氯吡格雷相比带来的获益，两个年龄组主要不良心血管事件（MACE），包括心肌梗死、死亡、支架内血栓等方面的获益并无显著差异，而且高龄和较低年龄组中替格瑞洛和氯吡格雷相比均未增加主要出血事件。虽然呼吸困难等不良反应发生率在替格瑞洛组要高于氯吡格雷组，但年龄不是其影响因素[14]。国内对高龄患者中应用替格瑞洛尚持相对保守态度，高龄患者常常选择负荷波立维而非替格瑞洛。Ⅱb/Ⅲa类药物可以根据患者血栓负荷、出血风险综合评价后酌情选用，但应术后严密观察，如出现血小板明显减少或出血要及时停用。抗凝治疗药物如无禁忌证可以应用在≥80岁的高龄患者中，但应注意剂量适当减低，尤其是低体重、肾功能不全

的老年患者，推荐降低至常规剂量的 $1/2$，使用时间不超过 $3\sim5$ 天。

（二）肾损伤

老年人常合并肾功能减退，部分患者因糖尿病需服用二甲双胍等药物，在围术期需要充分评估患者肾功能。影响急性肾损伤的危险因素包括：年龄、糖尿病、肌酐水平、左室射血分数、心电图缺血表现[15]。必要时通过水化治疗减少造影剂肾病的发生，但应注意心功能不全的患者，水化速度可以减半避免容量负荷增高导致心力衰竭。高危患者或者慢性肾脏疾病 3 期以上患者可以考虑血液滤过治疗。

（三）心力衰竭

心力衰竭发生在严重大面积缺血或者既往曾有陈旧性心肌梗死、心功能下降的患者中更多见，老龄患者冠脉病变常常较严重，及时开通犯罪血管改善心肌灌注是最有效的方法，但术中造影剂及术后补液都可能加重或诱发心力衰竭，因此对患者的液体入量应严格掌控。如术前心力衰竭严重，可考虑早期及时应用机械通气、主动脉球囊反搏（IABP）、左心辅助装置等有创辅助措施。

目前中国介入治疗中经桡动脉途径的经验已经十分丰富，在老年冠心病患者中也首选经桡动脉途径，可以有效减少出血等并发症的发生，但老年人常有锁骨下动脉迂曲，严重时可以导致指引导管到位及手术操作困难，必要时可以改行股动脉途径，但应注意外周动脉粥样硬化程度评估，严重的股动脉狭窄迂曲或者钙化斑块同样可以导致手术失败，尤其是植入 IABP 等外径较大器械时更需谨慎，严重者可能需要外科切开股动脉帮助撤出。

六、老年冠心病介入新型器械的应用

目前介入治疗已经进入药物洗脱支架（DES）时代，相较金属裸支架（BMS）可能明显降低再狭窄概率，减少再次血运重建率，但由于对内膜修复的抑制，需要至少 1 年的双联抗血小板治疗，以减低支架内血栓的发生风险，但同时延长的抗血小板治疗也增加了对出血的担忧。老年人介入治疗的顾虑主要在于支架置入术后的双联抗血小板及出血后抗血小板药物的调整，而最新应用与临床的药物洗脱球囊（DEB）主要是通过球囊扩张将高脂溶性的药物释放至血管壁，不留下金属支架等异物，因此可以将双联抗血小板时间缩短，对出血高危的患者

可以减少出血风险。

既往 PACCOCATH-Ⅰ/PACCOCATH-Ⅱ/PEP-CAD-Ⅱ 研究已经对 BMS 和 DES 术后支架内再狭窄进行过充分试验，证实了 DEB 的有效性，在处理支架内再狭窄方面，药物涂层球囊（DCB）已经作为ⅠA 类推荐[16-17]。研究也证实 DEB 联合 BMS 的治疗手段在治疗原发冠脉病变时 MACE 发生率较单用 BMS 明显减少，但相较新一代 DES，DEB＋BMS 仍增加了心肌梗死、靶血管重建等事件发生率，不过在老年合并出血高危的患者中，DEB＋BMS 仍为可考虑的方法[18]。

在老年冠心病患者中，由于可以不用置入新的药物洗脱支架，在患者需要行大型外科手术或者发生严重出血时，即使需要终止双联抗血小板治疗，发生支架内血栓的风险也会大大减低。还有研究认为对于出血高危的支架内再狭窄患者应用 DEB 术后 1 月的双联抗血小板治疗也是安全有效的[19]。目前国内外指南或者共识对 DCB 后双联抗血小板时间的推荐为至少 1 个月，如若另外置入支架，则根据支架不同进行 3～12 个月的双联抗血小板治疗。对 ACS 患者应用 DCB 的推荐仍为至少 12 个月。

另外，小血管病变中，尤其是直径过小、DES 不能置入或者置入后再狭窄概率增高的患者中，DES 也提供新的选择。BELLO 研究提示，虽然再狭窄、靶血管重建及总 MACE 概率比较起来，DCB 和 DES 比较并无明显差别，但 DCB 可以减少 6 个月时晚期管腔丢失率。长期获益还有待于进一步研究证实[20]。

另外，研究发现老龄人群中，造影提示的狭窄程度常常被高估，而且随着年龄增长，被高估的比例也随之增加[21]。Nanette M 等人的研究通过对比老年人的造影结果和血流储备分数（FFR）结果比对发现，72 岁以上人群中有 22％的造影提示重度狭窄，其 FFR 值＞0.8，而这一比例在＜58 岁的人群中，仅为 8％（$P\leqslant0.001$）；越是高龄的患者，其造影提示的狭窄程度越容易被高估。一部分原因可能与老年人常常有钙化病变，导致狭窄程度被高估有关[22]，另一部分则由于老年人功能性心肌缺失或者对扩血管药物反应较低的影响，FFR 的测量数值也可能会增高[23]。老年患者合并多支病变概率较高，推荐进行冠脉 FFR、血管内超声等腔内

影像检查充分评估，以判定犯罪血管及病变，减少不必要的支架置入。

（王天杰）

参考文献

[1] Abbott RD，Ueshima H，Masaki KH，et al. Coronary artery calcification and total mortality in elderly men. J Am Geriatr Soc，2007，55（12）：1948-1954.

[2] Ohshima K，IkedaS，KadotaH，et al. Impact of culprit plaque volume and composition on myocardial microcirculation following primary angioplasty in patients with ST—segment elevation myocardial infarction：virtual histology intravascular ultrasound analysis. Int J Cardiol，2013，167（3）：1000-1005.

[3] Vliegenthart R，Oudkerk M，Hofman A，et al. Coronary calcification improves cardiovascular risk prediction in the elderly. Circulation，2005，112（4）：572-577.

[4] Hoebers LP，Claessen BE，Dangas GD，et al. long term clinical outcomes after percutaneous coronary intervention for chronic total occlusions in elderly patients（≥75 years）：five-year outcomes from 3 1，791 patient multi-national registry. Catheter Cardiovasc Interv，2013，82（1）：85-92.

[5] Yeh RW，Drachman DE. Coronary chronic total occlusion in the elderly：demographic inevitability，treatment uncertainty. Catheter Cardiovasc Interv，2013，82（1）：93-94.

[6] 中华医学会老年医学分会高龄老年冠心病诊治中国专家共识写作组. 高龄老年冠心病诊治中国专家共识，中华老年医学杂志，2016，35（7），683-690.

[7] Jokhadar M，Wenger NK. Review of the treatment of acute coronary syn-drome in elderly patients. Clin Interv Aging，2009，4：435-444.

[8] Avezum A，Makdisse M，Spencer F，et al. Impact of age on management and outcome of acute coronary syndrome：observations from the Global Registry of Acute Coronary Events（GRACE）. Am Heart J，2005，149：67-73.

[9] Wang H，Fang F，Chai K，et al. Pathological characteristics of coronary artery disease in elderly patients aged 80 years and over. Chin J Cardiol，2015，43（11）：948-953.

[10] Pfisterer M. Long term outcome in elderly patients with chronic angina managed invasively versus by optimized medical therapy：four-year follow-up of the randomized trial of invasive versus medical therapy in elderly patients（TIME）. Circulation，2004，110（10）：1213-1218.

[11] Chang M，Lee CW，Ahn JM，et al. Outcomes of Coronary Artery Bypass Graft Surgery Versus Drug-Eluting Stents in Older Adults. J Am Geriatr Soc，2017，65（3）：625-630.

[12] Hannan EL，Zhong Y，Berger PB，et al. Comparison of intermediate-term outcomes of coronary artery bypass grafting versus drug-eluting stents for patients ≥75 years of age，Am J Cardiol 2014，113：803-808.

[13] 肖志斌，张永，李大连，等. 80岁以上高龄患者行冠状动脉旁路移植术临床疗效分析. 中国循证心血管医学杂志，2014（6）：724-726.

[14] Husted S，James S，Becker RC，et al. Ticagrelor Versus Clopidogrel in Elderly Patients With Acute Coronary Syndromes A Substudy From the Prospective Randomized Platelet Inhibition and Patient Outcomes（PLATO）Trial. Circ Cardiovasc Qual Outcomes，2012，5（5）：680-688.

[15] TOSO A，Servi SD，Leoncini M，et al. Acute kidney injury in elderly patients with non-ST elevation acute coronary syndrome：insights from the Italian elderly：ACS Study. Angiology，2015，66（9）：826-830.

[16] Miglionico M，Mangiacapra F，Nusca A，et al. Efficacy and safety of paclitaxel-coated balloon for the treatment of in-stent restenosis in high-risk patients. Am J Cardiol，2015，116：1690-1694.

[17] Buccheri D，Piraino D，Andolina G，et al. Drug-coated balloon for instent restenosis in patients at high risk：another brick in the wall of the challenging settings for interventionists. Am J Card，2016，117：1859-1861.

[18] Cui K，Lyu S，Song X，et al. Drug-eluting balloon versus bare-mental stent and drug-eluting stent for de novo coronary artery disease：a systematic review and meta-analysis of 14 randomized controlled trials. PLoS One，2017，12（4）：e0176365.

[19] Miglionico M，Mangiacapra F，Nusca A，et al. Efficacy and safety of paclitaxel-coated balloon for the treatment of instent restenosis in high-risk patients. Am J Cardiol，2015，116：1690-1694.

[20] Latib A，Colombo A，Castriota F，et al. A randomized multicenter study comparing a paclitaxel drug-eluting balloon with a paclitaxel-eluting stent in small coronary vessels：the BELLO（Balloon Elution and Late

Loss Optimization) study. J Am Coll Cardiol，2012，60：2473-2480.

［21］ Borren NM，Ottervanger JP，Reinders MA，et al. Coronary artery stenoses more often overestimated in older patients Angiographic stenosis overestimation in elderly. Int J Cardiol，2017，241：46-49.

［22］ Maharaj RT，Blaha MJ，McEvoy JW，et al. Coronary artery calcium for the prediction of mortality in young adults b45 years old and elderly adults N75 years old. Eur Heart J，2012，33（23）：2955-2962.

［23］ Kang SJ，Ahn JM，Han S，et al. Sex differences in the visual-functional mis-match between coronary angiography or intravascular ultrasound versus fractional flow reserve，JACC，6（6）：562-568.

［24］ Husted S，Jame S，Becker RC，et al. Ticagrelor versus clopidogrel in elderly patients with acute coronary syndromes. Circ Cardiovasc Qual Outcomes. 2012，5（5）：680-688.

中国老年医学理论与实践 2018

第九章　老年非 ST 段抬高型急性冠脉综合征患者的血运重建策略

目前，中国已经成为世界上老年人口最多的国家，也是人口老龄化发展速度最快的国家之一。据联合国统计，到本世纪中期，中国将有近 5 亿人口超过 60 岁，这个数字将超过美国人口总数。心血管疾病是老年人群患病率及死亡率的首要因素，然而冠状动脉（冠脉）血运重建临床研究常常较少纳入老年患者，有关老年冠心病患者的随机对照研究相对较少，多为观察性研究、注册研究或 meta 分析的结果，临床医生常常从中年男性的数据来推断老年患者的血运重建策略。本章拟对老年非 ST 段抬高型急性冠脉综合征（non-ST-segment elevation acute coronary syndrome，NSTE-ACS）患者的血运重建策略进行综述。

一、年龄增加为冠脉血运重建的风险

随着年龄的增长，多种生理功能逐渐发生改变，增加了冠脉血运重建的风险。多项研究表明[1-2]，老年冠脉血运重建患者往往表现为复杂病变、多支病变，如钙化病变、扭曲病变等。增龄是冠脉钙化的重要预测因子，钙化斑块易导致支架扩张不良，增加支架内再狭窄的发生率，降低了经皮冠脉介入治疗（percutaneous coronary intervention，PCI）的成功率。扭曲病变在老年患者中亦较为常见，冠脉的严重扭曲增加了介入器械到位的难度和血管并发症的风险[3]。循环内皮祖细胞的血浆水平和功能缺陷呈年龄相关性[4-5]，血管内皮损伤修复能力随着年龄的增加亦呈下降趋势。老年患者的血管呈刺激高反应性，内皮细胞内源性 NO 的生产减少及血管壁对硝酸酯类的反应性降低，均增加了血管损伤后的负性重构[5]。与年轻患者相比，老年患者支架置入术后的新生内膜覆盖较慢，且往往覆盖不完全[6]。

老年患者中，血浆凝血因子Ⅶ、Ⅸ、Ⅹ以及凝血酶–抗凝血酶复合物均高于年轻人群[7-8]，同时体内血小板活性亦有所增强，这些改变增加了急性血栓形成的风险。然而，消耗性血小板降低、继发性纤溶功能亢进（表现为组织纤溶酶原激活物血浆水平升高）又增加了老年患者的出血风险，这种促凝–抗凝机制的异常是导致老年患者冠脉血运重建风险增高的因素之一。

管壁钙化、弹性蛋白的裂解、胶原纤维的交联增加了血管壁的硬度，导致老年患者收缩压升高，增加了左心室后负荷和心肌耗氧量；同时，老年患者的舒张压反而有所降低。冠脉的血流灌注主要在舒张期，舒张压的下降、冠脉的狭窄加重了心肌氧耗的供需失衡。此外，老年患者心脏的变时性功能往往有所减退，这些生理改变导致老年人群调节血流动力学波动的能力减退。

此外，老年冠脉血运重建患者往往存在多种合并症，包括肾功能减退、贫血等。PCI 术后的急性或长期不良事件与肾功能的恶化息息相关[9]，年龄是造影剂相关肾病的重要预测因子[10]。贫血是老年人群机体功能减退的常见表现之一，而贫血基线值是院内主要出血事件的一个重要预测因子[11]。

二、老年 NSTE-ACS 的风险评估

NSTE-ACS 患者须进行危险分层，风险评估有助于选择合适的血运重建策略，筛选出血运重建的获益人群及评判该类人群的预后。常用的危险分层工具有全球急性冠状动脉事件注册（global registry of acute coronary events，GRACE）预后评分、TIMI 积分等。

相较于非老年患者，老年 NSTE-ACS 患者存在不同的临床特点。老年 NSTE-ACS 患者常常缺乏胸痛表现或症状不典型，延迟了该类患者的早期诊断，降低了老年 NSTE-ACS 患者早期抗凝治疗的应用[12]。老年 NSTE-ACS 患者的心电图常常缺乏诊断价值，美国国家心肌梗死注册研究数据显

示，＜65 岁人群中心电图缺乏诊断价值的比例为 23％，而在≥85 岁的人群中这一比例上升为 43％[13]。老年 NSTE-ACS 患者心电图 ST 段压低、心肌损伤标志物升高、收缩压及心率的异常意味着心血管事件的相对风险更高。

虚弱是老年患者常见的临床综合征，是不良事件的独立预测指标。一项 meta 分析显示老年严重冠心病或心力衰竭患者虚弱发生率高达 50％～54％，调整了混杂因素后，老年虚弱患者全因死亡的危险比为 1.6～4.0[14]。Murali-Krishnan R 等发现[15]，虚弱患者 PCI 术后住院时间更长，30 天死亡率、1 年死亡率明显升高。Hamonangan R 等研究[16]表明老年虚弱患者择期 PCI 术后 30 天主要不良心血管事件（major adverse cardiovascular events, MACE）风险升高 1.6 倍。目前尚无公认有效的虚弱评分方法，但生理功能评价是鉴定虚弱的基本原则。尽管许多自我报告的方法得到了很好的验证，但临床医生更愿意依赖客观、标准的指标来评价身体功能的各个方面。因此，结合自我报告、临床检验指标的综合评分可能是反映虚弱的更佳方法，如 Fried 积分[17]、Green 积分[18]等。与其他指数相比，Green 积分在评价老年 ACS 患者预后方面表现更佳，甚至有优于 GRACE 积分的趋势[19]。

掌握常用的风险评估方法，熟悉老年 NSTE-ACS 人群的临床表现特点，将有助于指导该类人群的临床治疗决策。

三、老年 NSTE-ACS 患者的介入治疗策略

NSTE-ACS 患者存在两种介入治疗策略：侵入性策略建议患者常规行冠脉造影等有创性诊断评估。早期缺血指导型策略建议仅对以下人群行有创性诊断评估：①药物治疗失败者：顽固难治性心绞痛，或强化药物治疗下仍存在静息或轻微活动后心绞痛；②存在心肌缺血的客观证据（心电图存在动态改变，心肌水平的灌注缺损）；③临床预后指标（如 TIMI 积分、GRACE 积分）提示存在高风险[20]。

极少有直接针对老年 NSTE-ACS 患者血运重建的研究[21]。FRISC-Ⅱ 研究是第一个比较 NSTE-ACS 患者侵入性治疗策略和药物保守治疗策略优劣的随机对照研究，侵入性治疗策略组在介入干预前进行为期 4 天的药物治疗，属于"延迟"血运重建策略。结果显示侵入性治疗策略组 6 个月死亡或心肌梗死发生率、1 年死亡率较保守治疗组显著降低；相较于年轻患者，年龄≥65 岁的老年患者亚组死亡或心肌梗死发生率降低更明显，这种获益在两年随访时依然存在[22]。TACTICS-TIMI 18 研究比较了早期侵入策略（48 h 内）和保守治疗策略的优劣，其亚组分析显示，年龄≥65 岁的老年组，早期侵入组较保守治疗组 6 个月死亡或心肌梗死相对风险减少 39％；年龄≥75 岁的老年组，早期侵入组较保守治疗组 6 个月死亡或心肌梗死相对风险减少 56％；但年龄超过 75 岁的患者早期侵入组主要出血事件发生率明显升高（16.6％ vs. 6.5％，$P=0.009$）[23]。一项 5 年随访的 meta 分析表明[24]，与选择性侵入策略相比，常规侵入策略（包括部分早期侵入策略）能显著降低年龄≥65 岁老年人群的复合终点（包括心血管死亡、心肌梗死），但不能降低年龄＜65 岁人群的复合终点。Angeli F 等的 meta 分析发现，与选择性侵入策略相比，早期侵入策略能显著降低心肌梗死和全因死亡的复合终点，且这种获益在老年人群中更明显[25]。

老年 NSTE-ACS 患者心肌缺血症状常不典型，心电图常常缺乏诊断价值，常用的危险分层工具可能存在一定的缺陷。增加老年 NSTE-ACS 患者的随机对照研究，构建适合老年，尤其是高龄 NSTE-ACS 患者的危险分层工具将有助于进一步优化血运重建策略，改善其临床预后。对于老年 NSTE-ACS 患者而言，早期有创的诊断评估和血运重建是合理的治疗策略[20,26]。极高危患者推荐进行紧急冠脉造影（＜2 h），极高危因素包括：①血流动力学不稳定或心源性休克；②顽固性心绞痛；③危及生命的心律失常或心搏骤停；④心肌梗死机械性并发症；⑤急性心力衰竭伴难治性心绞痛和 ST 段改变；⑥再发心电图 ST-T 动态演变，尤其是伴有间歇性 ST 段抬高[27]。

四、老年 NSTE-ACS 患者的冠脉旁路移植术

冠脉旁路移植术（coronary artery bypass grafting, CABG）通常被认为是最有效的血运重建方法，多支病变、无保护左主干病变、严重钙化病变是 CABG 术的经典手术指征，非体外循环、小切口旁路移植（5～10 cm）等技术的发展进一步提高了 CABG 术的安全性和疗效。然而，近年来

PCI技术亦取得了显著进步，新一代药物洗脱支架（DES）、血管内超声（IVUS）、光学相干断层显像（OCT）、血流储备分数（FFR）、旋磨术等提高了PCI的疗效，增加了老年NSTE-ACS患者的选择。Weintraub WS等发现，年龄≥65岁的老年非急性心肌梗死多支病变患者，1年随访时CABG组与PCI组死亡率没有显著差异（6.24% vs. 6.55%），4年随访时CABG组死亡率较低（16.4% vs. 20.8%）[28]。Edward L等研究了3864例≥75岁多支病变患者，数据来源于纽约PCI及CABG临床注册、PCI上报系统及CABG上报系统。分为DES组、CABG组（各1932例），比较2.5年时死亡率、卒中/心肌梗死/死亡率、再次血运重建率，结果死亡率、卒中/心肌梗死/死亡率两组无显著差异，但DES组再次血运重建比例高[29]。

杂交手术，是近几年兴起的心脏领域前沿技术，把心脏外科手术与心内科介入治疗结合起来，常常采取左前降支-左内乳动脉桥，其余冠脉血管行介入治疗的策略。Harskamp RE等入选年龄≥65岁老年患者715例，杂交手术组患者与CABG组按照1∶4的比例进行匹配（杂交组143例，CABG组572例），两组30天主要不良心脑血管事件（MACCE）发生率无统计学差异；与CABG组相比，杂交组手术并发症、输血比例、胸管引流量、住院时间均明显减少，3年随访期间死亡率相似。该研究表明，与传统CABG术相比，在老年患者中采用杂交手术的策略是安全的，其长期疗效类似，同时具备手术简便、血制品需求少、恢复更快等优点[30]。

对于合适的老年NSTE-ACS患者，尤其是合并糖尿病或复杂三支病变（如SYNTAX评分>22），优选CABG是合理的[20]。考虑到急诊CABG术更高的手术死亡率，对于极高危需紧急血运重建的老年NSTE-ACS患者，杂交手术是可选择的策略之一。

五、老年NSTE-ACS患者的个体化药物治疗

脂肪组织增加，相对去脂体重下降；肝萎缩、肝血流减少及肝细胞色素P_{450}活性减低，均影响药物代谢的肝"首过效应"；增龄相关的肾功能减退，以上种种均影响老年人群对药物的反应，决定了老年NSTE-ACS患者的药物治疗宜个体化

决策。

常用的口服抗血小板药物包括阿司匹林、氯吡格雷、普拉格雷和替格瑞洛。一个meta分析显示[31]，冠心病二级预防中阿司匹林可降低血管性死亡、心肌梗死和卒中的相对风险22%，与年轻患者相比，年龄≥65岁的老年患者获益更明显。CURE研究表明[32]，阿司匹林联合氯吡格雷的双联抗血小板治疗可显著降低年龄≥65岁的老年NSTE-ACS患者的复合终点（包括心血管死亡、卒中、非致命性心肌梗死）。由于明显增加主要出血事件，普拉格雷不推荐应用于年龄≥75岁的老年患者[33]。PLATO研究显示[34]，与氯吡格雷相比，替格瑞洛降低总体人群缺血事件相对风险16%，但在年龄≥75岁的亚组人群中未显示出优势。糖蛋白（GP）Ⅱb/Ⅲa受体拮抗剂在老年NSTE-ACS患者中使用时须谨慎关注安全性、有效性和净临床获益，meta分析显示GPⅡb/Ⅲa受体拮抗剂的临床获益随着年龄增长呈下降趋势[35]。

老年NSTE-ACS患者中抗凝药物的使用存在一定的争议[36]。A to Z研究显示[37]，与普通肝素相比，年龄≥65岁的老年NSTE-AVS患者中依诺肝素存在轻微优势。相反，SYNERGY研究表明[38]依诺肝素、普通肝素在减少老年患者缺血事件方面无明显差异，依诺肝素反而明显增加主要出血事件。因此，推荐根据肾功能情况调整老年NSTE-ACS患者静脉用依诺肝素剂量。出于安全性考虑，老年PCI患者中直接凝血酶抑制剂（如比伐卢定）比肝素更具吸引力。ACUITY研究中[39]，比伐卢定与肝素联合GPⅡb/Ⅲa受体拮抗剂相比，两组在降低NSTE-ACS患者缺血事件方面无明显差异，但比伐卢定组出血事件明显减少，这种净临床获益在年龄≥75岁人群中更明显。

六、展望

增龄相关的病理生理改变决定了老年NSTE-ACS患者血运重建具有较高的死亡及不良事件发生率，但绝对及相对获益显著。围术期风险评估需要平衡风险及潜在的获益，根据危险分层、虚弱积分、并发症以及患者的依从性，选择理想的血运重建策略。此外，抗栓药物治疗宜个体化。尽管如此，老年NSTE-ACS患者何时以及如何行冠脉血运重建治疗依然是复杂的。未来应提高老年，尤其

是高龄 NSTE-ACS 患者在临床研究中的代表性。

（苏亚民　潘闽）

参考文献

[1] Kelsey SF，Miller DP，Holubkov R，et al. Results of percutaneous transluminal coronary angioplasty in patients greater than or equal to 65 years of age (from the 1985 to 1986 National Heart，Lung，and Blood Institute's Coronary Angioplasty Registry). Am J Cardiol，1990，66 (15)：1033-1038.

[2] Posenau JT，Wojdyla DM，Shaw LK，et al. Revascularization Strategies and Outcomes in Elderly Patients With Multivessel Coronary Disease. Ann Thorac Surg，2017，104 (1)：107-115.

[3] Batchelor WB，Anstrom KJ，Muhlbaier LH，et al. Contemporary outcome trends in the elderly undergoing percutaneous coronary interventions：results in 7，472 octogenarians. National Cardiovascular Network Collaboration. J Am Coll Cardiol，2000，36 (3)：723-730.

[4] Scheubel RJ，Zorn H，Silber RE，et al. Age-dependent depression in circulating endothelial progenitor cells in patients undergoing coronary artery bypass grafting. J Am Coll Cardiol，2003，42 (12)：2073-2080.

[5] Heiss C，Keymel S，Niesler U，et al. Impaired progenitor cell activity in age-related endothelial dysfunction. J Am Coll Cardiol，2005，45 (9)：1441-1448.

[6] Becker RC. Thrombotic preparedness in aging：a translatable construct for thrombophilias. J Thromb Thrombolysis，2007，24 (3)：323-325.

[7] Mari D，Mannucci PM，Coppola R，et al. Hypercoagulability in centenarians：the paradox of successful aging. Blood，1995，85 (11)：3144-3149.

[8] Sandhu K，Nadar SK. Percutaneous coronary intervention in the elderly. Int J Cardiol，2015，199：342-355.

[9] Reinecke H，Trey T，Matzkies F，et al. Grade of chronic renal failure，and acute and long-term outcome after percutaneous coronary interventions. Kidney Int，2003，63 (2)：696-701.

[10] Mehran R，Aymong ED，Nikolsky E，et al. A simple risk score for prediction of contrast-induced nephropathy after percutaneous coronary intervention：development and initial validation. J Am Coll Cardiol. 2004，44 (7)：1393-1399.

[11] Subherwal S，Bach RG，Chen AY，et al. Baseline risk of major bleeding in non-ST-segment-elevation myocardial infarction：the CRUSADE (Can Rapid risk stratification of Unstable angina patients Suppress ADverse outcomes with Early implementation of the ACC/AHA Guidelines) Bleeding Score. Circulation，2009，119 (14)：1873-1882.

[12] Alexander KP，Roe MT，Chen AY，et al. Evolution in cardiovascular care for elderly patients with non-ST-segment elevation acute coronary syndromes：results from the CRUSADE National Quality Improvement Initiative. J Am Coll Cardiol，2005，46 (8)：1479-1487.

[13] Alexander KP，Newby LK，Cannon CP，et al. Acute coronary care in the elderly，part I：Non-ST-segment-elevation acute coronary syndromes：a scientific statement for healthcare professionals from the American Heart Association Council on Clinical Cardiology：in collaboration with the Society of Geriatric Cardiology. Circulation，2007，115 (19)：2549-2569.

[14] Afilalo J，Karunananthan S，Eisenberg MJ，et al. Role of frailty in patients with cardiovascular disease. Am J Cardiol，2009，103 (11)：1616-1621.

[15] Murali-Krishnan R，Iqbal J，Rowe R，et al. Impact of frailty on outcomes after percutaneous coronary intervention：a prospective cohort study. Open Heart，2015，2 (1)：e000294.

[16] Hamonangan R，Wijaya IP，Setiati S，et al. Impact of Frailty on the First 30 Days of Major Cardiac Events in Elderly Patients with Coronary Artery Disease Undergoing Elective Percutaneous Coronary Intervention. Acta Med Indones，2016，48 (2)：91-98.

[17] Fried LP，Tangen CM，Walston J，et al. Frailty in older adults：evidence for a phenotype. J Gerontol A BiolSci Med Sci，2001，56 (3)：M146-56.

[18] Green P，Woglom AE，Genereux P，et al. The impact of frailty status on survival after transcatheter aortic valve replacement in older adults with severe aortic stenosis：a single-center experience. JACC CardiovascInterv，2012，5 (9)：974-981.

[19] Sanchis J，Bonanad C，Ruiz V，et al. Frailty and other geriatric conditions for risk stratification of older patients with acute coronary syndrome. Am Heart J，2014，168 (5)：784-791.

[20] Amsterdam EA，Wenger NK，Brindis RG，et al. 2014 AHA/ACC Guideline for the Management of Pa-

tients with Non-ST-Elevation Acute Coronary Syndromes: a report of the American College of Cardiology/American Heart Association Task Force on Practice Guidelines. J Am Coll Cardiol, 2014, 64 (24): e139-228.

［21］ Komócsi A, Simon M, Merkely B, et al. Underuse of coronary intervention and its impact on mortality in the elderly with myocardial infarction. A propensity-matched analysis from the Hungarian Myocardial Infarction Registry. Int J Cardiol, 2016, 214: 485-490.

［22］ Lagerqvist B, Husted S, Kontny F, et al. A long-term perspective on the protective effects of an early invasive strategy in unstable coronary artery disease: two-year follow-up of the FRISC-Ⅱ invasive study. J Am Coll Cardiol, 2002, 40 (11): 1902-1914.

［23］ Bach RG, Cannon CP, Weintraub WS, et al. The effect of routine, early invasive management on outcome for elderly patients with non-ST-segment elevation acute coronary syndromes. Ann Intern Med, 2004, 141 (3): 186-195.

［24］ Damman P, Clayton T, Wallentin L, et al. Effects of age on long-term outcomes after a routine invasive or selective invasive strategy in patients presenting with non-ST segment elevation acute coronary syndromes: a collaborative analysis of individual data from the FRISC Ⅱ-ICTUS-RITA-3 (FIR) trials. Heart, 2012, 98 (3): 207-213.

［25］ Angeli F, Verdecchia P, Savonitto S, et al. Early invasive versus selectively invasive strategy in patients with non-ST-segment elevation acute coronary syndrome: impact of age. Catheter Cardiovasc Interv, 2014, 83 (5): 686-701.

［26］ Badings EA, Remkes WS, Dambrink JH, et al. Timing of intervention in high-risk non-ST-elevation acute coronary syndromes in PCI versus non-PCI centres: Sub-group analysis of the ELISA-3 trial. Neth Heart J, 2016, 24 (3): 181-187.

［27］ 中华医学会心血管病学分会介入心脏病学组，中国医师协会心血管内科医师分会血栓防治专业委员会，中华心血管病杂志编辑委员会. 中国经皮冠状动脉介入治疗指南（2016）. 中华心血管病杂志，2016，44（5）：382-400.

［28］ Weintraub WS, Grau-Sepulveda MV, Weiss JM, et al. Comparative effectiveness of revascularization strategies. N Engl J Med, 2012, 366 (16): 1467-1476.

［29］ Hannan EL, Zhong Y, Berger PB, et al. Comparison of intermediate-term outcomes of coronary artery bypass grafting versus drug-eluting stents for patients≥75 years of age. Am J Cardiol, 2014, 113 (5): 803-808.

［30］ Harskamp RE, Puskas JD, Tijssen JG, et al. Comparison of hybrid coronary revascularization versus coronary artery bypass grafting in patients≥65 years with multivessel coronary artery disease. Am J Cardiol, 2014, 114 (2): 224-229.

［31］ Antithrombotic Trialist's Collaboration Collaborative meta-analysis of randomised trials of antiplatelet therapy for prevention of death, myocardial infarction, and stroke in high risk patients. BMJ, 2002, 324 (7329): 71-86.

［32］ Yusuf S, Zhao F, Mehta SR, et al. Effects of clopidogrel in addition to aspirin in patients with acute coronary syndromes without ST-segment elevation. N Engl J Med, 2001, 345 (7): 494-502.

［33］ Wiviott SD, Braunwald E, McCabe CH, et al. Prasugrel versus clopidogrel in patients with acute coronary syndromes. N Engl J Med, 2007, 357 (20): 2001-2015.

［34］ Wallentin L, Becker RC, Budaj A, et al. Ticagrelor versus clopidogrel in patients with acute coronary syndromes. N Engl J Med, 2009, 361 (11): 1045-1057.

［35］ Boersma E, Harrington RA, Moliterno DJ, et al. Platelet glycoprotein Ⅱb/Ⅲa inhibitors in acute coronary syndromes: a meta-analysis of all major randomised clinical trials. Lancet, 2002, 359 (9302): 189-198.

［36］ Belardi J, Manoharan G, Albertal M, et al. The influence of age on clinical outcomes in patients treated with the resolute zotarolimus-eluting stent. Catheter Cardiovasc Interv, 2016, 87 (2): 253-261.

［37］ Blazing MA, de Lemos JA, White HD, et al. Safety and efficacy of enoxaparin vs unfractionated heparin in patients with non-ST-segment elevation acute coronary syndromes who receive tirofiban and aspirin: a randomized controlled trial. JAMA, 2004, 292 (1): 55-64.

［38］ Lopes RD, Alexander KP, Marcucci G, et al. Outcomes in elderly patients with acute coronary syndromes randomized to enoxaparin vs. unfractionated heparin: results from the SYNERGY trial. Eur Heart J, 2008, 29 (15): 1827-1833.

［39］ Lopes RD, Alexander KP, Manoukian SV, et al. Advanced age, antithrombotic strategy, and bleeding in non-ST-segment elevation acute coronary syndromes: results from the ACUITY (Acute Catheterization and Urgent Intervention Triage Strategy) trial. J Am Coll Cardiol, 2009, 53 (12): 1021-1030.

第十章 动脉粥样硬化性心血管疾病的预防策略

一、从心脑血管疾病到动脉粥样硬化性心血管疾病（AtheroSclerotic Cardiovascular Disease，ASCVD）

心脑血管疾病是常见的备受关注的动脉粥样硬化性疾病，是威胁人类健康的重大疾病。过去的几十年，美国心脏协会/美国卒中协会（AHA/ASA）一直致力于冠心病、脑卒中及心血管病危险因素的防治，通过有效的防治措施，2009年美国心脑血管疾病较10年前下降25%，在欧洲冠心病的患病率较1980年下降50%，目前欧美等发达国家的心血管疾病已呈下降趋势[1-2]。然而，中国心血管疾病仍呈明显上升态势，心血管疾病的发病人数持续增加，今后10年心血管疾病患病人数仍将快速增长，目前心血管疾病死亡占农村及城市居民总死亡率的首位[3]。心血管疾病的防治仍应该是我国医疗工作的重点。

2013年ACC/AHA血脂指南首次提出ASCVD的概念，包括急性冠脉综合征、心肌梗死的病史、稳定性或不稳定型心绞痛、冠状动脉血运重建术、动脉粥样硬化性卒中或短暂性脑缺血发作（TIA）、动脉粥样硬化性外周动脉疾病。2014年美国国家血脂协会（NLA）指南对ASCVD做了进一步的解释，包括心肌梗死（MI）或其他急性冠脉综合征、冠状动脉血运重建术、TIA、缺血性卒中、外周动脉粥样硬化性疾病（含踝肱比<0.90），及其他有临床证据的动脉粥样硬化性疾病，如冠状动脉粥样硬化、肾动脉粥样硬化、继发于动脉粥样硬化的主动脉瘤、颈动脉斑块等疾病[4]。ASCVD并非一个新的疾病，而是全身动脉粥样硬化的总和，ASCVD这一概念阐明抗动脉粥样硬化治疗应该注重患者的整体性，策略应该更全面，抗动脉粥样硬化治疗不仅局限心、脑血管系统，还包括外周血管系统。

二、外周动脉疾病（peripheral arterial disease，PAD）是ASCVD的重要组成部分

PAD是ASCVD的重要组成部分，发病率仅次于冠心病及脑卒中。Criqui，M H等的关于PAD的流行病学分析，共入选34项研究112 027例参与者，结果显示，高收入国家45~49岁年龄组女性PAD的发病率为5.28%，而男性的发病率为5.41%，85~89岁年龄组女性PAD的发病率为18.38%，男性发病率为18.83%。中低收入国家男性PAD的总体发病率低于高收入男性，45~49岁及85~89岁两组的发病率分别为2.89%及14.94%。截至2010年，全球PAD患者有20 200万，过去的10年中低收入国家PAD的发病率增加28.7%，高收入国家增加13.1%，此研究提示，不分收入及性别，PAD在全球范围内流行，随年龄增长，PAD的患病率不断增加，且中低收入国家增长趋势更加迅猛[5]。作为一个发展中国家，我国PAD的发病率也在不断增加。

2012年一项流行病学研究显示，我国高血压患者PAD的总体患病率为9%，且随年龄的增长患病率增高，45~55岁、55~65岁、65~75岁三组高血压患者PAD的患病率分别为7.2%、8.6%、12%[6]。同时，一项多中心横断面研究结果显示，高龄糖尿病患者PAD的患病率极高，可达60.6%~70.99%[7]。肾功能不全患者PAD同样高发，我国一项纳入5279例心脑血管疾病或存在多重动脉粥样硬化危险因素的患者临床试验显示，肾功能不全组患者PAD的患病率明显高于肾功能正常组，分别为19.9%及8.3%（P<0.001)[8]。由于心脑血管疾病的有效防治，人们寿命逐渐延长，而年龄是PAD的重要危险因素，随着人们年龄增长，PAD的发生率逐渐升高，PAD

的预防也需要给予更多的重视。

三、ASCVD 的全面预防

动脉粥样硬化是血管的慢性炎症性病变，主要累及心、脑，以及外周的大中型动脉，导致脏器的缺血。高血脂、吸烟、高血压、糖尿病、高同型半胱氨酸、遗传变异及某些微生物感染是动脉粥样硬化的危险因素，上述因素引起内膜功能紊乱，出现动脉壁单核细胞聚集、平滑肌细胞移行及增殖、纤维组织形成，并可出现脂质核心及坏死物质，导致动脉粥样硬化，严重时可出现管腔丢失影响组织供血[9]。过去 30 年，通过有效的措施控制血脂、血压和戒烟，欧洲心血管疾病的死亡率下降超过50%，然而这一趋势正被肥胖、2 型糖尿病、年龄增长等因素减弱，ASCVD 的发生和发展是多种危险因素共同作用的结果，有效控制各种危险因素的预防策略，可使 ASCVD 患者获益更大[10]。

（一）生活方式管理是 ASCVD 预防的基石

生活方式的管理是 ASCVD 预防的基石，对于所有 ASCVD 患者应该优先选择生活方式管理，或者在良好生活方式管理的基础上联合抗动脉粥样硬化药物治疗。生活方式管理包括健康饮食，规律运动，控制体重，避免吸烟。对于中低危患者，在给予药物干预前，至少应有 3 个月生活方式管理；对于高危及极高危组患者，生活方式管理与药物治疗可同步进行。美国 NLA 血脂指南提出生活方式管理分四步走[4]。第一步是健康饮食、运动，减轻体重。减少饱和脂肪的摄入，饱和脂肪摄入量应小于总能量的 7%；每周≥150 min 中等到高等强度体育锻炼；超重或肥胖患者减轻体重 5%～10%。对于高危和极高危组患者，生活方式管理与药物治疗可同时进行。第二步，若血脂仍未达标，可加强第一步的干预措施，同时进行饮食调整，可寻求营养师及体育教练的帮助。第三步，若通过上述生活方式管理血脂可达标，则需要监测 6～12 个月，若血脂水平仍不达标，则可开始药物治疗。第四步是每4～12 个月监测生活方式管理效果。

（二）调脂治疗

血脂代谢异常是传统的 ASCVD 危险因素，大量的循证医学证据显示降低总胆固醇（TC）和低密度脂蛋白胆固醇（LDL-C），可有效减低 ASCVD 的发生和死亡率，TC 及 LDL-C 达标应该作为调脂

治疗的基本策略[11]。近期 NICE、NLA 等血脂指南提出非 HDL-C 是 ASCVD 的独立危险因素，特别是对高甘油三酯血症的患者预测价值更大，非HDL-C 的价值需要更多大型临床试验证实，然而绝大部分的药物临床试验以 TC 和 LDL-C 作为治疗目标。无论使用何种降脂方案，TC 及 LDL-C 达标仍然是 ASCVD 预防的基础，以降低甘油三酯及升高 HDL 为目标的预防策略目前仍缺乏证据[4,11]。

常见调脂药物包括他汀及非他汀两大类。从1987 年开始他汀类药物一直是调脂治疗的基石，大量的临床试验证实他汀类药物可显著减低心肌梗死及脑卒中等心血管疾病的发生率，若他汀类药物使 LDL-C 水平下降 1 mmol/L，主要心血管事件的风险可下降 20%[12]。非他汀类药物中胆汁酸螯合剂、依折麦布、烟酸等调脂药降 LDL-C 作用较突出；而贝特类、烟酸及 ω-3 脂肪酸降甘油三酯的作用较突出。新型调脂药物 PCSK9 单克隆抗体可通过升高 LDL 受体数量和提高 LDL 的清除率，在原有降脂方案的基础上使 LDL-C 水平再降低40%～70%[13]。

2013 年的 ACC/AHA 指南证实了四组他汀类药物治疗明显获益人群，建议对这四组人群开始中到高剂量他汀类药物治疗，这四组人群包括：ASCVD患者；年龄≥21 岁合并 LDL-C≥190 mg/dl 者；年龄 40～75 岁的糖尿病合并 LDL-C≥70 mg/dl 患者；年龄 40～75 岁，10 年 ASCVD 风险≥7.5%，且 LDL-C≥70 mg/dl 患者[14]。建议无禁忌证的患者以中到高强度的他汀类药物作为起始剂量，中等强度的他汀类药物使 LDL-C 降低 30%～50%，高强度他汀类药物使 LDL-C 降低≥50%。若血脂仍未达标，可增加他汀类药物的剂量或加用其他调脂药物[4]。

（三）高血压的治疗

高血压是冠心病、脑血管疾病、PAD 等疾病的重要危险因素，截至 2010 年高血压相关的死亡人数达 940 万，与 1990 年相比增加 210 万，且这一比例随年龄增长还在急剧上升[15]，控制血压也是 ASCVD 预防的重点。所有高血压患者及血压处于正常高值的患者都应进行生活方式管理，并根据血压水平及心血管疾病的总风险决定是否给予降压药物治疗。高血压 3 级、高血压 1～2 级极高危组患者需要开始药物干预；而对高血压 1～2 级高危组患

者进行药物干预也倾向于获益；对于高血压 1～2 级低、中危组患者，建议首选进行生活方式管理，若血压未达标可考虑药物干预；无症状高血压患者且无冠心病、肾病、糖尿病证据，建议使用 SCORE 评分决定高血压的干预方式。高血压治疗的靶目标具有个体差异，年龄＜60 岁人群目标血压应＜140/90 mmHg；年龄＞60 岁且收缩压≥160 mmHg 人群，建议将收缩压控制在 140～150 mmHg。高龄老年患者的最佳治疗目标仍缺乏临床证据，年龄＞80 岁人群建议将收缩压控制在 140～150 mmHg 以保证足够的脏器供血。现有的降压药包括利尿剂、ACEI 类、ARB 类、β受体阻滞剂及钙通道阻滞剂，在降压效力上无明显差异，均可用于高血压治疗[10]。

（四）糖尿病的治疗

2010 年中国疾病预防控制中心（CDC）调查估测我国 18 岁成人糖尿病患病率为 11.6%，成人糖尿病患者中绝大部分为 2 型糖尿病，少数为 1 型糖尿病，其他类型糖尿病所占比例更少[16]。ADVANCE 研究共纳入中国糖尿病受试者 3293 例（亚洲地区纳入人群总数为 4136 例），受试者基线特征显示，发生过心肌梗死的患者占 6.4%，而发生过卒中者占 13.9%[17]。ASCVD 是糖尿病首要致死原因，糖尿病的有效控制可减低 ASCVD 的发生率。

根据患者病情选择合适的降糖方案非常重要。初治患者口服降糖药一般首选二甲双胍，HbA1C ≥9% 可考虑二联使用口服降糖药。胰岛素一般作为三线治疗药物，超重肥胖者胰岛素应作为四线或五线治疗药物，避免胰岛素致体重增加。出现以下状况患者应首选胰岛素治疗：HbA1C＞10%～12% 或空腹血糖＞16.7 mmol/L 或最高血糖＞19.4 mmol/L；有明显糖尿病症状或消瘦；酮症。已经接受降糖治疗的患者若口服药物治疗效果不佳可考虑启动胰岛素治疗，如使用 2 种口服降糖药血糖仍不达标者；或超重肥胖患者服用 3～4 种口服降糖药血糖仍不达标者。降糖目标需要根据患者年龄、病程长短、预期寿命、低血糖风险等具体制定。对多数非妊娠成人 HbA1C 控制目标设为＜7% 是合理的；对部分年龄＜65 岁、糖尿病病程较短、预期寿命较长（＞15 年）且降糖治疗无明显低血糖反应及超重肥胖患者无体重增加等其他不良反应者，将 HbA1C 控制在 6.5% 以下也许是合理的；对高龄、低血糖风险高、预期寿命短、病程长

的患者可适当放宽降糖目标[18]。

（五）抗血小板治疗

阿司匹林在心肌梗死、脑卒中及 PAD 的二级预防中具有关键地位，无明显心脑血管疾病患者口服阿司匹林进行一级预防的策略尚存在争议。一项纳入 17 000 名受试者的 meta 分析显示，既往心肌梗死、脑卒中及 PAD 患者给予阿司匹林进行二级预防，与对照组相比，阿司匹林可显著减低脑卒中、冠心病再发，并能降低 10% 的全因死亡率，且临床获益大于出血风险；同时，此项研究还提出，无明显心脑血管疾病人群长期口服阿司匹林与对照组相比严重心血管事件的发生率并无明显获益，而消化道大出血及颅外出血风险每年增加 0.03%[19]。2016 年欧洲动脉粥样硬化学会（EAS）不推荐阿司匹林作为心血管疾病的一级预防药物。

（六）结语

动脉粥样硬化是全身性疾病，ASCVD 包括冠心病、脑卒中或 TIA、外周动脉粥样硬化性疾病等，ASCVD 是致死及致残的主要病因，高脂血症、高血压、糖尿病、肥胖等是 ASCVD 的重要危险因素，生活方式管理、降脂、控制血压、控制血糖、抗血栓等是有效预防 ASCVD 的策略，可降低 ASCVD 的发病率及死亡率。

（石健　贾楠）

参考文献

[1] Piepoli M F, Hoes A W, Agewall S, et al. 2016 European Guidelines on cardiovascular disease prevention in clinical practice. Rev Esp Cardiol (Engl Ed), 2016, 69 (10): 939.

[2] Jauch E C, Saver J L, Adams H P, et al. Guidelines for the Early Management of Patients With Acute Ischemic Stroke: A Guideline for Healthcare Professionals From the American Heart Association/American Stroke Association. Stroke, 2013, 44 (3): 870-947.

[3] 陈伟伟, 高润霖, 刘力生, 等. 《中国心血管病报告 2014》概要. 中国循环杂志, 2015 (07): 617-622.

[4] Jacobson T A, Ito M K, Maki K C, et al. National Lipid Association recommendations for patient-centered management of dyslipidemia: Part 1-executive summary. Journal of Clinical Lipidology, 2014, 8 (5): 473-488.

［5］ Fowkes F G，Rudan D，Rudan I，et al. Comparison of global estimates of prevalence and risk factors for peripheral artery disease in 2000 and 2010：a systematic review and analysis. Lancet，2013，382（9901）：1329-1340.

［6］ He M，Qin X，Cui Y，et al. Prevalence of unrecognized lower extremity peripheral arterial disease and the associated factors in chinese hypertensive adults. Am J Cardiol，2012，110（11）：1692-1698.

［7］ Escobar C，Blanes I，Ruiz A，et al. Prevalence and clinical profile and management of peripheral arterial disease in elderly patients with diabetes. Eur J Intern Med，2011，22（3）：275-281.

［8］ Bai H Y，Yang J G，Hu D Y. Study on the relation between peripheral arterial disease and renal insufficiency in high risk cardiovascular patients. Zhonghua Liu Xing Bing Xue Za Zhi，2011，32（6）：622-624.

［9］ Ross R. Atherosclerosis—an inflammatory disease. N Engl J Med，1999，340（2）：115-126.

［10］ Piepoli M F，Hoes A W，Agewall S，et al. 2016 European Guidelines on cardiovascular disease prevention in clinical practice. Europcan Heart Journal，2016，37（29）：2315-2381.

［11］ Catapano A L，Graham I，De Backer G，et al. 2016 ESC/EAS Guidelines for the Management of Dyslipidaemias：The Task Force for the Management of Dyslipidaemias of the European Society of Cardiology（ESC）and European Atherosclerosis Society（EAS）Developed with the special contribution of the European Association for Cardiovascular Prevention & Rehabilitation（EACPR）. Eur Heart J，2016，37：2999-3058.

［12］ Baigent C，Blackwell L，Emberson J，et al. Efficacy and safety of more intensive lowering of LDL cholesterol：a meta-analysis of data from 170 000 participants in 26 randomised trials. Lancet，2010，376（9753）：1670-1681.

［13］ Bou M S，Goldberg A C. Cardiovascular risk reduction：the future of cholesterol lowering drugs. Curr Opin Pharmacol，2016，27：62-69.

［14］ Stone N J，Robinson J G，Lichtenstein A H，et al. 2013 ACC/AHA Guideline on the Treatment of Blood Cholesterol to Reduce Atherosclerotic Cardiovascular Risk in Adults. Journal of the American College of Cardiology，2014，63（25）：2889-2934.

［15］ Lim S S，Vos T，Flaxman A D，et al. A comparative risk assessment of burden of disease and injury attributable to 67 risk factors and risk factor clusters in 21 regions，1990—2010：a systematic analysis for the Global Burden of Disease Study 2010. Lancet，2012，380（9859）：2224-2260.

［16］ Xu Y，Wang L，He J，et al. Prevalence and control of diabetes in Chinese adults. JAMA，2013，310（9）：948-959.

［17］ Woodward M，Patel A，Zoungas S，et al. Does glycemic control offer similar benefits among patients with diabetes in different regions of the world? Results from the ADVANCE trial. Diabetes Care，2011，34（12）：2491-2495.

［18］ 中华医学会内分泌学分会. 中国成人2型糖尿病患者动脉粥样硬化性脑心血管病分级预防指南. 中华内分泌代谢杂志，2016，32（7）：540-545.

［19］ Baigent C，Blackwell L，Collins R，et al. Aspirin in the primary and secondary prevention of vascular disease：collaborative meta-analysis of individual participant data from randomised trials. Lancet，2009，373（9678）：1849-1860.

第十一章　老年急性冠脉综合征患者的心脏康复

一、前言

心脏康复（cardiac rehabilitation，CR）的发展历史被人们所熟知，从 20 世纪 60 年代在美国被首次正式提出到如今的蓬勃发展，经历了"静态-动态-有度"几个阶段。随着人类对健康品质有更高要求以及循证医学的发展，医生对疾病的治疗不再只是"一时地解决问题"，而是"更久地维护"。急性冠脉综合征（acute coronary syndrome，ACS）作为一种明显的增龄性疾病，已成为威胁人类生命的最大问题。而老年 ACS 患者的康复治疗存在特殊性，如何更好地进行治疗，需要进一步加以讨论。

二、相关定义

1. 老年

"老"的定义是有一个变迁的过程的。1875 年时还普遍认为 50 岁以上者为老年人，但随着社会的发展和平均寿命的延长，目前世界上普遍接受的年龄界限为 60～65 岁（发达国家一般采用 65 岁，WHO 目前还使用 60 岁）[1]。

2. 急性冠脉综合征（acute coronary syndrome，ACS）

急性冠脉综合征是一组临床疾病，多数和胸痛症状相关，包括 ST 段抬高型 ACS（ST-segment elevation ACS，STE-ACS）和非 ST 段抬高型 ACS（non ST-segment elevation ACS，NSTE-ACS）。前者通常指急性胸痛合并心电图 ST 段持续抬高（>20 min）的患者，最终多演变为 ST 段抬高型心肌梗死（ST-segment elevation myocardial infarction，STEMI），主要的治疗方式为介入或溶栓等再灌注治疗。后者心电图变化可包括一过性 ST 段抬高、持续或一过性 ST 段压低，T 波倒置、低平或假性正常化，或者心电图正常。NSTE-ACS 临床谱包括从就诊时无症状到进行性缺血、血液动

力学不稳定或心搏骤停[2]。

3. 心脏康复治疗（cardiac rehabilitation，CR）

CR 是指以医学整体评估为基础，通过药物、运动、营养、心理、戒烟五大核心处方的联合干预，为患者在急性期、恢复期以及整个生涯中提供从生理、心理到社会诸多方面的全面和全程管理、服务及关怀[3]。

三、背景

冠心病是威胁健康的主要非传染性疾病。随着人群医疗意识的改善和医疗技术的进步，世界整体发病率是逐步下降的，尤其是发达国家[4]，但是死亡率却在升高[5]。根据 2014 年报告显示，中国 2010 年冠心病的死亡率较 1990 年上升了 31.6%，至 2014 年发病人数达到 2.9 亿，占城市居民死亡的 41.9%，农村死亡的 44.8%[6]，并且在过早死亡原因中排至第二位（第一位是脑卒中）。对世界心血管疾病死亡率一/二级预防有效性的研究发现，各国一级预防对减少心血管病死亡率的作用占 50%～74%，二级预防作用占 24%～47%，可见一/二级预防对减少各国心血管病死亡非常重要[7]。而经皮冠状动脉介入治疗（percutaneous coronary intervention，PCI）的开展，尤其是对急诊 PCI 实施中 D-to-B（Door to Balloon）时间的把握，使死亡率进一步下降。在美国，75% 非转运 STEMI 患者 D-to-B 时间<90 min，大大提升了救治的成功率[8]。国内在这方面还有很大的提高空间。

心脏康复治疗已经走过了半个世纪，在经历了理念的转变和调整后，在西方国家逐步完善和健全起来。在经典教科书里，心脏康复有独立的章节[9]，虽然篇幅短小，但可以证明它已成为心脏病学界普遍的共识。在美国及欧洲，还有独立的指南，并定期更新[10]。中国的心脏康复治疗开始于 20 世纪 80 年代，2007 年成立"中国心脏康复"合

作项目，2015 年成立了心脏康复专业委员会，推出了自己的康复治疗指南（试行本），并且在各类会议中向专科医生积极推广。同时，各三级甲等医院还建立了专门的心脏康复门诊，帮助患者解决实际的问题。但对于治疗的实施情况，并没有确切的数据统计。2016 年 2 月在厦门举行的心脏康复会议中，台湾的医师进行了专题汇报，其中提到Ⅱ期康复时，大量的患者流失，比例超过 50%。在欧美国家，虽然社会加大了宣传、增加了资金投入，但是转诊率和参与率在 30%～50%[11]，Ⅱ期参与率低于 50%，比例相当。所以，就康复治疗本身而言，形势并不乐观。

四、康复前评估

进行康复前评估是非常必要的，只有对患者和病情全方位地认知，才能更好地制订康复计划。评估包括：一般性评估、生活评估、心理/精神评估、体能评估、心肺风险评估，共 5 个方面。但需要注意老年人的特殊性，部分老年人已不具备独立生活甚至完整表达的能力，所以需要更认真地评估其状态、了解其意愿。全面评估需要在康复方案制订前进行，但是治疗中仍需要定期评价。

（一）一般性评估

1. 病史及基础信息采集

（1）基本信息。

（2）现病史：该部分是一般性评估的重点，主要了解与运动相关的疾病情况、日常活动耐受情况。心血管情况需要特别注意：发病时间、诊断时间、末次发病情况及时间、治疗情况、目前用药情况、是否接受介入治疗、介入治疗报告血管情况、入路情况及处理、心功能 NYHA 分级、心绞痛 CCS 分级，可以给予 GRACE 评分及十年风险评估预测患者后续发病情况。

（3）既往史：心血管疾病危险因素相关疾病、外伤及手术史、呼吸/运动/神经系统疾病史、慢性疼痛情况、便秘、打鼾及尿失禁等。

（4）个人史：烟酒史、家族史、饮食/营养/睡眠及其他情况。

（5）社会心理精神问题：压力、抑郁、焦虑等。了解与同住子女的关系及医疗意愿（是否有指定代理人，以及对生命支持治疗的看法）。

（6）治疗依从性：是否可以坚持服药、复诊以及完成康复治疗。

2. 体格检测

（1）一般体格检查：注意精神状态、营养水平相关检查。

（2）循环及呼吸系统检测：系统查体、外周血管检查、水肿以及胸腹部手术愈合情况。

（3）神经、骨骼、肌肉系统功能检测：注意运动能力相关检查，以及肌肉、体脂含量等。

3. 实验室检查

血脂（七项）、血糖（包括糖化血红蛋白）、凝血、肝肾功能、电解质、B 型脑钠肽、血气、血红蛋白含量等，必要时可追加口服葡萄糖耐量试验、心肌酶等项目。

4. 辅助检查

心电图、胸片、心脏超声、心脏核素检查、心脏磁共振成像、心脏冠状动脉 CT、冠状动脉造影（根据情况选用）。

（二）生活评估

生活评估实际分为一般性生活评价（basic activities of daily living，BADLs）以及工具性生活评价（instrumental activities of daily living，IADLs）。前者是指每日生活的自理活动以及基本身体活动能力；后者主要是高级技能，比如社区中独立生活的关键技能以及工具的使用情况。

常用的 BADLs 包括：Barthel 指数、Katz 指数、功能独立性评定、改良 PULSES 评定量表、修订的 Kenny 自理评定等。常用的 IADLs 包括：工具性日常生活活动能力量表、Frenchay 活动指数、功能活动问卷（FAQ）、快速残疾评定量表（RDRS）等。目前常用的几种是：①Katz 日常生活活动能力量表（katz BADLs）[12]；②Barthel 日常生活活动能力量表[13]；③Lowton 工具性日常生活活动能力量表（Lowton IADLs）[14]。

由于问卷是患者本人填写，所以需要医生进行二次评估。医生需要了解患者的一般情况，还应考虑到生活环境、心理情况、依赖性、生活水平和文化素养等方面，避免错误估计。评价时可以向家属了解情况，重复评价需要在同一环境或条件下进行。同时需要强调，卧床不等于功能全部缺失，应进行更进一步的详细评价。

（三）心理/精神评估

该项评估对于老年人是非常重要的，可以很好地反映待评估人的整体状态，判断其回答问卷和表现的真实性，同时也是疾病进展和个人依从性很好的风向标。需要评估认知、生活质量、精神状态、个性及感情特征以及睡眠质量。下面推荐一些量表，可以选择使用：①认知能力（MINI-COG™痴呆筛查量表）[15]；②简易精神状态量表（MMSE）；③世界卫生组织生活质量量表及简表（WHOQOL）；④西雅图心绞痛量表（SAQ）；⑤9条目患者健康问卷（快速抑郁评估，PHQ-9）[16]；⑥老年抑郁量表（简洁版，GDS）[16]；⑦症状自评量表（SCL-90）；⑧匹兹堡睡眠质量评定量表；

以上量表结果如果确实存在明显异常，需要专科就诊处理。

（四）体能评估

1. 身体成分评估

身高、体重、BMI、腰臀比、体脂含量、肌肉保有量等。

2. 心肺功能评估

见后。

3. 肌肉能力评估

最大力量 1-RM 测试适合健康人及低危患者，对于老年 ACS 患者，往往不能耐受或配合，可以进行 X-RM 测试。X-RM 测试是指：尽最大努力，在动作标准下技能完成 X 次负荷重量。X 值一般为 10～15。徒手肌肉评定方法可以得到状态评定情况而非精确数值，比如俯卧撑、30 s 手臂屈曲试验、30 s 椅子站立试验、1 min 仰卧起坐试验、2.4 m 起身行走试验、爬楼梯试验等。

4. 柔韧性评估

坐椅式前伸试验（下肢、下背部），背抓试验（肩部），转体试验（躯干）等。

5. 平衡性评估

老年人平衡功能往往较差，评估中需要掌握好难易程度、注意保护。难度：睁眼到闭眼、支撑面大到小、测试表面坚硬到柔软，静态到动态。

（五）心肺风险评估

常用的评价方法包括心肺运动试验（cardiopulmonary exercise testing，CPET）和心电运动试验，前者为最常用方式，是评价心血管康复风险的重要手段，是心肺储备功能检测的金标准。也可以根据情况选择徒手 6 min 步行试验（具体操作不再赘述，注意测试前进行 Borg 评分）。

1. 目的

用于评价健康状态、运动耐量，疾病鉴别诊断，评价干预措施效果，制订运动处方及外科手术风险评估等。

2. 分类

根据使用设备分为采用运动平板、采用踏车等；根据功率大小分为极量、亚极量和低水平等；根据运动终点分为症状限制性及靶心率等；根据运动部位分为上肢、下肢运动等。值得注意的是：

（1）设备选择：踏车峰值耗氧量 VO_2max 比平板低，但安全性好。对于平衡性差的老人，推荐脚踏车方案；对于关节活动明显受限的，可选择手臂摇车方案；对于实在不能接受上述方式的，可采取 6 min 步行试验或代谢当量问卷。

（2）具体方案：目前踏车方案多选用斜坡式递增方案（Ramp 方案），目前多用 Ramp10 方案，具体为休息 3 min 后，先进行 3 min 无负荷踏车，而后每 6 s 增加 1W，至运动峰值。运动平板多采用分级递增方案（Bruce 方案或 Naughton 方案）。

（3）功率大小：低水平运动试验适合急性心肌梗死（acute myocardial infarction，AMI）后 1 周左右的患者，运动时限制最大心率＜100～120 次/分，收缩压增加≤20～40 mmHg；亚极量运动试验适合无症状冠心病及健康人群，目标心率达到最大心率的 85%，相当于 195－年龄。症状限制运动试验则要等 AMI 后 14 日以上，要求患者坚持运动直到出现症状、体征、ST 段下降＞1 mm、血压下降或过高。

3. 具体操作

（1）仪器校对：略。

（2）受试者评估：排除禁忌证。

【绝对禁忌证】AMI 2 天内；未控制不稳定心绞痛（unstable angina pectoris，UAP）；未控制心律失常，引发血流动力学不稳定；有症状严重的主动脉狭窄；急性心内膜炎；失代偿心力衰竭；急性肺栓塞、肺梗死或深静脉血栓形成；急性心肌炎或心包炎；急性主动脉夹层；残疾人或不能完成实验的。

【相对禁忌证】已知左主干狭窄；中重度主动脉狭窄，与症状关系不明确；未控制心动过速；获得性高度或完全房室传导阻滞（atrioventricular block，AVB）；严重的梗阻性肥厚型心肌病；近期脑卒中或短暂性脑缺血发作；静息血压＞200/110 mmHg；其他未纠正临床问题，如严重贫血、电解质紊乱、甲状腺功能亢进等；难以配合的患者。

（3）操作：如下所述。

【受试者】试验前 3 h 不能进食，正常服药，少量饮水，衣着舒适，了解并发症（同平板运动试验），签署知情同意书。

【心电图及血压监测】静息下卧位 12 导联心电图及血压，监测电极粘贴，心电图实时监测，每隔 5～15 min 测量一次血压。

【方案选择】因人而异，逐步递增，总时间在 8～12 min 为宜。

【终点设置】鼓励尽力而为，有严重异常需要立即停止。

（4）运动终点：指征如下所述。

【绝对指征】ST 段抬高＞1.0 mm，但无陈旧性心肌梗死（old myocardial infarction，OMI）产生的病理性 Q 波（aVR、aVL、V_1 除外）；血压下降＞10 mmHg，同时伴有其他缺血证据；中重度心绞痛发作；中枢神经系统症状；低灌注表现；持续性室性心动过速（室速）或其他导致运动时低心排血量的心律失常，比如二度或三度房室传导阻滞（AVB）；存在监测困难；本人要求停止试验。

【相对指征】可疑心肌缺血，J 点后 60～80 ms ST 段水平压低或下斜压低＞2 mm；血压下降＞10 mmHg，但不伴有其他缺血证据；进行性胸痛；出现严重乏力、气促、喘息、下肢痉挛或间歇性跛行；非持续性室速的心律失常，比如多形室性期前收缩、室性期前收缩三联律、室上性心动过速、心动过缓等；血压过度升高，SBP＞250 mmHg，DBP＞115 mmHg；运动诱发束支传导阻滞不能与室速鉴别的。

5）主要指标：峰值耗氧量（VO_2 max）；无氧代谢阈值（anaerobic threshold，AT）；峰值呼吸交换率（peak respiratory exchange rate，Peak RER）；二氧化碳通气当量斜率（VE/VCO_2 slope）；运动震荡通气（exercise oscillatory ventilation，EOV）、运动心率、运动血压等。

老年人心肺运动负荷试验的峰值 VO_2 和 AT 客观性优于 NYHA，对老年女性而言，单纯左室射血分数（left ventricular ejection fraction，LVEF）评价心功能风险并不准确，而生理评估（峰值 VO_2/kg）则较为可靠。采取方式上，心肺运动试验（CPET）更为安全合理。Ⅰ期可采用低水平次极量运动负荷试验，评价生活状态安全范围，帮助回归家庭和社会；Ⅱ～Ⅲ期可采用症状限制性运动试验，确定患者心肌缺血阈值及最大功能能力，获得运动安全系数，确定靶强度。

五、康复治疗概述

康复治疗本身是个复杂的过程，需要一个团队的配合而非一位医生就可以独立完成。团队中需要内科医生、护士、物理治疗师、营养师、药剂师、社会工作者以及一位康复治疗的总体安排和协调人员，如有必要还可以安排运动治疗师、心理医生及一位内科宣教人员。主要方面包括：药物、运动、营养、戒烟、心理与睡眠、教育及生活指导以及电子医疗，其中运动治疗是主要部分。

六、运动治疗

运动治疗[17]分为 3 期。Ⅰ期运动治疗可以改善患者心脏舒张功能，心肌代谢，改善微循环及自主调节，缩短住院时间，减少再住院率；Ⅱ期运动治疗在指导下进行有氧运动、适当阻抗运动及柔韧性运动，纠正不良生活方式，指导生活和行为；Ⅲ期运动治疗维持已有的健康生活方式及习惯。由于我国目前 ACS 在院时间多在 7 日左右，所以Ⅰ期远不能达到上述目标，故Ⅱ期作为Ⅰ期的延续就格外重要。低危患者无需监护，中危间断监护，高危持续监护。

老年人群相对脆弱，多具有多脏器功能退化、多系统疾病共存等问题，其康复治疗的需求和难度远高于其他，尤其治疗的安全性需要格外的关注。针对老年人的特点，康复治疗中需要更全面和系统地评估患者的情况，因人而异地制订方案，同时还要照顾到老人运动能力、心理承受、睡眠、社会支持、药物使用等多方面问题。总体上，方案应遵循个体化、灵活化、安全性、可行性、循序渐进的方法进行。

（一）Ⅰ期运动治疗

Ⅰ期在住院期间进行，包括早期教育、评估、运动及生活指导。评估情况由上可知。一般的康复工作从入院即开始进行，但对于 ACS 患者，入院时病情往往不稳定，可延迟至 7～10 日，一般 48 h 内不推荐进行。主要适合人群：8 h 内无胸痛发作者；无明显失代偿心力衰竭发作者；8 h 内无新发心律失常或心电图改变者。运动循序渐进，避免影响卧床休息，保持关节活动度和肌肉强度，从被动到主动，从卧位到坐位、双腿下垂、床旁站立、床旁行走、室内步行、四肢适当负重活动或固定踏车。在院期间需要在监护下进行，强度 1～3.5 能量代谢当量（metabolic equivalent，METs），心率增加<24 次/分，总心率<120 次/分（服用 β 受体阻滞药需调整）或 Borg 评分<12 分。2～3 次/天，6～7 次/周。出院前可完善次极量运动试验或 6 min 步行试验，也可行功能评估或症状限定分级的运动试验，指导院外活动及运动。

（二）Ⅱ期运动治疗

Ⅱ期作为Ⅰ期的延续自出院后即开始，时间一般 6 周～6 个月，PCI 或冠状动脉旁路移植（coronary artery bypass grafting，CABG）术后患者一般在术后 2～5 周开始，较Ⅰ期在评估、教育、活动指导方面都有进展，增加每周 3～5 次中等强度运动。同时要进行疏导，使之回归社会、解除担忧。老年人的运动量需要根据本人评估情况加以调整。

1. 入选人群

ACS 恢复期、稳定性心绞痛、PCI 及 CABG 6 个月内患者。

2. 需延缓进行的人群

UAP 发作期，心功能Ⅳ级，未控制严重心律失常，未控制高血压（静息下 SBP>160 mmHg，或 DBP>100 mmHg）。

3. 主要内容

风险评估、常规运动康复、纠正不良生活习惯、日常生活指导。在风险评估方面，每部指南包括的稍有不同，但主旨差异不大：

1）低危：①运动试验中/后无心绞痛症状、心电图缺血或复杂心律失常表现，心血管反应正常，运动功能储备≥7 METs。②非运动试验中静息 LVEF>50%；AMI 溶栓或血运重建顺利无并发症；无心理障碍；静息时无复杂心律失常；无心力衰竭表现；肌钙蛋白正常。

2）中危：①运动试验中/后中等运动（5～6.9 METs）或恢复期出现心绞痛症状或缺血。②非

运动试验中静息下 LVEF 40%～49%。

3）高危：①运动试验中/后低水平运动（<5 METs）或恢复期出现心绞痛症状或重度心电图缺血表现（ST 段压低>2 mm）；运动中出现血流动力学变化或运动恢复期出现显著的运动后低血压。②非运动试验中静息 LVEF<40%；有心搏骤停或猝死病史；静息下复杂心律失常；AMI 血运重建后合并心源性休克或心力衰竭，或遗留心肌缺血的症状或体征；严重的心理障碍；肌钙蛋白升高。

4. 具体实施

经典的运动程序包括 5～10 min 准备活动，30～90 min 训练，以及 5～10 min 放松运动。次数在 25～36 次之间。

1）有氧运动：一般中等强度，起始可以是最大运动量的 40%～50%，体能较好者可以到 80%～85%。每次 20～40 min，从 20 min 逐步增加，频率 3～5 次/周。形式可以因人而异，步行、慢跑、划船、骑车、游泳、器械等。确定强度的方法：①无氧阈法：无氧阈相当于最大摄氧量的 60% 左右，是冠心病患者的最佳强度，此参数需要通过 CPET 确定；②心率储备法：需要掌握心率计算公式，即（运动最大心率－静息心率）×0.3～0.6＋静息心率，为适合运动强度；③靶心率法：不需要计算，在静息心率基础上增加 20～30 次/分即为适合强度；④自我感知劳累程度分级法（主观用力分级）：多采用 Borg 评分，一般建议在 12～16 分之间。有条件的情况下，一般推荐前两种。

2）阻抗运动处方：阻抗运动是一系列中等强度的持续、缓慢、大肌群、多次重复的肌肉力量训练，一般采取循环阻抗方式。研究表示等张性短距重量训练是安全、有益的。考虑到社区配置和费用，徒手及弹力带训练是高效、经济-效益比合理的方式。老人可每次训练 8～10 个肌群，每个肌群训练 1～2 组，每组重复 15～25 次，每周每个肌群训练 2～3 次。推荐按 Borg 评分 11～13 分的范围运动。阻抗运动，尤其 AMI 后、CABG 术后患者需要谨慎。时机选择：PCI 术后至少 3 周，且最初 2 周应在监护下进行；AMI 或 CABG 术后至少 5 周，前 4 周建议在院内监护下进行；CABG 术后 3 个月不应进行高强度上肢训练，以免影响手术愈合。

3）柔韧性处方：可以每天进行，每个部位6~15 s，逐渐增加时间，有牵拉感但不觉得疼痛，总时间 10 min 左右，每周 2~3 次。

4）平衡训练：注意避免摔伤，逐步增加难度，频率 5~10 分/次，3~5 组/天，2~3 次/周。

5. 注意事项

老年人全身动脉硬化、动脉弹性明显下降，执行运动程序时需要严格按三部曲进行：准备活动、活动调整期、恢复期。

1）频率：建议改变 3 次/周的运动刺激方案，选择 10 分/次×（2~3）次/日，把运动时间分配在全周。此方案对大多数活动能力<5 METs 的患者较为合适。对于运动能力较强的老年患者，也可使用 30 分/次×5 次/周的方案。

2）强度：由于社区条件有限，所以最便捷的方式仍为心率法（即 Karvonen 法），一般范围限定在 40%~75%。自觉疲劳程度标尺法更易实施，但自我表述的准确性不高，故建议配备心率表监测。所有均以"发生症状"为运动强度上限的绝对标准，活动必须低于该阈值，上限一般设置在"症状发生心率（次/分）－（10~12）"。

3）持续时间：大多数 CHD 患者运动调整期的最佳时间为 20~40 min，老年人体能差者可适当减少或采取间歇方案，单次强度低者可适当延长，每次适应的周期可在 3~6 个月，逐步增加。

（三）Ⅲ期运动治疗

又称为社会性第 3 阶段康复治疗，主要在院外进行。入选标准：①心血管事件后病情稳定或稳定性心绞痛患者；②已证实可能自心脏康复中获益的患者；③由医生推荐者；④入选 3 个月内完成一次运动心电图检查者；⑤证实能够负担相关费用者。排除标准：①已完成规定目标者；②能够独立继续保持进步或正接受非正规程序者；③不符合安全指南规定者；④医学上的不稳定状况者。运动方式：需要因地制宜，有氧、阻抗、柔韧相结合，选择个人喜欢、易于完成的项目，或者选用当地常见的方式，例如蹬车、步行、太极拳、八段锦等方式。

三个阶段运动治疗内容总结于表 11-1。

表 11-1 ACS 患者心脏运动康复三个阶段总结			
	第 1 阶段	**第 2 阶段**	**第 3 阶段**
时间窗	住院：病情不复杂者 7~10 天	院外：出院即开始；持续 6 周至 6 个月	院外：第 2 阶段完成后开始；持续进行
设施条件	心脏监护病房；下级病房	无需监督在家运动或在门诊心脏康复中心监护下运动	无需监督在家运动或无需监护在公共机构指导下运动
运动目标	避免影响卧床休息；保持关节活动度和肌肉强度	提高心肺功能	保持或提高心肺功能
运动强度	静息心率＋（12~24）次/分（服用 β 受体阻滞药需调整）；1~3.5 METs	由次极量运动试验决定或静息心率＋12~24 次/分至最大心率 120~130 次/分；3~5.5 METs	症状限定分级的运动试验峰值心率的 70%~85%；运动强度由症状限定
持续时间	达 8~12 min；由间断地活动发展至连续运动	至少 8~12 min；逐渐发展至 30~45 min 的连续运动	30~50 min 的连续运动
运动频率	2~3 次/天，6~7 次/周	1~2 次/天，6~7 次/周	3~7 次/周
运动形式	关节活动；柔软体操；四肢佩戴 0.5~1.0 kg 沙袋活动；离床活动；固定式脚踏车	柔软体操，四肢负重 2.3~3.2 kg 活动，后期个别可负重 5.4~6.8 kg；步行；固定式脚踏车；游泳；循环训练（包括曲柄臂、墙滑车）	柔软体操，四肢负重不超过 6.8 kg 活动，或由医生决定步行；慢跑；固定式脚踏车；游泳；循环训练
运动试验	功能评估或症状限定分级的运动试验	心肌梗死后 6~8 周，以及开始第 3 阶段前完善症状限定分级的运动试验	每年一次症状限定分级的运动试验，或由医生决定

七、药物处方

药物处方主要针对各种危险因素及治疗方式进行。根据当前指南推荐，将血压、血脂、血糖控制在一定范围，根据不同预后进行管理。比如血糖，预期寿命＞10 年者，目标 HbA1c＜7.0%，空腹＜7.0 mmol/L，餐后＜10.0 mmol/L；而预期寿命＜5 年者，目标 HbA1c＜8.5%，避免严重高血糖（＞16.7 mmol/L），消除尿糖、避免并发症是主要目的[18]。同时需要注意药物间的相互作用及可能对老年人造成的不良影响[19]。

八、营养处方

营养处方同样是需要在评估后制定的。筛查一般在 65 岁以上、生存期＞3 个月的患者中进行。国内现用的评定方法主要是微营养评定法（mini nutritional assessment-short form，MNA-SF）及 2002 营养风险筛查（nutritional risk screening 2002，NRS2002），也可以使用 WHO 的慢性病危险因素阶梯式监测 STEPS 核心膳食条目评估饮食及营养情况。除了《中国居民膳食指南》以外，需要考虑老年人的病史、进食及吸收情况，在保证基础热量、膳食成分摄入、微量元素摄入的情况下，增加随访及院外管理，总体时间 3～6 个月。步骤基本保证：评估-制定个体化方案-教育及指导-跟踪[20-21]。

九、戒烟处方

吸烟是绝对被禁止的。戒烟流程：询问、建议、评估、制定计划，处理戒断症状，指导药物使用，提供教育及资料等。对没有戒烟意愿的患者采取"5R"法干预（相关性、危害、益处、障碍、重复）。

十、心理、 教育及生活指导以及 电子医疗

1. 心理干预

老年人心理个体差异大，容易出现焦虑、紧张、抑郁、失眠及社会孤立感，所以心理疏导对于老年患者格外重要，可遵循《双心处方中国专家共识》。

2. 教育及生活指导

定期进行患者教育。

3. 电子医疗

结合互联网技术探讨电子康复医疗体系的建立和实施。

十一、中西医结合

结合祖国医学的精髓，开展中西医结合的心脏康复，是未来中国心脏康复方法走向世界的根基。老年人 ACS 的中西医结合康复可有以下四个途径：一是可结合如穴位敷贴、中频治疗、离子导入等中医外治的方法；二是中药的辅助治疗；三是结合中医的太极拳、八段锦等方式进行康复；四是可结合辩证施膳的方式进行营养支持。目前我国较多医院开展了卓有成效的中西结合的心脏康复项目，取得了较好的临床疗效。

十二、推荐重点

1. 老年人 ACS 康复前评估

须重点确保后续康复治疗的安全性，应该特别留意既往病史和诊疗经过，注意冠脉和心功能的评估，全身脏器功能的评估及生活自理能力、生活治疗的评估。

2. 运动康复

在考虑评估结果、危险分层、患者情况、项目标准和可利用资源后，开展Ⅰ、Ⅱ、Ⅲ期的康复运动治疗。运动处方应包括：运动形式（M）、频率（F）、强度（I）、持续时间（D）。

3. 慢病康复管理及依从性

积极对老年患者进行依从性教育，确保康复的持续性和有效性。

4. 中西医结合的心脏康复

十三、目前的问题

1. 缺乏基础数据的铺垫

由于国内目前的治疗除遵循指南外，还有很多的随意性，所以没有明确的标准化治疗模式，这使很多数据的可信性降低、随机性增加，每家医院的数据间不能很好地融合。在循证医学和大数据时代，缺少准确的数据支撑，就很难找到有效的切入点，为中国治疗指南撰写增加了相当的难度。

2. 基础治疗的不足

由于医疗资源的不均衡，很多地区在大范围内都不具备急诊 PCI 甚至溶栓的治疗条件，这对挽救

患者心肌和生命，以及提高以后的生活质量设置了巨大的难题。如何缩短有条件医院 D-to-B 时间，如何规范溶栓治疗及后续药物治疗，是需要不断的社会支持及政府扶植的。

3. 人群认识的不足

由于中国长时间医疗条件有限，所以大部分患者仍将所有注意力集中在发病期间的药物或手术治疗，对长期的药物治疗及疾病管理知之甚少，甚至没有进一步管理的概念。这是需要政府社会广泛宣传的，需要重新建立新的理念，单纯靠一个人一家医院很难实现。并且，中国老人往往对自己的生活质量没有太高的要求，这会影响康复治疗的实行，是需要慢慢扭转观念的。

4. 医护人员的支持不足

事实上，医护人员对疾病后期管理及康复治疗是有基本概念的，但如何做到"专业、规范"却难以保障。一个医生，目前有繁重的手术任务、门诊量、医疗文书工作，急性发病的患者尚且不能照顾周全，怎么可能很好地实行康复治疗？因此，需要政府的支持，让更多医生可以接受专业的培训，医院管理机构可以提供专门的人员配置，可以在医院给予康复治疗相应的地位。

5. 行政问题

康复治疗需要一个较长的周期，这些治疗可不可以纳入医保，患者能不能"享用得起"；上级医院做完评估和计划，是不是可以转往下级对应的医院进行治疗，出现了问题能不能及时转回上级医院进一步处理……诸如此类的问题会在实行中切实出现，是需要得到很好的处理的。否则，方案制定得再详细也不能发挥作用。

（杨旭　李翔）

参考文献

[1] World Health Organization. Proposed working definition of an older person in Africa for the MDS project. http://www.who.int/healthinfo/survey/ageingdefnolder/en/.

[2] Roffi M，Patrono C，Collet JP，et al. 2015 ESC Guidelines for the management of acute coronary syndromes in patients presenting without persistent ST-segment elevation：Task Force for the Management of Acute Coronary Syndromes in Patients Presenting without Persistent ST-Segment Elevation of the European Society of Cardiology（ESC）. Eur Heart J，2016，14，37（3）：267-315.

[3] 胡大一. 中国心血管疾病康复/二级预防临床操作指南2015（试行版）. 北京：北京大学医学出版社，2015.

[4] Go AS，Mozaffarian D，Roger VL，et al. Heart Disease and Stroke Statistics—2013 Update：A Report From the American Heart Association. Circulation，2013，1，127（1）：e6-e245.

[5] Nichols M，Townsend N，Scarborough P，et al. European Cardiovascular disease Statistics 2012. Sophia Antipolis The：European Heart House，2012：10-34.

[6] 陈伟伟，高润霖，刘力生，等.《中国心血管病报告2014》概要. 中国循环杂志，2015（7）：617-622.

[7] Massimo FP，Arno WH，Stefan A，et al. 2016 European Guidelines on cardiovascular disease prevention in clinical practice. Eur Heart J，2016，1，37（29）：2315-2381.

[8] Dehmer GJ，Blankenship JC，Cilingiroglu M，et al. SCAI/ACC/AHA Expert Consensus Document：2014 Update on Percutaneous Coronary Intervention Without On-Site Surgical Backup. JACC，2014，17，63（23）：2624-2641.

[9] Robert OB，Douglas LM，Douglas PZ，et al. Braunwald's Heart Disease：A Textbook of Cardiovascular Medicine. 9th ed. New York：ELSEVIER，2012：1036-1041.

[10] Pavy B，Iliou MC，Vergès-Patois B，et al. French Society of Cardiology guidelines for cardiac rehabilitation in adults. Archives of Cardiovasculer Disease，2012，105：309-328.

[11] Perkin Porra L，Whitehead DL，Strike PC，et al. Causal beliefs，cardiac denial and pre-hospital delays following the onset of acute coronary syndromes. J Behav Med，2008，31：498-505.

[12] Katz S，Downs TD，Cash HR，et al. Progress in development of the index of ADL. Gerontologist，1970，10（1）：23.

[13] Mahoney FI，Barthel DW. Functional evaluation：The Barthel Index. Maryland State Medical Journal，1965，14：61-65.

[14] Lowton MP，Brody EM. Assessment of older people：self-maintaining and instrumental activities of daily living. Gerontologist，1969，9（3）：179-186.

[15] Borson S，Scanlan JM，Watanabe J，et al. Improving identification of cognitive impairment in primary care. Int J Geriatr Psyhiatry，2006，21（4）：349-355.

［16］ 汪向东，王希林. 心理卫生评定量表手册. 北京：中国心理卫生杂志社，1999：191-192，217-220.

［17］ Atwood JA，Nielsen DH. Scope of Cardiac Rehabilitation. Physical Therapy，1985，65：1812-1819.

［18］ Alan S，Trisha D，Stephen C. IDF Global Guideline for Managing Older People with Type 2 Diabetes 2013. http://www. idf. org.

［19］ Mary JS. American Geriatrics Society 2015 Updated Beers Criteria for Potentially Inappropriate Medication Use in Older Adults. J Am Geriatr Soc，2015，63 (11)：2227-2246.

［20］ 陈怀红，陈伟，董碧荣等. 老年医学（病）科临床营养管理指导意见. 中华老年医学杂志，2015，34 (12)：1388-1394.

［21］ U. S. Department of Health and Human Services and U. S. Department of Agriculture. 2015—2020 Dietary Guidelines for Americans. http://www. cnpp. usda. gov/2015-2020-dietary-guidelines-americans，2016-1-1/ 2017-10-1.

中国老年医学理论与实践 2018

第十二章　老年急性冠状动脉综合征合并心房颤动患者的抗凝及抗血小板治疗

中国是心房颤动（房颤）大国，总的患病率约为0.77%。该病发病率随年龄的增加而显著增加，60岁后房颤发病率每10年增加1倍，80岁以上人群发病率达到10%。高危心脏病患者房颤的患病率可达30%，冠心病患者中为2.6%，相比一般人群患病率明显增加，预计全国房颤患病人数约1000万[1]。弗拉明翰研究证实房颤患者一生中卒中概率为35%，栓塞的总发生率为每年5%。因此，有效的抗栓治疗，尤其是抗凝治疗是减少房颤导致卒中及死亡的重要措施。我国人群中房颤患病率、年龄、性别、病因分组等均和国外相关资料趋势接近，脑卒中发病率高，但服药情况十分不理想，其中华法林为1.7%，阿司匹林为37.9%[1]。因急性冠状动脉（冠脉）综合征（acute coronary syndromes，ACS）住院的患者中2.3%~21%合并房颤[2]。欧洲资料显示（100~200）万口服抗凝药的房颤患者需要经皮冠脉介入治疗（percutaneous coronary intervention，PCI）[3]。房颤患者PCI术后长期随访全因死亡率、缺血性脑卒中及颅内出血发生率较其他人群明显增加，对ACS后合并房颤或已发房颤合并ACS的患者如何进行安全、有效的抗栓治疗日益成为研究的热点及临床实践的难点。

一、老年急性冠脉综合征合并房颤患者抗栓治疗面临的挑战

$CHA_2DS_2-VAS_c$评分系统被推荐用于评估房颤患者卒中风险，它较经典的CHA_2DS_2评分系统能更好地筛查出卒中低危人群[4]。大多数房颤患者具有长期抗凝适应证，而其中20%~30%的患者同时合并冠心病。ACS是冠心病患者住院的主因，依据2014年美国心脏协会（AHA）及2015年欧洲心脏病学会（ESC）指南，ACS患者均需要一年的双联抗血小板治疗，无论是否接受PCI治疗。但

是，ACTIVE-A及ACTIVE-W试验结果证实卒中预防效果为，华法林＞双重抗血小板＞阿司匹林；口服双抗预防心房颤动导致卒中的效果明显弱于口服抗凝药物（oral anticoagulation，OAC），同时使用OAC不能减少支架内血栓形成。ACS合并房颤患者较单纯ACS或房颤患者的心源性死亡风险及总死亡率都显著升高[5]，ACS合并房颤患者的抗栓治疗仍是临床的一大挑战[6]。针对房颤及急性冠脉综合征患者的评估及治疗，AHA/ESC均制订了指南供临床医师参考，但对于急性冠脉综合征合并房颤患者，临床抗栓治疗方案需要平衡缺血性卒中、血栓栓塞、再发心肌缺血\梗死、支架内血栓及出血风险，才有可能取得临床净获益。此种临床情况十分复杂，一直缺少足够的循证医学证据，指南中并没有详细阐明具体的治疗方案，只是提出了供临床医生参考的治疗原则，但是都缺乏临床实践的可操作性。

二、老年急性冠脉综合征合并房颤患者抗栓治疗的探索

ESC抗栓工作组2010年房颤合并ACS行或不行PCI的抗栓治疗专家共识是第一份有关这一临床难题的共识文件[7]，随后北美专家共识也采纳了该共识的主要观点[8-9]。2010年后新型口服抗凝药物（new oral anticoagulation，NOAC）在房颤患者卒中预防领域取得了诸多的循证医学证据，同时华法林有效抗凝治疗也被研究关注[10]；新一代药物洗脱支架的诸多研究证实了其优于早期药物洗脱支架的安全性，部分药物洗脱支架缩短了对双联抗血小板治疗时间的要求；此外，经导管主动脉瓣置换术（transcatheter aortic valve implantation，TAVI）、经皮二尖瓣修复术等新技术的应用，相关技术的研究中抗凝治疗策略也取得了许多新的结果[11-12]。

WOEST研究[13]是世界上首个针对长期接受

73

抗凝治疗的房颤患者接受 PCI 治疗后合并单药抗血小板治疗（阿司匹林或氯吡格雷）或双联抗血小板（阿司匹林＋氯吡格雷）治疗的长期安全性及有效性的全球多中心、开放、随机对照研究，研究发现在长期抗凝且行 PCI 治疗的患者中，相较双联抗血小板联合华法林治疗，氯吡格雷单药联合华法林可在不增加血栓事件的基础上，总出血风险下降（重大出血事件无明显下降），血栓发生率尤其是支架内血栓没有明显升高，而且经过 12 个月的氯吡格雷单药联合华法林治疗死亡率明显下降，这一研究结论首次为此类高危患者的抗栓治疗提供了循证医学的证据。但是，WOEST 研究也有一定的局限性：仅有 69％的患者因为房颤接受了抗凝治疗，70％～75％的患者为择期 PCI，股动脉入路占 74％（增加了手术入路部位的出血），PPI 制剂没有常规使用，并且主要终点中"全部出血事件"以小出血事件为主等，这些使引发出血的混杂因素增加且难以控制分析[14]；此外，其中的三联抗栓治疗持续12 个月也使得出血风险明显增加，试验设计与欧美共识推荐的必要三联抗栓治疗应持续最短时间[15]不符。虽然该试验证明了 OAC 联合氯吡格雷的有效性和安全性，但是研究人群较少尚不足以有效评估支架内血栓或死亡等临床结局。同期更大规模的丹麦国家队列研究[16]显示，双联抗血栓治疗较三联抗血栓治疗降低出血风险，且不增加血栓栓塞风险。另一项 meta 分析[17]显示，三联抗血栓治疗较非三联治疗显著降低卒中风险，而心肌梗死风险相当，但是两种治疗策略的全因死亡率相当，主要是因为三联抗血栓治疗策略的大出血风险显著增加，抵消了卒中风险降低带来的获益。

2015 年关于三联抗栓治疗的一系列研究的结果公布，为这一领域注入了更多的循证资料。首先公布的 ISAR-TRIPLE 研究[18]评估了缩短氯吡格雷治疗时间（从 6 个月缩短到 6 周）是否能改善临床净获益。该随机开放标签研究纳入 614 例植入药物洗脱支架（drug eluting stent，DES）的患者（术后联合阿司匹林、氯吡格雷与 OAC 三联抗栓治疗），随机分为氯吡格雷短期组（6 周）及氯吡格雷长期组（6 个月）。然而，该临床试验未能证明短期治疗在主要终点事件［包含全因死亡、心肌梗死、确认的支架内血栓、卒中及心肌梗死溶栓试验（TIMI）大出血的复合终点］的优越性，6 周治疗

组 30 例患者发生主要终点事件（9.8％），而 6 个月治疗组有 27 例患者发生主要终点（8.8％）（HR 1.14；95％ CI 0.68～1.91；$P＝0.63$）；缺血性复合终点（心源性死亡、心肌梗死、确认的支架内血栓、卒中）及 TIMI 大出血发生率两组间也无显著差别。

TRANSLATE-ACS 研究[19]是 2015 年公布的一项"真实世界"观察性研究，纳入了近 12 000 例接受 PCI 的急性冠脉综合征（ACS）患者，旨在比较氯吡格雷或普拉格雷的效果。研究将受试者分为四组：阿司匹林、氯吡格雷与口服抗凝剂联合治疗患者（4.5％），阿司匹林、普拉格雷与口服抗凝剂联合治疗患者（0.8％），阿司匹林与氯吡格雷联合治疗患者（66％），阿司匹林与普拉格雷联合治疗患者（29％）。该分组使得研究结果为三联抗栓治疗的探索提供了新的数据，尤其是对于新型 P2Y12 受体拮抗剂应用于三联抗栓治疗；三联治疗组的出血［欧美出血学术研究会（BARC）标准］多于双抗治疗组，阿司匹林、氯吡格雷联合口服抗凝剂组患者的出血风险高于阿司匹林联合氯吡格雷组患者［28.7％ vs. 19.7％；事件发生率比值（IRR）＝1.68；95％ CI 1.29～2.18］；同样，阿司匹林、普拉格雷联合口服抗凝剂组患者的出血风险也高于阿司匹林联合普拉格雷组（38.5％ vs. 26.7％；IRR＝1.88；95％ CI 1.1～3.2）。在三联治疗组中，普拉格雷使用者的出血风险高于氯吡格雷组（39％ vs. 24.4％；IRR＝2.37；95％ CI 1.36～4.15）。三联组氯吡格雷使用者需再入院治疗的出血风险高于双抗治疗组氯吡格雷使用者（OR＝3.13；95％ CI 1.97～4.96），三联组普拉格雷使用者需再入院治疗的出血风险也高于双抗治疗组普拉格雷使用者（OR＝4.91；95％ CI 1.36～17.7）。专家建议：双抗治疗能够增加华法林使用者植入支架后的出血风险，因此不建议在这类患者中使用新型抗血小板药物。

PIONEER-AF PCI 研究[20]是一项开放标签、随机、对照、多中心研究，探讨使用利伐沙班和口服维生素 K 拮抗剂（vitamin K antagonist，VKA）治疗 PCI 患者的两种策略。该研究随机纳入 2100 例患者接受利伐沙班 15 mg 每日 1 次加氯吡格雷 75 mg 12 个月、利伐沙班 2.5 mg 每日 2 次加双重抗血小板治疗（dual antiplatelet therapy，DAPT），或

剂量调整 VKA 每日 1 次加 DAPT。主要终点（TIMI 需要治疗的严重和轻微出血的复合终点）显示两个利伐沙班组显著优于 VKA 组（第一组 16.8%，第二组 18%，VKA 组 26.7%，$P <$ 0.01）。利伐沙班组的全因死亡率和住院率减少。利伐沙班组的获益主要来源于 TIMI 出血风险的显著降低。另一项 PIONEER-AF PCI 亚组研究[21]于 2016 年底公布，该研究为随机对照研究，纳入 2124 例接受 PCI 治疗的房颤患者，按 1∶1∶1 随机分入三组：低剂量利伐沙班（15 mg，1 次/日）＋ P2Y12 抑制剂（氯吡格雷、替格瑞洛及普拉格雷）组（12 个月）、极低剂量利伐沙班（2.5 mg，2 次/日）＋DAPT（P2Y12 抑制剂＋阿司匹林）组（亚组：1 个月、6 个月、12 个月），及华法林＋DAPT（P2Y12 抑制剂＋阿司匹林）组（亚组：1 个月、6 个月、12 个月）；三组氯吡格雷使用率分别为 93.1%、93.7% 及 96.3%，前两组的临床出血事件率显著低于第三组（$P <$ 0.001），组间缺血事件（心源性死亡、心肌梗死及卒中）率相似。

2017 年该领域再次发布了重要研究，韩国研究[22]提供了东亚人群的大样本数据。2003—2011 年 10 027 名植入 DES 的患者纳入该研究，711 例（7.1%）患者接受 PCI 手术时合并房颤，出院时其中 88.4% 患者接受 DAPT 治疗，10.5% 患者接受 DAPT＋华法林治疗，研究 DAPT 及三联抗栓治疗的疗效及安全性；主要终点为心血管死亡、心肌梗死及卒中的复合事件。研究发现 DAPT 与三联抗栓治疗组的疗效类似（$P = 0.49$），但是后者出血性卒中发生率升高 7 倍（HR 7.73；95% CI 2.14～27.91；$P = 0.002$），大出血发生率升高近 5 倍（HR 4.48；95% CI 1.81～11.08；$P = 0.001$）；目前研究未纳入 NOAC 数据。该研究再次提示经典的三联抗栓治疗较 DAPT 治疗临床获益有限，但是出血风险显著提高。

目前尚有多项重要研究正在进行中。RE-DUAL PCI 研究[23]是基于 WOEST 研究的背景进行设计，研究了另外一种新型口服抗凝药物（达比加群酯）在三联抗栓策略中的安全性、有效性及使用方法。研究计划纳入超过 2500 例 PCI 患者（期望达到 8500 例），所有患者随机分为三组：达比加群 150 mg 2 次/日＋P2Y12 抑制剂组、达比加群 110 mg 2 次/日＋P2Y12 抑制剂组、华法林（INR 2.0～3.0）＋

P2Y12 抑制剂＋ASA 治疗组，主要终点为国际血栓与出血协会（International Society of Thrombosis and Hemostasis，ISTH）大出血事件及临床非大出血事件。AUGUSTUS 研究（NCT02415400）评估阿哌沙班与氯吡格雷合用的安全性及有效性，计划纳入 4600 例患者；OAC-ALONE 研究（NCT01962545）评估房颤患者植入 DES 后的最佳抗栓治疗方案，计划纳入 2000 例患者。

目前需要更多的试验证据来指导临床决策，但是在找到新证据之前，可参考现有专家共识对患者进行管理。多数共识建议，在决定抗血小板治疗的类型和持续时间之前需评估患者卒中风险、出血风险和临床特征。一般来说，应以口服抗凝作为"基础"治疗，再加以最短期的抗血小板治疗，以降低联合治疗带来的出血风险。

三、老年急性冠脉综合征合并房颤患者抗栓治疗中需要合理应用评分系统

ACS 患者合并永久性、阵发性或持续性非瓣膜病房颤时，缺血、血栓形成还有出血并发症增加，这与死亡率增加相关，因此对于患者个体的治疗决策应考虑血栓形成和出血风险。根据最新的 ESC 房颤管理指南建议，卒中风险的评估应使用 CHA_2DS_2-VASc 评分；患者血栓形成风险高时通常合并高出血风险，应使用 HAS-BLED 评分评估患者出血风险[24]。我国的现行房颤管理指南常用的卒中风险评分系统为 $CHADS_2$，而近期发表的 meta 分析显示在东亚房颤人群中 CHA_2DS_2-VASc 评分相比 $CHADS_2$ 评分更易确定真正低风险患者，利于卒中的有效预防，并减少对低危患者的不必要抗凝治疗，建议亚洲指南中使用 CHA_2DS_2-VASc[25]；同时使用 HAS-BLED 评分确定房颤患者出血风险大小，用于房颤合并 ACS 患者出血风险分层[26]；无论是否口服抗凝药物，HAS-BLED 评分对出血事件均有较高的预测价值[27]。在 ACS 接受三联抗血栓治疗的患者中，HAS-BLED 评分对预测出血风险同样有诊断价值[28]。在 2014 年非瓣膜病房颤合并急性冠脉综合征和拟接受经皮冠脉或瓣膜介入术患者的抗栓治疗管理共识中，根据 CHA_2DS_2-VASc 评分和 HAS-BLED 评分及患者冠心病危险分层、分型提供了详细的治疗推荐[29]。

四、老年急性冠脉综合征合并房颤患者 PCI 术后及二级预防策略

接受 PCI 治疗的房颤患者，目前临床主要应用三种抗栓策略：三联抗栓治疗〔口服抗凝药（VKA 或 NOAC）＋阿司匹林＋氯吡格雷〕、双重抗栓〔口服抗凝药（VKA 或 NOAC）＋单药抗血小板〕、双重抗血小板及单独口服抗凝药治疗。欧洲心脏节律协会的欧洲抗栓治疗调查结果显示：有 33.3% 首选 NOAC，48.5% 首选 VKA，接受 PCI 治疗的房颤患者中仅有 12% 的中心选择新型口服抗凝药联合双重抗血小板治疗[30]。Oldgren J 等[31] 的研究发现，新发 ACS 患者口服抗凝药的随机临床 II 期和 III 期试验显示，双重抗血小板加用口服抗凝药降低了主要心血管不良事件（major adverse cardiovascular event，MACE），但也伴随着出血风险的明显增加，而 MACE 的降低水平低于出血风险增加的水平（HR 0.87，95% CI 0.80～0.95 vs. HR 2.34，95% CI 2.06～2.66）[31]。丹麦一项国家研究显示在新发心肌梗死或接受 PCI 治疗的房颤中，三联抗栓治疗患者出血事件发生率高于华法林、单药抗血小板、双重抗血小板和华法林＋单药抗血小板治疗，而且 30 天内的出血发生率三联抗栓（22.6%）＞华法林＋单药抗血小板（20.35%）＞双重抗血小板（14.3%）＞华法林（8.4%），随着出院后时间的延长，出血发生率呈下降趋势，但是仍以三联抗栓治疗最为显著；减少三联抗栓治疗强度时出血风险仍明显增加，考虑与三联抗栓治疗没有与出血风险相关的安全治疗窗有关[16]。

ACS 的二级预防中维生素 K 拮抗剂（VKA）至少和阿司匹林同样有效。抗栓治疗策略的选择应结合 CHA_2DS_2-VASc 评分、HAS-BLED 评分、急诊/择期 PCI、支架类型及术后血栓形成/栓塞时间特点选择合适的抗栓治疗。2010 ESC 血栓工作组共识推荐择期裸支架植入后持续使用三联抗栓治疗 1 个月，择期药物涂层支架植入后持续使用三联抗栓治疗 3～6 个月，对于 ACS 患者无论植入什么类型支架均使用 6 个月，然后一种抗血小板药物联合一种抗凝药物治疗长达 12 个月，最后终身单药抗凝治疗[7]。

基于目前最新的循证依据，使用三联抗栓治疗策略需要谨慎，依据患者缺血及出血风险，尽可能缩短三联抗栓治疗时程；三联抗栓策略中，NOAC 药物对于减少出血风险似乎有益；抗栓方案中氯吡格雷目前仍然是首选，普拉格雷由于显著增加出血风险，目前应避免使用。对于 ACS 或 PCI 术后合并房颤的老年患者，最佳的抗栓策略仍有待更多随机对照研究的结论。

五、老年急性冠脉综合征合并房颤患者 抗栓策略推荐

2010 年后针对老年急性冠脉综合征合并房颤患者的临床研究取得了众多证据，ESC 抗栓工作组综合多个组织的专家意见推出了 2014 年非瓣膜病房颤合并急性冠脉综合征/拟接受经皮冠脉或瓣膜介入术患者的抗栓治疗管理共识：三联抗栓治疗越短越好，其后口服抗凝药加单独抗血小板治疗（最佳为氯吡格雷 75 mg/d，或以阿司匹林 75～100 mg/d 替代）。三联抗栓治疗的时长需要考虑急诊/择期手术、出血风险（HAS-BLED 评分）及支架类型〔DES 或者金属裸支架（BMS）〕。共识推荐非瓣膜病房颤患者使用口服抗凝药可以选择合适剂量的 VKA（治疗范围＞70%）或 NOAC[23]。共识详细推荐如下。

（一）非 ST 段抬高型急性冠脉综合征 （NSTE-ACS）抗栓策略推荐

1. NSTE-ACS 合并房颤患者 12 个月内抗栓策略推荐

（1）中-高风险的 NSTE-ACS 合并房颤低出血风险的患者（HAS-BLED 评分 0～2 分），应接受双重抗血小板治疗（阿司匹林＋氯吡格雷）联合口服抗凝药（NOAC 或 VKA）（推荐级别 IIa，证据水平 C）。

（2）中-高风险的 NSTE-ACS 患者首选早期有创治疗（24 h 内）以快速制订治疗策略（药物、PCI、CABG）及确定最佳抗栓治疗方案（推荐级别 IIa，证据水平 C）。

（3）此类患者应该避免使用 GP IIb/IIIa 拮抗剂预处理。

（4）24 h 内行早期侵入的冠脉造影术前应避免 P2Y12 受体拮抗剂预处理。

（5）ACS 患者，通常给予阿司匹林、氯吡格雷、肝素（普通肝素或依诺肝素）或比伐卢定和（或）GP IIb/IIIa 拮抗剂。当存在缺血和出血风险

时可能倾向于停用口服抗凝药（普通肝素或依诺肝素）治疗，普通肝素或比伐卢定仅作为紧急治疗（但应避免联合使用GPⅡb/Ⅲa拮抗剂），或者如果使用VKA且INR≤2，急需额外抗栓治疗时权衡大出血风险和血栓负荷（推荐级别Ⅱb，证据水平C）。

（6）延迟转运的低风险ACS患者，当入院后超过24 h行有创治疗，倾向于停用口服抗凝药并以普通肝素（50～70 IU/kg）、监测ACT范围（250～300 s）或依诺肝素"桥接"。就NOAC而言，需要停用36～48 h（依据各种药物的生物半衰期和实际肾功能决定停用时间）（推荐级别Ⅱb，证据水平B）。

（7）当高出血风险患者需要使用胃肠道外抗凝治疗时，可以考虑比伐卢定替代普通肝素（推荐级别Ⅱa，证据水平A）。

（8）当低出血风险患者需要使用胃肠道外抗凝治疗时，可以考虑比伐卢定替代普通肝素（推荐级别Ⅱa，证据水平B）。

（9）低出血风险（HAS-BLED评分0～2分）的ACS合并房颤患者，建议起始的三联抗栓治疗（OAC、阿司匹林和氯吡格雷）在PCI后持续使用6个月（无论支架类型）；序贯口服抗凝药联合氯吡格雷75 mg/d（或阿司匹林75～100 mg/d替代）至12个月（推荐级别Ⅱa，证据水平C）。

（10）在$CHA_2DS_2-VAS_c$评分≥2分的低出血风险（HAS-BLED评分0～2分）患者，可以考虑持续三联抗栓或双抗治疗即口服抗凝药（NOAC或VKA）和氯吡格雷（推荐级别Ⅱb，证据水平C），治疗时间6～12月（推荐级别Ⅱb，证据水平C）。

（11）在高出血风险（HAS-BLED评分≥3分）的ACS合并房颤患者，起始三联抗栓治疗时间为PCI术后4周（无论支架类型）；接着口服抗凝药联合单独抗血小板药物（氯吡格雷75 mg/d首选或阿司匹林75～100 mg/d替代）长期治疗12个月（推荐级别Ⅱa，证据水平C）。

（12）在高出血风险（HAS-BLED评分≥3分）和低血栓形成/再发缺血事件风险的患者，可以考虑口服抗凝药联合氯吡格雷75 mg/d治疗替代三联抗栓治疗（推荐级别Ⅱb，证据水平C）。

2. NSTE-ACS合并房颤患者长期（12个月以上）抗栓策略推荐

（1）长期抗栓治疗（超过12个月）推荐所有患者使用VKA或一种NOAC（推荐级别Ⅰ，证据水平B）。

（2）在一些特殊情况如左主干、前降支近段或近段分叉病变支架植入、再发心肌梗死等可以考虑使用口服抗凝药联合一种抗血小板药物（氯吡格雷75 mg/d首选或阿司匹林75～100 mg/d替代）（推荐级别Ⅱb，证据水平B）。

（3）替格瑞洛或普拉格雷联合口服抗凝药仅可考虑用于以下特殊情况：确定在使用氯吡格雷、阿司匹林和口服抗凝药时出现支架内血栓（推荐级别Ⅱb，证据水平C）。

（二）STEMI合并房颤患者抗栓策略推荐

1. STEMI合并房颤患者12个月内抗栓策略推荐

（1）房颤患者合并STEMI可能接受直接PCI治疗及常规阿司匹林、氯吡格雷和普通肝素或比伐卢定；紧急情况下，某些患者可以使用GPⅡb/Ⅲa拮抗剂。联合抗栓治疗发生出血事件时，倾向于暂时停用口服抗凝治疗。

（2）不推荐定期或常规使用GPⅡb/Ⅲa拮抗剂和新型P2Y12拮抗剂（推荐级别Ⅱb，证据水平B）。

（3）STEMI时，桡动脉入路直接PCI是避免手术出血的最佳方式（推荐级别Ⅰ，证据水平A）。

（4）低出血风险（HAS-BLED评分0～2分）患者，初始三联治疗应考虑持续6个月（不考虑支架类型）；接着口服抗凝药联合氯吡格雷75 mg/d（或阿司匹林75～100 mg替代）至12个月（推荐级别Ⅱa，证据水平C）。

（5）$CHA_2DS_2-VAS_c$评分≥2分且低出血风险（HAS-BLED评分0～2分）的患者，建议持续三联抗栓或双抗治疗即口服抗凝药（NOAC或VKA）和氯吡格雷（推荐级别Ⅱb，证据水平C），治疗时间6～12个月。

（6）高出血风险（HAS-BLED评分≥3分）的患者合并房颤，建议起始三联抗栓治疗时间为PCI术后4周（不考虑支架类型）；序贯OAC联合单独抗血小板药物（氯吡格雷75 mg/d首选或阿司匹林75～100 mg/d替代）治疗12个月（推荐级别Ⅱa，证据水平C）。

（7）$CHA_2DS_2-VAS_c$评分＜2分且高出血风

险（HAS-BLED 评分≥3 分）患者，可以考虑 OAC 联合氯吡格雷 75 mg/d 治疗替代三联抗栓治疗（推荐级别Ⅱb，证据水平 B）。

2. STEMI 合并房颤患者长期（12 个月以上）抗栓策略推荐

（1）长期抗栓治疗（超过 12 个月）推荐所有患者使用 VKA 或一种 NOAC（推荐级别Ⅰ，证据水平 B）。

（2）在一些特殊情况如左主干支架植入、近段分叉病变、再发心肌梗死等可以考虑使用 OAC 联合一种抗血小板药物（氯吡格雷 75 mg/d 首选或阿司匹林 75～100 mg/d 替代）（推荐级别Ⅱb，证据水平 B）。

（三）老年急性冠脉综合征合并房颤患者抗栓策略中新型 P2Y12 受体拮抗剂的应用建议

替格瑞洛或普拉格雷联合 OAC 仅建议用于以下特殊情况：在使用氯吡格雷或阿司匹林联合 OAC 时发生支架内血栓（推荐级别Ⅱb，证据水平 C）。

2016 年中国经皮冠状动脉介入治疗（PCI）指南推荐，对稳定型冠心病合并房颤的中低危出血（HAS-BLED 评分≤2）患者，抗凝药物＋阿司匹林＋氯吡格雷至少 1 个月，然后抗凝药物＋阿司匹林或氯吡格雷持续至 1 年（推荐级别Ⅱa，证据水平 C）；ACS 合并房颤时三联抗栓治疗 6 个月，然后口服抗凝药物＋阿司匹林或氯吡格雷持续至 1 年（推荐级别Ⅱa，证据水平 C）；对于出血高危患者，不考虑支架类型，口服抗凝药物＋阿司匹林＋氯吡格雷至少 1 个月，然后改为双抗治疗，持续时间根据临床具体情况而定。

（刘兵）

参考文献

[1] 周自强，胡大一，陈捷，等. 中国心房颤动现状的流行病学研究. 中华内科杂志，2004，43（7）：491-494.

[2] Schmitt J，Duray G，Gersh BJ，et al. Atrial fibrillation in acute myocardial infarction：a systematic review of the incidence，clinical features and prognostic implications. Eur Heart J，2009，30：1038-1045.

[3] Kralev S，Schneider K，Lang S，et al. Incidence and severity of coronary artery disease in patients with atrial fibrillation undergoing first-time coronary angiography. PloS One，2011，6：e24964.

[4] Lip GY，Nieuwlaat R，Pisters R，et al. Refining clinical risk stratification for predicting stroke and thromboembolism in atrial fibrillation using a novel risk factor-based approach：the Euro heart survey on atrial fibrillation. Chest，2010，137：263-272.

[5] Bang CN，Gislason GH，Greve AM，et al. New-onset atrial fibrillation is associated with cardiovascular events leading to death in a first time myocardial infarction population of 89703 patients with long-term follow-up：a Nationwide Study. J Am Heart Assoc，2014，3：e000382.

[6] Lip GY，Huber K，Andreotti F，et al. Management of antithrombotic therapy in atrial fibrillation patients presenting with acute coronary syndrome and/or undergoing percutaneous coronary intervention/stenting. Thromb Haemost，2010，103：13-28.

[7] Lip G，Huber K，Andreotti F，et al. Consensus Document of European Society of Cardiology Working Group on Thrombosis. Antithrombotic management of atrial fibrillation patients presenting with acute coronary syndrome and/or undergoing coronary stenting：executive summary—a Consensus Document of the European Society of Cardiology Working Group on Thrombosis，endorsed by the European Heart Rhythm Association（EHRA）and the European Association of Percutaneous Cardiovascular Interventions（EAPCI）. Eur Heart J，2010，31：1311-1318.

[8] Faxon DP，Eikelboom JW，Berger PB，et al. Consensus document：antithrombotic therapy in patients with atrial fibrillation undergoing coronary stenting. A North-American perspective. Thromb Haemost，2011，106：572-584.

[9] Huber K，Airaksinen KJ，Cuisset T，et al. Antithrombotic therapy in patients with atrial fibrillation undergoing coronary stenting：similarities and dissimilarities between North America and Europe. Thromb Haemost，2011，106：569-571.

[10] Lip GY. Recommendations for thromboprophylaxis in the 2012 focused update of the ESC guidelines on atrial fibrillation：a commentary. J Thromb Haemost，2013，11：615-626.

[11] Mok M，Urena M，Nombela-Franco L，et al. Clinical and prognostic implications of existing and new-onset atrial fibrillation in patients undergoing transcatheter aortic valve implantation. J Thromb Thrombolysis，

2013，35：450-455.

[12] Tamburino C，Ussia GP，Maisano F，et al. Percutaneous mitral valve repair with the MitraClip system：acute results from a real world setting. Eur Heart J 2010，31：1382-1389.

[13] Dewilde WJ，Oirbans T，Verheugt FW，et al. Use of clopidogrel with or without aspirin in patients taking oral anticoagulant therapy and undergoing percutaneous coronary intervention：an open-label，randomized，controlled trial. Lancet，2013，381：1107-1115.

[14] Dewilde WJ，Oirbans T，Verheugt FW，et al. Use of clopidogrel with or without aspirin in patients taking oral anticoagulant therapy and undergoing percutaneous coronary intervention：an open-label，randomized，controlled trial. Lancet，2013，381：1107-1115.

[15] Marin F，Huber K，Lip GY，et al. Antithrombotic therapy in atrial fibrillation and stent implantation：treatment or threats by the use of triple or dual antithrombotic therapy. Thromb Haemost，2013，110：623-625.

[16] Lamberts M，Olesen JB，Ruwald MH，et al. Bleeding after initiation of multiple antithrombotic drugs，including triple therapy，in atrial fibrillation patients following myocardial infarction and coronary intervention：a nationwide cohort study. Circulation，2012，126：1185-1193.

[17] Gao F，Zhou YJ，Wang ZJ，et al. Meta-analysis of the combination of warfarin and dual antiplatelet therapy after coronary stenting in patients with indications for chronic oral anticoagulation. Int J Cardiol，2011，148：96-101.

[18] Fiedler KA，Maeng M，Mehilli J，et al. Duration of triple therapy in patients requiring oral anticoagulation after drug-eluting stent implantation：the ISAR-TRIPLE trial. J Am Coll Cardiol，2015，65：1619-1629.

[19] Jackson LR 2nd，Ju C，Zettler M，et al. Outcomes of patients with acute myocardial infarction undergoing percutaneous coronary intervention receiving an oral anticoagulant and dual antiplatelet therapy：a comparison of clopidogrel versus prasugrel from the TRANSLATE-ACS study. JACC Cardiovasc Interv，2015，8（14）：1880-1889.

[20] Gibson CM，Mehran R，Bode C，et al. An open-label，randomized，controlled，multicenter study exploring two treatment strategies of rivaroxaban and a dose-adjusted oral vitamin K antagonist treatment strategy in subjects with atrial fibrillation who undergo percutane-

ous coronary intervention（PIONEER AF-PCI）. Am Heart J，2015，169（4）：472-478.

[21] Gibson CM，Mehran R，Bode C，et al. Prevention of bleeding in patients with atrial fibrillation undergoing PCI. N Engl J Med，2016，375（25）：2423-2434.

[22] Choi HI，Ahn JM，Kang SH，et al. Prevalence，management，and long-term（6-year）outcomes of atrial fibrillation among patients receiving drug-eluting coronary stents. JACC Cardiovasc Interv，2017，10：1075-1085.

[23] Cannon CP，Gropper S，Bhatt DL，et al. Design and rationale of the RE-DUAL PCI trial：a prospective，randomized，phase 3b study comparing the safety and efficacy of dual antithrombotic therapy with dabigatran etexilate versus warfarin triple therapy in patients with nonvalvular atrial fibrillation who have undergone percutaneous coronary intervention with stenting. Clin Cardiol，2016，39（10）：555-564.

[24] Gorenek B，Blomström，Lundqvist C，et al. Cardiac arrhythmias in acute coronary syndromes：position paper from the joint EHRA，ACCA，and EAPCI task force. Europace，2014，16（11）：1655-1673.

[25] Xiong Q，Chen S，SenooK，et al. The $CHADS_2$ and CHA_2DS_2-VASc scores for predicting ischemic stroke among East Asian patients with atrial fibrillation：A systemic review and meta-analysis. Int J Cardiol，2015，195：237-242.

[26] Lip GYH，Andreotti F，Fauchier L，et al. Bleeding risk assessment and management in atrial fibrillation patients：a position document from the European Heart Rhythm Association，endorsed by the European Society of Cardiology Working Group on Thrombosis. Europace，2011，13：723-746.

[27] Roldan V，Marin F，Fernandez H，et al. Predictive value of the HAS-BLED and ATRIA bleeding scores for the risk of serious bleeding in a "real-world" population with atrial fibrillation receiving anticoagulant therapy. Chest，2013，143：179-184.

[28] Smith JG，Wieloch M，Koul S，et al. Triple antithrombotic therapy following an acute coronary syndrome：prevalence，outcomes and prognostic utility of the HAS-BLED score. Euro Intervention，2012，8：672-678.

[29] Lip GYH，Windecker S，Huber K，et al. Management of antithrombotic therapy in atrial fibrillation patients presenting with acute coronary syndrome and/or undergoing percutaneous coronary or valve interven-

tions: a joint consensus document of the European Society of Cardiology. Working Group on Thrombosis, European Heart Rhythm Association [EHRA], European Association of Percutaneous CardiovascularInterventions [EAPCI] and European Association of Acute Cardiac Care [ACCA]. Eur Heart J, 2014, 35 (45): 3155-3179.

[30] Larsen TB, Potpara T, Dagres N, et al. Preference for oral anticoagulation therapy for patients with atrial fibrillation in Europe in different clinical situations: results of the European Heart Rhythm Association Survey. Europace, 2015 (17): 819-824.

[31] Oldgren J, Wallentin L, Alexander JH, et al. New oral anticoagulants in addition to single or dual antiplatelet therapy after an acute coronary syndrome: a systematic review and meta-analysis. Eur Heart J, 2013, 34: 1670-1680.

第十三章　老年冠心病患者心脏舒张功能的评估

心力衰竭（心衰）在老年人中有很高的发病率和死亡率。因心衰就诊的患者中，一半的患者左室射血分数正常，即为射血分数保留的心力衰竭（HFpEF）[1]。HFpEF是老年人，尤其是老年女性中最常见的心衰类型。HFpEF的诊断标准[2]：①有典型的心衰症状或体征；②左室射血分数（LVEF）正常（>50%）；③有心室舒张功能不全的证据或结构性心脏病［左室肥厚和（或）左房扩大］，合并有利钠肽水平的升高。其中左室舒张功能的评估是诊断重点，随着年龄的增长，心血管系统发生一系列的生理变化，其中左室舒张功能的减退在老年患者中非常常见。但临床上对于左室舒张功能的评估一直是一个难点。

一、舒张功能的生理基础

心室的舒张功能包括心室肌的松弛性（relaxation）和顺应性（compliance）两个部分。心室肌的松弛性体现在舒张期单位时间心腔压力的变化（dp/dt），系主动耗能的过程；而顺应性是舒张期单位容积的变化引起的压力变化（dp/dv），系被动充盈的过程。大多数舒张功能减退的早期只是左室的主动松弛性受损，此时左室充盈压正常。进一步发展，左室的被动充盈受损，导致左室充盈压升高。左室充盈压的升高致左房压升高，进一步诱发肺循环压力的升高，此时患者可出现呼吸困难等心力衰竭的表现，而左室收缩功能可以完全正常，即舒张性心力衰竭。

左室的舒张期开始于主动脉瓣的关闭，终止于二尖瓣的关闭。整个舒张期分为四个阶段（图13-1）：

（1）等容舒张期（IVRT）：主动脉瓣关闭至二尖瓣开放的间期。

（2）快速充盈期：左房压力超过左室，左室快速充盈形成二尖瓣血流的E峰。

（3）缓慢充盈期：随后，心室与心房压力差减

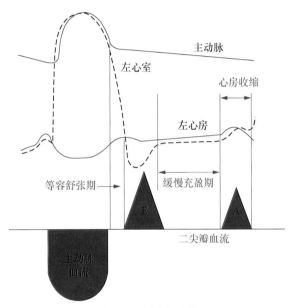

图 13-1 舒张期分期

小，血液充盈速度变慢。

（4）左房射血期：舒张晚期左房收缩进一步驱动血液进入左室，形成二尖瓣血流的A峰。

其中1、2期主要受前负荷和左室主动松弛功能的影响，3、4期主要受左室顺应性及左房收缩功能的影响。

左室舒张功能异常的结果是左室充盈压的升高［肺毛细血管楔压（PCWP）>12 mmHg，左室舒张末压（LVEDP）>16 mmHg］。其影响因素包括：

（1）左室心肌的主动松弛功能，如心肌缺血，心肌运动失同步等。

（2）左室心肌的顺应性，如心肌肥厚，心肌纤维化等。

（3）左室运动的被动受限，如限制性心包疾病，来自心脏外部的受压，左右心室的相互作用等。

（4）左房充盈压，包括左房的顺应性、左房的

收缩功能、二尖瓣口的开放以及二尖瓣反流。

二、评价左室舒张功能的临床意义

射血分数保留的心力衰竭是老年人，尤其是老年女性中最常见的心衰类型[1]，其发病率随年龄增长而增加。HFpEF的致病率和死亡率与射血分数降低的心力衰竭（HFrEF）相当[3]。因失代偿性HFpEF住院的患者预后不佳，大约1/3的患者在出院后3个月内再入院或死亡[4]。其生理机制并不十分清楚，也没有大规模的临床药物试验能够证实治疗的终点获益。

无冠脉疾病和其他病因的情况下，HFpEF患者的症状多源于舒张功能减退。超声心动图的各多普勒指标对于舒张功能评估的最终目的是评估左室舒张末压和左房压。有心力衰竭症状的患者如果左室充盈压正常，预后较好，而舒张功能恶化时左室充盈压进行性升高，提示预后不佳[5-6]。急性心肌梗死（心梗）的患者合并舒张功能减退者，死亡率增加[6-7]。心梗患者如果合并重度舒张功能减退，即限制性充盈障碍时，死亡率升高2倍，且与Killip分级和LVEF无关[6]。无论年龄和LVEF如何，有限制性充盈障碍的患者预后不佳[8]。合并严重舒张功能减退的老年住院患者，其心血管事件率和全因死亡率与收缩功能减退的患者相当，且与预后独立相关[9]。超声心动图的各项指标，如左房的大小、舒张早期二尖瓣运动速度（e'）和舒张早期二尖瓣血流速度（E/e'）均证实与预后相关[7]。

三、老年人心血管系统的生理特点

年龄增长是舒张功能减退的独立影响因素。老年人心室僵硬度增加，血管内皮功能减退，钙离子调控机制受损，β受体敏感性下降等均是HFpEF的促进机制[10]。即使血压正常，心室质量也下降，左室僵硬度随年龄增加而增加。虽然年龄不影响静息心率、收缩功能和心排血量，但心脏储备功能下降，对于运动或β受体激动后的心率上调和收缩力增强等反应迟钝。同时，老年人内皮依赖的血管扩张作用减弱。

（一）左室顺应性下降

老年人年龄相关的生理变化见于全身各系统。氧化应激和线粒体损耗增加心肌细胞的凋亡坏死和自吞噬。心肌成纤维细胞增生，胶原降解，基质金属蛋白酶调控失调，细胞外基质增生。最终剩余心肌细胞的体积增大，心肌纤维化发展，导致室壁僵硬度增加，顺应性下降。此外，冠脉毛细血管内皮细胞中内皮细胞黏附因子表达上调，产生活性氧簇，一氧化氮（NO）生物活性下降，影响环鸟苷酸和依赖cGMP的蛋白激酶（PKG）活性，促使间质纤维化和室壁僵硬度的增加。老龄化的心脏亦存在线粒体功能障碍，线粒体蛋白氧化增加，清除异常线粒体的能力下降。另外，局部血管紧张素Ⅱ水平升高，激活NADPH氧化酶，氧化应激反应进一步破坏线粒体形成恶性循环，最终导致心肌细胞纤维化增生。

（二）左室主动松弛功能下降

老年人氧化应激反应促使心肌细胞内质网Ca^{2+}-ATPase泵功能失调，心肌细胞钙循环失调，心室松弛延缓。

（三）心肌细胞变时功能不良

老年人交感神经系统活性增强，血浆去甲肾上腺素和肾上腺素水平上升，同时β肾上腺素受体反应性下降，心肌细胞变时功能下降。运动或交感兴奋等应激下，老年人对儿茶酚胺的正性变时和变力作用的反应性不足，心室-动脉偶联失调和舒张功能不全在运动等应激状态下可能会进一步恶化。负荷超声心动图有助于发现运动相关的舒张功能不全。

此外，心衰患者中体液免疫系统激活，血管紧张素Ⅱ、醛固酮水平上升，炎症因子活化，促进纤维化进展，心功能进一步恶化。所有这些变化都促进了左室肥厚和松弛障碍，左室僵硬度增加，左室顺应性降低。同时年龄相关心血管生理变化累及全身，老年人动脉壁增厚、僵硬度增加，高血压、心房颤动、左室肥厚、瓣膜钙化等疾病高发，心室的舒张功能进一步恶化。

四、左室舒张功能的评估

评估左室舒张功能的金标准是左心导管检查术，但并不能在临床上常规应用。超声心动图是无创评估左室舒张功能的重要手段，常常使用的一个指标是二尖瓣口血流频谱E峰和A峰的比值（E/A），这一比值<1提示可能存在舒张功能减退。但事实上E峰和A峰受影响因素众多，这一指标并不能单独作为诊断依据。现阶段不同地区医院缺乏

中国老年医学理论与实践 2018

统一的规范标准，部分超声医师仅根据 E/A 就轻易诊断"左室舒张功能减退"，造成目前对于左室舒张功能减退诊断的混乱现象。并且，与年轻人不同，50 岁以上人群中 E/A<1 非常常见，但并不代表左室充盈压一定增高。因此如何评估老年患者的舒张功能成为一个难点。临床医师应熟悉超声心动图中左室舒张功能的各个指标，"知其然并知其所以然"，对于超声报告做到心中有数，使超声检查真正服务于临床。

评估左室舒张功能的常用超声指标如下：

（一）形态学评估

左室肥厚或左房扩大，常提示可能存在舒张功能的异常。其诊断标准为左室肥厚：左室质量>115 g/m²（男），>95 g/m²（女）。左房扩大：左房容积>34 ml/m²。高血压合并左室肥厚的患者常常存在舒张功能的减退。此外，左房容积增大是左室充盈压长期增高的重要表现之一。老年人左室松弛延缓，左室的"抽吸"作用减弱，此时左房的收缩在左室充盈中的驱动作用增强。因此左房压的慢性增加导致左房的扩大。

（二）二尖瓣血流频谱

左室流入道二尖瓣血流频谱是评估舒张功能的重要指标之一。舒张早期左室快速充盈形成二尖瓣血流的 E 峰，舒张晚期左房收缩形成 A 峰。如图 13-2 所示，二尖瓣血流频谱的 E 峰和 A 峰的形成主要受左房、左室之间的压力阶差的驱动。二尖瓣口 E 峰流速主要反映舒张早期左房（LA）-左室（LV）压力阶差，它同时受前负荷和 LV 松弛功能的影响。二尖瓣口 A 峰流速反映舒张晚期 LA-LV 压力阶差，受 LV 顺应性及 LA 收缩功能的影响。E 峰减速时间（DT）受 LV 松弛、二尖瓣开放后的 LV 舒张压及 LV 顺应性影响。

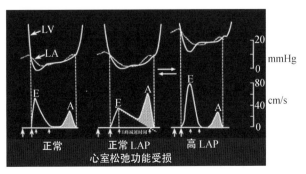

图 13-2 左室流入道二尖瓣血流频谱
LAP，左房压

左室松弛功能受损时，左室充盈延缓，E 峰速度下降，E 峰和 A 峰比值（E/A）下降，此时左室充盈压可以保持正常。当舒张功能进一步减退，左房压明显升高时，左室呈限制性充盈障碍，等容舒张时间（IVRT）缩短，E/A 增加。据此可将左室舒张功能减退分为三级：①松弛受损：E/A<0.8，左房压（LAP）正常；②假性正常化：左室僵硬度和左房压升高；③限制性性充盈障碍：左房压升高更加明显，IVRT 缩短，DT 缩短，E/A 增加（表 13-1）。Valsalva 动作通过减少回心血量可以使假性正常化的患者显示出松弛受损特点（图 13-3），E/A 在 Valsalva 动作后降低 50% 以上提示 LV 充盈压升高。

表 13-1 二尖瓣血流频谱对舒张功能的评价

	正常	松弛功能减退	假性正常化	限制性充盈
E/A	1~2	<0.8	0.8~1.5	≥2
DT（ms）	150~200	>200		<160
IVRT（ms）	50~100	>100		<90

注：缩写含义见正文

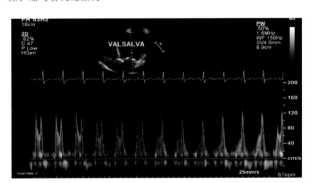

图 13-3 Valsalva 动作：通过减少回心血量可以使假性正常化的患者显示出松弛受损

二尖瓣 E 峰和 A 峰流速受影响因素很多，不能仅凭此来判断左室的舒张功能。以下临床情况应综合考虑（表 13-2）：

（三）肺静脉血流频谱

四条肺静脉回流入左心房。正常肺静脉血流频谱显示四个组分（图 13-4）：S1，第一个收缩期前向血流，与左房的主动松弛有关；S2，第二个收缩期前向血流，与收缩期二尖瓣环朝向心尖的位移有关；D，舒张期前向血流，与左心室的舒张有关；Ar，左心房收缩产生的逆向波。心室舒张功能减退时 S/D 比值减小，Ar 波幅度和持续时间均增加，而二尖瓣血流的 A 波持续时间缩短，Ar-A 延长。Ar-A>30 ms 提示左室舒张末压显著升高。

中国老年医学理论与实践 2018

表 13-2 二尖瓣血流频谱的影响因素			
	E 峰	A 峰	E/A
高龄	↓	↑	↓
心动过速或一度房室传导阻滞		↑	↓
前负荷减少（低血容量；服用利尿药；服用静脉血管扩张剂；做 Valsalva 动作）	↓	N/↑	↓
前负荷增加（血容量增加；左房压增加；二尖瓣反流）	↑	↓	↑
左室收缩功能减低	↑	↓	↑
左房功能异常（房颤、心房扑动及电复律后）		消失/↓	

（摘自 EAVCI Echo handbook 2016）

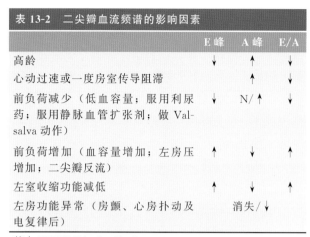

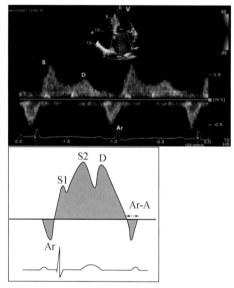

图 13-4　正常肺静脉血流频谱

（四）组织多普勒

正常二尖瓣环组织多普勒频谱（图 13-5）：收缩期 S′波，与心室收缩有关；舒张早期 e′波，反映了心肌的主动松弛；舒张晚期 a′波，反映了左房的收缩。e′速度减小是左室舒张功能减退的早期表现。通常室间隔 e′较侧壁 e′小，室间隔 E/e′的比值较侧壁高。平均 E/e′＞13 考虑左室充盈压升高。需注意的是：严重二尖瓣病变时，如显著的二尖瓣环钙化、二尖瓣手术后、二尖瓣狭窄、人工二尖瓣膜等情况下，e′速度减小，此时不能根据 E/e′来判断。中重度二尖瓣反流时 e′速度增加。

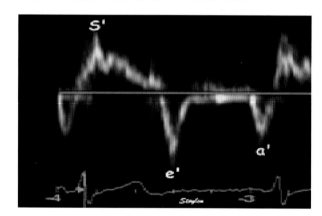

图 13-5　正常二尖瓣环组织多普勒频谱

五、左室舒张功能的分级和诊断流程

综合超声心动图的多个指标，根据左室充盈压/左房压的模式可以将舒张功能分为 4 级（表 13-3）：

表 13-3 左室舒张功能的分级				
	正常	Ⅰ级	Ⅱ级（假性正常化）	Ⅲ级
LV 松弛性	正常	受损	受损	受损
左房压	正常	正常	升高	升高
二尖瓣血流				
E/A	1～2	＜0.8	0.8～1.5（Valsalva 变化＞50%）	≥2
DT（ms）	150～200	＞200		＜160
IVRT（ms）	50～100	＞100		＜90
肺静脉血流				
S/D	＞1	＞1	＜1，Ar↑	＜1，Ar＞35 cm/s，Ar-A＞30ms
Ar	Ar＜35 cm/s			
组织多普勒	e′＞a′		e′＜a′	e′明显减低
Vp	正常	正常或降低	减低	明显减低

正常（0级）；松弛功能受损（1级）；假性正常化（2级）；限制性充盈（3级）。其中左房压只有在舒张功能2级和3级时才升高。多数老年患者可以有左室松弛的异常，即舒张功能1级，但左室充盈压正常，此时并没有临床表现也不影响预后。舒张功能2级和3级又进一步可以分为可逆性和不可逆性，当患者做Valsalva动作降低回心血量时，E峰降低，E/A改变50%以上为阳性，提示可逆性的舒张功能模式。不可逆的限制性充盈模式（3级）的患者，左房压显著升高，提示预后不佳。E/A与左室舒张末压相关，E峰减速时间与左室的僵硬度和充盈压负相关。

2016年ASE指南[11]将左室舒张功能的超声评价指标简化到4条，其中3条或3条以上成立者为舒张功能障碍，其中3条或3条以上阴性者为正常，只有一半成立者不能确定：①LA＞34 ml/m²；②三尖瓣最大反流速度（TR）＞2.8 m/s；③平均E/e′＞14；④间隔e′＜7 cm/s或侧壁e′＜10 cm/s。

左室射血分数正常患者的舒张功能和射血分数减低/正常的心肌病患者的舒张功能诊断流程分别如图13-6、图13-7所示。

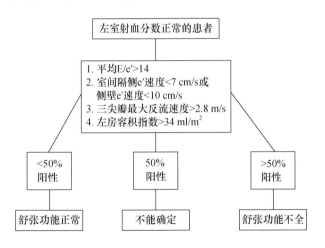

图13-6　左室射血分数正常的舒张功能诊断流程

六、老年人舒张功能的特点

年龄是超声心动舒张功能指标的重要影响因素。随年龄增长，老年人左室僵硬度增加，二尖瓣血流E峰速度进行性下降，E/A下降。由于左室顺应性的下降，舒张期左室充盈时间延长，导致二尖瓣减速时间延长。组织多普勒的测定值亦受年龄影响，老年人e′速度减低。有报道年龄每增加20

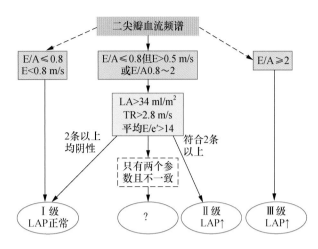

图13-7　射血分数减低或正常的心肌病患者舒张功能诊断流程图（40岁以下年轻人可以出现E/A＞2）
注：缩写见正文

岁，e′速度降低1 cm/s，E/e′增加1个单位。这一趋势在有或无左室肥厚的患者中均可见到。

此外，与舒张功能不全相关的一些疾病例如高血压、房颤等在老年人中更常见。高血压，以及高血压性心脏损害是最常见的导致舒张性心力衰竭的因素。在高血压性心脏损害出现结构改变前即可出现舒张功能不全。年龄是房颤发病的独立危险因素，存在舒张功能不全的新发心衰症状的患者中，有30%的患者合并有房颤[12]。舒张功能减退是老年人中非瓣膜性房颤的预测因素，其发病风险与舒张功能减退的严重程度直接相关[13]。

E/A＜1见于大多数的65岁以上老年人，此时应结合其他超声指标进一步评估左房压。如果左房压正常，完整的超声诊断应为"舒张功能1级，左室充盈压正常"，应明确的是此为老年人的生理性变化，并不影响预后，无须进一步诊治。相反，当65岁以上老年人出现E/A＞1时往往提示可能是异常的，此时应警惕有无假性正常化，即舒张功能2级。有研究显示，65岁以上的急性心梗患者中，E/A＞1的患者预后不佳[14]。

总之，随着全球人口老龄化的进展，老年心血管病学越来越受到重视。而由于大多数的大型临床上试验均未纳入老年人群，在老年心血管疾病患病人群中的诊断和治疗中仍存在相当多的空白区域。迄今为止，临床上针对老年人HFpEF的病因、诊断和治疗仍没有定论，是对当代心血管临床医师的极大挑战。舒张功能不全是老年患者的常见超声发现，并可合并有多系统疾病。左室松弛障碍应视为老年人心脏的生理性变化，但2级以上的舒张功能不全很少在健康老年人中出现，因此65岁以上的老年患者中若出现二尖瓣血流频谱E/A＞1时应考虑异常的可能性大，需进一步检查Valsalva动作后的频谱变化并结合其他多种超声指标来综合评估，必要时需要行负荷超声心动图检查来除外负荷后的舒张功能不全。舒张功能不全与预后独立相关，无论患者年龄，常规超声心动图均应该准确检测心室的舒张功能，给出舒张功能的分级和左室充盈压的估测。

（靳文英）

参考文献

[1] Gottdiener JS，Amold AM，Aurigemma GP，et al. Predictors of Predictors of congestive heart failure in the elderly：the Cardiovascular Health Study. J Am Coll Cardiol，2000，35：1628-1637.

[2] Ponikowski P，Voors AA，Anker SD，et al. 2016 ESC Guidelines for the diagnosis and treatment of acute and chronic heart failure：The Task Force for the diagnosis and treatment of acute and cronic heart failure of the European Society of Cardiology（ESC）developed with the special contribution of the Heart Failure Association（HFA）of the ESC. Eur Heart J，2016，37：2129-2200.

[3] Steinberg BA，Zhao X，Heidenreich PA，et al. Trends in patients hospitalization with heart failure and preserved left ventricular ejection fraction：prevalence, therapies，and outcomes. Circulation，2012，126：65-75.

[4] Fonarow GC，Stough WG，Abraham WT，et al. Characteristics，treatments and outcomes of patients with preserved systolic function hospitalized for heart failure：a report from the OPTIMIZE-HF registry. J Am Coll Cardiol，2007，50：768-777.

[5] Bella JN，Palmieri V，Roman MJ，et al. Mitral ratio of peak early to late diastolic filling velocity as a predictor of mortality in middle-aged and elderly adults：the Strong Heart Study. Circulation，2002，105：1928-1933.

[6] Møller JE，Whalley GA，Dini FL，et al. Independent prognostic importance of a restrictive left ventricular filling pattern after myocardial infarction：an individual patient meta-analysis：Meta-Analysis Research Group in Echocardiography acute myocardial infarction. Circulation，2008，117：2591-2598.

[7] Dugo C，Rigollli M，Rossi A，et al. Assessment and impact of diastolic function by echocardiography in elderly patients. J Geriatr Cardiol，2016，13：252-60.

[8] Meta-analysis Research Group in Echocardiography（MeRGE）Heart Failure Collaborators.，Doughty RN，Klein AL，et al. Independence of restrictive filling pattern and LV ejection fraction with mortality in heart failure：An individual patient meta-analysis. Eur J Heart Fail，2008，10：786-792.

[9] Zhang Y，Safar ME，Iaria P，et al. Prevalence and prognosis of left ventricular diastolic dysfunction in the elderly：The PROTEGER Study. Am J Cardiol，2010，160：471-478.

[10] Upadhya B，Taffet GE，Cheng CP，et al. Heart failure with preserved ejection fraction in the elderly：scope of the problem. J Mol Cell Cardiol，2015，83：73-87.

[11] Nagueh SF，Smiseth OA，Appleton CP，et al. Recommendations for the evaluation of left ventricular diastolic function by echocardiography：an update from the American Society of Echocardiography and the European Association of Cardiovascular Imaging. Eur Heart J Cardiovasc Imaging，2016，17：1321-1360.

[12] Chen HH，Lainchbury JG，Senni M，et al. Diastolic heart failure in the community：clinical profile，natural history，therapy，and impact of proposed diagnostic criteria. J Card Fai，2002，8：279-287.

[13] Tsang TSM，Gersh BJ，Appleton CP，et al. Left ventricular diastolic dysfunction as a predictor of the first diagnosed nonvalvular atrial fibrillation in 840 elderly men and women. J Am Coll Cardiol，2002，40：1636-1644.

[14] Rigolli M，Rossi A，Quintana M，et al. The prognostic impact of diastolic dysfunction in patients with chronic heart failure and post-acute myocardial infarction：Can age-stratified E/A ratio alone predict survival?. Int J Cardiol，2015，181：362-368.

第十四章　老年冠心病合并共病患者的
临床评估和管理

冠状动脉粥样硬化性心脏病（冠心病）的发病率和患病率随着年龄的增长而增加，并且是≥75岁老年患者最主要的死亡原因[1]。同时，冠心病也是导致老年人群慢性致残、丧失生活独立性和降低生活质量的主要疾病之一。共病（multimorbidity）是指同时存在两种及以上慢性疾病，大多数冠心病患者同时患有一种或多种其他慢性疾病，并且随着年龄的增长，患慢性疾病的概率迅速增加，使得共病状态在老年人中十分常见[2]。由于遗传、生活方式、环境、现有医疗条件（如化学治疗导致心力衰竭）和衰老等多种因素，对老年共病患者需要权衡如何治疗多种疾病。共病问题对患者的临床决策、预后及疾病管理均具有重要意义。由于共病患者预后较差，临床上对冠心病患者共病状态存在多方面的认识不足，给老年人群冠心病的防治带来难以回避的严峻问题和巨大挑战。因此，针对老年冠心病患者共病状态的临床评估和管理十分重要。

一、共病的概念

共病是指多病共存，即患者同时存在两种或以上慢性疾病，其中慢性疾病是指病情持续≥1年、需要持续治疗，或伴有形态学改变、影响日常生活能力的疾病，如高血压、糖尿病、冠心病等。英国国家卫生与临床优化研究所（The National Institute for Health and Care Excellence，NICE）提出共病中的慢性疾病主要包括以下5类：①生理及心理疾病状态，如：冠心病、糖尿病或精神分裂症；②进行性疾病，如学习障碍；③症候群，如乏力或慢性疼痛；④感觉障碍，如视野缺损或听力障碍；⑤酒精或药物滥用。共病之间可以相互联系，是并发症的关系，如糖尿病与冠心病，肺癌与肺炎，痴呆、抑郁、谵妄等；也可以无关联、互相平行、互不干扰，如冠心病与胃癌。

二、老年患者共病的流行病学现状

由于人群的不同，共病的流行病学分布存在差异，随着人群平均寿命的延长，共病在老年患者人群中最为突出，男女患病率并无差异。在美国，65岁以上老年人有60%处于共病状态，25%患者合并4种或以上慢性疾病，10%患者合并6种或以上慢性疾病。其中85岁以上老年人共病患者超过80%，半数患者合并4种或以上慢性疾病，20%患者合并6种或以上慢性疾病。老年共病患者再入院率、死亡率、致残率显著增加，合并1种或以下慢性疾病的老年人年再入院率仅为4%，而合并6种或以上慢性疾病的老年人年再入院率高达63%。对于因心力衰竭或心肌梗死入院的老年共病患者，约50%的患者1年内因非心血管疾病再入院[1,3]。在我国，目前缺乏大样本的流行病学调查，来自北京和上海的小样本统计显示，老年人共病发生率约为57%[4-5]。

三、管理老年冠心病患者共病的挑战

随着人口的老龄化，共病状态的老年人的数量将持续增加，共病状态的重要性在于其与低生活质量、高死亡率、多重用药、更高药物不良事件概率、更多计划外医疗服务耗费均相关，医疗负担也继续增长，尤其是老年心血管疾病患者，半数以上的心力衰竭或脑卒中患者同时合并5种或以上的慢性疾病。在冠心病、心力衰竭、脑卒中或心房颤动的老年患者中，最常见的慢性合并疾病是关节炎、贫血和糖尿病，约占所有合并疾病的40%～50%，其他常见的慢性合并疾病包括慢性肾病、认知功能障碍、慢性阻塞性肺疾病、抑郁症等[6]。对于每一个老年冠心病患者，在制订治疗策略时都必须考虑到患者的共病状态。以冠心病为例，常见的药物治疗使用β受体阻滞药、抗血小板药物、降压药物和他汀类药物，但是这些药物难以在合并慢性肺部疾病（占25%），贫血（占39%）、头晕或有跌倒史（占35%）的患者中应用。

目前对于共病的综合防治尚无统一的指导原则，更无合理的临床实践指南。为了应对这一挑战，美国心脏病学会（ACC）、国家老龄化研究所（NIA）、NICE等多个国家组织机构均发布了老年人共病管理的指南，以期进一步改善老年患者的健康状态。但是，对于老年冠心病患者的共病状态，尤其是高龄患者（年龄≥85岁），仍然缺乏指导临床决策的证据[7]。

（一）单一疾病诊治指南并不适用于共病患者

心血管疾病的诊治指南是基于临床随机试验，通常都排除了合并多种疾病的老年患者，或者仅纳入没有合并症或功能障碍的相对健康的老年患者。冠心病治疗的大部分循证医学证据来自于针对单一疾病的临床试验，对单一疾病患者的临床决策具有积极的意义，对于共病患者，尤其是老年共病患者的治疗效果并不明确。冠心病二级预防治疗措施的实际效果受到共病状态的影响，现有心血管疾病治疗指南中的风险评估都是基于非老年人群，并没有考虑老年人的共病状态。在老年人群中冠心病的病死率和心肌梗死发生率未能真正降低。并且，在心血管疾病治疗方面，老年患者生活独立性、生活质量的维持可能与改善心脏射血分数、减少心血管事件同样重要。

（二）不同疾病指南建议的治疗方案存在矛盾

老年患者合并疾病较多，不同疾病治疗方案常常存在矛盾，同时应用不同指南来治疗共病很困难，甚至会危及患者的安全，例如，应慎用非甾体抗炎药治疗合并冠心病或肾病的关节炎患者。并且，药物与药物之间的相互作用、药物与疾病之间的相互作用必将导致患者的最终疗效更差、预后更差、不良反应更多。

（三）老年人群生理特点

老年人群心血管结构和功能的变化，以及其他器官系统包括肾、肝、骨骼肌和大脑的功能障碍，生物效应能力与器官应激能力下降，预期寿命缩短，因此，针对冠心病这单一疾病的指南来管理共病患者，会减弱甚至消除治疗干预的好处。例如，冠状动脉血运重建不太可能改善老年共病患者的生

活质量，并且不能增加严重帕金森病患者的生存时间。对于老年冠心病共病患者来说，冠心病只是其整体健康状况的一个方面，甚至不一定是最重要的一个方面。

四、基于共病的治疗方案

老年共病患者的治疗目标是改善老年人的功能状态和生活质量，优化管理老年冠心病患者共病状态需要患者本人、心内科医师、其他专科医师、护士、营养师、药剂师之间的密切合作，对于共病的处理，不是将治疗疾病的方案简单叠加，而是注重患者多种疾病共存状态及其治疗的复杂性，同时让患者的选择在临床决策中发挥核心作用，根据患者的个人目标和优先倾向来进行医疗照护，进行综合干预。

美国老年学会（American Geriatrics Society，AGS）2012年公布了管理老年人共病的指导原则：①将患者的意愿纳入临床决策；②了解循证医学证据的适用人群，认识到证据的局限性，选用适合老年人的循证医学研究以及有关老年共病人群的指导意见；③在制定临床决策时，需充分考虑风险、负担、获益及预后；④考虑临床决策的复杂性和可行性；⑤在患者可接受的风险范围内，选择最可能达到治疗效果或者预期健康的治疗方案。

2016年NICE共病状态的评估和管理指南也提出，对于共病患者，针对单一疾病的指南并不适用，需要同时考虑到所有的疾病和治疗，积极管理尚未发生疾病的危险因素，需要评估患者能否从共病治疗方案中获益，同时要考虑到所有疾病和治疗，简化常用治疗。在共病患者医疗方案的制订上，可以通过明确共病患者的意愿、确立疾病和治疗负担、回顾药物和其他治疗的利弊、记录个体管理方案来使现有治疗获益最大化，达到改善老年冠心病共病患者生活质量的目标。

（一）识别需要进行共病管理的患者

当患者要求或患者符合以下条件时，应考虑为患者提供基于共病的治疗方案：

（1）难以管理多种治疗或难以进行日常活动。

（2）在多种服务机构寻求治疗和支持，尤其是需要额外服务的患者。

（3）同时患有慢性生理及心理疾病。

（4）易疲劳或易跌倒。

（5）经常有非预期或紧急医疗服务需求。

（6）常规服用多种处方药物：由于不良事件和药物间相互作用的风险增加，任意年龄共病患者常规服药种类≥15种时，应给予患者制定基于共病治疗方案；当年龄共病患者常规服用10～14种处方药或常规服用处方药种类＜10种，但特定不良事件风险增高时，应考虑给予基于共病治疗方案。

（二）明确共病患者的意愿

老年冠心病共病患者往往同时有很多医疗问题需要处理，虽然临床医师可以根据患者的情况来决定优先处理的问题，但是当有多个问题可以选择、不同治疗方案之间存在矛盾或可能导致不同结局时，如保持独立性、预防特定的不良事件、减少药物损害、减少治疗负担或者延长生命，尊重患者的意愿非常重要。应鼓励共病患者明确对自己重要的内容，包括个人目标、价值观、优选项等，并且承认在选择医疗方案时需要权衡利弊，例如，牺牲生命的长度，以最大限度地提高生活质量，反之亦然。在条件允许的情况下，特别是认知功能障碍的患者，家庭成员应该参与到医疗方案的选择中。

（三）确立疾病和治疗负担

在非共病患者中，年住院率仅4％，对于合并6种或以上的共病患者，年住院率高达60％。30天再住院率随着合并疾病数量增加而增加，且人均医疗费用呈指数增加。因此，共病患者的疾病和治疗负担不容忽视。我们需要评估共病问题如何影响患者的生理、心理健康以及生活质量，包括患者医疗服务的预约、复诊次数；服用药物的种类和频率；药物的不良反应；非药物性治疗，如控制饮食、运动和心理治疗；治疗对患者心理和健康所带来的影响。

（四）回顾药物和其他治疗

了解患者目前的治疗方案，详细询问患者缓解症状的治疗，识别因获益有限而可以终止的治疗方法、负担过重的治疗和随访方案、不良事件（跌倒、消化道出血、急性肾损伤）风险过高的药物和使用非药物治疗方案作为某些药物的潜在替代治疗方案，在恰当的时间减少或停止治疗，计划回顾性随访，监测所有治疗调整的影响，并决定是否需要进一步调整治疗方案或是重新开始新的治疗。依据指南制定小组（GDG）共识，应仔细考虑共病患

者接受针对单一疾病的指南推荐的预防性治疗方案时，可能的获益和风险，在回顾药物和其他治疗时，需要考虑该药物的治疗效果、治疗实验疗程、治疗试验的人群。

（五）评估预后

在制定患者的诊疗方案时，需要全面评估患者的预后，包括预期寿命、有可接受生活质量的生存年数以及可能出现的并发症（如房颤患者出现卒中风险）。老年患者的预后往往难以准确评估，可以利用预后评估工具如ePrognosis进行不同时间（如1年、2年等）生存或独立生活的可能性的估计。临床虚弱评分（Clinical Frailty Score）也是一个简单易行的评估预后的量表。

（六）治疗的复杂性和可行性

制定医疗方案，除了包括生活方式干预（如改善饮食、运动）和药物治疗，还应考虑到老年患者系统功能减退和认知限制、经济状况以及个人意愿。尽可能地减少药物种类，停用所有非必需药物，AGS在2015年发布了最新的"Beers标准"，该标准可以作为老年患者用药的参考指导。在更改改善预后的治疗方案时，了解患者对各项治疗可能获益和风险的看法，针对患者认为重要的个人目标或优选项，充分考虑患者意愿后进行治疗方案的制定。随着疾病进展，个人情况、患者预期目标的改变，医疗方案也会随之改变。

（七）记录个体管理方案

与患者讨论和制定个体管理方案，在记录内容和采取措施方面达成共识，包括：①起始、终止、改变药物治疗和非药物治疗。②确定医疗服务预约的优先级。③预期可能的健康和福祉变化。④分配治疗协调的职责，保证各个医疗机构和专科医师间有良好沟通。⑤患者认为重要的其他方面。⑥安排一次随访，并回顾已做出的决定。在得到患者允许的前提下，以方便可行的形式，与患者及参与治疗过程的其他人员（包括医疗专业人员、伴侣、家庭成员、护理人员）共享管理计划。

五、老年冠心病共病患者临终关怀

有严重心血管疾病的老年共病患者，尤其是在患者临终前，基于心血管疾病的进展、多脏器的衰竭和难以避免的高死亡风险和极差的预后等原因，

医疗决策和治疗方案都十分复杂[8]。但目前几乎没有指南指导如何管理临终患者的心血管疾病。尽管继续给予临终患者改善心脏功能的药物和维持生命的治疗可以更好地控制患者的症状，甚至能提高患者的生活质量，但这些干预措施可能导致其他非预期的并发症发生。除了传统的对症治疗，家庭护理、缓解症状、控制疼痛、减轻或消除临终患者的心理负担和消极情绪等治疗措施，在制订治疗方案时应该考虑患者的意愿、期望和价值观，从而实现有效的药物治疗和在适当的时间开始或终止使用设备辅助治疗。随着严重冠心病老年患者共病患病率的增加，这些患者迫切需要一个多学科合作的医疗照护和早期进行姑息治疗。所有患者都不能避免死亡，我们也越来越需要专科护理和初级保健之间的合作，尽早开始综合性的姑息治疗，为老年冠心病共病患者提供有效的临终照护。

六、照护老年冠心病患者共患疾病的展望

虽然利用药物或介入治疗对老年心血管疾病患者进行有效干预以减少包括死亡在内不良后果的绝对好处可能大于年轻患者，但老年患者并发症的风险也显著增加。因此，需要充分考虑到老年冠心病患者治疗方案的获益和风险，并且实现个体化治疗。目前没有循证医学证据来证实现有冠心病治疗药物在老年冠心病共病患者中的获益与风险，缺乏关于老年患者生活质量、功能保持（例如日常生活的常规活动或借助辅助工具进行日常生活活动）和独立生活能力的信息。医生常常过分强调药物和手术治疗，较少关注老年患者的非药物治疗，如饮食、生活方式或日常锻炼。因此，未来迫切需要一个以老年共病患者为中心的大样本量临床研究，来获得临床上常见老年患者诊治的相关结果，成为未来循证指南，从而改善老年心血管共病患者的治疗[9]。

在未来 25 年中，65 岁以上的老年人比例将增加 3 倍，并且其疾病的管理更为复杂。这些老年共病患者的临床评估和管理需要从传统的只关注单一疾病转变为以患者为中心的管理框架。老年冠心病共病患者管理的最终目标是以患者为中心，通过优化治疗方案，停用不必要或者是减少不良反应风险较高的药物，最大限度地提高治疗获益并减少治疗风险。

（杨梦溪　任景怡）

参考文献

[1] Centers for Medicare and Medicaid Services. Chronic Conditions among Medicare Beneficiaries, Chartbook. 2012.

[2] Weiss CO, Varadhan R, Puhan MA, et al. Multimorbidity and evidence generation. J Gen Intern Med, 2014, 29 (4): 653-660.

[3] Bell SP, Saraf AA. Epidemiology of Multimorbidity in Older Adults with Cardiovascular Disease. Clinics in Geriatric Medicine, 2016, 32 (2): 215-226.

[4] 王姣锋，王一倩，保志军，等. 上海地区中老年体检人群慢性病及共病流行病学分析. 老年医学与保健，2016, 22 (2): 116-120.

[5] 贾勇，梅祎祎，盛楚乔，等. 55 岁及以上城市居民慢性病共病现状调查及相关性分析. 中国全科医学，2016, 6: 683-687.

[6] Wolff JL, Starfield B, Anderson G. Prevalence, expenditures, and complications of multiple chronic conditions in the elderly. Arch Intern Med, 2002, 162 (20): 2269-2276.

[7] Rich MW, Chyun DA, Skolnick AH, et al. Knowledge Gaps in Cardiovascular Care of the Older Adult Population: A Scientific Statement From the American Heart Association, American College of Cardiology, and American Geriatrics Society. J Am Coll Cardiol, 2016, 67 (20): 2419-2440.

[8] alive ME. Future Research Directions for Multimorbidity Involving Cardiovascular Diseases. Clinics in Geriatric Medicine, 2016, 32 (2): 399-407.

[9] Pak E, Wald J, Kirkpatrick JN. Multimorbidity and End of Life Care in Patients with Cardiovascular Disease. Clinics in Geriatric Medicine, 2016, 32 (2): 385-397.

第十五章 合并脑血管病的老年患者冠心病的治疗

第一节 冠心病与脑血管病的相关性

脑血管病、冠心病是当今威胁人类健康的主要疾病，两者多见于老年人群，且常常并发。近年的统计资料[1]显示，我国北方地区人群冠心病事件的发病率为 30/10 万～100/10 万，南方地区为 3/10 万～10/10 万；城市脑血管病年发病率为 219/10 万，农村地区为 185/10 万。脑卒中与冠心病关系密切，两者有着相似的病理学基础——动脉粥样硬化，同属于广义的心血管病范畴。动脉内膜由于粥样硬化病变的侵蚀变得隆凸、粗糙，使管腔变窄，以致血管堵塞或病变血管发生痉挛收缩，使所供应的器官阻滞出现缺血、坏死、功能障碍而产生脑卒中、冠心病。

冠心病与脑血管病有诸多共同的危险因素，如高血压、高血脂、糖尿病、吸烟、肥胖、高同型半胱氨酸血症以及高龄等。

一、高血压

中国 11 个省（市）人群血压水平与 10 年心血管病发病危险的前瞻性研究结果显示：高血压是我国人群心脑血管病发病、死亡最重要的危险因素。单纯收缩期血压升高和（或）舒张压升高与冠心病发病密切相关。高血压也是脑卒中和短暂性脑缺血发作最重要的危险因素。在近期发生过缺血性脑卒中的患者中，高血压的诊断率高达 70%。

高血压是老年人的常见疾病，我国 60 岁及以上的老年人的高血压患病率近 50%。老年高血压的特点是血压波动大，容易发生直立性低血压，常见表现为血压昼夜节律异常，收缩压增高为主，脉压增大。单纯收缩期高血压是老年高血压最为常见的类型，占 60 岁以上老年高血压的 65%[2]。在相同的血压水平时，随着年龄的增加，心脑血管病发

病危险明显增高。

二、高血脂

血脂异常尤其是低密度脂蛋白-胆固醇（LDL-C）升高与动脉粥样硬化的发生和发展密切相关。以 LDL-C 或总胆固醇升高为特点的血脂异常是动脉粥样硬化性心血管疾病重要的危险因素；降低 LDL-C 水平，可显著减少动脉粥样硬化性心血管疾病发病及死亡危险[3]。因此，积极控制 LDL-C，对降低老年人心血管事件的发生率具有重要意义。血脂异常也是导致缺血性脑卒中或短暂性脑缺血发作复发的重要因素。降低血脂水平可以减少缺血性卒中或短暂性脑缺血发作的发生、复发和死亡。近年来国内外大部分研究都证实，LDL-C 与缺血性脑卒中发病呈正相关，但是与出血性脑卒中发病的关系报道不一。

研究发现[4]，在年龄≥65 岁的老年患者中，随年龄增长血脂水平呈下降趋势，未服用调脂药物的患者血脂达标率呈上升趋势。分析原因可能与随着衰老进程胆固醇吸收、合成、转运功能下降，老年人合并疾病多、易同时服用多种药物而影响血脂水平有关。因此，应当对老年人群的血脂异常防治实施个体化的干预策略。

三、糖尿病

糖尿病是动脉粥样硬化性疾病的危险因素。冠心病在成人糖尿病患者中发病率为 55%[5]，糖代谢异常与心血管病之间存在着密不可分的关系。糖代谢异常增加了心血管病的发病率和病死率，糖尿病患者冠心病的发病率、病死率是无糖尿病者的 2～4 倍。冠心病作为糖尿病的主要并发症，是糖

尿病患者最常见的死亡原因[6-7]。在缺血性脑卒中患者中，60%～70%存在糖代谢异常或糖尿病。我国缺血性脑卒中住院患者糖尿病的患病率高达45.8%，糖尿病前期（包括空腹血糖受损和糖耐量受损）的患病率为23.9%，其中餐后高血糖是主要类型。同时，糖尿病是缺血性脑卒中患者临床预后不良的重要危险因素，中国国家卒中登记（China National Stroke Registry，CNSR）数据显示，糖尿病是缺血性脑卒中患者发病6个月发生死亡或生活依赖的独立危险因素。中国脑卒中住院患者糖代谢异常患病率及结局前瞻性研究（Abnormal Glucose Regulation in Patients with Acute Stroke Across China，ACROSS-China）结果显示，糖尿病前期是缺血性脑卒中患者发病1年内发生死亡的独立危险因素[8]。

四、高同型半胱氨酸血症

同型半胱氨酸是蛋氨酸和半胱氨酸代谢过程中的一个重要中间产物。目前认为，高同型半胱氨酸血症是明确的脑血管病危险因素，可增加脑卒中的风险，已有研究显示高同型半胱氨酸血症可使脑卒中的风险增加2倍左右。而对于高同型半胱氨酸血症是否作为冠心病的独立危险因素，目前还存在有争议。Schaffer[9]等的一项对照性研究表明，冠心病患者的空腹血浆同型半胱氨酸水平显著高于对照组，排除其他危险因素后，同型半胱氨酸仍然与冠心病密切相关，其浓度的变化与冠心病的发生、发展有密切的联系。但近年来有些研究结果[10]提示高同型半胱氨酸血症并不增加冠脉病变血管数量，同型半胱氨酸升高可能只是疾病发生过程中的伴随现象，而非导致动脉粥样硬化的致病因素。高同型半胱氨酸导致冠心病的相关机制还需要进一步阐明，且目前降低同型半胱氨酸的治疗方法是否能够使心血管患者获益，还有待进一步的证实。

五、吸烟

吸烟能增加整个年龄段冠心病的危险性，吸烟者冠心病和心肌梗死的风险增加3～4倍。吸烟也是缺血性卒中的一项强有力的危险因素，可使其风险增加近1倍，使蛛网膜下腔出血风险增加2～4倍[11]。心血管健康研究（cardiovascular health study，CHS）发现，吸烟与老年人脑卒中复发风险增加显著相关[8]。

六、肥胖

超重和肥胖是冠心病和脑卒中的独立危险因素。国内研究表明，肥胖者缺血性卒中发病的相对风险度为2.0，在超重和肥胖者中推荐减轻体重、降低血压，以减少脑卒中风险[11]。肥胖与心血管病的关系可能部分由于肥胖引起血压升高、HDL胆固醇降低和血糖水平升高有关。

七、年龄

年龄是冠心病与脑血管病不可控的危险因素，冠心病与脑血管病的发病随着年龄增长显著增加，年龄增长也反映冠状动脉和脑动脉粥样硬化的加重。各种危险因素对老年人的影响远远大于年轻人，且许多危险因素包括高血压、血脂异常和糖尿病等随年龄增长而发生率增加。

综上所述，冠心病与脑血管病有诸多共同的危险因素，两者密切相关，即缺血性脑血管病通常伴有冠心病，冠心病也往往伴有缺血性脑血管病，并且其严重程度可能一致。

第二节　合并缺血性脑血管病的老年患者的冠心病治疗

脑血管病可分为缺血性脑血管病和出血性脑血管病，我国卒中亚型中，近70%为缺血性脑卒中。缺血性心脑血管病拥有共同的病理基础及致病高危因素，所以治疗上有许多相同之处，但因为心脑为两个解剖结构完全不同的器官，导致发病后产生的病理过程、治疗上存在不同之处。

一、冠心病与缺血性脑血管病治疗的共同点

（一）控制血脂

缺血性脑血管病与冠心病都提倡调脂治疗。2016年中国成人血脂异常防治指南指出，急性冠状动脉综合征（acute coronary syndrome，ACS）、稳定性心绞痛、血运重建术后、缺血性心肌病、缺

血性卒中、短暂性脑缺血发作都属于动脉粥样硬化性心血管疾病（arterio sclerotic cardiovascular disease，ASCVD）范畴，临床上诊断为 ASCVD 的患者均属极高危人群，血 LDL-C 目标值均应降至 1.8 mmol/L（70 mg/dl）以下[3]。

（二）抗血小板聚集治疗

研究显示抗血小板治疗能显著降低既往伴有缺血性脑卒中或短暂性脑缺血发作患者严重血管事件（包括非致命性心肌梗死、非致命性脑卒中和血管源性死亡）的发生风险。中国非 ST 段抬高急性冠状动脉综合征诊断和治疗指南[12]推荐，非 ST 段抬高型急性冠脉综合征患者入院后尽快给予拜阿司匹林（150～300 mg），如能耐受，长期持续治疗（75～100 mg），对拜阿司匹林过敏或因胃肠道疾病而不能耐受拜阿司匹林时，应使用氯吡格雷。急性 ST 段抬高型心肌梗死二级预防同样推荐长期服用阿司匹林 75～100 mg/d，有禁忌者可改用氯吡格雷 75 mg/d 代替。对于非心源性栓塞性缺血性脑卒中或 TIA 患者，阿司匹林（50～325 mg/d）或氯吡格雷（75 mg/d）单药治疗均可以作为首选抗血小板药物[8]。对老年患者，在应用抗血小板药物时，可合并使用质子泵抑制剂或胃黏膜保护剂，以减低胃肠道出血风险。

（三）防治糖尿病

合并糖尿病的冠心病与缺血性脑血管病患者应在积极控制饮食和改善生活方式的同时给予降糖药物治疗。对于急性 ST 段抬高型心肌梗死、不稳定性心绞痛和非 ST 段抬高心肌梗死均推荐将糖化血红蛋白（HbA1C）控制在 7% 以下[12-13]。对于缺血性脑卒中和短暂性脑缺血发作同样推荐将 HbA1C 控制在 7% 以下[8]。

（四）长期血压控制

冠心病及缺血性脑卒中患者在急性期后均应开始进行有效的血压管理。冠心病患者应控制血压＜140/90 mmHg[12]。既往有高血压病史且长期接受降压药物治疗的缺血性脑卒中或短暂性脑缺血发作患者，如果没有绝对禁忌，发病后数天应重新启动降压治疗，同样推荐收缩压降至 140 mmHg 以下，舒张压降至 90 mmHg 以下[8]。

对于老年高血压患者，降压治疗的主要目标是保护靶器官，最大限度地降低心血管事件和死亡的

风险。中国老年高血压的诊断与治疗中国专家共识[14]推荐将收缩压＜150/90 mmHg 作为老年高血压患者的血压控制目标值，如果能耐受可降至 140/90 mmHg 以下。对于合并双侧颈动脉狭窄≥70% 并有脑缺血症状的患者，降压治疗应慎重，不应过快、过度降低血压。

（五）其他

包括控制体重，合理膳食，禁烟，提倡健康合理的生活方式等。

二、冠心病治疗与缺血性脑血管病治疗的不同点

（一）缺血性脑血管病急性期高血压治疗

脑是一个代谢旺盛的器官，心脏的血液输出有 10%～17% 供应脑，脑细胞几乎没有能源储存，需要循环不间断供应氧和葡萄糖。健康成人的局部脑血流量的维持取决于脑灌注和脑血管阻力，在一定范围内，局部脑血流量与脑灌注压成正比，与脑血管阻力成反比。人体可以通过上调血压提高脑灌注压，脑血管阻力主要取决于颅内压、血液黏稠度及脑动脉管径大小。前文提及，脑血管病发病后数天应重新启动降压治疗，但急性脑梗死患者发病初期，因颅内压升高，血液黏稠度增加，导致脑血管阻力增高，故需较高血压维持足够灌注压，以挽救缺血半暗带。中国急性缺血性脑卒中诊治指南 2014[15]推荐，急性缺血性脑卒中准备溶栓者，血压应控制在收缩压＜180 mmHg、舒张压＜100 mmHg。缺血性脑卒中后 24 h 内血压升高的患者应谨慎处理，应先处理紧张焦虑、疼痛、恶心呕吐及颅内压增高等情况。血压持续升高，收缩压≥200 mmHg 或舒张压≥110 mmHg，或伴有严重心功能不全、主动脉夹层、高血压脑病的患者，可予降压治疗。由此可见，缺血性脑血管病急性期的血压管理要求较冠心病宽松。

（二）抗血小板聚集药物种类

如前所述，虽然经典的抗血小板药物如阿司匹林或氯吡格雷均可以作为缺血性脑血管病或冠心病的二级预防的抗血小板药物，但用于缺血性脑血管病与冠心病的其他具有循证医学证据的抗血小板药物类别有所不同。如替格瑞洛具有更强和快速抑制血小板的作用，且不受基因多态性的影响，被推荐用于 ST 段抬高型心肌梗死的抗栓治疗。目前缺血性脑卒中或短暂性脑缺血发作循证医学证据充分的抗

血小板药物还包括阿司匹林和双嘧达莫复方制剂、西洛他唑，均可作为阿司匹林和氯吡格雷的替代治疗药物。但需注意的是，上述药物中替格瑞洛出血的风险相对更高[16-17]，且高龄是增加出血风险的因素之一，所以对于老年患者，选择该药时需要更加慎重。

（三）抗凝治疗

急性冠脉综合征抗凝治疗，效果确实肯定。但对大多数急性缺血性脑卒中患者，不推荐不加选择地早期进行抗凝治疗[15]。

三、合并缺血性脑血管病的老年冠心病患者的总体治疗原则

对于合并缺血性脑血管病的老年冠心病患者，应当给予抗血小板聚集，控制血糖、血脂、血压，纠正危险因素的治疗，但若冠心病伴有急性脑血管病，急性期血压目标可相对提高，待急性期后再开始严格有效的血压管理。老年患者特别是合并脑血管狭窄的患者，急性期后血压管理目标可放宽至＜150/90 mmHg。当脑血管病需要抗血小板治疗、急性冠脉综合征需要抗凝治疗时，是选择单纯抗血小板、单纯抗凝还是抗凝联合抗血小板治疗，应当根据具体情况比如老年患者的出血风险、冠脉病变和脑血管病严重程度等，权衡利弊后做出治疗决策。

第三节 合并出血性脑血管病的老年患者的冠心病治疗

合并出血性脑血管病的老年冠心病患者，脑出血急性期应立即停止抗栓药物，依照急性脑出血的治疗原则进行处理。但停止抗栓药物期间可能会出现冠脉病变加重，甚至发生急性冠脉综合征，应当与患者及家属充分沟通。出血性脑血管病恢复后何时、如何恢复抗栓治疗，需要进行评估，权衡利弊，结合患者具体情况决定。

第四节 合并脑淀粉样血管病的老年患者的冠心病的治疗

脑淀粉样血管病（cerebral amyloid angiopathy，CAA）是一种淀粉样物质沉积在脑内血管导致症状性脑血管功能障碍的疾病，也称嗜刚果红性血管病。其临床特点是血管破裂而致反复和多灶的自发性颅内出血，是老年人的一种卒中类型。20世纪初即出现相关的病例报道，但直到最近几十年，CAA才被认为是自发性（非创伤型）颅内出血，特别是脑叶出血的原因之一。CAA可以是家族性的也可以是散发的。基于病理学检测的研究表明[18]，CAA存在于20%～40%的非痴呆老年人群中，而在痴呆老年人群中占比则可达50%～60%。而且，随着年龄的增长，CAA的严重程度也在增加。多数CAA无临床症状，仅部分患者出现脑出血和痴呆。对于CAA患者，应当避免应用抗凝剂，慎用抗血小板类药物。

目前对于CAA的确诊只有通过病理学检查。但是随着影像技术的发展，一些新的CAA的影像诊断依据可以帮助CAA的诊断，包括白质高信号、脑微出血、皮质浅表铁沉积（cortical superficial siderosis，CSS）、半卵圆中心扩大的血管周围间隙（perivascular spaces，PVS）[19]。白质高信号（white matter hyperintensities，WMH）亦可称为白质疏松，在磁共振T2或FLAIR序列成像上表现为双侧侧脑室周围或皮质下白质多发的点状、斑片状或融合性高信号，在老年人是个很普遍的现象，常被忽视，但在CAA患者脑白质高信号病变体积远大于正常老年人、阿尔茨海默病及认知功能下降患者。尤其是后部WMH分布可能为CAA的另一个标志物。脑微出血是一种亚临床的终末期微小血管病变导致的含铁血黄素沉积，在磁共振T2梯度回波和磁敏感成像上显示的低信号的小的、点状的病灶，可作为CAA的标志物。位于脑叶的脑微出血多由CAA引起。CSS是最近研究报道的另一种CAA相关的出血性病变，CSS是中枢神经系统软脑膜下血液分解产物含铁血黄素沉积的影像学或病理学表现，因铁为强顺磁性物质，故可通过磁

共振 T2 加权梯度回波序列检测，表现为特征性的脑回样模式，呈低信号。近来的研究表示脑白质扩大的 PVS 与 CAA 有关，半卵圆中心扩大的 PVS 在 CAA 相关的脑出血患者比较常见，可能是目前较新的一个神经影像学的标志物。

对于老年冠心病患者，如果影像学出现 WMH、脑微出血、CSS、半卵圆中心扩大的 PVS 等改变，应警惕脑淀粉样血管病的可能，这时冠心病抗血小板及抗凝治疗药物的应用需要慎重，警惕脑出血的发生。

（李珺　郑霄云）

参考文献

［1］中华医学会心血管病学分会，中华心血管病杂志编辑委员会．中国心血管病预防指南．中华心血管病杂志，2011，39（01）：3-22．

［2］中国高血压防治指南修订委员会．中国高血压防治指南 2010．中华心血管病杂志，2011，39（07）：579-616．

［3］中国成人血脂异常防治指南修订联合委员会．中国成人血脂异常防治指南（2016 年修订版）．中华心血管病杂志，2016，44（10）：833-853．

［4］仁晖，陈红，宋俊贤等．65 岁以上老年患者血脂水平及达标率随年龄变化的趋势．中华老年心脑血管病杂志，2015，17（07）：693-696．

［5］Berry C，Tardif Jc，Bourassa MG. Coronary heart disease in patients with diabetes：part I：recent advances in prevention and noninvasive management. J Am Coll Cardiol，2007，49（6）：631-642．

［6］Buse JB，Ginsberg HN，Bakris G，et al. Primary prevention of cardiovascular disease in people with diabetes mellitus，a scientific statement from the American Heart Association and the American Diabetes Association. Diabetes Care，2007，30（6）：162-172．

［7］Hornick T，Aron DC. Preventing and managing diabetic complications in elderly patients. Cleve Clin J Med，2008，75（2）：153-158．

［8］中华医学会神经病学分会，中华医学会神经病学分会脑血管病学组．中国缺血性脑卒中和短暂性脑缺血发作二级预防指南 2014．中华神经科杂志，2015，48（4）：258-273．

［9］Schaffer A，Verdoia M，Cassetti E，et al. relationship between homocysteine and coronary artery disease. Results from a large prospective cohort study. Thromb Res. 2014，134（2）：288-293．

［10］Cleophas TJ，Hornstra N，van Hoogstraten B，et al. Homocysteine，a risk factor for coronary artery disease or not? A meta-analysis. Am J Cardiol，2000，86（9）：1005-1009．

［11］中华医学会神经病学分会，中华医学会神经病学分会脑血管病学组．中国脑血管病一级预防指南 2015．中华神经科杂志，2015，48（08）：629-643．

［12］中华医学会心血管病学分会，中华心血管病杂志编辑委员会．中国非 ST 段抬高急性冠状动脉综合征诊断和治疗指南 中华心血管病杂志，2012，40（05）：353-367．

［13］中华医学会心血管病学分会，中华心血管病杂志编辑委员会．急性 ST 段抬高型心肌梗死诊断和治疗指南，2015，43（5），380-392．

［14］中华医学会心血管病学分会，中国老年学学会心脑血管病专业委员会．老年高血压的诊断与治疗中国专家共识（2011 版）．中华内科杂志，2012，51（01）：76-82．

［15］中华医学会神经病学分会，中华医学会神经病学分会脑血管病学组．中国急性缺血性脑卒中诊治指南 2014．中华神经科杂志．2015，48（4）：246-257．

［16］L Wallentin，RC Becker，A Budaj，et al. Ticagrelor versus clopidogrel in patients with acute coronary syndromes. N Engl J Med，2009，361（11）：1045-1057．

［17］程庆强，高洁，吕中华，等．老年冠心病患者服用替格瑞洛与氯吡格雷出血风险比较中华老年多器官疾病杂志，2016，15（12）：881-885．

［18］Charidimou A，Gang Q，Werring DJ. Sporadic cerebral amyloid angiopathy revisited：recent insights into pathophysiology and clinical spectrum. J Neurol Neurosurg Psychiatry，2012，83：124-137．

［19］肖志光，徐丽君．脑淀粉样血管病神经影像相关标志物研究进展．中国神经精神疾病杂志，2014，41（6）：377-379．

第十六章　冠状动脉旁路移植术的现状与未来

体外心肺机的出现迎来了现代心脏外科手术时代的到来。冠状动脉旁路移植术（coronary artery bypass grafting，CABG）仍然是如今心脏外科最常见的手术。从 20 世纪年代初至今，CABG 在临床技术上有了很大的发展。手术技术的提高和围术期管理的改进，减少了手术并发症和不良事件的发生，促使了 CABG 被广泛应用。心肌血运重建技术有其丰富的历史，在老龄化社会，同样有着光明的前景。

一、历史

1876 年，Adam Hammer 提出冠状动脉疾病的病理生理学：心绞痛是由冠状动脉灌注供需不平衡引起的，至少一支冠状动脉严重病变或者闭塞导致心肌梗死[1]。在 19 世纪，心脏手术很少开展，手术效果也非常差。1896 年，Stephen Paget 写道："心脏是大自然对外科手术设立的极限"[2]。同年，Ludwig Rehn 对一例心脏刺伤患者成功进行了心脏修补术[3]。1910 年，Alexis Carrel 对冠状动脉旁路移植术操作进行了描述[4]。

心脏手术在 20 世纪 30 年代后期得到了更进一步的发展，Dr. John Gibbon 的体外心肺机的发明，促进了体外心肺旁路术（cardiopulmonary bypass，CPB）的发展[5]。1950 年，在蒙特利尔的麦吉尔大学，加拿大的 Vinebier 和 Buller 首次将乳内动脉（internal mammary artery IMA）植入心肌组织以治疗心肌缺血和心绞痛[6]。1953 年，D. W. Gordon Murray 报道了在冠状动脉中植入移植物[7]。不久之后，在 1955 年，Sidney Smith 首先获取大隐静脉，并将其作为连接主动脉到缺血心肌的桥血管[7]。1958 年，Longmire 等在加利福尼亚大学洛杉矶分校（UCLA）进行了体外循环下的冠状动脉内膜剥脱术[8]。

20 世纪 60 年代，冠状动脉手术取得了很大的进步。1961 年，Goetz 等成功进行了第一例冠状动脉旁路移植术[9]。在 1962 年，Proudest 等第一次成功进行了冠状动脉造影[10]。在 1964 年，Kolesov 进行了第一例乳内动脉与冠状动脉吻合的冠状动脉旁路移植术[11]，Favoloro 等对成功使用大隐静脉恢复冠状动脉血流 171 例病例进行了报道[12]。20 世纪 70 年代，由于外科和管道技术的不断发展，Benetti、Calaiore 和 Subramian 成功进行了第一例不停跳冠状动脉旁路移植术（off pump coronary artery bypass，OPCAB）[13]。20 世纪 80 年代，CABG 数量和安全性都获得了前所未有的提高。在 1998 年，Duhaylongsod 等第一次报道了通过胸腔镜技术获取 IMA[14]，微创和机器人冠状动脉旁路移植术也得到了快速发展[15-16]。目前，CABG 的数量从 2000 年的 59.9 万例下降到 2012 年的 30 万例[17]。

二、方法

冠状动脉旁路移植术（CABG）是一种使用自体动脉或静脉作为桥血管绕过被动脉粥样硬化斑块部分或完全阻塞的冠状动脉的过程。CABG 是最常见的外科手术之一，在美国每年大约有 40 万人次手术。然而，在过去的十年，尽管人口老龄化以及越来越多的证据支持冠状动脉旁路移植术的有效性和安全性，但在美国，CABG 的手术量已经下降了近 30%[18-23]，相反，经皮冠状动脉介入治疗（PCI）的手术量却有相应的增加。

CABG 通常采用胸部切开胸骨的正中切口进行，无需分离肌肉，通常采用钢丝固定缝合胸骨。正中切口使术野得到了最佳的暴露。胸骨伤口感染率约为 0.4%。

为了使 CABG 手术精确顺利地进行，通常需要使心脏停止跳动，这就需要通过阻断升主动脉，用冷的高钾停跳液灌注心脏来达到目的。心脏停跳期间，需要使用体外循环机器提供全身的灌注和氧合，以在缺血性心搏骤停 1～2 h 期间支持循环。

最常用的桥血管是左乳内动脉和大隐静脉，使用左乳内动脉（LIMA）与左前降支（LAD）冠状动脉旁路移植（搭桥）与大隐静脉桥血管相比具有较高的长期通畅率；其临床结果也优于使用静脉桥的患者[24-25]。大隐静脉通常采用小切口内镜技术从患者的腿部获得[26]。其他被使用的桥血管还包括：桡动脉、右乳动脉和胃肠动脉等，其远期通畅率优于静脉桥血管，但并不常用。

为了解冠状动脉解剖结构，冠状动脉血管造影是必需的。具有明显的近端狭窄和通畅的远端血管的靶血管被认为最适合于旁路移植术。手术中，通常采用触摸冠状动脉来评估近端狭窄的部位和远端适合旁路移植吻合的部位。然后在狭窄的冠状动脉远端切开，再将桥血管与靶血管进行缝合。除外乳内动脉保留其原来的血流外，其他桥血管的近端均需与升主动脉进行吻合。一般 CABG 手术需要 3～4 h 完成，患者在术后 5～7 天出院，出院后 6～12 周完全恢复正常生理状态。

CABG 的基础是重建心肌血运灌注，有多种不同的方法以实现这一目的。在是否使用心肺转流术方面就有"on-pump 和 off-pump"两种。最初，大多数心脏手术是在搏动的心脏上进行的，但随着心肺转流术和心脏停搏技术的发展，大多数 CABG 在体外循环技术下进行。直到 20 世纪 90 年代，OPCAB 手术才开始兴起。Benetti 等[27]和 Buffalo 等[28]发表文章阐述了他们近 2000 名患者行 OPCAB 手术安全可行，OPCAB 的获益在于：较少的肾衰竭和脑血管意外（cerebrovascular accidents，CVA），较少的认知能力和精神运动缺陷，较低的输血率和减少的系统性炎症反应等[29]。

Forouzannia 等比较 on-pump CABG 和 OPCAB 的临床和经济效益[30]，分析了 304 例接受冠状动脉旁路移植术患者，并随机纳入 on-pump CABG 组和 OPCAB 组；OPCAB 显著降低了术后输血需求（$P < 0.05$），在再次手术、ICU 停留时间和住院时间方面无统计学意义上的差异，但发现，on-pump CABG 手术的平均成本显著高于 OPCAB 手术。

Yadava 等回顾分析了 3500 例患者，14.6% 的患者是女性[31]，女性与男性相比：院内死亡率更高（分别为 2.92% 和 1.8%），最常见的死因是低心排血量综合征和肾衰竭。行 OPCAB 可降低患者死亡率，减少输血量，减少 ICU 停留时间和住院时间。

2009 年，ROOBY（随机行 on-pump CABG 和 OPCAB）试验报告了在 18 个退伍军人医疗中心 2203 名患者（99% 男性患者）的结果[32]：主要短期终点发生率（包括术后 30 天内死亡率和并发症发生率）相似（on-pump CABG 为 5.6%；OPCAB 为 7.0%；$P = 0.19$）。主要长期终点（包括手术 1 年内任何原因的死亡、再次血运重建术或非致死性心肌梗死）发生率，OPCAB 为 9.9%，高于 on-pump-CABG 的 7.4%；$P = 0.04$，具有统计学差异。12 个月内，神经系统并发症组间无差异性；桥血管通畅率方面，on-pump CABG 组优于 OPCAB 组。

微创和机器人辅助冠状动脉旁路移植术近来也得到了快速发展。微创手术不使用体外循环，常规用于完成 LIMA 到 LAD 的搭桥手术，切口小、创伤少，受到医生们越来越多的关注。微创手术的益处还包括手术时间缩短、恢复时间缩短、输血需求减少、麻醉时间缩短、ICU 停留时间缩短、疼痛减轻等[33]。

（一）OPCABG（off pump coronary artery bypass）

在 OPCAB 中，冠状动脉旁路移植术在没有体外循环技术支持的情况下，在"跳动心脏"上进行，OPCAB 技术关键在于平衡患者的血流动力学与最佳心脏旁路移植位置的暴露。虽然，CBP 使心脏停止跳动以获得最大的冠状动脉暴露，却不会影响全身灌注，但在 OPCAB 操纵期间由于心脏的位置关系会影响静脉回流并且可能会降低心排血量。目前已经设计有多种心脏固定装置可以帮助靶血管冠状动脉吻合的暴露。冠状动脉分流栓置于切开的冠状动脉内对远端冠状动脉进行灌注，避免靶血管远端心肌缺血。靶血管术野必须进行血流控制，以便可靠地完成缝合。尽管 OPCAB 的安全性和有效性非常满意，但其有关优势和学习曲线仍然存在争议[34-35]。OPCAB 是微创小切口冠状动脉旁路移植术、杂交手术和机器人冠状动脉血运重建术的基础。

（二）微创小切口冠状动脉旁路移植术（minimally invasive direct coronary artery bypass，MIDCAB）

在 MIDCAB 中，通常经左侧胸腔第 4/5 肋间隙前外侧做一约 4～5 cm 的小切口，然后在跳动的心脏下，完成 LIMA 与 LAD 的吻合。使用专门的胸壁牵开器，直视下获取 LIMA。非胸骨正中切开、左前外侧小切口和避免使用 CPB 等是 MIDCAB 的优点。然而，通过小切口在跳动的心脏下进行冠状动脉吻合增加了手术技术的难度，以及术后患者切口疼痛是其缺点。

（三）内镜下无创冠状动脉旁路移植术（endoscopic atraumatic coronary artery bypass，EndoACAB）

EndoACAB 定义为使用胸腔镜或机器人进行 LIMA 的获取，在无肋间切口扩大的微创小切口下进行 LIMA-LAD 吻合。虽然，这种方法需要单肺通气和二氧化碳的胸腔注入，但显著减少 MIDCAB 术后疼痛和伤口并发症。EndoACAB 提供了更好的视野，有利于 LIMA 完整的获取。EndoACAB 的主要缺点是在胸腔镜下获取 LIMA 的相关技术学习曲线较长，这可能是限制其使用的原因[36]。

（四）机器人辅助 EndoACAB（robotic-assisted endoscopic atraumatic coronary artery bypass）

EndoACAB 也可以在外科手术机器人的帮助下进行。通过与胸腔镜方法类似，在三个内镜置入口使用机器人进行 LIMA 的获取，以及完成 LIMA-LAD 的吻合。在获取 LIMA 后，在开胸之前对心包切开位置和靶血管吻合的位置进行定位。与胸腔镜 EndoACAB 相比，机器人辅助提供更好的视觉效果，并且具有更快更高的速度和精度。

（五）机器人 TECAB（robotic totally endoscopic coronary artery bypass）

微创冠状动脉血运重建术的最终是在全腔镜下和机器人控制平台下进行不停跳冠状动脉旁路移植术。使用机器人的全腔镜冠状动脉旁路移植术是冠状动脉血运重建术的创新前沿。Loulme 及其同事在 1998 年成功使用第一代 daVinci 机器人系统（Intuitive Surgical，Sunnyvale CA，USA）在体外循环下进行机器人辅助冠状动脉旁路移植术。daVinci 系统由外科控制台或"主单元"（外科医生控制机械臂和器械）、一个执行操纵器或"从属单元"（机器人本身、三个或四个深入患者左侧胸腔的机械臂）和带有屏幕的视频塔，可以通过 3D/HD 内

镜照相机把手术图片传输与外科医生共享[37]。用于开放心脏手术的所有仪器都可用于机器人手术，TECAB 可以在 daVinci、daVinci S、daVinci Si 和 daVinci Xi 系统上完成[37]。值得注意的是，虽然 TECAB 可以在大多数低危患者中进行，但 TECAB 也存在手术禁忌。在 TECAB 手术中，机器人停靠在患者的左胸部，左肺塌陷，右肺单肺通气。首先完成 LIMA 的获取，然后完成 LIMA-LAD 吻合。吻合可以使用聚丙烯缝线、U 形夹子或吻合器完成。TECAB 可以在心脏体外循环停跳或者不停跳下完成手术。在体外循环心脏停跳下进行 TECAB（arrested heart TECAB，AHTECAB），通过股动脉建立 CPB，在经食管超声心动图（TEE）指导下，经股动脉插入主动脉内球囊进入升主动脉，充盈气囊阻断升主动脉。然后灌注高钾心脏停跳液诱导心室颤动直至停跳。一旦完成体外循环下心脏停跳，再进行 LIMA-LAD 的吻合。进行 AHTECAB 的患者，其股动脉必须有足够的内径，并且相应位置无动脉粥样硬化斑块形成，以确保外周插管的顺利进行。

不停跳心脏 TECAB（beating-heart TECAB，BHTECAB）的技术与 AHTECAB 类似，但不使用 CPB。BHTECAB 在 21 世纪初首次进行，一直到开发出机器人内固定装置后才可行，将移动的目标转化为相对固定的目标，使在跳动的心脏上进行冠状动脉的吻合变为可行。在 BHTECAB 术中，C-Port Flex 吻合装置使用几个微型钢夹完成 LIMA 与 LAD 快速、准确的无缝线吻合。

尽管 TECAB 的技术和手术取得了很大的进步，但其还不能被广泛采用，目前仅限于在全球少数中心进行。其原因包括：操作复杂性高、学习曲线长、成本高、未被批准全额报销和在传统心脏外科手术中缺乏腔镜的理念[37]。另外，在 TECAB（约 10%）期间中转为开放胸骨切开术并不常见，这常常与心肌灌注不足和胸腔内无足够的操作空间有关。

（六）杂交手术（hybrid）

支架技术和微创外科技术的进步使得能够进行杂交冠状动脉再血管化治疗（hybrid coronary revascularization，HCR），其中左乳内动脉与左前降支动脉进行吻合，在此之后或之前完成非左前降支冠状动脉病变的经皮冠状动脉介入治疗。目前，

HCR 在有选择的患者中进行，占美国冠状动脉旁路移植术总数的 1% 以下。随机可行性试验和观察性研究的临床结果令人鼓舞。HCR 在多支血管疾病患者和（或）左主干病变患者中显示出让人满意的临床结果，但其还需更多的病例数和更进一步的随访研究。

三、桥血管

目前，可以使用多种桥血管来完成心脏冠状动脉的血运重建。在 2011 年美国心脏病学会基金会（ACCF）/AHA 冠状动脉旁路移植术指南中，建议使用动脉桥血管与左前降支进行吻合。左乳内动脉是首选的桥血管。通常，乳内动脉（internal mammary artery，IMA）桥血管 10 年通畅率大于 90%[38]，只有 4% 的 IMA 发生动脉粥样硬化，并且只有 1% 左右的乳内动脉桥血管出现明显影响血流动力学的粥样硬化性斑块狭窄病变[39]。

大隐静脉（saphenous vein grafts，SVG）通常被用于冠状动脉旁路移植的桥血管。随着时间的进展静脉桥血管通畅率逐渐下降：10%～25% 的冠状动脉旁路移植患者在术后 1 年内出现静脉桥血管闭塞[40]；在术后 1～5 年中，静脉桥闭塞率每年增加 1%～2%，术后 6～10 年中，静脉桥闭塞率每年增加 4%～5%。冠状动脉旁路移植术后静脉桥血管 10 年通畅率只有 50%～60%[41]。

其他动脉血管如桡动脉、胃网膜右血管、腹壁上动脉等也可用作冠状动脉旁路移植术的桥血管。对于高位左冠状动脉狭窄使用桡动脉做桥血管最好；在右心室梗死患者中使用桡动脉效果最差，胃肠动脉最常用于右冠状动脉或其分支狭窄的桥血管，但其容易发生痉挛。胃肠动脉桥血管的 1 年、5 年和 10 年通畅率分别为 91%、80% 和 62%[42]。腹壁下动脉由于其长度的原因，通常用作"Y"或"T"形桥血管，但其也容易发生痉挛，1 年通畅率约为 90%[43]。

四、冠状动脉旁路移植术与药物治疗

对于严重多支冠状动脉病变的患者，在 20 世纪 70 年代和 80 年代的三项随机对照试验（退伍军人管理合作研究、欧洲冠状动脉外科研究、冠状动脉手术研究）[44-46] 显示了在生存获益方面，冠状动脉旁路移植优于药物治疗。一项 1994 年进行的包

含了 2649 例患者的 meta 分析显示：与药物治疗相比，CABG 的 5 年、7 年、10 年的死亡率明显降低[47]。CABG 相对生存获益优于药物治疗；风险更高的患者（包括冠状动脉弥漫性病变患者和左心室功能障碍患者）进行冠状动脉旁路移植术的绝对生存获益更大。由于 CABG 相关的早期手术风险，其在手术后 1～2 年内与药物治疗相比的生存优势并不明显，但随着随访时间的延长，其获益越来越明显[44-46]。

CABG 与药物治疗的比较临床试验是有限的，因为涉及的老年患者（只有 7% 是 60 岁以上）和妇女都较少。另外，在过去二十年里没有大规模的对比研究，冠状动脉旁路移植术与现代药物治疗（包括长期使用抗血小板治疗和他汀类药物降脂治疗）也缺少相应的对比研究。

五、冠状动脉旁路移植与冠状动脉支架置入

2012 年 4 月，ASCERT 试验的结果发表在《新英格兰医学杂志》上。这是一项结合美国心脏病学院基金会（ACCF）国家心血管数据登记和美国胸外科医师协会（STS）成人心脏手术数据库的研究，报道了 2004—2008 年的医疗保险和医疗补助服务中心的统计数据[48]。研究回顾分析了近 190 000 名 65 岁及以上患有二支或者三支冠状动脉血管病变的患者。86 244 例患者接受 CABG，103 549 例患者接受 PCI。中位随访时间为 2.67 年，随访 1 年内，两组间患者死亡率无统计学意义差异；随访 4 年时，CABG 组的死亡率明显低于 PCI 组。在比较分析了 22 个临床关于 CABG 与球囊血管成形术或支架置入术的研究的系统综述中[49]，作者得出结论：CABG 和 PCI 术后在 1 年和 5 年时的生存率相似，单支和多支血管病变的冠心病患者的生存率是相同的。心肌梗死的发生率在 5 年中也是相当的，心脑血管事件发生率在 CABG 术后比在 PCI 术后更多见。在随访 1～5 年，心绞痛的缓解率在 CABG 术后比 PCI 术后更高，心肌再次血运重建率在 CABG 术后比 PCI 术后更少。

（一）三支血管病变与左主干病变

总体而言，SYNTAX 试验中的三支血管病变患者，CABG 组生存获益优于 PCI 组（死亡率 9.2% vs. 14.6%；P=0.006）。在简单的三支血管病变（SYNTAX 评分≤22）患者中，PCI 并不

优于 CABG；在更复杂疾病（SYNTAX 评分≥23）的患者中，CABG 明显优于 PCI。对于多支冠状动脉血管病变患者，CABG 优于 PCI 的生存益处已经在研究中得到了证实[50-53]。美国心脏病学院基金会和美国心脏协会（ACCF-AHA）在治疗稳定型缺血性心脏病患者指南中对 CABG 治疗多支冠状动脉血管病变给出了 I 类推荐。

在 SYNTAX 研究中，对于冠状动脉左主干病变患者，尤其在孤立左主干病变或左主干病变和单支血管病变（SYNTAX 评分＜33）的患者中，PCI 组结果与 CABG 组结果相似，并得到了越来越多的近期随机试验和观察性研究的支持[54-55]。然而，在左主干合并二支或者三支血管病变的患者（SYNTAX 评分≥33）中，CABG 组与 PCI 组相比，其复合终点死亡、心肌梗死、卒中和重复血运重建率都大幅度下降。在简单的冠状动脉左主干病变和解剖学适合 PCI 的患者中，如果他们行 CABG 的手术风险增加，那么可以推荐行 PCI 术。

（二）糖尿病患者

糖尿病患者与非糖尿病患者相比，多支冠状动脉病变和心血管疾病的风险增加。对于糖尿病患者，与 PCI 相比，CABG 有更好的生存获益。糖尿病患者的未来血运重建评估——多支血管病变的优化管理（FREEDOM）试验：具有糖尿病的多支冠状动脉病变患者随机分配行 CABG 或 PCI[56]。随访 5 年，全因死亡、心肌梗死和总体死亡率都明显降低，但与 PCI 组相比具有较高的卒中率（5.2% vs. 2.4%，$P=0.03$）。糖尿病多支冠状动脉血管病变患者行 CABG 的生存获益得到多个试验的支持，包括旁路血管造影术血运重建调查试验（by-pass angio-plasty revascularization investigation，BARI）、BARI-2D 试验、SYNTAX 试验中糖尿病亚组的研究以及冠状动脉旁路移植术和依维莫司洗脱支架置入治疗多支冠状动脉病变患者的随机对比试验[57-59]。在这些资料的基础上，对于糖尿病多支冠状动脉病变的患者，ACCF-AHA 治疗稳定型缺血性心脏病患者指南中给予 CABG I 类推荐。

（三）左心室功能不全和二尖瓣疾病

伴有左心室功能不全或二尖瓣疾病的冠心病患者心血管疾病风险增加，行冠状动脉旁路移植术具有更好的生存获益。早期临床试验的亚组分析表明：CABG 对于左心室功能不全患者的治疗具有特殊的益处[46]。缺血性心力衰竭的手术治疗（STICH）试验将一组伴有严重左心室功能障碍和心力衰竭的高风险多支冠状动脉病变患者随机进行 CABG 与药物治疗比较，与药物治疗相比，CABG 并未显著降低全因死亡率（主要结局）（36% vs. 41%，$P=0.12$）。然而，CABG 的重要次要结局显著减少：包括心血管死亡率（28% vs. 33%，$P=0.05$）、心血管疾病死亡或住院（58% vs. 68%，$P<0.001$）。一项治疗分析显示 CABG 在全因死亡率方面明显优于药物治疗（33% vs. 44%，$P<0.001$）[60]。最近，报道了 STICH 人群的长期随访结果。经过近 10 年的随访，CABG 组患者与药物治疗组患者相比，任何原因的死亡率（58.9% vs. 66.1%，$P=0.02$）、心血管原因死亡（40.5% vs. 49.3%，$P=0.006$）、任何原因的心源性死亡或住院治疗（76.6% vs. 87.0%，$P<0.001$）都明显降低。

伴有缺血性二尖瓣反流的多支冠状动脉病变患者是一个具有特别高风险的患病人群，观察性研究显示：药物治疗和 PCI 治疗效果均较差，而 CABG 却有相对较好的治疗效果[61]。虽然需要进行长期随访和更多的研究分析，但初步的随机临床数据表明：在适当选择的患者中，与同期进行冠状动脉旁路移植和二尖瓣修复相比，单纯进行冠状动脉旁路移植术就足以减少中度二尖瓣关闭不全的反流量和改善心室功能的重构[62-63]。

（四）急性冠脉综合征

支持行 CABG 的证据几乎完全基于对稳定型缺血性心脏病患者的研究。然而，推荐行 CABG 的主要人群是急性冠脉综合征患者，包括不稳定型心绞痛和稳定的非 ST 段抬高型心肌梗死。实际上，60% 以上的 CABG 手术是在急性住院治疗期间进行的，29% 的患者有近期的心肌梗死病史。

急性 ST 段抬高型心肌梗死患者的最佳治疗方法是 PCI 或溶栓治疗，以改善心肌的再灌注治疗。与 CABG 相比，PCI 可更快重建冠状动脉血流，保护心肌，改善结果。在这些患者人群中，如果冠状动脉解剖不适合行 PCI 或出现机械性并发症：如室间隔缺损、心肌破裂、急性乳头肌断裂导致的严重二尖瓣反流，那么进行 CABG 是较好的选择。

（五）CABG 的适应证和评估

CABG 可以有效缓解心绞痛发作，但在实践中，CABG 主要是为了改善冠状动脉疾病患者的生存。对合适的患者选择行 CABG 可以得到好的临床结果和预后。与药物治疗或 PCI 相比，选择行 CABG 的患者评估有赖于已知与 CABG 的生存获益相关的特征和冠状动脉解剖学的系统评估。在确定 CABG 是否被采用时，主要考虑的中心因素包括冠状动脉病变的程度、急性或稳定期、是否存在糖尿病和外周血管或脑血管疾病等状况，以及是否存在左心室收缩功能障碍等。

单侧或两支冠状动脉血管病变患者如不存在左前降支冠状动脉的近段病变，无法获得 CABG 的生存获益，通常采用药物治疗或接受 PCI 治疗。总体而言，具有三支血管病变、复杂的两支冠状动脉血管病变或复杂左主干冠状动脉病变患者从 CABG 的获益优于药物治疗和 PCI 治疗，故选择行 CABG，而不行药物和 PCI 治疗。对左心室功能不全或糖尿病的患者，行 CABG 获益亦优于 PCI 和药物治疗。

除了这些确定的因素之外，还有一些不太确定的变量，在选择 CABG 时予以考虑。这些因素包括心肌存活力、心肌缺血程度和被认为处于缺血中的心肌的比例。另外，在接受 PCI 的患者中，可以使用血流储备分数（fractional flow reserve，FFR）来测量狭窄冠状动脉的压力变化，并进行相关研究[64]。在多支冠状动脉病变患者中选择 CABG 和进行桥血管与靶血管吻合的有效性方面，FFR 并无相关使用的研究。某些患者特征增加了手术风险可能抵消了 CABG 的手术获益，包括晚期脑血管疾病、卒中、既往心脏病病史，以及虚弱和少动等。

（六）心脏团队和共同决策

为了帮助患者选择治疗方案，目前的指南建议成立一个多学科的心脏小组，以促进关于缺血性心脏病患者血运重建策略的共同决策。越来越多的证据表明，对于复杂冠状动脉病变患者的治疗最好通过心脏小组（包括患者、患者家属、心脏病介入专家、心脏外科医生，以及患者的初级保健医师）共同决策。

六、常见不良事件

冠状动脉旁路移植术后脑血管意外的发生率为 1.4%～3.8%[65]，危险因素包括年龄、卒中病史、糖尿病、高血压[66]和女性[67]，低灌注也是术后卒中的危险因素。冠状动脉旁路移植术后并发卒中的患者，其住院时间延长，后期死亡率增加了 10 倍[68]。虽然不停跳冠状动脉旁路移植术减少了与体外循环相关的不良神经事件的发生，但在文献报告中尚未得到证实。冠状动脉旁路移植术后谵妄发生率<10%[69]，术后谵妄与 1 个月内神经功能下降、短期内认知功能减退及晚期死亡率有关。短期认知功能减退发生在一些 on-pump CABG 患者中，出现术后短期认知功能减退的危险因素包括先前存在的脑血管疾病、中枢神经系统疾病和认知功能障碍[70-72]。大约 30%的冠状动脉旁路移植患者可能有术前认知功能障碍。

在心脏手术后，医院内感染发生率为 10%～20%。为了防止冠状动脉旁路移植患者的手术部位感染，必须在围术期做好各种预防措施。糖尿病患者、肥胖患者（体重指数>30 kg/m²）和慢性阻塞性肺疾病（COPD）患者发生深部胸骨伤口感染的风险增加；体外循环时间延长、插管时间延长和再次开胸增加了胸部切口的感染率。戒烟、改善营养状况、血糖控制和减肥可以减少术后感染发生率。

术后感染率、发病率、早期和晚期死亡率与手术相关的输血量呈正相关性，输血也与胸骨伤口感染的发生率相关[73]。在回顾性分析 15 592 例心血管疾病患者中发现，脓毒症和胸骨伤口感染的发生率随着输血单位的增加而增加[74]。相关研究报道使用去除白细胞的血液可以降低感染发生率和减少术后 60 天死亡率。输血被认为是术后不良事件发生的独立危险因素。观察发现术后心肌抑制与输血量呈正相关性。冠状动脉旁路移植患者进行输血后，其术后生存率降低[75]。

冠状动脉旁路移植术后急性肾衰竭（acute renal failure，ARF），的发生率为 2%～3%，其中 1%患者需要透析治疗。术后出现肾衰竭的风险因素包括预先存在的肾功能障碍、心排血量减少（如心功能不全或休克）、胰岛素依赖性糖尿病和伴随的外周动脉疾病。高龄、黑人种族、女性、急诊手术以及术前使用主动脉内球囊反搏泵都增加了 ARF 的发生率[76]。

心肌功能障碍是冠状动脉旁路移植术后另一个常见的不良事件，主动脉内球囊反搏（intraaortic balloon counterpulsation，IABP）可以增加心排血量并改善冠状动脉血流。一些研究表明，低左心室射血分数（<30％）或左主干病变的患者在围术期使用 IABP 可降低死亡率。PREVENT Ⅳ 试验表明，在大约 10％ 的冠状动脉旁路移植患者中，代表心肌功能障碍的血清生物标志物出现升高；此外，这些患者的短期（30 天）和长期（2 年）预后结果都较差，并与生物标志物升高程度相关[77]。

心房颤动（atrial fibrillation，AF）是冠状动脉旁路移植术后最常见的不良事件，发生率为 20％～50％。Mariscalco 等发表了对 1878 例接受冠状动脉旁路移植的患者进行连续性的观察研究发现：冠状动脉旁路移植后心房颤动使脑血管意外事件的发生率增加了 4 倍，并使心脏相关死亡风险发生率增加了 3 倍[78]。冠心病患者术后发生 AF 与下列多种疾病相关：外周动脉疾病、COPD、伴有瓣膜病的心脏病、心脏手术史、术前 AF 和心包炎；男性和高龄也是 AF 的危险因素。手术后 AF 多发生在术后 5 天内，术后第 2 天是发生 AF 的高峰期。在围术期使用 β 受体阻滞剂和胺碘酮可以有效减少 AF 的发生。冠状动脉旁路移植术后的孤立性 AF 通常在手术后 6 周内自行转复。因此，β 受体阻滞剂或胺碘酮是控制心室率的一线药物。在术后持续 AF 患者中，抗凝治疗是必需的。

七、CABG 后二级预防

许多患者和一些医生对 CABG 治疗冠心病有误解。事实上，CABG 并不能阻止冠状动脉疾病的进展，乳内动脉和大隐静脉等桥血管都可能堵塞。然而，疾病进展和桥血管堵塞可以通过积极药物治疗的二级预防来改善。根据最近 AHA 在 CABG 后进行二级预防的报道，患者应接受终身抗血小板治疗。使用低剂量阿司匹林（81 mg/d）可能优于全剂量阿司匹林（325 mg/d），因为出血的危险性较低。在 CABG 的患者中，使用阿司匹林和 P2Y12 受体抑制剂如氯吡格雷或替卡格雷的随机试验数据分析显示，如果患者在手术前接受 P2Y12 受体抑制剂，则应在手术后继续使用。在 CABG 术后继续使用 P2Y12 受体抑制剂 12 个月可能有利于静脉桥血管的通畅[79]。在最近有心肌梗死患者、左心室收缩功能障碍和无血管重建的冠状动脉病变患者中都应使用 β 受体阻滞剂[79]。所有患者，无论血脂水平如何，都应该终身使用他汀类药物。血管紧张素

转化酶抑制剂应用于糖尿病或左心室功能不全的患者。在左心室功能障碍患者中应考虑使用醛固酮受体拮抗剂。为了确保治疗的长期有效性，在出院前就应该开始预防策略的执行。患者还应参与短期心脏康复计划，促进积极的生活方式改变，包括定期有氧运动、低饱和脂肪和碳水化合物饮食以及戒烟等。

八、未来的方向

药物治疗和经皮冠状动脉介入治疗的发展导致了冠状动脉旁路移植术数量的日益减少。然而，进行这些手术的患者疾病越来越复杂。与通过小切口或没有任何切口的治疗方式相比，冠状动脉旁路移植术可以更好地解决这些复杂疾病。

手术的变革和挑战正在进行中，微创手术技术将继续进一步发展。机器人手术可以完成全腔镜下的冠状动脉旁路移植术，正在研究的吻合装置，使这一目标的实现更加可行。然而，目前这些设备和技术还处于发展的初期阶段。此外，许多患者具有严重的弥漫性冠状动脉病变，并已行血运重建术；在这些患者中，术中明确桥血管的通畅是至关重要的。因此，术中流量监测和术中荧光成像应运而生，然而，这两种方法都没有被证实可以非常精确地评估桥血管的通畅率。

目前正在探索同时或分期进行 CABG 和 PCI 的杂交手术，术中使用 LIMA 与 LAD 吻合，在其他冠状动脉置入支架。这种杂交手术降低了传统 CABG 在高危患者中的死亡率。美国国立卫生研究院赞助了一项随机对照试验来评估杂交手术与单独 CABG 和单独支架置入术的效果[80]。另外，非手术及无植入物的概念促进心肌再生和血管生成的进一步研究[81]。随着干细胞治疗和分子医学在其他科学和医学领域成功突破，在心肌修复方面具有很大的潜力。

九、总结

在一个多世纪里，心脏手术已经从禁止到普及。技术的重大发展使得冠状动脉旁路移植术成为一个越来越安全和越来越可以接受的方法。不同手术方式、方法和药物干预措施的深入研究，使心脏手术在未来具有更小的侵入性和更高的安全性。应以团队合作方式评估每位患者的受益和风险，以确

定哪种手术方法对于该患者最有利。即使在目前以药物和支架治疗为主的模式下，冠状动脉旁路移植术的持续发展对于那些不能进行非手术治疗的患者也是至关重要的。在外科手术相对较少的前提下，如何训练和培养出未来的心脏外科医生可能成为一个问题。此外，随着手术和患者的复杂化程度增加，需要考虑不同的术后策略的发展。最后，随着心脏病患者于心脏手术后长期生存下来，接受心脏手术的人们越来越多，年龄越来越大，心脏手术领域需要更加专业化，并且可能需要更进一步的干预治疗措施，例如更高风险的再介入或者手术治疗。这些都是心脏科医生必须面对的问题，也是未来需要解决的问题。

（杨文钢）

参考文献

[1] S. Westaby. Landmarks in Cardiac Surgery. Oxford：Isis Medical Media，1997.

[2] M. K. Davies and A. Hollman，"History of cardiac surgery," Heart，2002，87（6）：509.

[3] http://en. wikipedia. org/wiki/Cardiac surgery.

[4] H. B. Shumacker. The Evolution of Cardiac Surgery. Bloomington：Indiana University Press，1992.

[5] D. K. C. Cooper. Open Heart：e Radical Surgeons Who Revolutionized Medicine. American Journal of Transplantation，2011，11（9）：1993.

[6] B. Shrager. "The vineberg procedure：theimmediateforerunner of coronary artery bypass grafting," Annals of Thoracic Surgery，1994，57（5）：1354-1364.

[7] http://biomed. brown. edu/Courses/BI108/BI108 2004 Groups/Group03/History. htm.

[8] W. P. Longmire，J. Cannon，and A. A. Kattus，"Direct-vision coronaryendarterectomyforanginapectoris," The New England Journal of Medicine，1958，259（21）：993-999.

[9] R. H. Goetz，M. Rohman，J. D. Haller，et al. Internal mammary-coronary artery anastomosis. A nonsuture method employing tantalum rings. Journal of Thoracic and Cardiovascular Surgery，1961，41：378-386.

[10] W. L. Proud t，E. K. Shirey，F. M. Sones Jr. Selective cine coronary arteriography. Correlation with clinical findings in 1000 patients. Circulation，1966，33（6）：901-910.

[11] A. S. Olearchyk. Vasilii I. Kolesov：a pioneer of coronary revascularization by internal mammary-coronary artery grafting. Journal of Thoracic and Cardiovascular Surgery，1988，96（1）：13-18.

[12] G. Captur. Memento for Rene' Favaloro. Texas Heart Institute Journal，2004，31（1）：47-60.

[13] J. Cremer and S. Fraund. Beating Heart Bypass Surgery and Minimally Invasive Conduit Harvesting. Steinkop，2004.

[14] F. G. Duhaylongsod，W. R. May eld，R. K. Wolf. Thoracoscopic harvest of the internal thoracic artery：a multicenter experience in 218 cases. Annals of Thoracic Surgery，1998，66（3）：1012-1017.

[15] V. Falk，A. Diegler，T. Walther，et al. Developments in robotic cardiac surgery. Current Opinion in Cardiology，2000，15（6）：378-387.

[16] S. M. Prasad，C. T. Ducko，E. R. Stephenson，et al. Prospective clinical trial of robotically assisted endoscopic coronary grafting with 1-year follow-up. Annals of Surgery，2001，233（6）：725-732.

[17] T. Gaziano，K. S. Reddy，F. Paccaud，et al. Cardiovascular disease in Disease Control Prior-ities in Developing Countries. DC：World Bank，2006.

[18] Hillis LD，Smith PK，Anderson JL，et al. 2011 ACCF/AHA guideline for coronary artery bypass graft surgery：a report of the American College of Cardiology Foundation/American Heart Association Task Force on Practice Guidelines：developed in collaboration with the American Association for Thoracic Surgery，Society of Cardiovascular Anesthesiologists，and Society of Thoracic Surgeons. J Am Coll Cardiol，2011，58（24）：e123-210.

[19] Epstein AJ，Polsky D，Yang F，et al. Coronary revascularization trends in the United States，2001—2008. JAMA，2011，305：1769-1776.

[20] Hannan EL，Racz MJ，Gold J，et al. Adherence of catheterization laboratory cardiologists to American College of Cardiology/American Heart Association guide-lines for percutaneous coronary interventions and coronary artery bypass graft surgery：what happens in actual practice? Circulation，2010，121：267-275.

[21] Head SJ，Kaul S，Mack MJ，et al. The rationale for Heart Team decision-making for patients with stable，complex coronary artery disease. Eur Heart J，2013，34：2510-2518.

[22] Proceedings from the National Summit on Overuse. Organized by The Joint Commission and the American

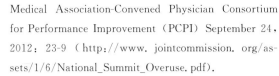

Medical Association-Convened Physician Consortium for Performance Improvement (PCPI) September 24, 2012: 23-9 (http://www. jointcommission. org/assets/1/6/National_Summit_Overuse. pdf).

[23] Frutkin AD, Lindsey JB, Mehta SK, et al. Drug-eluting stents and the use of percutaneous coronary intervention among patients with class I indications for coronary artery bypass surgery undergoing index revascularization: analysis from the NCDR (National Cardiovascular Data Registry). JACC Cardiovasc Interv, 2009, 2: 614-621.

[24] ElBardissi AW, Aranki SF, Sheng S, et al. Trends in isolated coronary artery bypass grafting: an analysis of the Society of Thoracic Surgeons adult cardiac surgery database. J Thorac Cardiovasc Surg, 2012, 143: 273-281.

[25] Alexander JH, Haf ley G, Harrington RA, et al. Efficacy and safety of edifoligide, an E2F transcription factor decoy, for prevention of vein graft failure following coronary artery bypass graft surgery: PREVENT Ⅳ: a randomized controlled trial. JAMA, 2005, 294: 2446-2454.

[26] Allen K, Cheng D, Cohn W, et al. Endoscopic vascular harvest in coronary artery bypass grafting surgery: a consensus statement of the International Society of MinimallyInvasiveCardiothoracic Surgery (ISMICS) 2005. Innovations (Phila), 2005, 1: 51-60.

[27] F. J. Benetti, G. Naselli, M. Wood, et al. Direct myocardial revascularization without extracorporeal circulation: Experience in 700 patients. Chest, 1991, 100 (2): 312-316.

[28] E. Bu alo, J. C. S. de Andrade, J. N. R. Branco, et al. Coronary artery bypass grafting without cardiopulmonary bypass. Annals of Thoracic Surgery, 1996, 61 (1): 63-66.

[29] C. H. Møller, L. Penninga, J. Wetterslev, et al. Off-pump versus on-pump coronary artery bypass grafting for ischaemic heart disease. Cochrane Database of Systematic Reviews, no. 3, Article ID CD007224, 2012.

[30] S. K. Forouzannia, M. H. Abdollahi, S. J. Mirhosseini, et al. Clinical outcome and cost in patients with o-pump versus on-pump coronary artery bypass surgery. Acta Medica Iranica, 2011, 49 (7): 414-419.

[31] O. P. Yadava, A. Prakash, A. Kundu, et al. Coronary artery bypass grafting in women—is OPCAB mandatory? Indian Heart Journal, 2011, 63 (5): 425-428.

[32] A. L. Shroyer, F. L. Grover, B. Hattler et al. On-pump versus off-pump coronary-artery bypass surgery. New England Journal of Medicine, 2009, 361 (19): 1827-1837.

[33] M. Mack, T. Acu, P. Yong, G. K. Jett, et al. Minim-ally invasive thoracoscopically assisted coronary artery bypass surgery. European Journal of Cardio-Thoracic Surgery, 1997, 12 (1): 20-24.

[34] Atluri P, Kozin ED, Hiesinger W, et al. Off-pump, minimally invasive and robotic coronary revascularization yield improved outcomes over traditional on-pump CABG. Int J Med Robot, 2009, 5 (1): 1-12.

[35] Neely RC, Leacche M, Byrne CR, et al. New approaches to cardiovascular surgery. Curr Probl Cardiol, 2014, 39 (12): 427-466.

[36] Moss E, Puskas JD, Halkos ME. Hybrid coronary revascularization for multivessel coronary artery disease: strategies and outcomes. J Clin Exp Cardiolog Surg, 2013, 7: 1-5.

[37] Canale LS, Mick S, Mihaljevic T, et al. Robotically assisted totally endoscopic coronary artery bypass surgery. J Thorac Dis, 2013, 5 (Suppl 6): S641-S649.

[38] A. C. Fiore, K. S. Naunheim, P. Dean et al. Results of internal thoracic artery grafting over 15 years: single versus double grafts. Annals of Thoracic Surgery, 1990, 49 (2): 202-208.

[39] F. H. Sims. A comparison of coronary and internal mammary arteries and implications of the results in the etiology of arteriosclerosis. American Heart Journal, 1983, 105 (4): 560-566.

[40] G. M. FitzGibbon, H. P. Ka a, A. J. Leach, et al. Coronary bypass graft fate and patient outcome: angiographic follow-up of 5065 grafts related to survival and reoperation in 1, 388 patients during 25 years. Journal of the American College of Cardiology, 1996, 28 (3): 616-626.

[41] M. G. Bourassa, L. D. Fisher, L. Campeau, et al. "Long-term fate of bypass grafts: the Coronary Artery Surgery Study (CASS) and Montreal heart institute experiences," Circulation, 1985, 72 (6): 71-78.

[42] H. Suma, T. Isomura, T. Horii, et al. Late angiographic result of using the right gastroepiploic artery as a graft. Journal of Thoracic and Cardiovascular Surgery, 2000, 120 (3): 496-498.

[43] M. Buche, E. Schroeder, O. Gurne' et al. Coronary artery bypass grafting with the inferior epigastric artery. Midterm clinical and angiographic results. Journal of

Thoracic and Cardiovascular Surgery，1995，109（3）：553-559.

[44] The Veterans Administration Coro-nary Artery Bypass Surgery Cooperative Study Group. Eleven-year survival in the Veterans Administration randomized trial of coronary bypass surgery for stable angina. N Engl J Med，1984，311：1333-1339.

[45] Varnauskas E. European Coronary Sur-gery Study Group. Twelve-year follow-up of survival in the randomized European Coronary Surgery Study. N Engl J Med，1988，319：332-337.

[46] Coronary Artery Surgery Study（CASS）Principal Investigators and Their Associates. CASS：a randomized trial of coronarybypasssurgery：survivaldata. Circulation，1983，68：939-950.

[47] Yusuf S，Zucker D，Peduzzi P，et al. Effect of coronary artery bypass graft surgery on survival：overview of 10-year results from randomised trials by the Coronary Artery Bypass Graft Surgery Trialists Collaboration. Lancet，1994，344：563-570.

[48] W. S. Weintraub，M. V. Grau-Sepulveda，J. M. Weiss et al. Comparative effectiveness of revascularization strategies. New England Journal of Medicine，2012，366（16）：1467-1476.

[49] D. M. Bravata，A. L. Gienger，K. M. McDonald，et al. Systematic review：the comparative effectiveness of percutaneous coronary interventions and coronary artery bypass graft surgery. Annals of Internal Medicine，2007，147（10）：703-716.

[50] Hannan EL，Wu C，Walford G，et al. Drug-eluting stents vs. coronary-artery bypass grafting in multi-vessel coronary disease. N Engl J Med，2008，358：331-341.

[51] Hannan EL，Racz MJ，Walford G，et al. Long-term outcomes of coronary-artery bypass grafting versus stent implantation. N Engl J Med，2005，352：2174-2183.

[52] Malenka DJ，Leavitt BJ，Hearne MJ，et al. Comparing long-term survival of patients with multi-vessel coronary disease after CABG or PCI：analysis of BARI-like patients in northern New England. Circulation，2005，112：Suppl：I-371-I-376.

[53] Smith PK，Califf RM，Tuttle RH，et al. Selection of surgical or percutaneous coronary intervention provides differential longevity benefit. Ann Thorac Surg，2006，82：1420-1429.

[54] Mohr FW，Morice MC，Kappetein AP，et al. Coronary artery bypass graft surgery versus percutaneous coronary intervention in patients with three-vessel disease and left main coronary disease：5-year follow-up of the randomised，clinical SYNTAX trial. Lancet，2013，381：629-638.

[55] Kappetein AP，Feldman TE，Mack MJ，et al. Comparison of coronary bypass surgery with drug-eluting stenting for the treatment of left main and/or three-vessel disease：3-year follow-up of the SYNTAX trial. Eur Heart J，2011，32：2125-2134.

[56] Farkouh ME，Dangas G，Leon MB，et al. Design of the Future Revascularization Evaluation in Patients with Diabetes Mel-litus：Optimal Management of Multi-vessel Disease（FREEDOM）Trial. Am Heart J，2008，155：215-223.

[57] Kappetein AP，Head SJ，Morice MC，et al. Treatment of complex coronary artery disease in patients with diabetes：5-year results comparing outcomes of bypass surgery and percutaneous coronary intervention in the SYNTAX trial. Eur J Cardio-thoracic Surg，2013，43：1006-1013.

[58] BARI Investigators. The final 10-year follow-up results from the BARI randomized trial. J Am Coll Cardiol，2007，49：1600-1606.

[59] The BARI 2D Study Group. A randomized trial of therapies for type 2 diabetes and coronary artery disease. N Engl J Med，2009，360：2503-2515.

[60] Velazquez EJ，Lee KL，Deja MA，et al. Coronary-artery bypass surgery in patients with left ventricular dysfunction. N Engl J Med，2011，364：1607-1616.

[61] Castleberry AW，Williams JB，Daneshmand MA，et al. Surgical revascularization is associated with maximal survival in patients with ischemic mitral regurgitation：a 20-year experience. Circulation，2014，129：2547-2556.

[62] Smith PK，Puskas JD，Ascheim DD，et al. Surgical treatment of moderate ischemic mitral regurgitation. N Engl J Med，2014，371：2178-2188.

[63] Michler RE，Smith PK，Parides MK，et al. Two-year outcomes of surgical treatment of moderate ischemic mitral regurgitation. N Engl J Med，2016，374：1932-1941.

[64] Tonino PAL，De Bruyne B，Pijls NHJ，et al. Fractional flow reserve versus angiography for guiding percutaneous coronary intervention. N Engl J Med，2009，360：213-224.

[65] M. Selim. Perioperative stroke. New England Journal of

Medicine，2007，356（7）：706-713.

[66] G. M. McKhann，M. A. Goldsborough，L. M. Borowicz Jr. et al. Predictors of stroke risk in coronary artery bypass patients. Annals of Thoracic Surgery，1997，63（2）：516-521.

[67] F. Filsou，P. B. Rahmanian，J. G. Castillo，et al. Topography，predictors and long-term survival after stroke in patients undergoing coronary artery bypass grafting. Annals of Thoracic Surgery，2008，85（3）：862-870.

[68] G. W. Roach，M. Kanchuger，C. M. Mangano，et al. Multicenter study of perioperative ischemia research group and the ischemia research and education foundation investigators. Adverse cerebral outcomes after coronary bypass surgery. New England Journal of Medicine，1996，335：1857-1863.

[69] J. F. Le'gare'，K. J. Buth，S. King，et al. Coronary bypass surgery performed o pump does not result in lower in-hospital morbidity than coronary artery bypass grafting performed on pump. Circulation，2004，109（7）：887-892.

[70] P. M. Ho，D. B. Arciniegas，J. Grigsby，et al. Predictors of cognitive decline following coronary artery bypass graft surgery. Annals of Thoracic Surgery，2004，77（2）：597-603.

[71] T. Goto，T. Baba，K. Honmaetal. Magneticresonanceimaging findings and postoperative neurologic dysfunction in elderly patients undergoing coronary artery bypass grafting. Annals of Thoracic Surgery，2001，72（1）：137-142.

[72] B. O. Jensen，L. S. Rasmussen，D. A. Steinbruchel. Cognitive outcomes in elderly high-risk patients 1 year a er o-pump versus on-pump coronary artery bypass grafting. A randomized trial. European Journal of Cardio Thoracic Surgery，2008，34（5）：1016-1021.

[73] A. Blanchard，M. Hurni，P. Ruchat，et al. Incidence of deep and superficial sternal infection after open heart surgery. A ten years retrospective study from 1981 to 1991. European Journal of Cardio-thoracic Surgery，1995，9（3）：153-157.

[74] M. K. Banbury，M. E. Brizzio，J. Rajeswaran，et al. Transfusion increases the risk of postoperative infection after cardiovascular surgery. Journal of the American College of Surgeons，2006，202（1）：131-138.

[75] S. D. Surgenor，G. R. DeFoe，M. P. Fillingeret，et al. Intraoperative red blood cell transfusion during coronary artery bypass graft surgery increases the risk of postoperative low-output heart failure. Circulation，2006，114（1）：I43-I48.

[76] C. M. Mangano，L. S. Diamondstone，J. G. Ramsay，et al. Renal dysfunction after myocardial revascularization：risk factors，adverse outcomes，and hospital resource utilization. Annals of Internal Medicine，1998，128（3）：194-203.

[77] J. H. Alexander，T. B. Ferguson Jr.，D. M. Joseph，et al. The project of ex-vivo vein graft engineering via transfection Ⅳ（PREVENT Ⅳ）trial：study rationale，design，and baseline patient characteristics. American Heart Journal，2005，150（4）：643-649.

[78] G. Mariscalco，C. Klersy，M. Zanobini，et al. "Atrial fibrillation after isolated coronary surgery affects late survival，" Circulation，2008，118（16）：1612-1618.

[79] Kulik A，Ruel M，Jneid H，et al. Secondary prevention after coronary artery by-pass graft surgery：a scientific statement from the American Heart Association. Circulation，2015，131：927-964.

[80] L. Balacumaraswami，D. P. Taggart. Intraoperativeimaging techniques to assess coronary artery bypass graft patency. Annals of Thoracic Surgery，2007，83（6）：2251-2257.

[81] E. G. Chedrawy and R. C. Chiu. Cellular cardiomyoplasty：cell therapy for myocardial regeneration. Artificial Cells，Blood Substitutes，and Immobilization Biotechnology，2002，30（5-6）：517-532.

第十七章　冠心病干细胞治疗进展

一、干细胞概述

（一）干细胞定义

干细胞（stem cells，SCs）是机体中能进行自我更新（self-renewal）和具有分化潜能（potency）并具有形成克隆能力（clonality）的一类细胞[1]。在个体发育的不同阶段和成体的不同组织中均存在着干细胞，干细胞所处的环境称之为干细胞龛（stem cell niches），为干细胞维持其干性（stemness）提供了必要的微环境。但随着年龄的增长和不同疾病状态的影响，微环境发生变化，使得干细胞的数量逐渐减少，其增殖分化的潜能也逐渐减弱[2]。因此，利用自体或异体来源的干细胞移植到衰老或病损组织器官中进行再生修复，甚至是延长人的寿命，是再生医学兴起的初衷和最终目的。

1999年12月美国科学家Jackson等[3]发现小鼠肌肉组织干细胞可以"转分化"（trans-differentiation）成血液细胞，进一步研究发现人多种组织或成体干细胞均可转分化为肝细胞、肌肉细胞、神经细胞等[4-6]；2007年底日本科学家Yamanaka等[7]利用Oct4、Sox2、c-myc和KIf4四个因子实现成体细胞的重编程，获得诱导的多能干细胞（induced pluripotent stem cells，iPSCs），提示可以利用患者自身的成体细胞或干细胞，诱导分化成病损组织的功能细胞，用于治疗各种组织损坏性疾病，为再生医学揭开新的篇章。

（二）干细胞分类和来源

根据分化潜能大小，干细胞可分为三大类：①全能干细胞（totipotent stem cell），指细胞经分裂和分化后能够产生完整孕体，以至最终产生全新个体（包括动物个体和胎盘）的细胞，如受精卵和早期胚胎细胞。②亚全能干细胞（pluripotent stem cell），具有无限自我复制的能力，能够形成包括生殖细胞在内的所有成体细胞类型，但不能发育成完整个体，如胚胎干细胞。③多能干细胞（multipo-

tent stem cell），如造血干细胞，具有分化出多种细胞组织的潜能，可以分化为各种血细胞。④专/单能干细胞（unipotent stem cell），又称为祖细胞（progenitor），如内皮前体细胞，是由多能干细胞进一步分化而成，只能向一种类型或密切相关的两种类型的细胞分化[1,8]。

根据发育阶段，干细胞可分为两类：①胚胎干细胞（embryonic stem cells，ESCs），当受精卵分裂发育成囊胚时，将内细胞团分离出来进行培养，在一定条件下，可在体外"无限期"地增殖传代，还保持其全能性。ESCs在培养条件下，加入白血病抑制因子，则能保持未分化状态，若去掉该因子，ESCs迅速分化，最终产生多种细胞系，如肌肉细胞、血细胞、神经细胞或发育成"胚胎小体"[9]。②成体干细胞（adult stem cells），又称组织特异性干细胞（tissue-specific stem cells），包括神经干细胞（neural stem cells，NSCs）、造血干细胞（hematopoietic stem cell，HSCs）、间充质干细胞（mesenchymal stem cell，MSCs）、表皮干细胞（epidermis stem cells）等[10]。成体干细胞可以来源于ESCs定向分化，或移植分化；胚胎组织或细胞中分离培养而成；成体组织，如脐血、骨髓、外周血、脂肪细胞、软骨等[11]。

干细胞移植治疗研究的两大方向是多能干细胞培养及其定向诱导分化，和成体干细胞的分离培养及转分化潜能（可塑性）。ESCs和iPSCs具有亚全能性，在一定条件下可以向内、中、外三个胚层的细胞和组织分化。目前，已有研究成功将ESCs和iPSCs于体外定向诱导成目的细胞类型如心肌细胞、内皮细胞等进行移植治疗研究，并能够表达目的细胞的特异性标志物[12-13]。然而ESCs和iPSCs应用的限制包括致瘤性、免疫排斥和伦理道德争议等。

成体干细胞具有广阔的应用前景，因具有多向分化潜能甚至可跨胚层分化，在体外可诱导分化成许多类型的细胞，没有免疫排斥和伦理学的困扰，此外来源广泛，分离提取相对便捷，因此更易应用于临床。成体组织干细胞为组织缺损、功能障碍、遗传缺陷的细胞替代治疗提供了全新的细胞来源和技术方法。

（三）干细胞生物学特征

干细胞具有以下生物学特点：①在一定条件下始终保持未分化或低分化状态；②具有自我更新能力；③能无限制或较长期分裂增殖；④具有多向分化潜能，能分化成不同类型的组织细胞，尤其是成体干细胞具有一定的跨系、甚至跨胚层分化的潜能；⑤在机体中的数目、位置相对恒定；⑥分裂的慢周期性，绝大多数干细胞处于 G_0 期；⑦通过两种方式分裂，对称分裂和不对称分裂，前者形成两个相同的子代干细胞，后者形成一个子代干细胞和一个功能细胞[14]。

二、干细胞治疗冠心病的理论基础

（一）再生与修复

狭义的再生指生物的器官损伤后，长出与原来形态功能相同的结构的现象，如壁虎的尾、蝾螈的肢，在失去后又可重新形成，海参可以形成全部内脏，水螅、蚯蚓、蜗虫等低等动物的每一段都可以形成一个完整的个体等等。但是从广义的角度来看再生是生命的普遍现象，从分子、细胞到组织器官都具有再生现象[14]。

再生的形式包括：①生理性再生，即细胞更新，如人体内每秒约有 600 万个新生红细胞替代相同数量死亡的红细胞。②修复性再生，许多无脊椎动物用这种方式来再生失去的器官，如壁虎的尾和蝾螈的肢。③重建，是人工实验条件下的特殊现象，如将水螅的部分组织分散成单个细胞悬液，在几天至几周以后，这些细胞聚集形成一条新的水螅。④无性繁殖，指不经过雌雄两性生殖细胞的结合、只由一个生物体产生后代的生殖方式[15]。

现在普遍认为再生是细胞去分化、迁移和增殖的有机组合，而不是单纯的细胞补充或增殖。如蝾螈的前肢被切除后，再生经历以下过程：①伤口处细胞通过变形运动移向伤口，形成单层细胞封闭伤口，这层细胞称为顶帽。②顶帽下方的细胞，如骨细胞、软骨细胞、成纤维细胞、肌细胞和神经胶质细胞迅速去分化，形成胚芽。③胚芽内部缺氧导致

pH 值下降，从而提高溶酶体的活性，促进受伤组织的清除。④胚芽细胞加快分裂和生长，最终分化构成一个新的肢体[16]。

修复是指损伤造成机体部分细胞和组织丧失后，机体对所形成缺损进行修补恢复的过程。修复能够有效地遏制损伤的进展，保持组织器官形态的完整性和维持其基本功能。如皮肤损伤后伤口中的血液和渗出液中的纤维蛋白原很快凝固形成凝块，有的凝块表面干燥形成痂皮，起着保护伤口、保持皮肤完整性的作用。随后伤口中肉芽组织增生并随着胶原纤维的增多而形成瘢痕，因瘢痕修复不能再生皮肤附属器（毛囊、汗腺及皮脂腺）和神经，皮肤原有的部分功能并不能完全恢复。因此修复具有两面性，要获得良好的再生修复效果，必须促进良性修复而抑制病理性修复过程。

（二）干细胞心肌再生

冠心病急性心肌梗死（acute myocardial infarction，AMI）以及其他各种心脏疾病通过坏死或凋亡等途径导致心肌细胞数量减少，由于心脏是一个终末分化的器官，心肌细胞仅具有极其微弱的自我更新或再生能力[17]，因此心肌细胞缺失后往往被纤维化瘢痕替代，启动病理性修复和反应性修复过程，并伴随神经和内分泌机制的参与，即心肌重塑过程，最终导致心力衰竭（congestive heart failure，CHF）或死亡。尽管新近有证据显示 AMI 后梗死周边部分心肌细胞可以再次进入细胞周期，发生分裂现象，但是这种内源性的自我修复机制极其微弱，根本不足以修复有临床意义的病变[18]。由于心肌细胞得不到有效的修复，CHF 的治疗甚为困难，尽管肾素-血管紧张素系统抑制剂和 β 受体阻滞剂的应用增加了 CHF 患者的存活率，但是其 5 年存活率仍然不足 50%；冠状动脉血运重建（包括冠状动脉介入和旁路移植）可以使缺血性心脏疾病所致的 CHF 得以改善，但是并不适合所有患者。左心室辅助装置的研发和心脏移植的开展为 CHF 的治疗带来一线希望，但是高昂的费用、供体的限制和免疫抑制剂的副作用等都限制了其应用前景。因而 CHF 的治疗需要一种全新而有效的方法。

而近年来有关干细胞研究的进展使人们对干细胞治疗心肌梗死后心力衰竭寄予了厚望，尤其是成体干细胞的"可塑性"（plasticity）或"转分化"

潜力以及终末分化细胞"重编程"（reprogramming）为多能干细胞甚至是直接"重编程"为目的细胞的研究，给予临床学家以启示。我们早期的研究表明，将带有荧光标记的猪骨髓间充质干细胞注射至猪 AMI 模型中，6 周后心肌组织染色可见有移植干细胞存活并表达心肌特异性标志物 cTnT，证明移植后的干细胞能够转分化为有功能的心肌细胞[19]。国际上也有利用 ESCs 或 iPSCs 体外诱导分化为心血管组分细胞进行心肌梗死后移植治疗的临床前研究，以期利用外源性输注干细胞或诱导的心肌细胞补充心肌梗死后缺失的心肌细胞、内皮细胞和平滑肌细胞等，这一系列的临床前研究获得了令人鼓舞的成果，引发了干细胞临床研究的热潮，也奠定了干细胞移植治疗心血管疾病的理论基础[20-21]。

（三）细胞融合

尽管有证据表明成体干细胞如 MSCs 体外可被诱导成心肌样细胞，本团队早期研究也发现经 5-氮胞苷诱导后，各代骨髓 MSCs 均可分化为心肌样细胞，具备典型的心肌细胞结构，然而后续研究表明这种转分化而来的心肌样细胞并不能持续维持表型和功能[22]。并且移植干细胞在梗死后心肌中的滞留率、存活率和分化为心肌细胞的比率均很低，移植后 6 周在心肌梗死周边区检测仅有 0.5%～3.5% 的移植细胞残留[23]。近年来研究发现部分移植后的 MSCs 能够与受体心肌细胞相融合，起到一定的心肌保护作用[24-25]。新近证据表明，在大鼠梗死心肌局部约有 9.39% 的心肌能够与血循环中的干细胞进行融合，使得融合后的心肌细胞重新进入分裂周期，促进心肌细胞增殖，起到改善心功能的效果[26]。

（四）旁分泌作用

旁分泌（paracrine）是指细胞产生的激素或调节因子通过细胞间隙对邻近的其他细胞起调节作用的现象。干细胞尤其是 MSCs 具有强大的旁分泌活性，可分泌多种细胞因子、趋化因子和生长因子等，可促进心肌细胞存活，增强其抗凋亡能力，促进血管新生，促进循环中干细胞归巢以及激活内源性心肌干细胞进行修复[27-28]。这一机制在相当程度上解释了干细胞移植后虽然滞留率和存活率低但仍然有效的问题。

综上，移植的干细胞通过多种机制，包括转分化、细胞融合、旁分泌等，达到再生修复心肌细胞、促进血管新生，最终改善心功能的目的（图 17-1）。

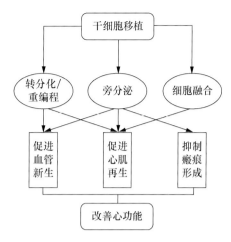

图 17-1 干细胞治疗心力衰竭的作用机制

三、干细胞移植治疗梗死后 CHF 的研究进展

目前干细胞移植治疗冠心病的动物和临床研究主要集中于梗死后 CHF，这也是 CHF 的最常见病因，因此本章主要论述干细胞移植治疗缺血性 CHF 的研究进展。

（一）概述

传统观点认为哺乳动物心肌细胞自出生后没有再生能力，病理状态下残余的心肌细胞通过肥大来代偿心功能。2009 年 Bergmann 等[17]通过冷战期间原子弹爆炸时产生的整合到人类心脏细胞 DNA 中的 C14，确立人类心肌的年龄，证实心脏是不断更新的器官，在人的寿命中大约有 50% 的心肌细胞被更新。虽然心肌细胞自我更新的速度在 AMI 后可增加 38.2 倍[29]，不过这种自我更新能力极其有限，不足以弥补大量坏死缺失的心肌。因此在既往数十年，干细胞移植被认为是能真正意义上再生修复梗死心肌、逆转心功能的潜在有效治疗方式。而最突出的问题就是移植的干细胞在梗死后心肌微环境中是否可分化为心肌细胞和血管结构，以及这些干细胞是否真的能改善心功能乃至预后。

最初，基于骨骼肌细胞和心肌细胞的相似性，人们尝试将骨骼肌成肌细胞（skeletal myoblasts, SMs）移植到梗死区域，发现能够提高心脏收缩能力[30]，然而临床研究发现移植后的骨骼肌细胞会引发心律失常[31]，因而被限制继续使用。另一方面，骨髓干细胞，包括造血干细胞、骨髓单个核细胞和间充质干细胞等也被尝试用于心肌梗死和心力衰竭的移植治疗。在近一二十年，大量临床前研究取得了令人鼓舞的成果，Tomita 等[32]证实骨髓 MSCs 体外经 5-azacytidine 诱导下分化成为有肌管样结构、表达肌钙蛋白 I 和心肌肌球蛋白重链的心肌样细胞，标记后直接注入冻伤的心肌坏死瘢痕中，8 周后左心室收缩功能改善，心肌瘢痕中有标记阳性的心肌细胞，并有大量新生血管网形成。Jackson 等[33]对经致死放射剂量照射的小鼠移植 Lac-Z 转染的骨髓来源干细胞，移植 10 周后左前降支冠状动脉结扎 60 min 制备成心肌梗死模型。梗死后 2～4 周发现梗死区 0.02％心肌细胞和 1％～2％血管内皮细胞呈 Lac-Z 阳性，说明骨髓干细胞能定向迁移至梗死区并分化形成心肌细胞和血管内皮细胞。证明干细胞无论是在体外诱导下还是在梗死心肌中，均能横向分化为心肌细胞和血管。这些体外试验和动物实验结果掀起了利用骨髓来源干细胞移植治疗心肌梗死和心力衰竭的临床研究热潮。

2001 年，Hamano 最早利用骨髓干细胞（BMC）移植治疗了 5 例缺血性心脏病患者，其中 3 例患者心肌灌注得到改善[34]。然而后续的临床研究结果并不尽如人意，虽然骨髓干细胞移植的安全性得到了肯定，但其疗效却不明显，不同研究之间得到相悖的结果[35-37]。2012 年美国堪萨斯大学医学中心 Buddhadeb Dawn 教授课题组于 Circulation 上发表一篇纳入 50 个试验共 2625 名进行了骨髓干细胞移植的缺血性心脏病患者的 meta 分析显示出阳性结果，LVEF 升高 3.96％[38]。这一结果引发广泛关注，同时也引起不少争议。2014 年的另一篇 meta 分析纳入 22 个试验，利用 MRI 评估心功能情况，结果发现 LVEF 并无改善，但能够抑制心脏重塑[39]。最近，Buddhadeb Dawn 教授课题组结合新近完成的多项临床研究结果，对 48 个随机对照试验（RCT）进行 meta 分析，共纳入 2602 人，是目前为止针对干细胞治疗心血管疾病纳入研究规模最大的系统综述。分析表明：与对照组相比，骨髓干细胞移植治疗可改善左心室射血分数 2.92％（95％CI：1.91～3.92，$P<0.00001$），梗死面积减小 2.25％（95％CI：$-3.55～-0.95$，$P=0.0007$），左心室收缩末容积减少 6.37 ml（95％CI：$-8.95～-3.80$，$P<0.00001$），左心室舒张末期容积也有下降趋势（-2.26 ml，95％CI：$-4.59～0.07$，$P=0.06$）。亚组分析提示，与进行介入治疗的假

手术对照或 MRI 检测作为评价终点的研究比较，BMC 移植治疗的获益仍然有统计学意义，去除部分偏倚较大的研究不影响结果。此外，研究还发现，在心肌梗死急性期（<48 h）进行干细胞移植，对于减小梗死面积更有效，而在慢性期（心肌梗死后 3～10 天）移植则改善心室收缩功能更明显。对于临床结局，骨髓干细胞移植治疗能够降低全因死亡率，和再发心肌梗死、心律失常和脑血管事件的发生率，这些获益对于急性心肌梗死和慢性缺血性心脏病患者差异不大[40]。虽然对于骨髓干细胞移植治疗心肌梗死和心力衰竭的有效性学术界仍有争议[41]，但我们可以看到骨髓干细胞移植治疗是安全的，然而目前疗效仍不能令人满意，需要更加深入的研究进一步提高其疗效。

近年来，随着干细胞研究的迅猛发展，许多新的干细胞类型也被用于治疗心力衰竭，如内皮祖细胞（endothelial progenitor cells，EPCs）、心脏干细胞（cardiac stem cells，CSCs or cardiac progenitor cells，CPCs）、胚胎干细胞（ESCs）和诱导的多能干细胞（iPSCs）及其定向分化的心血管细胞等。然而这些细胞大多处于临床前动物研究阶段，仅有少数进行了一些小规模的临床试验，结果的差异性也较大[39]。此外，目前尚无严格的头对头的临床试验比较骨髓来源干细胞与这些新型干细胞移植治疗疗效的优劣，因此仍不能做出哪类干细胞最优的结论。但是这些努力为改善干细胞移植疗效指明了方向，也肯定干细胞治疗缺血性心脏病的应用前景。

（二）干细胞类型和特性

迄今已有多种类型干细胞在动物实验和临床试验中被用于移植治疗心血管疾病，但是哪一种才是最佳尚没有定论。每一种干细胞都有其自身的优劣，但是相关的比较研究很少。各类干细胞的特性和目前临床研究所处的阶段如表 17-1 所示[42]。理想的供体干细胞应该符合伦理道德和社会规范的要求，来源广泛，取材方便，免疫排斥小，并且安全有效。

（1）骨骼肌成肌细胞（skeletal myoblast，SMs）是成熟骨骼肌纤维基膜下处于静止状态的一类原始细胞，移植到心肌梗死瘢痕区后分化为肌管并保留骨骼肌特征，且具有耐缺血和抗疲劳的特点，然而肌管不能和宿主心肌细胞形成电机械耦联，从而形成了心律失常的基质，限制了其进一步应用于临床[43-44]。

表 17-1 用于移植治疗心力衰竭的干细胞类型及其特性和临床研究阶段

	SMs	BMMNCs	HSCs	EPCs	MSCs	CSCs	ESCs	iPSCs
细胞来源	局限	局限	局限	局限	广泛	局限	局限	广泛
取材有创性	创伤小	创伤小	创伤小	创伤小	创伤小	创伤大	无	无
心肌分化	不能	较低	不能	内皮分化	较低	较强	可诱导	可诱导
旁分泌能力	弱	较强	较强	较强	强	较强	较强	较强
免疫排斥	无	无	无	无	无	无	有	有
致瘤风险	无	无	无	无	无	无	有	有
致心律失常	有	无	无	无	无	无	有	有
改善心功能	有改善	有改善	有改善	有改善	有改善	有改善	有改善	有改善
伦理问题	无	无	无	无	无	无	有	有
临床研究阶段	2 期	3 期	2 期	2 期	3 期	2 期	临床前	临床前

SMs：骨骼肌成肌细胞；BMMNCs：骨髓单个核细胞；HSCs：造血干细胞；EPCs：内皮祖细胞；MSCs：间充质干细胞；CSCs：心脏干细胞；ESCs：胚胎干细胞；iPSCs：诱导的多能干细胞

（2）骨髓单个核细胞（bone marrow mononuclear cells，BMMNCs）：因其内细胞含量丰富，且含有多种干细胞类型，如造血干细胞、内皮前体细胞和少许的间充质干细胞，同时具有取材方便和无需体外扩增的优势，故广受欢迎。鉴于这些优势，BMMNCs 成为临床试验中最常用的供体细胞。

数个随机对照临床试验表明 BMMNCs 可改善心肌梗死后左心室射血分数（LVEF），减小梗死面积，降低死亡率[45-50]。如 BOOST[45]、REPAIR-AMI[46] 和 BALANCE[48] 试验均显示冠状动脉输注 BMMNCs 可改善心肌梗死后 LVEF，在基础心功能低的患者中效果更显著[45]。BALANCE 研究中干细胞的疗效长达 5 年[51]。其他两个经心肌直接注射的临床试验同样表明了 BMMNCs 的积极效果[52-53]。然而，并非所有的临床试验都得到阳性结果[54-55]。TIME[56]、LateTIME[57] 和最近发布的 REGENERATE-AMI[58] 旨在探索心肌梗死后输注细胞的最佳时间，结果表明早期（3～7 天）对比晚期（2～3 周）效果并无优势。更大规模的随机对照临床试验 BAMI（NCT01569178）拟纳入 3000 例患者，也许能给我们更准确的答案。

BMMNCs 在心力衰竭中的应用同样存在争议，STAR-Heart[59] 纳入 191 例心力衰竭患者，结果表明 BMMNCs 可降低死亡率，改善活动耐量。但 CELLWAVE[60] 和 FOCUS-CCTRN[61] 试验中，无论 BMMNCs 经冠状动脉输注还是经心内膜注射，心功能均没有得到显著改善。

（3）间充质干细胞（mesenchymal stem cell，MSCs）：骨髓主要包括造血干细胞（HSCs）和非造血细胞。非造血细胞充当 HSCs 在骨髓腔中的生长微环境，包含内皮细胞、成纤维细胞、脂肪细胞和 MSCs。Friedenstein 等[62]于 1970 年发现 MSCs 在特定条件下可以分化成多种中胚层来源的细胞，故又称之为"成纤维细胞样克隆形成细胞（clony-forming units-fibroblast，CFU-F）"。随后研究发现在脐带血、外周血、胎肝、皮肤真皮层，甚至是软骨中也存在 MSCs。由于取材方便、可以自体移植且不存在伦理争议，骨髓已经成为 MSCs 的最常见来源。MSCs 只占骨髓中 MNCs 含量的 0.001%～0.01%，大部分 MSCs 处于静止期（G0/G1），只有约 10% 处于增殖期，提示 MSCs 有强大的分裂增生潜能[63]。

目前对于 MSCs 的表面标记尚没有一致看法，比较相近的认识是 MSCs 不表达分化相关的标记如Ⅰ、Ⅱ、Ⅲ型胶原和碱性磷酸酶，也不表达造血干细胞的标记 CD34 和 CD45。目前已证实的 MSCs 表面标记有 SH-2、SH-3、SH-4、SB-10、CD29、CD71、CD90、CD10b、CD120a、CD124、CD166 等，人 MSCs 还表达 Stro-1。

MSCs 具有强大的免疫调节能力，基本无免疫排斥风险因而适合于异体移植，此外，其旁分泌能力强，移植后可向心肌梗死微环境释放数百种调节蛋白和 RNA 等，起到缓解氧化应激，降低炎症反应，改善心肌梗死微环境的作用[27]。这是其相较于其他类型干细胞的突出优势。

不同组织来源的 MSCs 在心肌梗死中的应用已有数个临床试验，自体移植[64-66]并未得到阳性结果，异体移植的 PROCHYMAL 研究[67]入组 60 例急性心肌梗死患者，结果表明 MSCs 可显著改善左心功能。更大规模的临床试验（PROCHY-MAL Ⅱ trial，NCT00877903；MI-NSTEMI trial，NCT02277613）旨在进一步验证 MSCs 的积极效果。

MSC-HF[68-69]是第一个针对缺血性心力衰竭的随机对照临床试验，该研究表明自体骨髓来源的 MSCs 输注可改善梗死后心功能，减少再住院时间。TAC-HFT[70]显示 MSCs 在减少梗死面积及提高心肌局部功能方面优于 BMMNCSs。异体移植的 MSCs 也达到阳性结果[71-72]，相关结果正在被更多的临床试验（TRIDENT trial，NCT02013674；DREAM trial，NCT02032004；SCIENCE trial，NCT02673164）验证。C-CURE 试验[73]将 MSCs 应用细胞因子预处理，旨在将 MSCs 向心肌分化，经心内膜注射至心肌梗死区及周围区，结果表明细胞移植组中 LVEF 显著改善。此研究是开放性的小样本（$n=45$）研究。更大规模的 Ⅲ 期临床试验 CHART-1 trial 将验证其积极效果。

（3）造血干细胞（hematopoietic stem cells，HSCs）：在成年动物的造血组织中，HSCs 数量极少，约占骨髓 MNCs 的 0.5%。HSCs 是不均一的细胞群，能分化形成多系定向祖细胞、红细胞、粒-单核系祖细胞、巨核系祖细胞和 T/B 淋巴系祖细胞，并进一步形成各类终末血细胞释放入外周循环。目前认为 HSCs 表面标志是 CD34、CD45、AC133、Sca-1，研究表明 HSCs 还能横向分化为非造血细胞，如破骨细胞、肥大细胞和表皮细胞等。

Jackson 等[33]率先发现 HSCs 移植后在梗死心肌边缘可以获得心肌表型，然而后续研究发现 HSCs 在心脏中不能分化为心肌细胞，在所有观察时点，供体细胞始终表达造血细胞标志[22,74]。因此就 HSCs 在心肌再生中的实际作用和机制尚无定论。

（4）内皮前体细胞（endothelial progenitor cells，EPCs）：内皮细胞系与造血细胞具有同源性，它们共同来源于中胚层的成血液血管母细胞。成年外周血中的 AC133+ 细胞可沿着内皮细胞和造血细胞两条路线分化，说明出生后体内也存在 EPCs。因缺乏特异的表面标记，对 EPCs 的鉴定标准尚未完全统一，目前将 CD34、VEGF 受体 2、AC133 作为相对特异的标记组合来筛选 EPCs。

无论是体外还是在体移植试验均表明 EPCs 具有无可争辩的血管再生能力，这是 EPCs 用于治疗缺血性疾病的最大优势。虽有研究显示 EPCs 可以横向分化为心肌细胞[75]，然而临床研究显示其心肌再生能力仍有争议，获益主要因其旁分泌和促血管新生作用[76]。

内皮前体细胞在心肌梗死临床试验中主要体现为分选表达 CD34 或 CD133 的骨髓干细胞[77-80]。目前最大规模的临床试验 REGENT 旨在比较未分选及分选 CD34 阳性的骨髓干细胞在 EF 减低的急性心肌梗死中的应用。该研究并未得出两组治疗在 LVEF 上的差异，然而该研究随访率低，多数患者未行磁共振成像检查，存在一定局限性。

（5）心脏干细胞（cardiac stem cells，CSCs）：近年研究表明心肌内存在心肌干细胞，主要分布于左心室心尖部和心房组织，这类干细胞能分化为心肌细胞或形成血管，动物实验显示在梗死心肌内注射这些细胞能改善心功能并形成血管[81-82]，揭示心肌干细胞具有潜在应用价值。然而心脏干细胞取材较困难，需进行有创的组织活检，因此限制了其大规模临床应用。

应用心肌干细胞在心肌梗死和心力衰竭的两项 1 期临床试验发布。SCIPIO 试验[83]表明输注 c-kit 心肌干细胞可改善缺血性心肌病患者心功能。CA-DUCEUS 试验在急性心肌梗死患者中自体移植心肌小球细胞（CDCs），结果表明移植组较对照组梗死面积减少，存活心肌增加，但 EF 无明显改善[84-85]。

（6）胚胎干细胞（embryonic stem cells，ESCs）：最显著特点是其分化的全能性，有证据表明 ESCs 分化的心肌细胞移植后可以和宿主心肌细胞形成电耦联[86-87]。理论上来说，研究者可以从 ESCs 中获取无限多的心肌样细胞，然而有关的伦理和社会问题尚未得到解决，另外可能的成瘤性和免疫排斥反应也限制其应用于临床环境中[7,88]。近年来，也有尝试将 ESC 体外分化为心肌前体细胞后再进行移植，动物实验取得了良好的效果，然而也有导致心律失常的风险[12,89]。

最近发表的个案报道应用 ESC 分化的心肌干细胞（Isl-1+ 和 SSEA-1+）[90]做成补片在旁路移植术时移植到患者心脏，结果表明心功能及症状明显改善，并且无心律失常、肿瘤形成等并发症。该研究将继续纳入患者（ClinicalTrials. gov：NCT02057900）进一步探讨移植疗效。

（7）诱导的多能干细胞（induced pluripotent stem cells，iPSCs）：iPSCs技术的发明，给干细胞再生医学带来无限可能，因为其可实现体外无限扩充目的细胞而又避免了ESCs的伦理问题。多项包括大动物的临床前研究显示，将iPSCs或其分化的心血管细胞移植到梗死心肌局部，可以促进心肌再生和血管新生，改善心功能[13,91]。尽管如此，iPSCs的应用仍然面临不少挑战，包括免疫排斥[92]和潜在的致瘤风险[93]。最近已有相关研究针对性地解决这些问题，相信未来iPSCs在治疗心力衰竭中有良好的应用前景[94-96]。

将iPSCs分化的心肌细胞移植治疗心肌梗死在小动物[97-99]及大动物[100]实验中均已得到积极效果。然而，在猴子的实验中出现短暂的心律失常[100]。可能的原因有两个，一是iPSCs分化的心肌细胞不成熟[100-101]，二是不同物种心肌细胞离子通道和细胞间隙连接存在差异[102-103]，没有形成正常的电耦联。因此，移植iPSCs分化心肌细胞的安全性尚需进一步验证。

（8）直接转化：直接转化是一种新的再生技术，可将某一种成体细胞转化为另一种成体细胞。通过三个转录因子Gata4、Mef2c、and Tbx5的表达，心肌成纤维细胞可在体外及小鼠体内转化为心肌细胞[104-105]，并显著改善小鼠心肌梗死后心功能[106]。直接转化可规避细胞移植中归巢、存活、迁移等多种问题，也避免了iPSC的致瘤风险。进一步结果需要在大动物实验中验证。

（三）移植途径

干细胞移植路径包括心肌内注射、经冠状动脉内注射、经静脉注射，其中心肌内注射分为直视下心肌内注射和经导管心肌内注射。

（1）心肌内注射：早期的干细胞移植路径主要是开胸直视状态下直接心肌内注射，该法的优点是①定位准确，可以准确地将细胞注入靶目标区。②便于检测，因细胞局限于注射点，从而便于分析和检测。③量化准确，进入心脏的实际细胞数明确。然而，直接利用注射针行局部注射仍然会有少量细胞渗漏，且绝大部分的细胞在注射2周后丢失，滞留率不足5%[107-108]。2007年Zhang，H.

等[109]研究发现，利用体外循环支持下心脏停跳时进行心肌内注射干细胞可提高心内滞留率（注射后3天滞留率由7%提升至15%）。

因临床的开胸条件主要是在冠状动脉旁路移植术（coronary artery bypass grafting，CABG）中才具备，而CABG只适用于少数心肌梗死患者，所以开胸心肌内注射干细胞应用受限。因此近年来陆续研发出经导管心肌内注射方法，而无需开胸手术，从而达到微创、安全的优点。这些方法主要包括：①在心腔内电机械图指引下确定注射靶点，应用特制的NOGA导管从心内膜面将干细胞注射到靶点，具有良好的可视性、稳定性和精确性[110]。②MRI指引导管将铁纳米颗粒标记的干细胞精确注射至梗死区和边缘，可以动态清晰地显示梗死心肌和正常心肌，以及标记细胞在心脏中的位置[111]。③在血管内超声导管指引下，穿刺导管透过冠状静脉壁将细胞注射入心肌内[112]。

（2）经冠状动脉注射：临床很多心肌梗死患者适合PCI，在PCI过程中经开通后的梗死相关动脉注入干细胞，干细胞可以经特异性信号受体识别透过毛细血管壁，进入心脏间质，使得干细胞均匀分布于梗死区和周边区。其最大优点是利用既有的介入通道、无需额外创伤，时间较短，技术简单。2002年Strauer等[113]首次成功进行人冠状动脉内移植干细胞临床试验，此后经冠状动脉移植干细胞是心肌再生研究中最常用的一种途径。

但是经冠状动脉输注的干细胞因血流的冲刷作用，只有小部分进入心脏发挥作用，如何量化迁移至心脏中的干细胞是个亟待解决的问题。我们研究发现经冠状动脉输注同位素标记的猪自体骨髓来源的MNCs，1h后应用双核素SPECT活体检测，有6.8%±1.8%的标记细胞滞留于心脏中，并且这些细胞只定植于梗死区和梗死周边区，而不向正常心肌迁移，说明心肌梗死区域存在一定的诱导信号吸引干细胞向该区域趋化；此项研究首次证实梗死区大小和迁移进入心脏的干细胞数量呈显著正相关。

经静脉注射：经外周静脉注射移植干细胞无疑是所有细胞移植途径中最便于实施的，也是对患者来说创伤最小的。然而，数个在人体内的实验表明，通过静脉输注干细胞几乎未能检测到心肌内的干细胞滞留，而大部分移植细胞损失在肺循环中[114-115]。进一步研究发现，提高外周静脉注射移植细胞的心肌内滞留的关键是提高移植干细胞的归巢能力。当发生心脏疾病时，心脏内的一些化学诱导分子的表达量会增加，如基质细胞衍生因子-1（stromal cell-derived factor-1，SDF-1）[116]、单核细胞趋化因子-1（monocyte chemotactic protein，MCP-1）[114]和单核细胞趋化因子-3（MCP-3）[117]，促进细胞聚集在损伤区域。通过提高心肌 SDF-1 的表达水平或上调移植 MSCs 表面 SDF-1 特异性受体（CXC chemokine receptor 4，CXCR4）的水平，能够增加移植后细胞的归巢效率，并且进一步提高心功能[116-118]。类似地，上调心肌局部 MCP-1 的水平也能增加移植细胞向梗死局部的归巢[116]。此外，一些促生长的因子，如干细胞因子、血管内皮生长因子、粒细胞集落刺激因子、胰岛素样生长因子、肝细胞生长因子等均能促进移植细胞的归巢能力[119]。今后还需进一步探索更高效的促进细胞归巢的方法，以及对不同类型的干细胞的作用效果。

另外有研究尝试将干细胞经冠状窦回灌入冠状动脉系统，在动物实验和 14 例稳定型心绞痛患者，应用该法注入自体新鲜骨髓，未发生不良事件和并发症。随访时发现心肌灌注显著改善，冠状动脉造影显示侧支显著增加[120-121]。

（四）移植时机

干细胞移植应当在什么时候进行才能使机体获益最大？这一直是细胞移植领域备受关注的问题。移植时机的选择对于干细胞的迁移、生存和分化具有十分重要的作用，然而很少有研究对各种候选患者的最佳移植时机进行详尽的探索。

（1）早期移植：主要是指于心肌梗死即刻至 1 周左右移植干细胞。理论上，在梗死后早期由于炎症反应极为强烈不适宜干细胞存活和发挥生物学作用。Li 等[122]表明心肌冻伤后 2 周移植干细胞是最佳时机，结果优于损伤后即刻移植组和 4 周移植组。Janssens 等[37]的研究和 REPAIRMI 试验[123]进一步表明在梗死后 24 h 移植干细胞未见显著的功能学获益。这两项试验均证实梗死后早期移植干细胞并不能带来相应的获益。而 Ge 等[124]选取发病在 24 h 内的 AMI 患者，在急诊 PCI 过程中经冠状动脉移植自体 MNCs，随访 6 个月时发现移植组 LVEF 增加、舒张末期容积（EDV）未显著扩大，第一次表明梗死后早期移植干细胞也能获益。

（2）中期移植：一般指梗死 1 周后直至梗死瘢痕形成前这一段时间，在这段时间内炎症反应逐渐减弱，瘢痕尚未形成，从而有利于移植细胞的存活和发挥作用。meta 分析显示，在心肌梗死后 3～10 天移植骨髓干细胞的效果优于心肌梗死后 48 h 内移植组[40]。因此目前大多数临床试验都选择该时间段作为移植时机。

（3）晚期移植：主要指梗死瘢痕形成后的阶段，理论上来说，在这个时间段移植细胞，由于瘢痕区缺乏血供，不利于移植细胞的存活；另外由于瘢痕限制了干细胞和宿主心肌细胞的连接，容易形成"细胞岛"而提供心律失常的基质。有鉴于此，目前针对该时间段移植干细胞的实验较少。但 IACT 试验[125]表明在陈旧性（5 个月至 8.4 年）心肌梗死患者，经冠状动脉移植自体骨髓单个核细胞后随访 3 个月，梗死面积减小 30%，LVEF 增加 15%，梗死区室壁运动速率显著增加到 57%，运动耐量增加，而对照组则未见相应获益。这一研究表明在陈旧性心肌梗死患者，尽管有瘢痕的形成，移植干细胞仍然获益，使得适合干细胞移植的患者人群得以扩展。

由于入选病例情况不同、随访时间长短不一、移植细胞类型不同、实验设计不同等因素，导致以上对于最佳移植时机的研究结果截然不同。另外，不同疾病状态下心肌微环境不同，即使是同一疾病的不同阶段，心肌内微环境也不相同，因此对于这些各不相同的情况下的最佳移植时机，应该考虑进行个体化研究和进一步深入探索。

（五）移植剂量

确定最优使用剂量是新药研发的重要一步，然而这对于干细胞这类生物制剂来说显得并不容易。起初人们以为移植的干细胞数量会与移植疗效成正相关，然而许多临床前研究和后续的临床试验却得出不一致的结论，甚至得出相反的结论，使得这一问题变得更加复杂[126]。2008 年 Halkos 等[127]比较了三个不同剂量（1×10^6/kg、3×10^6/kg 和 10×10^6/kg）的异体 MSC 静脉移植治疗猪急性心肌梗死模型，发现疗效与剂量成正相关。然而 Hashemi 等[128]研究发现经心内膜心肌注射低剂量 MSC 组（24×10^6/kg）能够减小梗死面积而高剂量组（440×10^6/kg）则未见明显疗效。近年来数个临床试验也比较了干细胞移植剂量与疗效之间的关系，Losordo 等[129]进行了一项 2 期前、双盲、安慰剂对照的随机临床试验比较 3 个剂量组（5×10^4/kg、1×10^5/kg 和 5×10^5/kg）的自体 CD34$^+$ 干细胞经导管心肌内注射移植的共 24 例患者的疗效，并未发现有组间差异。随后他们将样本量扩大至 167 例随机分为 1×10^5/kg 和 5×10^5/kg 两个剂量组，结果发现低剂量反而疗效更加明显。2012 年 POSEIDON 试验[130]比较了 20×10^6/kg、100×10^6/kg 和 200×10^6/kg MSCs 的移植疗效，结果是低剂量组 20×10^6/kg 疗效最佳。从这些临床前研究和临床研究结果可以看出，不同研究得出的最佳治疗剂量并不一致，其剂量与疗效的关系也不统一，这可能与不同研究之间所用细胞类型和移植途径不同有关，也与不同个体不同疾病状态有关，因此关于是否有"最优剂量"的问题仍有待进一步探究。

（六）适应证

AMI 和缺血性心肌病的一部分患者，有大量顿抑或冬眠心肌，若能及时进行血运重建治疗，这部分心肌可逐渐恢复功能，这些患者的心功能也将明显改善。对于这类患者，干细胞移植获益不大。

而对于血运重建较晚或血运重建治疗后心功能仍然明显受损的心肌梗死患者或缺血性心肌病患者，则适合干细胞移植。而且心功能受损程度越重时，干细胞移植效果越明显[36,131-132]。

另外扩张型心肌病慢性心力衰竭患者，是干细胞移植治疗的适应证，但是何种情况的慢性心力衰竭适宜移植尚没有相关研究。Agbulut 等[133]证实在阿霉素诱导的扩张型心肌病小鼠，心肌内注射 MNCs，多个时点连续取材直至 2 周，检测表明 MNCs 组有部分移植细胞呈心肌表型。该实验初步表明干细胞在药物性心肌病心力衰竭中有应用前景。

四、冠心病心力衰竭干细胞治疗的新策略

近年来随着越来越多临床研究显示，目前干细胞移植后对心力衰竭的心功能提高和抑制心脏重塑的疗效并不明显，疗效不尽如人意，其核心问题是移植细胞在宿主体内的靶器官（心脏）的滞留率和存活率低，导致治疗的长期疗效甚微[134-136]。因此，近年来针对这一问题，国内外的科学家对如何提高干细胞移植后的滞留率和存活率进行了许多研究，探索出了许多有启发意义的思路，包括细胞预处理、优化心肌梗死局部微环境、联合基因治疗或组织工程技术、外泌体移植治疗等方法，部分研究也取得了一些可喜的成果[42]。

（一）细胞预处理

移植后干细胞存活率低的一个主要原因是梗死区域的缺血、缺血/再灌注损伤，引发强烈的炎症反应、氧化应激等反应，其微环境极其恶劣，导致干细胞在移植后大量死亡[137]。而在移植前对细胞进行预处理使其增强对抗恶劣微环境的能力是提高移植细胞存活率的一个可行方法。研究表明，在细胞移植前采用低能激光、热休克、低氧等方法处理干细胞，可促进细胞增殖，对缺血缺氧、炎症、氧化应激等不良微环境耐受性增强，提高细胞的抗凋亡能力从而改善干细胞的移植疗效[138-139]。此外，我们的研究发现阿托伐他汀预处理可以提高 MSCs 表面 CXCR4 的表达，进而增强 MSCs 的抗凋亡、迁移和归巢能力，并通过改善梗死心肌中炎性因子的表达，进一步改善心肌梗死后心功能[140]。

（二）优化心肌梗死微环境

如前所述，由于梗死区域微环境极其恶劣，严重影响细胞存活率。因此，除了以上通过改良移植细胞自身的条件外，还可通过改善心肌梗死局部微环境以提高移植细胞的存活并促进其分化。

（1）抗氧化剂：梗死区域的氧化应激是由于受损心肌释放出大量活性氧自由基（reactive oxygen species，ROS）所致[141]。这种高 ROS 水平的微环境，无论是对梗死区域的残留心肌还是移植干细胞均有极大的危害[142-143]。研究表明，增加移植局部的抗氧化剂水平，如 SOD，能改善移植干细胞的存活率，促进细胞的增殖[144-145]。Drowley L 等的[146]研究也发现提前在梗死区域注射 n-乙酰半胱氨酸，也可明显改善移植的成肌细胞的存活。此外，由于 ROS 主要来自于线粒体，因此通过调节线粒体释放过氧化物过程中的关键调控因子硫氧化蛋白还原酶-2（thioredoxin reductase-2），也能很好地降低梗死局部氧化应激水平[147]。

（2）促血管生成因子：发生急性心肌梗死后，心肌梗死局部缺血缺氧，心肌微循环损害，不利于移植细胞的存活，因此通过加入外源性促血管生成因子，如血管内皮生长因子（VEGF）、缺氧诱导因子-1α（HIF-1α）等是改善心肌微环境的另一方法。Retuerto 等[148]在细胞移植前利用含有 VEGF 基因预处理的腺病毒处理梗死区域，发现可明显提

高移植细胞存活率。然而，促血管生成因子的过度表达同时也会增加肿瘤生长的风险[149-150]，因此需要进一步研究促血管生成因子的合理剂量，达到改善细胞存活的最佳效果同时避免肿瘤形成的风险。

（3）药物的保护作用：随着人们逐渐认识到改善梗死心肌局部微环境对提高移植干细胞存活率及长期疗效的重要作用，越来越多的证据显示了药物治疗也是能够改善心肌微环境、调节移植干细胞功能的一个有效方法，并且这些方法具有更强的临床可行性。他汀类降脂药和某些中药有类似的多种效应功能，包括保护内皮功能、缩小 AMI 冠状动脉再通后无再流面积、改善心肌组织再灌注、减轻缺血/再灌注损伤、抗纤维化、抗凋亡、抗炎症等效用[151]。曾有研究尝试在建立猪急性心肌梗死模型前，先给予口服通心络和辛伐他汀预处理再行 AMI 造模并移植骨髓 MSCs，结果发现，在未行药物改良的单纯 MSCs 移植组，移植细胞存活很少，而经药物改良能显著提高 MSCs 在梗死区心肌中的存活和分化效率，并显著改善心功能和减小灌注缺损面积[19,152]。因此，通过药物辅助治疗也是提高干细胞治疗心脏病疗效的可行方法之一，也是目前可以快速用于临床的方法。这一结果首次表明，改善"土壤"（损伤的心肌微环境）更利于"种子"（移植细胞）的存活和发挥作用，从而为扩展适合干细胞移植的患者群、提高干细胞移植疗效提供实验支持。

（三）干细胞联合基因治疗

上述利用抗氧化剂、促生长因子，通过降低氧化损伤、促进血管生成、促进细胞增殖分化和提高细胞的存活率方法，一个共同的问题是提高细胞存活的效果均仅能维持较短时间（1～2 周）[153-155]。近年来，为了解决这一问题，研究者们采用基因工程的方法改造修饰干细胞或利用 MicroRNAs 来提高移植细胞的耐缺氧和抗凋亡能力，并且也已取得一些可喜的效果。相比于药物制剂联合移植，通过基因改造或 miRNAs 来调节干细胞，不会影响移植物的大小，从而可应用于多种移植途径。研究发现，含有 miR-21、miR-24、miR-221 的混合物能够通过增强 CPC 的抗凋亡能力，明显改善移植后的疗效[156]。Ong SG 等[157]将 CPCs 与携带 HIF1（缺氧诱导因子 1）基因的微环质粒（MC-HIF1）联合移植进行心肌梗死后心功能的恢复治疗，发现

CPCs 存活率明显提高，且心肌梗死后 6 周的超声评价指标如 EF、FS 值等均最优，梗死面积明显缩小。这些结果提示通过基因联合细胞共移植的方法可以通过细胞间交互作用机制进一步提高治疗效果，因此这种策略为今后干细胞移植治疗缺血性心脏病提供了新的思路。

（四）干细胞联合组织工程技术

在心肌组织中，细胞外基质是组成心肌细胞微环境的重要成分，包括层粘连蛋白、胶原蛋白、纤连蛋白等，这些组分为细胞的生长、修复、纤维化的过程提供重要的基础[158]。因此许多研究尝试通过联合胞外基质与干细胞共移植的方法以改善移植细胞的滞留率和存活率。合成的水凝胶具有与心肌细胞外基质相似的物理和生物特性，将移植细胞包裹后进行移植，细胞的存活率得到明显提高[70,159]。而胶原蛋白是细胞外基质的天然组分，具有低免疫原性和高组织亲和性，因此其与干细胞共同注射到大鼠梗死边缘心肌内可明显提高细胞的存活[160-161]。这些研究表明，通过共同输注胞外基质成分是提高细胞滞留率和存活率的有效方法，然而由于基质成分会随着移植时间的延长而降解和丢失，因此该种促进作用并不能维持较长时间。

近年来组织工程技术的迅猛发展使得心肌细胞或干细胞组织片的构建与应用可能成为代替细胞注射的新型移植方法，并且利用组织工程技术构建的三维细胞支架系统或心肌组织片能够为移植细胞提供良好的生存环境，发挥其改善整体心功能的作用。研究表明，将内皮祖细胞或 MSCs 与组织工程移植物共培养进行梗死局部的修补能够明显改善梗死后心功能[162-163]。相关的临床试验也已开展[164]。然而，组织工程心肌移植过程中也有许多尚需进一步解决的问题，如组织块中因无血管供氧限制组织心肌块的体积（目前最厚仅为数百微米），以及如何寻找具有更好组织亲和力和心肌整合能力的组织工程材料等，因此仍需进行深入研究和大规模的临床试验。

（五）干细胞来源外泌体

从 2006 年开始，多项研究发现 MSC 培养液对心肌缺血再灌注损伤有保护作用[165-167]。2010 年 Lai RC 等人[168]从 MSC 培养液中提取出外泌体（exosome），为直径介于 30～100 nm 包含多种细胞因子和 RNA 的囊泡小体，可介导细胞信号传递、

免疫调节等作用[169-170]。进一步研究发现，小鼠心肌缺血再灌注前注射 MSC 来源的 exosome（MSC-Exo），可增加心肌局部 ATP 水平、降低氧化应激、激活 PI3K/Akt 通路等机制，发挥改善梗死微环境的作用，减少心肌损伤[171]。因此，MSC-Exo 是 MSC 发挥旁分泌作用的主要载体，在心肌梗死修复治疗中具有良好的应用前景[172-173]。此外其他类型的干细胞如 CSC 也可分泌外泌体，将 CSC 分泌的 exosome 移植到梗死心肌局部，能够有效降低缺血再灌注损伤，相比对照组减少 53% 的心肌细胞凋亡[174]。外泌体的保护作用也与其内富集的多种调节 RNA 有关，如 miR-146a、miR-22、miR-21、miR-126 和 miR-210，也有报道与其内包含的长非编码 RNA 有关[175]。

近年来研究发现，将干细胞进行缺氧预处理或基因工程修饰，可以优化其分泌的外泌体的内含物，进一步提高疗效[176-177]。加之外泌体具有性质稳定、易于运输和保存、无免疫原性等优点，因此干细胞来源外泌体在不久的将来有望成为一种治疗心肌梗死及其导致的心力衰竭的新型制剂。

综上，干细胞移植与组织工程、基因治疗、药物治疗、物理治疗等联合应用可能会有更好的临床效果和更广阔的应用前景。鉴于临床患者的疾病状态千差万别，疾病过程也是动态变化，因此就目前情况来说，采取综合多项措施的"鸡尾酒"疗法，也即药物、血运重建、再同步化治疗、干细胞移植、左心室辅助装置或心脏移植等，对每个病例选择最优化的个体化治疗方案，将是最佳选择。

五、存在的问题和展望

干细胞移植治疗心力衰竭的初步疗效已明确，为心力衰竭的治疗开创了一个崭新的途径，但是干细胞研究中尚存在一些问题。

第一，移植后干细胞心肌定向分化是否真的存在？如果存在则其发生、发展和调控机制如何？这些都有待深入研究；第二，哪种细胞类型、多大细胞剂量和什么移植途径和移植时机最佳仍不清楚；第三，多能干细胞如 ESCs 和 iPSCs 有待进一步扫清障碍开展临床试验；第四，新型干细胞的治疗疗效有待更多高质量大规模临床试验进行检验；第五，如何进一步提高移植后干细胞的滞留率和存活率，最终提高疗效？第六，干细胞治疗后长期的副

作用是什么？因目前大部分临床试验和基础研究所观察的时间较短，其最终的转归还不清楚；第七，移植后干细胞与内源性干细胞的相互作用，如何促进内源性再生修复机制的激活？

目前的研究结果显示干细胞移植治疗缺血性心脏病和心力衰竭的机制是多种多样的，短期的心脏功能改善与远期心脏结构及功能改变的机制可能是不同的，这需要进一步研究。目前动物实验模型多采用冻伤心肌、结扎冠状动脉的方法，在一定程度上模仿了心肌缺血损伤，但毕竟与真实的缺血性心脏病患者的病理状态和过程不同，细胞移植后的微环境也不相同，因此需要更接近真实而可靠的疾病模型。干细胞心肌再生作为临床治疗方法尚处于探索阶段，大规模的临床应用仍有许多问题亟待解决。

总之，干细胞移植治疗 CHF 的研究已经取得了举世瞩目的进展，随着生物学技术的飞速发展，干细胞移植将被赋予更活跃的生命力。目前干细胞心肌再生研究需要更加严谨、科学、周密的实验设计，以及多中心、大规模、随机、对照双盲的临床试验来进一步论证干细胞治疗的近远期效果和伴随风险。如果上述问题通过进一步基础研究与临床研究得到解决，则 CHF 的治疗将出现革命性的飞跃。

（钱海燕　张昊）

参考文献

[1] Lanza，R. P，A. Atala，Essentials of stem cell biology. Second edition. New York：Elsevier，2014.

[2] Rojas-Rios，P. and A. Gonzalez-Reyes. Concise review：The plasticity of stem cell niches：a general property behind tissue homeostasis and repair. Stem Cells，2014，32（4）：852-9.

[3] Jackson KA. Hematopoietic potential of stem cells isolated from murine skeletal muscle. PNAS，1999，96：14482-14486.

[4] Krause，D. S. Multi-organ，multi-lineage engraftment by a single bone marrow-derived stem cell. Cell，2001，105（3）：369-77.

[5] Lagasse，E. Purified hematopoietic stem cells can differentiate into hepatocytes in vivo. Nat Med，2000，6（11）：1229-34.

[6] Mezey，E. Turning blood into brain：cells bearing

neuronal antigens generated in vivo from bone marrow. Science，2000，290 (5497)：1779-1782.

［7］ Takahashi K，S. Yamanaka. Induction of pluripotent stem cells from mouse embryonic and adult fibroblast cultures by defined factors. Cell，2006，126 (4)：663-76.

［8］ Fortier L. A. Stem cells：classifications，controversies，and clinical applications. Vet Surg，2005，34 (5)：415-423.

［9］ Evans M. J，M. H. Kaufman. Establishment in culture of pluripotential cells from mouse embryos. Nature，1981，292 (5819)：154-156.

［10］ Solter D. Cloning and embryonic stem cells：a new era in human biology and medicine. Croat Med J，1999，40 (3)：309-318.

［11］ Jiang Y. Multipotent progenitor cells can be isolated from postnatal murine bone marrow，muscle，and brain. Exp Hematol，2002，30 (8)：896-904.

［12］ Chong J. J. Human embryonic-stem-cell-derived cardiomyocytes regenerate non-human primate hearts. Nature，2014，510 (7504)：273-277.

［13］ Ye L. Cardiac Repair in a Porcine Model of Acute Myocardial Infarction with Human Induced Pluripotent Stem Cell-Derived Cardiovascular Cells. Cell Stem Cell，2014，15 (6)：750-761.

［14］ Blau H. M，T. R. Brazelton and J. M. Weimann. The evolving concept of a stem cell：entity or function? Cell，2001，105 (7)：829-841.

［15］ Sanchez A. A. Regeneration in the metazoans：why does it happen? Bioessays，2000，22 (6)：578-590.

［16］ Brockes J. P，A. Kumar. Appendage regeneration in adult vertebrates and implications for regenerative medicine. Science，2005，310 (5756)：1919-1923.

［17］ Bergmann O. Evidence for cardiomyocyte renewal in humans. Science，2009，324 (5923)：98-102.

［18］ Beltrami A. P. Evidence that human cardiac myocytes divide after myocardial infarction. N Engl J Med，2001，344 (23)：1750-1757.

［19］ Yang Y. J. Atorvastatin treatment improves survival and effects of implanted mesenchymal stem cells in post-infarct swine hearts. European Heart Journal，2008，29 (12)：1578-1590.

［20］ Qian L. and D. Srivastava. Direct Cardiac Reprogramming：From Developmental Biology to Cardiac Regeneration. Circulation Research，2013，113 (7)：915-921.

［21］ Lalit P. A. Induced pluripotent stem cells for post-my-ocardial infarction repair：remarkable opportunities and challenges. Circ Res，2014，114 (8)：1328-1345.

［22］ Murry C. E. Haematopoietic stem cells do not trans-differentiate into cardiac myocytes in myocardial infarcts. Nature，2004，428：664-668.

［23］ Muller-Ehmsen J. Effective engraftment but poor mid-term persistence of mononuclear and mesenchymal bone marrow cells in acute and chronic rat myocardial infarction. J Mol Cell Cardiol，2006，41 (5)：876-884.

［24］ Nygren J. M. Bone marrow-derived hematopoietic cells generate cardiomyocytes at a low frequency through cell fusion，but not transdifferentiation. Nat Med，2004，10 (5)：494-501.

［25］ Noiseux N. Mesenchymal stem cells overexpressing Akt dramatically repair infarcted myocardium and improve cardiac function despite infrequent cellular fusion or differentiation. Mol Ther，2006，14 (6)：840-850.

［26］ Wu J. M. Circulating cells contribute to cardiomyocyte regeneration after injury. Circ Res，2015，116 (4)：633-641.

［27］ Hodgkinson C. P. Emerging Concepts in Paracrine Mechanisms in Regenerative Cardiovascular Medicine and Biology. Circ Res，2016，118 (1)：95-107.

［28］ Gnecchi M. Paracrine Mechanisms in Adult Stem Cell Signaling and Therapy. Circulation Research，2008，103 (11)：1204-1219.

［29］ Chiu C. J. Bone-marrow stem cells as a source for cell therapy. Heart Failure Reviews，2003 (8)：247-251.

［30］ Menasche P. Myoblast transplantation for heart failure. Lancet，2001，357 (9252)：279-280.

［31］ Menasche P. Cardiac cell therapy trials：chronic myocardial infarction and congestive heart failure. J Cardiovasc Transl Res，2008，1 (3)：201-206.

［32］ Tomita S. Autologous transplantation of bone marrow cells improves damaged heart function. Circulation，1999.

［33］ Jackson K. A. Regeneration of ischemic cardiac muscle and vascular endothelium by adult stem cells. J Clin Invest，2001，107 (11)：1395-1402.

［34］ Hamano K. Local implantation of autologous bone marrow cells for therapeutic angiogenesis in patients with ischemic heart disease：clinical trial and preliminary results. Jpn Circ J，2001，65 (9)：845-847.

［35］ Meyer G. P. Intracoronary bone marrow cell transfer

after myocardial infarction: 5-year follow-up from the randomized-controlled BOOST trial. Eur Heart J, 2009, 30 (24): 2978-2984.

[36] Schachinger V. Intracoronary bone marrow-derived progenitor cells in acute myocardial infarction. N Engl J Med, 2006, 355 (12): 1210-1221.

[37] Janssens S. Autologous bone marrow-derived stem-cell transfer in patients with ST-segment elevation myocardial infarction: double-blind, randomised controlled trial, 2006, 113-121.

[38] Jeevanantham V. Adult Bone Marrow Cell Therapy Improves Survival and Induces Long-Term Improvement in Cardiac Parameters: A Systematic Review and Meta-Analysis. Circulation, 2012, 126 (5): 551-568.

[39] de Jong R. Intracoronary Stem Cell Infusion After Acute Myocardial Infarction: A Meta-Analysis and Update on Clinical Trials. Circulation: Cardiovascular Interventions, 2014, 7 (2): 156-167.

[40] Afzal M. R. Adult Bone Marrow Cell Therapy for Ischemic Heart Disease: Evidence and Insights From Randomized Controlled Trials. Circ Res, 2015, 117 (6): 558-575.

[41] Pompilio G. Bone Marrow Cell Therapy for Ischemic Heart Disease: The Never Ending Story. Circ Res, 2015, 117 (6): 490-493.

[42] Huang P. New strategies for improving stem cell therapy in ischemic heart disease. Heart Fail Rev, 2016. doi: 10. 1007/s10741-016-9576-1.

[43] Menasche P. The Myoblast Autologous Grafting in Ischemic Cardiomyopathy (MAGIC) trial: first randomized placebo-controlled study of myoblast transplantation. Circulation, 2008, 117 (9): 1189-1200.

[44] Menasche P. Autologous skeletal myoblast transplantation for severe postinfarction left ventricular dysfunction. J Am Coll Cardiol, 2003, 41 (7): 1078-1083.

[45] K. C. Wollert, G. P. Meyer, J. Lotz, et al. Intracoronary autologous bone-marrow cell transfer after myocardial infarction: the boost randomized controlled clinical trial, Lancet, 2004, 364: 141-148.

[46] V. Schachinger, S. Erbs, A. Elsasser, et al. Intracoronary bonemarrow-derived progenitor cells in acute myocardial infarction, New Engl. J. Med, 2006, 355: 1210-1221.

[47] 4H. V. Huikuri, K. Kervinen, M. Niemela, et al. Effects of intracoronary injection of mononuclear bone marrow cells on left ventricular function, arrhythmia

risk profile, and restenosis after thrombolytic therapy of acute myocardial infarction, Eur. Heart J, 2008, 29: 2723-2732.

[48] M. Yousef, C. M. Schannwell, M. Kostering, et al. The balance study: clinical benefit and long-term outcome after intracoronary autologous bone marrow cell transplantation in patients with acute myocardial infarction, J. Am. Coll. Cardiol, 2009, 53 2009: 2262-2269.

[49] J. Wohrle, F. von Scheidt, P. Schauwecker, et al. Impact of cell number and microvascular obstruction in patients with bone-marrow derived cell therapy: final results from the randomized, double-blind, placebo controlled intracoronary stem cell therapy in patients with acute myocardial infarction (scami) trial. Clin. Res. Cardiol, 2013, 102: 765-770.

[50] F. Cao, D. Sun, C. Li, et al. Long-term myocardial functional improvement after autologous bone marrow mononuclear cells transplantation in patients with st-segment elevation myocardial infarction: 4 years follow-up, Eur Heart J, 2009, 30: 1986-1994.

[51] G. P. Meyer, K. C. Wollert, J. Lotz, et al. Intracoronary bone marrow cell transfer after myocardial infarction: 5-year follow-up from the randomized-controlled boost trial, Eur. Heart J, 2009, 30: 2978-2984.

[52] M. Gyongyosi, I. Lang, M. Dettke, et al. Combined-delivery approach of bone marrow mononuclear stem cells early and late after myocardial infarction: the mystar prospective, randomized study. Nature clinical practice, Cardiovasc. Med, 2009, 6: 70-81.

[53] K. Krause, K. Jaquet, C. Schneider, et al. Percutaneous intramyocardial stem cell injection in patients with acute myocardial infarction: first-in-man study, Heart, 2009, 95: 1145-1152.

[54] K. Lunde, S. Solheim, S. Aakhus, et al. Intracoronary injection of mononuclear bone marrow cells in acute myocardial infarction, New Engl. J. Med, 2006, 355: 1199-1209.

[55] A. Hirsch, R. Nijveldt, P. A. van der Vleuten, et al. Intracoronary infusion of mononuclear cells from bone marrow or peripheral blood compared with standard therapy in patients after acute myocardial infarction treated by primary percutaneous coronary intervention: results of the randomized controlled hebe trial, Eur. Heart J, 2011, 32: 1736-1747.

[56] J. H. Traverse, T. D. Henry, C. J. Pepine, et al. Effect of the use and timing of bone marrow mononu-

clear cell delivery on left ventricular function after acute myocardial infarction: the time randomized trial. JAMA, 2012, 308: 2380-2389.

[57] J. H. Traverse, T. D. Henry, S. G. Ellis, et al. Effect of intracoronary delivery of autologous bone marrow mononuclear cells 2~3 weeks following acute myocardial infarction on left ventricular function: the late time randomized trial. JAMA, 2001, 306: 2110-2119.

[58] F. Choudry, S. Hamshere, N. Saunders, et al. A randomized double-blind control study of early intra-coronary autologous bone marrow cell infusion in acute myocardial infarction: the regenerate-ami clinical tri-aldagger, Eur Heart J, 2016, 37: 256-263.

[59] B. E. Strauer, M. Yousef, C. M. Schannwell. The acute and long-term effects of intracoronary stem cell transplantation in 191 patients with chronic heart failure: the star-heart study, Eur J Heart Fail, 2010, 12: 721-729.

[60] B. Assmus, D. H. Walter, F. H. Seeger, et al. Effect of shock wave-facilitated intracoronary cell therapy on LVEF in patients with chronic heart failure: the cell wave randomized clinical trial, JAMA, 2013, 309: 1622-1631.

[61] E. C. Perin, J. T. Willerson, C. J. Pepine, et al. Effect of transendocardial delivery of autologous bone marrow mononuclear cells on functional capacity, left ventricular function, and perfusion in chronic heart failure: the focus-cctrn trial, JAMA, 2012, 307: 1717-1726.

[62] Friedenstein AJ. The development of fibroblast clonies in monolayer cultures of guinea-pig bone marrow and spleen cells. Cell Tissue Kinet, 1970, 3: 393-403.

[63] Pittenger M. F. Multilineage Potential of Adult Human Mesenchymal Stem Cells. Science, 1999, 284 (5411): 143-147.

[64] S. L. Chen, W. W. Fang, F. Ye, et al. Effect on left ventricular function of intracoronary transplantation of autologous bone marrow mesenchymal stem cell in patients with acute myocardial infarction, Am J Cardiol, 2004, 94: 92-95.

[65] L. R. Gao, X. T. Pci, Q. A. Ding, et al. A critical challenge: dosage-related efficacy and acute complication intracoronary injection of autologous bone marrow mesenchymal stem cells in acute myocardial infarction, Int. J. Cardiol, 2013, 168: 3191-3199.

[66] J. H. Houtgraaf, W. K. den Dekker, B. M. van Dalen,

et al. First experience in humans using adipose tissue-derive degenerative cells in the treatment of patients with st-segment elevation myocardial infarction, J Am Coll Cardiol, 2012, 59: 539-540.

[67] J. M. Hare, J. H. Traverse, T. D. Henry, et al. A randomized, double-blind, placebo-controlled, dose-escalation study of intravenous adult human mesenchymal stem cells (prochymal) after acute myocardial infarction, J Am Coll Cardiol, 2009, 54: 2277-2286.

[68] A. B. Mathiasen, M. Haack-Sorensen, E. Jorgensen, et al. Auto transplantation of mesenchymal stromal cells from bone-marrow to heart in patients with severe stable coronary artery disease and refractory angina? final 3-year follow-up, Int J Cardiol, 2013, 170: 246-251.

[69] A. B. Mathiasen, A. A. Qayyum, E. Jorgensen, et al. Bone marrow-derived mesenchymal stromal cell treatment in patients with severe ischaemic heart failure: a randomized placebo-controlled trial (msc-hf trial), Eur Heart J, 2015, 36: 1744-1753.

[70] A. W. Heldman, D. L. DiFede, J. E. Fishman, et al. Transendocardial mesenchymal stem cells and mononuclear bone marrow cells for ischemic cardiomyopathy: the tac-hft randomized trial. JAMA, 2014, 311: 62-73.

[71] E. C. Perin, K. M. Borow, G. V. Silva, et al. A phase ii dose-escalation study of allogeneic mesenchymal precursor cells in patients with ischemic or nonischemic heart failure. Circ Res, 2015, 117: 576-584.

[72] J. M. Hare, J. E. Fishman, G. Gerstenblith, et al. Comparison of allogeneic vs autologous bone marrow-derived mesenchymal stem cells delivered by transendocardial injection in patients with ischemic cardiomyopathy: the poseidon randomized trial. JAMA, 2012, 308: 2369-2379.

[73] J. Bartunek, A. Behfar, D. Dolatabadi, et al. Cardiopoietic stem cell therapy in heart failure: the c-cure (cardiopoietic stem cell therapy in heart failure) multicenter randomized trial with lineage-specified biologics, J Am Coll Cardiol, 2013, 61: 2329-2338.

[74] Balsam, L. B. Haematopoietic stem cells adopt mature haematopoietic fates in ischaemic myocardium. Nature, 2004, 428 (6983): 668-673.

[75] Badorff, C. Transdifferentiation of blood-derived human adult endothelial progenitor cells into functionally active cardiomyocytes. Circulation, 2003, 107 (7): 1024-1032.

［76］ Michler，R. E. Stem Cell Therapy for Heart Failure. Cardiology in Review，2014，22（3）：105-116.

［77］ S. Mansour，D. C. Roy，V. Bouchard，et al. One-year safety analysis of the compare-ami trial：comparison of intracoronary injection of cd133 bone marrow stem cells to placebo in patients after acute myocardial infarction and left ventricular dysfunction，Bone Marrow Res，2011：385124.

［78］ J. Bartunek，M. Vanderheyden，B. Vandekerckhove，et al. Intracoronary injection of cd133-positive enriched bone marrow progenitor cells promotes cardiac recovery after recent myocardial infarction：feasibility and safety，Circulation，2005，112：I178-183.

［79］ A. A. Quyyumi，E. K. Waller，J. Murrow，et al. Cd34（+）cell infusion after st elevation myocardial infarction is associated with improved perfusion and is dose dependent，Am Heart J，2011，161：98-105.

［80］ D. Bongiovanni，B. Bassetti，E. Gambini，et al. The cd133+cell as advanced medicinal product for myocardial and limb ischemia，Stem Cells Dev，2014，23：2403-2421.

［81］ Fischer，K. M. Enhancement of myocardial regeneration through genetic engineering of cardiac progenitor cells expressing Pim-1 kinase. Circulation，2009，120（21）：2077-2087.

［82］ Matsuura，K. Transplantation of cardiac progenitor cells ameliorates cardiac dysfunction after myocardial infarction in mice. J Clin Invest，2009，119（8）：2204-2217.

［83］ Bolli R，Chugh AR，D'Amario D，et al. Cardiac stem cells in patients with ischaemic cardiomyopathy（SCIPIO）：initial results of a randomised phase 1 trial. Lancet，2013，378（9806）：1847-1857.

［84］ Makkar RR，Smith RR，Cheng K，et al. Intracoronary cardiosphere-derived cells for heart regeneration after myocardial infarction（CADUCEUS）：a prospective，randomized phase 1 trial. Lancet，2012，379（9819）：895-904.

［85］ Malliaras K，Makkar RR，Smith RR，et al. Intracoronary cardiosphere-derived cells after myocardial infarction：evidence of therapeutic regeneration in the final 1-year results of the CADUCEUS trial（CArdiosphere-Derived aUtologous stem CElls to reverse ventricUlar dySfunction）. J Am Coll Cardiol，2014，63（2）：110-122.

［86］ Kehat I. Human embryonic stem cells can differentiate into myocytes with structural and functional properties of cardiomyocytes. Journal of Clinical Investigation，2001，108（3）：407-414.

［87］ Kehat I. Electromechanical integration of cardiomyocytes derived from human embryonic stem cells. Nat Biotechnol，2004，22（10）：1282-1289.

［88］ Burridge P. W. Production of de novo cardiomyocytes：human pluripotent stem cell differentiation and direct reprogramming. Cell Stem Cell，2012，10（1）：16-28.

［89］ Liao S. Y. Proarrhythmic risk of embryonic stem cell-derived cardiomyocyte transplantation in infarcted myocardium. Heart Rhythm，2010，7（12）：1852-1859.

［90］ Menasche P，Vanneaux V，Hagege A，et al. Human embryonic stem cell-derived cardiac progenitors for severe heart failure treatment：first clinical case report. Eur Heart J，2015，36（30）：2011-2017.

［91］ Xiong Q. Functional consequences of human induced pluripotent stem cell therapy：myocardial ATP turnover rate in the in vivo swine heart with postinfarction remodeling. Circulation，2013，127（9）：997-1008.

［92］ Zhao T. Immunogenicity of induced pluripotent stem cells. Nature，2011，474（7350）：212-215.

［93］ Zhang Y. Intramyocardial transplantation of undifferentiated rat induced pluripotent stem cells causes tumorigenesis in the heart. PLoS One，2011，6（4）：e19012.

［94］ Araki R. Negligible immunogenicity of terminally differentiated cells derived from induced pluripotent or embryonic stem cells. Nature，2013，494（7435）：100-104.

［95］ Zhang L. Inhibition of stearoyl-coA desaturase selectively eliminates tumorigenic Nanog-positive cells：improving the safety of iPS cell transplantation to myocardium. Cell Cycle，2014，13（5）：762-771.

［96］ Wyles S. P. Inhibition of DNA topoisomerase Ⅱ selectively reduces the threat of tumorigenicity following induced pluripotent stem cell-based myocardial therapy. Stem Cells Dev，2014，23（19）：2274-2282.

［97］ Shiba Y，Fernandes S，Zhu WZ，et al. Human ES-cell-derived cardiomyocytes electrically couple and suppress arrhythmias in injured hearts. Nature，2012，489（7415）：322-325.

［98］ Laflamme MA，Chen KY，Naumova AV，et al. Cardiomyocytes derived from human embryonic stem cells in pro-survival factors enhance function of infarcted rat hearts. Nat Biotechnol，2007，25（9）：1015-1024.

［99］ van Laake LW，Passier R，Doevendans PA，et al.

Human embryonic stem cell-derived cardiomyocytes and cardiac repair in rodents. Circ Res，2008，102 （9）：1008-1010.

[100] Chong JJ，Yang X，Don CW，et al. Human embryonic-stem-cell-derived cardiomyocytes regenerate nonhuman primate hearts. Nature，2014，510 （7504）：273-277.

[101] Feric NT，Radisic M. Maturing human pluripotent stem cell-derived cardiomyocytes in human engineered cardiac tissues. Adv Drug Deliv Rev，2016，96：110-134.

[102] Schram G，Pourrier M，Melnyk P，et al. Differential distribution of cardiac ion channel expression as a basis for regional specialization in electrical function. Circ Res，2002，90 （9）：939-950.

[103] van Veen AA，van Rijen HV，Opthof T. Cardiac gap junction channels：modulation of expression and channel properties. Cardiovasc Res，2001，51 （2）：217-229.

[104] Qian L，Huang Y，Spencer CI，et al. In vivo reprogramming of murine cardiac fibroblasts into induced cardiomyocytes. Nature，2012，485 （7400）：593-598.

[105] Muraoka N，Ieda M. Direct reprogramming of fibroblasts into myocytes to reverse fibrosis. Annu Rev Physiol，2014，76：21-37.

[106] Doppler SA，Deutsch MA，Lange R，et al. Direct Reprogramming-The Future of Cardiac Regeneration? Int J Mol Sci，2015，16 （8）：17368-17393.

[107] Teng C. J. Massive mechanical loss of microspheres with direct intramyocardial injection in the beating heart：implications for cellular cardiomyoplasty. J Thorac Cardiovasc Surg，2006，132 （3）：628-632.

[108] Zhang H. Cell survival and redistribution after transplantation into damaged myocardium. J Cell Mol Med，2010，14 （5）：1078-1082.

[109] Zhang H. Injection of bone marrow mesenchymal stem cells in the borderline area of infarcted myocardium：heart status and cell distribution. J Thorac Cardiovasc Surg，2007，134 （5）：1234-1240.

[110] Garot J. Magnetic resonance imaging of targeted catheter-based implantation of myogenic precursor cells into infarcted left ventricular myocardium. J Am Coll Cardiol，2003，41 （10）：1841-1846.

[111] Dick A. J. Magnetic resonance fluoroscopy allows targeted delivery of mesenchymal stem cells to infarct borders in Swine. Circulation，2003，108 （23）：2899-2904.

[112] Thompson C. A. Percutaneous transvenous cellular cardiomyoplasty. A novel nonsurgical approach for myocardial cell transplantation. J Am Coll Cardiol，2003，41 （11）：1964-1971.

[113] Strauer B. E. Intracoronary，human autologous stem cell transplantation for myocardial regeneration following myocardial infarction. Dtsch Med Wochenschr，2001，126 （34-35）：932-938.

[114] Tamura Y. Neural crest-derived stem cells migrate and differentiate into cardiomyocytes after myocardial infarction. Arterioscler Thromb Vasc Biol，2011，31 （3）：582-589.

[115] Mayfield A. E. The effect of encapsulation of cardiac stem cells within matrix-enriched hydrogel capsules on cell survival，post-ischemic cell retention and cardiac function. Biomaterials，2014，35 （1）：133-142.

[116] Askari A. T. Effect of stromal-cell-derived factor 1 on stem-cell homing and tissue regeneration in ischaemic cardiomyopathy. Lancet，2003，362 （9385）：697-703.

[117] Schenk S. Monocyte chemotactic protein-3 is a myocardial mesenchymal stem cell homing factor. Stem Cells，2007，25 （1）：245-251.

[118] Zhang D. Over-expression of CXCR4 on mesenchymal stem cells augments myoangiogenesis in the infarcted myocardium. J Mol Cell Cardiol，2008，44 （2）：281-292.

[119] Zhang M. SDF-1 expression by mesenchymal stem cells results in trophic support of cardiac myocytes after myocardial infarction. FASEB J，2007，21 （12）：3197-3207.

[120] Taghavi S. G. Homing of stem cells to ischemic myocardium. American journal of translational research，2013，5 （4）：404.

[121] Vicario J. Transcoronary sinus delivery of autologous bone marrow and angiogenesis in pig models with myocardial injury. Cardiovasc Radiat Med，2002，3 （2）：91-94.

[122] Vicario J. Transcoronary sinus administration of autologous bone marrow in patients with chronic refractory stable angina Phase 1. Cardiovasc Radiat Med，2004，5 （2）：71-76.

[123] Li R. K. Optimal time for cardiomyocyte transplantation to maximize myocardial function after left ventricular injury. Ann Thorac Surg，2001，72 （6）：1957-1963.

[124] Erbs S. Restoration of microvascular function in the infarct-related artery by intracoronary transplantation of bone marrow progenitor cells in patients with acute myocardial infarction: the Doppler Substudy of the Reinfusion of Enriched Progenitor Cells and Infarct Remodeling in Acute Myocardial Infarction (REPAIR-AMI) trial. Circulation, 2007, 116 (4): 366-374.

[125] Ge J. Efficacy of emergent transcatheter transplantation of stem cells for treatment of acute myocardial infarction (TCT-STAMI). Heart, 2006, 92 (12): 1764-1767.

[126] Strauer B. E. Regeneration of human infarcted heart muscle by intracoronary autologous bone marrow cell transplantation in chronic coronary artery disease: the IACT Study. J Am Coll Cardiol, 2005, 46 (9): 1651-1658.

[127] Golpanian S. Concise Review: Review and Perspective of Cell Dosage and Routes of Administration From Preclinical and Clinical Studies of Stem Cell Therapy for Heart Disease. Stem Cells Translational Medicine, 2016, 5 (2): 186-191.

[128] Halkos M. E. Intravenous infusion of mesenchymal stem cells enhances regional perfusion and improves ventricular function in a porcine model of myocardial infarction. Basic Res Cardiol, 2008, 103 (6): 525-536.

[129] Hashemi S. M. A placebo controlled, dose-ranging, safety study of allogenic mesenchymal stem cells injected by endomyocardial delivery after an acute myocardial infarction. Eur Heart J, 2008, 29 (2): 251-259.

[130] Losordo D. W. Intramyocardial, autologous CD34+ cell therapy for refractory angina. Circ Res, 2011, 109 (4): 428-436.

[131] Lee S. T. Intramyocardial injection of autologous cardiospheres or cardiosphere-derived cells preserves function and minimizes adverse ventricular remodeling in pigs with heart failure post-myocardial infarction. J Am Coll Cardiol, 2011, 57 (4): 455-465.

[132] Wollert K. C. Intracoronary autologous bone-marrow cell transfer after myocardial infarction: the BOOST randomised controlled clinical trial. Lancet, 2004, 364 (9429): 141-148.

[133] Lunde K. Autologous stem cell transplantation in acute myocardial infarction: The ASTAMI randomized controlled trial. Intracoronary transplantation of au-tologous mononuclear bone marrow cells, study design and safety aspects. Scand Cardiovasc J, 2005, 39 (3): 150-158.

[134] Agbulut O. Temporal patterns of bone marrow cell differentiation following transplantation in doxorubicin-induced cardiomyopathy. Cardiovascular Research, 2003, 58 (2): 451-459.

[135] Perin E. C. Effect of transendocardial delivery of autologous bone marrow mononuclear cells on functional capacity, left ventricular function, and perfusion in chronic heart failure: the FOCUS-CCTRN trial. JAMA, 2012, 307 (16): 1717-1726.

[136] Traverse J. H. Effect of the use and timing of bone marrow mononuclear cell delivery on left ventricular function after acute myocardial infarction: the TIME randomized trial. JAMA, 2012, 308 (22): 2380-2389.

[137] Traverse J. H. Effect of intracoronary delivery of autologous bone marrow mononuclear cells 2 to 3 weeks following acute myocardial infarction on left ventricular function: the LateTIME randomized trial. JAMA, 2011, 306 (19): 2110-2119.

[138] Hou D. Radiolabeled cell distribution after intramyocardial, intracoronary, and interstitial retrograde coronary venous delivery: implications for current clinical trials. Circulation, 2005, 112 (9 Suppl): p. I150-156.

[139] Hou J. F. In vitro effects of low-level laser irradiation for bone marrow mesenchymal stem cells: proliferation, growth factors secretion and myogenic differentiation. Lasers Surg Med, 2008, 40 (10): 726-733.

[140] Mosser D. D. Role of the human heat shock protein hsp70 in protection against stress-induced apoptosis. Molecular and Cellular Biology, 1997, 17 (9): 5317-5327.

[141] Li N. Atorvastatin induces autophagy of mesenchymal stem cells under hypoxia and serum deprivation conditions by activating the mitogen-activated protein kinase/extracellular signal-regulated kinase pathway. Chin Med J (Engl), 2014, 127 (6): 1046-1051.

[142] Thomson M. J., M. P. Frenneaux and J. C. Kaski. Antioxidant treatment for heart failure: friend or foe? QJM, 2009, 102 (5): 305-310.

[143] Chandra M. Oxidant stress mechanisms in heart failure. 2000: 149-152.

[144] von Harsdorf, P. F. Li and R. Dietz. Signaling path-

ways in reactive oxygen species-induced cardiomyocyte apoptosis. Circulation, 1999, 99 (22): 2934-2941.

[145] Suzuki K. Dynamics and mediators of acute graft attrition after myoblast transplantation to the heart. FASEB J, 2004, 18 (10): 1153-1155.

[146] Gurusamy N. Red wine antioxidant resveratrol-modified cardiac stem cells regenerate infarcted myocardium. J Cell Mol Med, 2010, 14 (9): 2235-2239.

[147] Drowley L. Cellular antioxidant levels influence muscle stem cell therapy. Mol Ther, 2010, 18 (10): 1865-1873.

[148] Stanley B. A. Thioredoxin reductase-2 is essential for keeping low levels of H (2) O (2) emission from isolated heart mitochondria. J Biol Chem, 2011, 286 (38): 33669-33677.

[149] Retuerto M. A. Angiogenic pretreatment improves the efficacy of cellular cardiomyoplasty performed with fetal cardiomyocyte implantation. J Thorac Cardiovasc Surg, 2004, 127 (4): 1041-1049; discussion 1049-1051.

[150] Bergers G. and D. Hanahan. Modes of resistance to anti-angiogenic therapy. Nat Rev Cancer, 2008, 8 (8): 592-603.

[151] Semenza G. L. Involvement of hypoxia-inducible factor 1 in human cancer. Internal medicine (Tokyo, Japan), 2002, 41 (2): 79.

[152] Kwak B. Statins as a newly recognized type of immunomodulator, 2000: 1399-402.

[153] Yang Y. J. Combined Therapy With Simvastatin and Bone Marrow-Derived Mesenchymal Stem Cells Increases Benefits in Infarcted Swine Hearts. Arteriosclerosis, Thrombosis, and Vascular Biology, 2009, 29 (12): 2076-2082.

[154] Xie X. Genetic modification of embryonic stem cells with VEGF enhances cell survival and improves cardiac function. Cloning Stem Cells, 2007, 9 (4): 549-563.

[155] Rodriguez-Porcel M. Antioxidants improve early survival of cardiomyoblasts after transplantation to the myocardium. Mol Imaging Biol, 2010, 12 (3): 325-334.

[156] Pearl J. I. Short-Term Immunosuppression Promotes Engraftment of Embryonic and Induced Pluripotent Stem Cells. Cell Stem Cell, 2011, 8 (3): 309-317.

[157] Hu S. Novel microRNA prosurvival cocktail for improving engraftment and function of cardiac progenitor cell transplantation. Circulation, 2011, 124 (11 Suppl): S27-34.

[158] Ong S. G. Cross Talk of Combined Gene and Cell Therapy in Ischemic Heart Disease: Role of Exosomal MicroRNA Transfer. Circulation, 2014, 130 (11 Suppl 1): S60-69.

[159] Langer R. and D. A. Tirrell. Designing materials for biology and medicine. Nature, 2004, 428 (6982): 487-492.

[160] Geckil H. Engineering hydrogels as extracellular matrix mimics. Nanomedicine, 2010, 5 (3): 469-484.

[161] Kutschka I. Collagen matrices enhance survival of transplanted cardiomyoblasts and contribute to functional improvement of ischemic rat hearts. Circulation, 2006, 114 (1 Suppl): I167-73.

[162] Fu Y., D. Kedziorek and D. L. Kraitchman. Recent developments and future challenges on imaging for stem cell research. Journal of cardiovascular translational research, 2010, 3 (1): 24-29.

[163] Sekine H. Endothelial cell coculture within tissue-engineered cardiomyocyte sheets enhances neovascularization and improves cardiac function of ischemic hearts. Circulation, 2008, 118 (14 Suppl): p. S145-152.

[164] Miyahara Y. Monolayered mesenchymal stem cells repair scarred myocardium after myocardial infarction. Nat Med, 2006, 12 (4): 459-465.

[165] Chachques J. C. Myocardial Assistance by Grafting a New Bioartificial Upgraded Myocardium (MAGNUM trial): clinical feasibility study. Ann Thorac Surg, 2008, 85 (3): 901-908.

[166] Rogers T. B. Mesenchymal stem cells stimulate protective genetic reprogramming of injured cardiac ventricular myocytes. J Mol Cell Cardiol, 2011, 50 (2): 346-356.

[167] Deuse T. Hepatocyte growth factor or vascular endothelial growth factor gene transfer maximizes mesenchymal stem cell-based myocardial salvage after acute myocardial infarction. Circulation, 2009, 120 (11 Suppl): S247-254.

[168] Gnecchi M. Evidence supporting paracrine hypothesis for Akt-modified mesenchymal stem cell-mediated cardiac protection and functional improvement. FASEB J, 2006, 20 (6): 661-669.

[169] Lai R. C. Exosome secreted by MSC reduces myocardial ischemia/reperfusion injury. Stem Cell Res, 2010, 4 (3): 214-222.

[170] Sluijter J. P. G. Microvesicles and exosomes for intracardiac communication. Cardiovascular Research,

2014，102（2）：302-311.

［171］ Robbins P. D. and A. E. Morelli. Regulation of immune responses by extracellular vesicles. Nature Reviews Immunology，2014，14（3）：195-208.

［172］ Arslan F. Mesenchymal stem cell-derived exosomes increase ATP levels，decrease oxidative stress and activate PI3K/Akt pathway to enhance myocardial viability and prevent adverse remodeling after myocardial ischemia/reperfusion injury. Stem Cell Res，2013，10（3）：301-312.

［173］ Lamichhane T. N. Emerging Roles for Extracellular Vesicles in Tissue Engineering and Regenerative Medicine. Tissue Engineering Part B：Reviews，2015，21（1）：45-54.

［174］ Ibrahim A. G.，K. Cheng and E. Marbán. Exosomes as Critical Agents of Cardiac Regeneration Triggered by Cell Therapy. Stem Cell Reports，2014，2（5）：606-619.

［175］ Chen L. Cardiac progenitor-derived exosomes protect ischemic myocardium from acute ischemia/reperfusion injury. Biochem Biophys Res Commun，2013，431（3）：566-571.

［176］ Conigliaro A. CD90＋liver cancer cells modulate endothelial cell phenotype through the release of exosomes containing H19 lncRNA. Mol Cancer，2015，14（1）：155.

［177］ Feng Y. Ischemic preconditioning potentiates the protective effect of stem cells through secretion of exosomes by targeting Mecp2 via miR-22. PLoS One，2014，9（2）：e88685.

第十八章　老年慢性心力衰竭的诊治进展

随着我国人口老龄化的到来，老年心力衰竭发病率逐年增高[1]，其病死率较年轻人明显增高[2]。医学文献报道，我国老年心力衰竭的发病率为13%～22%，通常多种疾病共存，平均合并并发症5个左右，患者合并用药在4.1～6.4种，2.5%的患者服用＞6种药物，用药不良反应明显，发生率＞24%[3]。

心力衰竭（心衰）是一种复杂的临床症候群，是各种心脏病的严重阶段，按其发展过程，可分为无症状性、充血性和难治性心力衰竭；按病理生理治疗，可分为射血分数减低的心力衰竭（heart failure with reduced ejection fraction，HFrEF）和射血分数保留的心力衰竭（heart failure with preserved ejection fraction，HFpEF）以及射血分数中间范围的心力衰竭（heart failure with midrange ejection fraction，HFmEF）；根据心力衰竭发生部位可分为左心衰竭、右心衰竭和全心衰竭；根据发病时间可分为急性心力衰竭和慢性心力衰竭。因此，如何管理老年心力衰竭成为临床医师的重点研究课题，本章结合老年慢性心力衰竭的临床特点，分析其诊治进展情况，以期为临床改善老年心力衰竭患者预后提供参考。

一、老年慢性心力衰竭概述

老年慢性心力衰竭（chronic heart failure，CHF）有一个缓慢的发展过程，一般均有代偿性心脏扩大和肥厚及神经体液调节代偿机制参与，是各种心血管疾病的终末时期。临床上统指心肌收缩力和（或）舒张功能下降，心排血量不足，不能满足器官、组织血液灌注和机体代谢需求，并同期出现肺循环或体循环障碍。目前，我国CHF的发生率约为0.9%，≥65岁人群发病率高达10%[4]。

慢性心力衰竭作为较为复杂的临床症候群，其死亡率在50%左右[5]。根据我国心力衰竭病因谱显示，老年心力衰竭的主要发病原因是高血压病、冠心病与肺源性心脏病（肺心病）[6]，合并两种或两种以上心脏病的检出率在65%以上[7]，其中一种心脏病作为心力衰竭的直接诱因，而另外的心脏病则参与了老年心力衰竭的发生和发展过程。

医学文献报道[8]，老年慢性心力衰竭的诱因有以下几种：①感染，呼吸道感染约占48.8%，而死于肺炎的心力衰竭患者比例约在9%左右；②心肌缺血，由心肌缺血诱发的老年心力衰竭约占10.3%左右；③心律失常，老年心力衰竭由心律失常诱发的比例在6.7%～8.8%左右；④输液，输液也是引起心力衰竭的常见诱因。

二、老年慢性心力衰竭的主要临床特点

老年慢性心力衰竭的临床特点主要有以下两方面。

（一）无症状

老年慢性心力衰竭与一般成人心力衰竭有明显不同，一般成人心力衰竭有活动后气促、夜间阵发性呼吸困难和端坐呼吸困难等典型症状，而老年慢性心力衰竭即使在中期也可完全无症状，这种状况一旦遇到相关诱因，则可直接发生重度心力衰竭，威胁患者生命。

（二）症状不典型

（1）全身无力：不少老年人即使本身存在慢性心力衰竭，但在活动时也不会出现胸闷气短，而是感觉全身乏力，极度倦怠，虚弱不能行走，这虽然可能由多种原因造成，但低心排血量导致的组织灌注不足是主要原因[9]。

（2）大汗淋漓：无原因的面颈部大汗淋漓，也往往是老年慢性心力衰竭的临床症状。

（3）慢性咳嗽：干咳很有可能也是老年慢性心力衰竭时的单纯左心衰竭症状，特点是白天站立或坐位时较轻，平卧或夜间睡眠后加重，具有哮鸣音及湿啰音，这主要是由于左心衰竭导致的肺淤血或支

126

气管黏膜水肿造成的，诊断中极易和肺部感染或支气管炎混淆[10]。

（4）胃肠道症状明显：貌似肠胃炎的呕吐、腹痛、腹泻也可能是老年慢性心力衰竭的临床不典型症状，这是由于单纯右心衰竭在右心回流血液受阻时，会使体循环的静脉压升高，导致胃肠道、肝、胆淤血，严重时胃肠平滑肌缺血性痉挛，引起腹痛、腹泻[11]。

（5）夜尿增多：如果老年人夜间尿量明显多于白天，极有可能是发生了慢性心力衰竭，这是因为，老年心力衰竭患者由于心排血量降低，体循环淤血，机体有效循环血量减少，肾血流不足，导致白天尿量较少；而患者夜间静脉回流增多和卧位导致肾血流灌注增加，是夜尿增多的主要原因。因此，一旦老年人发现夜尿明显多于白天，则可能是老年慢性心力衰竭的首发症状。

（6）精神神经症状突出：由于老年慢性心力衰竭患者均伴有不同的动脉硬化，使脑血流减少，当心力衰竭发生时，低心排血量进一步加重脑供血不足，使头晕、失眠等精神神经症状表现突出，临床诊断中常与脑血管病相混淆。

三、老年慢性心力衰竭的危险因素

中华医学会心血管病学分会和中华心血管病杂志编辑委员会编写的《中国心力衰竭诊断和治疗指南 2014》将心力衰竭病程分为 A、B、C、D 四期，体现了目前对心力衰竭诊治的理念在于预防，医学研究工作者通过对老年慢性心力衰竭和非老年患者的基线材料对比，发现年龄是预测慢性心力衰竭患者长期和短期预后的独立危险因素[12-13]，血钠浓度是慢性心力衰竭患者独立于左心室射血分数的另一个重要的短期和长期预后预测因子[14]，见表 18-1。

表 18-1　老年慢性心力衰竭与非老年慢性心力衰竭患者的基线资料比较			
项目	老年患者	非老年患者	P
选取研究人数	37	31	
年龄	69.89±3.54	59.03±3.90	0.00
性别			
男（n,%）	20，54.1%	18，58.1%	0.74
女（n,%）	17，45.9%	13，41.9%	0.74
慢性心力衰竭成因			
高血压（n,%）	14，37.8%	13，41.9%	0.73
冠心病（n,%）	16，43.2%	12，38.7%	0.71
扩张型心肌病（n,%）	7，18.9%	6，19.4%	0.96
反复入院（n,%）	25，67.6%	13，41.9%	0.03
≥5 年病史（n,%）	21，56.8%	10，32.3%	0.04
NYHA 分类			
Ⅱ级（n,%）	13，35.1%	15，48.4%	0.27
Ⅲ级（n,%）	18，48.6%	12，38.7%	0.41
Ⅳ级（n,%）	6，16.2%	4，12.9%	0.97
阶段			
阶段 B（n,%）	3，8.1%	2，6.5%	1.00
阶段 C（n,%）	23，62.2%	15，48.4%	0.26
阶段 D（n,%）	11，29.7%	14，45.2%	0.19
BMI（kg/m²）	28.10±2.24	26.02±2.85	0.00
SBP（mmHg）	121.43±13.48	128.94±16.82	0.04
DBP（mmHg）	74.24±9.32	75.77±9.72	0.51
心率（次/分）	70.40±12.89	78.35±13.18	0.02

项目	老年患者	非老年患者	P
AST（U/L）	41.03±16.69	37.71±15.98	0.40
ALT（U/L）	43.97±15.86	35.91±15.98	0.04
ALB（g/L）	38.95±4.54	41.16±4.67	0.05
c（BUN）（mmol/L）	7.25±1.80	6.48±1.83	0.09
c（Cre）（μmol/L）	108.78±19.22	89.39±20.46	0.00
c（UA）（μmol/L）	405.19±116.58	396.90±117.74	0.77
c（Glu）（mmol/L）	5.92±1.10	5.51±1.20	0.14
ρ（Hb）（g/L）	139.19±10.62	141.87±11.32	0.32
c（K）（mmol/L）	4.09±0.55	4.31±0.51	0.11
c（Na）（mmol/L）	135.96±3.96	138.35±4.77	0.03

BMI：体重指数；SBP：收缩压；DBP：舒张压；AST：谷草转氨酶；ALT：谷丙转氨酶；ALB：白蛋白；BUN：尿素氮；Cre：肌酐；UA：尿酸；Glu：血糖；Hb：血红蛋白

四、老年慢性心力衰竭的治疗

目前，对老年慢性心力衰竭的治疗主要从以下三个方面进行。

（一）行为治疗

（1）诱发因素预防：平时在治疗和预防过程中，应明确识别具有引起和加重心力衰竭的特殊事件，如感染、缺氧等。

（2）体重监测：为早日发现体内液体潴留，老年慢性心力衰竭患者要每天监测体重变化，如果体重3天内突然增加2 kg，则要考虑钠、水潴留的可能，用药时要加大利尿剂用量。

（3）生活方式调节：平时生活中做到限钠、限水，食用清淡饮食，改变不良饮食习惯。在疾病失代偿期，卧床患者要多做被动运动，避免发生深静脉血栓，临床症状一旦改善，要及时恢复功能训练，在不影响病情的情况下，鼓励进行体力活动，较重病情患者也要起床小坐，其他患者采取步行方式活动，一日多次，每次5～10 min，并随着身体状况改善情况逐步延长运动时间。

（4）药物调节：治疗中减少应用可引起钠潴留、外周血管收缩、降低利尿剂和ACEI的疗效并能增加毒性的非甾体抗炎药和COX-2抑制剂、皮质激素、Ⅰ类抗心律失常药物和大多数CCB。

（二）药物治疗

对于射血分数减低的心力衰竭药物治疗，在利尿剂缓解症状的基础上，强调从β受体阻滞剂与ACEI（ARB）的黄金搭档，改为二者基础上联合使用醛固酮受体拮抗剂的金三角组合，同时对合适的患者使用I_f通道阻滞剂是药物治疗的原则。

（1）利尿剂：利尿剂是治疗老年慢性心力衰竭容量负荷过重的一线药物，轻度患者可应用氢氯噻嗪等噻嗪类利尿剂，但患者肾小球过滤＜30 ml/min时，噻嗪类利尿剂会失去作用；中重度患者可使用呋塞米（速尿）等袢利尿剂[15]，但在应用时应严格观察患者电解质变化，防止低血钾或低血镁诱发恶性室性心律失常及洋地黄中毒。

（2）血管紧张素转化酶抑制剂（ACEI）：ACEI是治疗慢性心力衰竭的首选药物，没有禁忌证患者均可使用，早期应用可明显降低心力衰竭患者死亡率[16]。ACEI不但能扩张血管，还能拮抗RAAS激活的心脏毒性作用，延缓心室重塑和心力衰竭发展进程。ACEI可终身服用，使用时从小剂量开始，逐步递增到目标量和最大耐受量。但当患者出现双侧肾动脉狭窄、高血钾、血肌酐在225 μmol/L以上、血压收缩压在90 mm Hg以下时，应严格禁止应用ACEI。

（3）血管紧张素受体阻滞剂（ARB）：ARB在老年慢性心力衰竭的治疗上有着和ACEI同等的地位[17]，对不能耐受ACEI患者可优先考虑ARB，2007年中国《慢性心力衰竭诊断治疗指南》中，明确指出ARB和ACEI在治疗慢性心力衰竭中分别为Ⅰ类推荐和A级证据，并重点说明ARB中的氯沙坦、缬沙坦和坎地沙坦具有更多临床证据，可优先考虑使用。但ARB在使用中会引起低血压、高血钾和肾功能损害，治疗中应注意防范。

（4）β受体阻滞剂：β受体阻滞剂可阻断交感-肾上腺素系统，治疗初期可明显抑制心功能，降低左心室射血分数，但长期使用则可改善心功能，使心肌重塑得到延缓或停止[18]。与ACEI合并应用，对减少收缩性心力衰竭患者的死亡率具有明显效果，应用时应从小剂量逐步增加至目标量或最大耐受值，但老年患者常合并有多种症状，个体差异较大，使用时应严密观察心率、心功能及血压变化，及时调整用药量，预防出现用药不良反应。患者如出现严重心动过缓、低血压、重度房室传导阻滞、慢性阻塞性肺疾病、支气管哮喘等临床症状，应慎重应用β受体阻滞剂。

（5）正性肌力药物：正性肌力药物地高辛是目前唯一不增加慢性心力衰竭患者死亡率而改善神经激素活性的药物[19]，使用地高辛时，应使浓度控制在0.5～0.8 g/d，但对窦性心律时的舒张性心力衰竭、女性收缩性心力衰竭不宜使用地高辛，防止引起不良反应。

（6）醛固酮受体拮抗剂：在收缩性心力衰竭Ⅱ～Ⅳ级心功能患者，在使用利尿剂、ACEI、β受体阻滞剂等常规治疗基础上，要使用醛固酮受体拮抗剂。螺内酯（安体舒通）作为临床应用的醛固酮受体拮抗剂，不仅有利尿作用，还有抗醛固酮和心肌纤维化作用。联合使用醛固酮受体拮抗剂时，要注意尿量，避免高钾血症[7]。

（7）血管扩张剂：血管扩张剂具有降低心脏负荷、增加心排血量、改善心功能的作用，对老年慢性心力衰竭有较好的治疗效果，但在应用时，要防止血压降低，致使重要器官灌注不良[20]。使用剂量应从正常剂量的1/3或1/2开始，逐步增加达到目标剂量。

（8）他汀类药物：他汀类药物在冠心病的治疗中具有明确地位，应用其治疗老年慢性心力衰竭，主要是通过他汀类药物独立于改善血脂以外的一系列多效性作用，改善心肌代谢，减轻心肌慢性炎症反应，延缓慢性心力衰竭的发展进程[21]。

（三）中药治疗

1. 单药

（1）附子：乌头类生物碱是附子的主要作用成分，其改善心肌收缩、扩张血管、增加血液流动等强心作用是附子治疗老年慢性心力衰竭的基础。另

外，附子中所含有的去甲乌药碱，不仅能兴奋α受体、提高心肌细胞搏动频率和幅度、降低心肌耗氧量、减少缺血时乳酸及磷酸激酶的释放、减轻心脏前后负荷、改善心功能，还具有双向调节血压、改善房室传导、提高心脏泵血功能、保护并修复心肌细胞和抗心律失常作用[22]。

（2）黄芪：黄芪祛瘀而不伤正，具有增强免疫力的功能。具有较好的扩张血管、对抗缺氧、强心、利尿的作用。所含的黄芪多糖和皂苷可以通过控制血压抑制左心室重构，其通过改变RyR2数量来影响RyR2通道功能，或通过影响SERCA-ATPase2蛋白或mRNA水平，来影响PLB磷酸化状态，使肌浆网钙离子量发生有益的变化，从而增强心肌收缩力，改善心力衰竭症状[23-25]。

（3）人参：人参发挥作用的主要成分为人参皂苷，其不仅具有非洋地黄正性肌力作用，还可降低血黏度，增加心排血量，改善心肌缺血缺氧状态，抑制内皮细胞血栓素A的产生，减轻心脏的负荷，扩充血管，增加前列环素的生成，提高心肌收缩力，增加红细胞中2,3-二磷酸甘油酸的浓度，降低血红蛋白对氧的亲和力，满足细胞的代谢需要，具有明显的增加心肌细胞的顺应性作用[26]。

2. 汤剂

（1）真武汤：真武汤由附子、茯苓、白术、芍药、生姜组成，具有利尿强心，排除体内残余物质，促进胃肠吸收的功效。方中附子为主药，温肾补阳，化气利水；辅以茯苓、白术健脾助湿，淡渗利水；佐以生姜以温散，芍药利小便行水气，以达到温阳利水功效。用其治疗老年慢性心力衰竭能明显改善血气分析及血液流变学，拮抗过度激活的神经内分泌系统，增加红细胞超氧化物歧化酶（SOD）的活性，抑制细胞凋亡，使左心室内压明显上升，提升左心室内压最大上升速率，明显降低左心室舒张末压、血管紧张素水平，改善心功能[27-28]。

（2）苓桂术甘汤：苓桂术甘汤由茯苓、桂枝、白术、甘草组成，四药合用，温阳健脾以助化饮，淡渗利湿以平冲逆，全方温而不燥，利而不峻，标本兼顾，配伍严谨，为治疗痰饮病之汤剂。通过抑制心肌细胞NF-kB来改善心脏的结构和功能，还可以通过调节体内的神经内分泌因子来改善心力衰竭模型的心室重构，有效改善心功能，减缓心力衰

竭的继续发展[29-30]。

3. 中成药

（1）芪苈强心胶囊：芪苈强心胶囊可明显抑制肥厚性基因的表达，减弱压力超负荷引起的心脏重塑，具有温阳益气、活血通络、利水消肿的作用，临床上常用来治疗慢性心力衰竭，其主要作用机制为，通过促进 α-MHC mRNA 表达，抑制 β-MHC mRNA 和调节钙离子通道，增加心脏腺苷三磷酸（ATP）来改善心脏功能[31-32]。

（2）麝香保心丸：麝香保心丸是心脏病的急救用药，是按照西医的标准开发的中成药，临床应用可以改善左心室射血分数、心排血量、心脏指数，降低 BNP、血清心型脂肪酸结合蛋白（H-FABP）水平，改善心功能[33]。

4. 中药注射剂

（1）参附注射液：参附注射液由红参、黑附片提取物组成，能显著增强心肌收缩力、增加心排血量及活动耐量，缩小左心室收缩末内径和左心室舒张末内径，减少左心室舒张末容积和左心室收缩末容积，从而提高左心室射血分数，减慢因心功能不全而增快的心率并改善心功能不全的临床症状和体征。另外参附注射液还可以通过降低血黏稠度和红细胞聚集率改善血液流变性，直接灭活嘌呤氧化酶，抗氧自由基，抑制脂质过氧化反应，从而改善微循环，改善心力衰竭状况[34-35]。

（2）参麦注射液：参麦注射液由人参、麦冬组成，能增强心力衰竭患者的心脏收缩功能，强心利尿，降低血浆和尿中不对称二甲基精氨酸浓度，改善微循环，降低体循环阻力，抗氧自由基和脂质过氧化，保护受损细胞，有很好的减轻心脏前后负荷的作用。另外，参麦注射液还可减少对心肌线粒体 Ca^+ 的再摄取，使环磷酸腺苷（cAMP）浓度增高，从而更好地保证患者的心室充盈[36]。

（3）黄芪注射液：黄芪含有黄芪皂甙、黄芪多糖、黄酮、氨基酸及多种微量元素，具有改善心室重构、减少脑利钠肽的释放、降低心力衰竭分级的作用。其作用机制主要是通过抑制心脏成纤维细胞胶原合成及 TGF-β1 的分泌，延缓心肌纤维化及心脏重构的进展。并可增加 SOD，避免产生过多氧自由基损伤心肌细胞。还可以通过减小压力负荷、容量负荷从而降低机械刺激，从而减慢心率，减少中枢神经系统、肾素血管紧张素醛固酮系统激肽释

放酶的释放。通过抑制磷酸二酯酶及其激活剂，调节蛋白的活性，增强心肌收缩力，产生强心作用[37]。

五、小结

2016 年欧洲心脏病学会（ESC）《急慢性心力衰竭诊断和治疗指南》[38]，对治疗老年心力衰竭提出了三个关注点，一是根据患者虚弱状态，寻找病因和诱因是否具有可逆性。二是对治疗心力衰竭的药物要做到全面了解，尽量减少复方制剂和用药种类以及剂量，尽量减少使用对缓解症状和提高生活质量不能够立即起效的药物，根据临床情况缓慢调整利尿剂的使用，减少停药风险。三是考虑是否需要医疗专家和护理人员共同给予患者家庭的追踪和支持。《中国心力衰竭诊断和治疗指南 2014》也指出对于老年慢性心力衰竭患者的治疗，也应从患者个体的临床疾病特点出发，给予适宜的治疗措施。

因此，对老年慢性心力衰竭的治疗当以预防为主，在治疗时，应根据患者个体情况，选择有效药物，中西医联合标本兼治，同时联合康复疗法，根据患者具体情况，选择最佳运动方案，以期达到降低患者病死率，提高患者生活质量的目的。

（高占义）

参考文献

[1] Pan H Y，Zhu J H，Gu Y，et al. Comparative effects of recom-binant human brain natriuretic peptide and dobutamine on acute decompensated heart failure patients with different blood BNP lev-els. BMC Cardiovasc Disord，2014，14（2）：31.

[2] Schulze P C，Jiang J，Yang J，et al. Preoperative assess-ment of high risk candidates to predict survival after heart trans-plantation. Circ Heart Fail，2013，6（3）：527-534.

[3] 卢永昕. 老年心力衰竭治疗的关注点. 临床荟萃，2017，32（3）：205-207.

[4] 卫生部心血管病研究中心. 中国高血压防治指南（2009 年修订版）[M]. 北京：人民卫生出版社，2009：85-88.

[5] 李利锋，朱明军. 朱明军教授辨证治疗慢性心衰经验. 世界中西医结合杂志，2010，5（4）：291-294.

［6］冯慧远．心力衰竭的机制及临床诊治研究进展．中国医学装备，2010，7（9）：47-49．

［7］庞学芬，刘识途．老年慢性心力衰竭的临床特点和治疗进展．内蒙古中医药，2013，（4）：105-106．

［8］李尚艾，李华，隋旭涛．老年人慢性充血性心力衰竭的临床特点和治疗．中原医刊，2003，30（18）：27-28．

［9］吕林英，谢伯雅．老年人心力衰竭临床特点及其防治的启示．心功能杂志，1986，8（3）：185．

［10］成荣涛．老年左心衰竭误诊为慢性支气管炎急性发作．诊误治，2003，16（1）：70-71．

［11］李尚艾，李华，隋旭涛．老年人慢性充血性心力衰竭的临床特点和治疗．中原医刊，2003，30（18）：27-28．

［12］Levy D，Kenchaiah S，Larson M G，et al．Long-term trends in the incidence of and survival with heart failure．N Engl J Med，2002，347（18）：1397-1402．

［13］Velavan P，Khan N K，Goode K，et al．Predictors of short term mortality in heart failure-insights from the Euro Heart Fail-ure survey．Int J Cardiol，2010，138（1）：63-69．

［14］Rusinaru D，Buiciuc O，Leborgne L，et al．Relation of serum sodium level to long-term outcome after a first hospitaliza-tion for heart failure with preserved ejection fraction．Am J Cardiol，2009，103（3）：405-410．

［15］项国华．老年性心衰治疗进展．老年医学与保健，2007，13（2）：124-127．

［16］中华医学会心血管病学分会，中华心血管病杂志编辑委员会．慢性收缩性心力衰竭治疗建议．中华心血管病杂志，2002，30：72．

［17］黄峻．血管紧张素Ⅱ受体拮抗剂治疗慢性心力衰竭-历史、现状和未来展望．中国医学前沿，2012，4（6）：23．

［18］李新立，朱桢燕．β受体阻滞剂在慢性心力衰竭中的应用策略．中国全科医学，2010，13（1）：22-23．

［19］谢森有．老年慢性心力衰竭临床特点及治疗（附100例临床分析）．中华心血管病研究杂志，2002（4）：153-154．

［20］张家安，龙涛，魏跃华，等．老年充血性心力衰竭的临床特点及治疗分析．实用医技杂志，2008，15（10）：1257-1258．

［21］徐景振．联合用药治疗老年慢性心力衰竭45例临床观察．药物与临床，2009，6（8）：67．

［22］Cho JY，Jeong MH，Ahn YK，et al．Comparison of outcomes of pa-tients with painless versus painful ST-segment elevation Myocardial infarction undergoing percutaneous coronary intervention．Am J Cardiol，2012，109（3）：337-343．

［23］Zhu H，Chen L，Zhu L．Effect of Astragalus poly-saccharides on ex-pression of ICAM-1 and VCAM-1 in human cardiac microvascular endothelial cells after hypoxia and reoxygenation．Liaoning Jour-nal of Traditional Chinese Medicine，2008，35：293-295．

［24］Lu S，Chen K，Yang Q，et al，Progress in the Research of Radix Astragali in Treating Chronic Heart Failure：Effective Ingredients，Dose-Effect Relation-ship and Adverse reaction．Chin J Inter Med，2011，17（6）：473-477．

［25］马萌，高俊虹，王玉敏，等．黄芪及其有效成分治疗心功能衰竭机制的研究．中医杂志，2011，52（4）：349-352．

［26］单晓晶．中西医结合治疗冠心病伴心功能不全38例．实用中医内科杂志，2004，18（3）：209-210．

［27］魏淑凤，王红军，王效非．真武汤加味治疗慢性肺源性心脏病心力衰竭疗效观察．中国民康医学，2007，19（6）：447-448．

［28］朱章志，龙新生．加味真武汤对充血性心衰模型血流动力学及血管紧张素的影响．中药新药与临床药理，2001，12（5）：342-344．

［29］Huang J，Wang L，Shi H，et al．Effect of Ling-guizhugan decoction on myocardial Nuclear factor kappa B protein expression in rats with chronic heart failure．J Tradit Chin Med，2013，33（3）：343-348．

［30］张雨田．苓桂术甘汤治疗慢性心力衰竭的临床观察．中西医结合心脑血管病杂志，2013，119（6）：661-662．

［31］Li X，Zhang J，Huang J，et al．A multicenter randomized double-blind parallel-group placebo-controlled study of the effects of QiliQiangxin capsules in patients with chronic heart failure．J Am Coll Cardiol，2013，55：124．

［32］Zou YZ，Lin L，Ye Y，et al．Qiliqiangxin inhibits the development of cardiac hypertrophy，remodeling，and dysfunction during 4 weeks of pressure overload in mice．J cardiovasc Pharmacol，2012，59：268-280．

［33］张新梅，安丽丽，李玲，等．麝香保心丸治疗慢性心力衰竭疗效观察．山西医药杂志，2013，42（5）：549-551．

［34］高峰．参附注射液治疗慢性心力衰竭患者疗效的临床观察．中国中医急症，2012，10（21）：1646-1647．

［35］罗学科．参附注射液药理作用研究．临床和实验医学杂志，2007，6（9）：157-158．

［36］王蔚蔚，王灿，马曹．参麦注射液治疗慢性充血性心力衰竭疗效观察．中国实用医药，2011，2（6）：149-

150.

[37] Yang QY，Lu S，Sun HR. Effects of astragalus on cardiac function and serum tumor necrosis factor-alpha level in patients with chron-ic heart failure. Chin J of Integrated Traditional Chinese Med，2010（30）：699-701.

[38] PonikowskiP，VoorsAA，AnkerSD，et al. 2016 ESC Guidelines for the diagnosis and treatment of acute and chronic heart failure：The Task Force for the diagnosis and treatment of acute and chronic heart failure of the European Society of Cardiology （ESC） Developed with the special contribution of the Heart Failure Association （HFA） of the ESC. Eur Heart J，2016，37 （27）：2129-2200.

第十九章 老年心力衰竭的研究进展

心力衰竭（心衰）是心脏结构或功能异常导致的静息或压力状态下心排血量减低和（或）心内压增高的疾病，是各种心脏疾病的严重或终末阶段。65岁以上老年人是慢性心力衰竭发病的主要患病人群，而且老年人心力衰竭在发病规律、临床表现及治疗效果中都有不同于年轻人的特点。例如，老年心力衰竭常合并多种危险因素或合并其他脏器功能不全；老年心力衰竭早期常为射血分数正常的心力衰竭，逐渐进展为收缩功能不全的心力衰竭；老年心力衰竭临床表现常复杂多样且不典型，需要认真鉴别；老年心力衰竭易受其他合并症的影响，常规药物应用受限，治疗常效果不佳且不良反应增多，给临床用药带来挑战。在我国，人口老龄化趋势快，心血管疾病危险人群基数大，老年心力衰竭应该得到更多的关注和研究，以进一步提高老年心力衰竭的诊疗水平。

一、流行病学特点

心衰的发病率因其定义的范围不同，流行病调查结果也会略有不同，但都呈现出随着年龄增加发病率显著增高的趋势。在发达国家成人心衰发病率为1%～2%，而在70岁以上的老年人中发病率超过10%[1-4]。2016年美国心脏病-卒中报告显示[5]，在65—85岁年龄之间，每增加10岁男性发病率增加一倍，女性发病率增加两倍[6]。并且在Kaiser Permanente的报告中指出老年人心衰发病率的增高和心衰患者存活率的增高是导致心衰发病率增长的两大主要因素，尤其见于男性患者[7]。危险因素方面，美国国家健康营养调查（NHANES）公布了六大传统危险因素，分别为：①冠心病（RR=8.1），糖尿病（RR=1.9）；②吸烟（RR=1.6）；③瓣膜病（RR=1.5）；④高血压（RR=1.4）；⑤高钠饮食（RR=1.4）；⑥肥胖（RR=1.3）[8]。亚洲地区，南亚地区风湿性心脏病仍为主要危险因素，然而在中国、日本等地区，缺血性心脏病有逐渐升高，成为主要危险因素的趋势[9]。死亡率方面，欧洲最新数据显示住院和门诊心衰患者的12个月的死亡率分别为17%和7%，主要死亡原因为心源性死亡，且主要为猝死和恶化的心衰[10-11]。2016年美国最新报告发现心衰后死亡率有减低趋势，可能归因于近年采取的循证医学治疗的方法。中国心血管病报告2015显示我国慢性心衰患病率为0.9%，北方高于南方，城市高于农村，且随着年龄增加显著上升[12]。我国十二五启动的多中心、前瞻性中国心力衰竭注册登记研究（China-HF）自2012年1月至2014年12月纳入国内88家医院8516名患者，2016年初步结果显示，我国心衰患者平均年龄（66±15）岁，呈上升趋势，且指南推荐的规范用药比例较其他发达国家偏低[13]。随着我国人口老龄化的迅速增长，老年心衰的问题日渐突出，完善我国老年心衰流行病学调查和临床诊治工作的任务迫在眉睫。

二、病因及诱发因素

（一）老年心力衰竭病因方面的特点

1. 高血压和冠心病成为主要病因

约75%的患者有进展性高血压。高血压既可以作为单一致病因素，也可作为冠心病的危险因素和冠心病一起引起和加重心衰[14]。冠心病在老年心衰时的发病特点也与年轻患者不同，一次急性心肌缺血即可诱发心力衰竭[14]。反复心肌梗死病史，多支病变，多次冠状动脉介入治疗（PCI）或冠状动脉旁路移植术（CABG）＋PCI均为老年心衰的危险因素。

2. 常见多个病因并存的情况

如高血压、冠心病和糖尿病并存；老年退行性瓣膜病和高血压和（或）冠心病并存等。

3. 一些少见病因不容忽视

如原发性扩张型心肌病、肥厚型心肌病、限制型心肌病、心肌炎等。

4. 其他疾病治疗过程中发生心衰的现象较常见

如肿瘤放化疗过程中发生急性心衰，肺炎等感染性疾病治疗过程中发生急性心衰，脑血管疾病急性治疗过程中发生心衰等。

（二）老年心力衰竭诱因的特点

由于老年人体质较弱，一些比较轻微的因素例如劳累、饱餐、排便费力、情绪激动等，就足以引发心衰。同时由于老年人机体抵抗力下降，各种感染特别是呼吸道感染成为诱发心衰的常见原因。心律失常，特别是心房颤动也是老年患者中较常见的诱因，一旦发生心房颤动，可使患者的心排血量降低30%，尤其是快速性心房颤动，常常诱发和加重老年心衰。老年人还常因其他疾病在住院过程中大量输液，接受各种手术或者其他应激状态而出现心衰。此外，老年心衰患者多伴发其他系统疾病，如肾功能不全、贫血等，这些疾病的发展也可成为诱发或加重心衰的原因。纠正或控制这些诱发因素，是防治老年心衰的重要环节。

三、老年心力衰竭的临床表现

1. 老年心力衰竭的症状特点

可以典型也可以不典型。典型的心衰症状有劳力性呼吸困难、夜间阵发性呼吸困难、端坐呼吸及下肢水肿等。不典型症状则表现多样，可以主要表现为疲乏、精神委靡、食欲减退；也可以表现为夜间睡眠困难、需要坐起缓解；还有些患者主诉头晕、心悸，少数以烦躁等精神症状为突出表现。在一些心脏外器官系统疾病较重的患者，原发疾病的症状可以掩盖心衰的早期症状。

由于老年心衰患者的临床表现常不典型，若患者出现以下情况应考虑心衰的可能性：如在原有心脏病（如冠心病、高血压心脏病或退行性瓣膜病）的基础上出现疲乏，精神差，不伴发热的咳嗽、咳痰，食欲减退，夜间憋气或需要高枕卧，尿量减少，心率增快，短期内肺部出现湿性啰音等。有些老年人只有头晕、心悸，却没有气短、呼吸困难等典型心衰症状；还有些老年人合并肺部疾病，常被误诊为哮喘、慢性支气管炎等。另有一些老年患者以精神症状为突出表现，如头晕、烦躁等，如不注意鉴别，很容易被误诊为脑血管疾病、脑肿瘤等。有研究发现，老年心衰患者发生认知缺损

的现象较其他患者更为普遍（$P<0.0001$）。虽然心衰状况与血压水平无关，但是心衰患者的收缩压低于130 mmHg，提示发生认知缺损的可能。收缩压每下降10 mmHg，相应发生认知缺损的风险增加24%。综上，对老年患者，如果出现咳嗽、气喘、乏力、头晕、肺部啰音甚至精神症状，都应考虑心衰的可能。

2. 老年心力衰竭的体征特点

由于老年人活动量较小，老年心衰不易被早期发现，一旦在日常活动或低于日常活动时出现心衰症状，常常已是较严重的心衰。甚至在一些有卒中史的老年患者，由于大脑功能减退或语言表达能力下降，对心衰的感知和诉说滞后，常在心衰病情较重时才被发现。因此，在老年心衰患者，其客观病情常重于临床表现。所以，对老年心衰患者的客观体征把握更加重要。在老年心衰的急性加重期，常有呼吸频率加快，肺部听诊呼吸音减低或双肺底湿啰音，心率加快，早期血压可增高，严重时则血压下降。注意颈静脉充盈、肝大和腹水体征。对卧床时间较长的患者，其水肿可能以腰骶部明显。

3. 老年心力衰竭患者的心功能特点——舒张性心力衰竭（DHF）最常见

大多数患者（88%）有高血压，而血压控制不良是诱发舒张性心衰（DHF）的最常见因素[15]。心房颤动、心房扑动等心律失常的出现也会诱发舒张性心衰的发生。DHF（LVEF>45%～50%）在心力衰竭中约占50%，随着年龄增长，其发生率明显增高，特别是老年女性成为高发人群。近年，DHF作为一种严重影响老年人寿命和生活质量的常见疾病，已经逐渐受到重视。DHF的症状和体征无特异性。呼吸困难、疲倦、乏力是特有的症状，但引出和评估这些症状是需要经验技巧的。由于DHF缺乏特异的临床表现，容易误诊，应及早进行相关辅助检查，如超声心动图和胸部X线等。组织多普勒成像（TDI）是用于检测心肌运动速度的新技术。舒张早期Em波和舒张晚期Am波速度反映心室壁松弛性和伸展性。正常时Em/Am>1。舒张早期松弛性下降，则Em速度下降，Em/Am倒置。这一指标受心室容量负荷及二尖瓣压差影响小，对松弛性好坏更具代表性。当二尖瓣频谱出现"伪性正常"时，TDI仍可显示Em/Am倒置，被认为是目前评价左心舒张功能较敏感和特异的指

标。若常规治疗无效，进行试验性治疗是减少老年人 DHF 误诊误治的一个有效方法[16-17]。

4. 老年心力衰竭常伴多系统疾病

包括慢性心律失常、呼吸系统疾病、慢性肾功能不全、脑血管疾病等。这一方面使得老年心衰患者的病情判断变得复杂，另一方面使许多治疗心衰的有效药物应用受限。有限的研究表明，对于老年心衰患者，有肯定疗效的药物有利尿剂、ACEI、洋地黄制剂和 β 受体阻滞剂，老年心衰的药物选择必须强调个体化且兼顾全身[18]。

5. 老年心力衰竭的临床表现还应重视营养和精神方面的异常

多数老年人消化功能减退，老年人发生心衰时胃肠道淤血，造成胃肠功能紊乱、营养吸收障碍、组织水肿、水钠潴留，从而加重心衰，形成恶性循环。因此继续给予静脉营养治疗，连续 5～7 天，就可以明显改善心脏功能。另外，有研究表明，抑郁症使患有单纯收缩期高血压的老年人发生心衰的危险显著增加[19-20]。

四、老年心力衰竭的诊断

心衰的诊断应该综合考虑症状、体征、病史和辅助检查结果。2016 年 ESC 更新的心衰治疗指南中推荐 B 型利钠肽（BNP）或者 N 末端 B 型利钠肽原（NT-proBNP）、心电图检查和超声心动图检查为诊断心衰的首要检查[21]。

1. 心电图

怀疑心衰的患者心电图通常是有改变的，心电图对心律失常和冠心病等病因有提示作用。不正常的心电图对心衰的预测价值很小，但心电图完全正常时发生心衰尤其是收缩功能不全的概率非常小（＜10%）[22]。

2. 血浆 BNP 或 NT-proBNP

血浆 BNP 的正常上限值是 35 pg/ml，NT-proBNP 正常上限为 125 pg/ml，血浆钠尿肽水平正常的患者可以基本排除心衰诊断。但应注意某些因素对血浆钠尿肽水平的影响：心房颤动、肾衰竭、高龄可以升高血浆钠尿肽水平，相反肥胖患者血浆钠尿肽水平会有所下降。

近年来，NT-proBNP 开始得到广泛应用。与 BNP 相比，NT-proBNP 半衰期更长，可达 60～120 min，血浆浓度较高，更加灵敏，且个体内变

异小，几乎无昼夜变化，在体外的稳定性较好，不易降解[23]。此外，NT-proBNP 的检测与重组 BNP 等药物无交叉反应。所以，以 NT-proBNP 作为心衰标志物的检测更有意义。目前，指南推荐 NT-proBNP＞125 pg/ml 作为慢性心衰的诊断标准之一。老年心衰患者的 NT-proBNP 浓度与肺毛细血管楔压（PCWP）正相关，与左心室射血分数（LVEF）负相关。测定血浆 NT-proBNP 有助于老年心源性或非心源性急性呼吸困难的鉴别。

3. 超声心动图

对诊断心衰或心功能不全有一定权威性，包括频谱多普勒、彩色多普勒和组织多普勒。应用组织多普勒在评价心脏功能的同时可以评价心衰患者左心室心肌收缩和舒张运动的同步性，结果阳性的患者可进行心室再同步化治疗，可能改善心脏功能。2016 年 ESC 心衰治疗指南中提出左心室射血分数（LVEF）≥50% 为正常，40%～49% 为灰色段，LVEF＜40% 为射血分数减低。相对应地根据 LVEF 范围将心衰患者分为射血分数保留的心衰（HFpEF）、射血分数中间范围的心衰（HFmEF）和射血分数减低的心衰（HFrEF）三种类型[21]。

4. 胸部 X 线检查

是诊断心衰的基本检查，可以评估肺淤血情况，也可用于检测心脏大小、胸腔有无积液等，并且能证实有无肺部疾病或感染等。如不存在肺淤血，当发现典型症状和体征时对心衰预测才有意义。

5. 心导管检查

指南认为心导管检查作为有创检查不列入心衰的常规诊断和治疗。

6. 其他

近年也有关于促红细胞生成素（EPO）的研究，发现在校正了传统危险因素后，EPO＞432 pmol/L 的患者心衰发生率增加了 34%。同时，也有研究发现胰岛素样生长因子结合蛋白-1（IGF-1）水平增高，心力衰竭发生率增加[24-27]。

五、老年心力衰竭的药物治疗

目前研究发现，对老年心衰有肯定疗效的药物包括利尿剂、β 受体阻滞剂、ACEI 和血管紧张素受体拮抗剂（ARB）类药物、洋地黄制剂和醛固酮受体拮抗剂等[28-29]。2016 年 ESC 心衰指南和 2017

ACC/AHA/美国心力衰竭协会（HFSA）心衰指南又基于一些大型临床研究的结果对心衰药物的推荐做了一些调整。

1. 利尿剂

能减轻液体潴留，所以应用利尿剂能改善心衰患者的呼吸困难。这也是在 ACC/AHA 中被列为Ⅰ类建议的药物[30]。老年人因各种生理代偿功能低下，体液总量减少等，应用利尿剂后易出现不良反应，如电解质失调、血压下降、肾功能不全、脑缺血不足甚至血栓形成等，必须重视。

2. ACEI 和 ARB 类药物

可以通过抑制心肌重构，改善心肌顺应性；降低血压、减轻心脏后负荷而降低左心室舒张末压；改善内皮细胞功能，保护心肌，预防缺血性心脏病发生，从而可能改善老年心衰的预后[31]。PEP-CHF 研究（850 例慢性心衰的老年患者应用培哚普利）未能表明随访期间内主要终点事件发生率的降低，但是 1 年之内心血管病死率和因心衰而住院发生率明显下降[32]。现有的 LIFE 等试验已表明，ARB 和 ACEI 类药物可以改善舒张期高血压性肥厚心脏的左心室充盈模式。所有收缩性 CHF 患者，除非有禁忌证或不能耐受，均应长期应用 ACEI 或 ARB 类药物。必须慎用的情况有双侧肾动脉狭窄、血肌酐水平显著升高、高钾血症、低血压等。

老年心衰早期以舒张功能不全常见，超声心动图表现为左心室射血分数正常，左心室舒张功能减退。患者一般症状较轻，但也有部分患者出现较典型的心衰症状。预防左心室肥厚和冠心病是避免出现此种心功能不全的根本措施。老年舒张性心功能不全时，ACEI 或 ARB 有助于逆转左心室肥厚或阻止肥厚加重，利尿剂亦可以改善症状。CHARM-Preserved 试验是比较完整的评价 DHF 药物治疗的大型随机试验，超过 3000 例患者参加了该试验并观察了 3 年，证明口服坎地沙坦治疗，能够降低心衰的再住院率和病死率，且口服坎地沙坦还使糖尿病的发病率下降了 40%。另外，要重视 β 受体阻滞剂的应用。除非合并快速心房颤动，尽量不使用洋地黄类药物。

2017 年 ACC/AHA/HFSA 指南更新将血管紧张素受体脑啡肽酶抑制剂（ARNI）证据级别升为ⅠB级，因为有大型临床研究表明与依那普利相比，sacubitril（一种脑啡肽酶抑制剂）或缬沙坦在射血分数减低的心衰（HFrEF）患者使死亡和再住院联合终点降低达 20%。同样应用 ARNI 时也要注意其引起低血压、肾衰竭和血管性水肿的风险[33]。

3. β 受体阻滞剂

通过减慢心率、降低后负荷、减低心肌耗氧量、抗氧化等作用，可以有效拮抗肾上腺素能受体通路的过度激活对心脏的毒害作用。ACC/AHA 有关慢性心衰的治疗指南中推荐将卡维地洛、比索洛尔、美托洛尔 3 种药用于老年心衰。最近，有关 β 受体阻滞剂的一个主要研究已经表明，奈必洛尔对于老年心衰患者有益。奈必洛尔对老年心衰患者预后和住院干预治疗效果的研究（SENIORS）表明：使用 β 受体阻滞剂与安慰剂对照相比，其所有原因导致的死亡或由于心血管事件入院治疗的主要终点发生率有显著下降[34]。老年人大多存在心脏储备能力差的特点，对 β 受体阻滞剂反应往往比较敏感，应用时必须从小剂量开始，在严密监测下逐渐增加剂量。

4. 醛固酮受体拮抗剂

除了利尿作用外还可以抑制肾素-血管紧张素-醛固酮系统（RAAS），从而抑制心肌胶原的增加。由于醛固酮对心衰的病理生理作用即"醛固酮逃逸"现象，决定了心衰现代治疗方案中醛固酮受体拮抗剂具有不可替代的作用。研究发现，服用螺内酯男性乳房增生和乳腺疼痛的发生率约 10%，而且血肌酐大于 2.5 mg/dl，血钾大于 5.0 mmol/L 时不宜使用螺内酯。依普利酮是一种新的选择性醛固酮受体拮抗剂，对睾酮和孕酮影响很小。2003 年公布的一项大型、随机、双盲循证医学研究试验，对 6632 例心肌梗死后心衰病例进行了研究，平均随访 16 个月，依普利酮显示出良好效果，试验组总死亡率降低 15%，心血管病所致死亡率下降 17%，心脏性猝死率下降 21%，不良反应与安慰剂相似。

5. If 通道阻滞剂

伊伐布雷定通过阻断窦房结 If 通道减慢心率，在窦性心律，心率大于 70 次/分的 HFrEF 患者中已被证实能够降低死亡和住院的联合终点发生率。对于 EF<35%、心率大于 75 次/分的窦性心律患者，建议服用伊伐布雷定。

6. 洋地黄制剂

对心衰的治疗早已得到肯定，DIG 试验发现洋地黄类药物对 LVEF 正常的心衰治疗有效。老年心衰时同样可以应用，尤其当合并快速性心房颤动时。但老年人往往存在肾功能不全、易并发电解质紊乱等，耐受性较差，宜定期监测临床表现及药物浓度。

7. 联合用药

老年心衰合并左心室收缩功能受损者，常继发于长期高血压或冠心病，此时患者逐渐出现左心衰竭的症状，以后甚至出现全心衰竭。超声心动图表现为左心室扩大，左心室射血分数减低。多项研究发现，老年收缩性心衰患者应用 ACEI 治疗后生存率明显提高。多数临床试验积极推荐有心脏收缩功能减退但无症状的患者服用 ACEI 和 β 受体阻滞剂；而有症状的心衰患者，可以在应用 ACEI 同时加用袢利尿剂、β 受体阻滞剂及醛固酮受体拮抗剂；应用利尿剂和严格控制入量可有效改善临床症状，应注意补充钾和钠等电解质。堪萨斯大学医学中心的 Patricia A. Howard 和 Marvin I. Dunn 博士在寻找缩短因慢性心衰住院患者的住院治疗时间的研究中，对积极利尿疗法的安全性、有效性进行了检测。研究对象为 65 岁以上的患者。采用强化利尿疗法，静脉注射呋塞米 100 mg 后，继以呋塞米（20～40）mg/h 的速率静脉输入，与传统疗法相比，强化利尿疗法增加了利尿效果而对血液化学成分无不良影响[35]。此外，该疗法使平均住院时间从 5.7 天减少到 3.4 天。在充分利尿的基础上，应采用随时调整的方法逐渐增加 β 受体阻滞剂和 ACEI/ARB 用量至可以耐受，并坚持长期服用，可以明显改善预后。

多项大规模临床试验证实达到靶剂量的 ACEI/ARB 和 β 受体阻滞剂可以有效降低慢性心衰的死亡率和心血管事件的发生率。有证据表明，加用醛固酮受体拮抗剂可进一步改善心衰患者的预后。应用血管扩张剂（如硝普钠）可以改善老年心衰合并左心室收缩功能不全患者的症状，硝酸酯类药物适用于高血压合并冠心病引起的心衰。洋地黄类药物虽然也可以改善症状，减少因心衰而住院，但并不改善预后。目前的临床试验尚不支持老年高血压合并心衰患者联合应用 ARB 和 ACEI 药物。一般情况下应避免使用短效钙通道阻滞剂，如果必须使用，可选用长效制剂。在治疗心衰的同时应注意控制心肌缺血、糖尿病、血脂异常等其他心血管危险因素。

以往的研究已表明，他汀类药物对冠心病有益，但对慢性心衰患者的治疗价值尚不清楚。2007 年美国心脏学会（AHA）年会上，多中心、随机、双盲安慰剂对照 CORONA 研究（瑞舒伐他汀治疗心力衰竭多国研究）结论公布。该研究并未显示出他汀类药物对慢性心衰本身的治疗效果。在心衰优化治疗基础上加用瑞舒伐他汀，未能进一步降低收缩性心衰患者的心血管死亡率和事件发生率。

对于 HFmEF 和 HFpEF，尚未有治疗手段能够明确降低其死亡率，所以，目前治疗以缓解症状、改善生存质量为主。利尿剂通常能改善充血状态；然而，鲜有证据表明 β 受体阻滞剂和 ACEI/ARB 能够改善症状（仅坎地沙坦被证实能够改善 NYHA 心功能分级）。奈必洛尔、地高辛、螺内酯可能能够改善心衰住院率，可考虑使用。此外，对于 HFmEF 和 HFpEF 患者，原发疾病（高血压、糖尿病和心肌缺血）的治疗非常有必要。

六、老年心力衰竭的非手术器械治疗

近年来，老年心衰的各种器械疗法在不断发展，包括埋藏式心脏复律除颤仪（ICD），心脏再同步化治疗（CRT），迷走神经刺激、压力感受器激活治疗（BAT），膈肌起搏器等[36]。目前，ICD 和 CRT 被证实能够改善老年心衰患者的生活质量和生存率。

1. ICD 对心衰患者猝死的预防作用

老年心衰患者室性心律失常、心动过缓、心脏停搏的发生率大大增加，因此，心衰患者有一定的猝死风险。ICD 能够有效预防致死性心律失常的发生，提高患者生存率。对于缺血性心脏病和扩张型心肌病患者，如果经过最优药物治疗后 LVEF＜35％，NYHA Ⅱ～Ⅲ级，可考虑植入 ICD 进行心脏性猝死的一级预防，对于发生过室性心律失常或心动过缓的患者，也应采用 ICD 进行二级预防。但是，对于 NYHA Ⅳ 级的患者，如果没有 CRT 的指征，则不建议采用 ICD 治疗。

2. CRT 在改善心衰症状的同时提高患者生存率

多项研究（COMPANION、CARE-HF、RAFT、MADIT-CRT 等）表明，CRT 能够改善特定心衰患者的生存质量，提高生存率。对宽 QRS 波的心衰患者，CRT 不仅能够使心脏起搏同步化，还能延缓甚至逆转心肌重构。因此，对于 QRS 波大于 150 ms，经过最优药物治疗后 EF＜35％，并伴有完全性左束支传导阻滞的老年心衰患者，指南推荐其采用 CRT 治疗。

七、影响预后的因素

心衰是一种高致死性疾病。尽管 ACEI、血管紧张素Ⅱ受体拮抗剂（ARB）及 β 受体阻滞剂的应用使心衰患者的预后得到明显改善，但 5 年总死亡率及心功能Ⅲ～Ⅳ级患者 2 年内死亡率仍高于 50％[37-38]。心衰的治疗是一项系统工程，有许多因素会影响老年心衰患者的预后。

研究发现，年龄增加、男性、既往心肌梗死病史、慢性肝病、肺炎、肾衰竭和脑梗死是影响老年心衰患者预后的不利因素，而冠状动脉旁路移植术（CABG）和埋藏式心脏复律除颤器（ICD）植入术则可以明显改善老年心衰患者的预后。据新英格兰医学杂志报道，心衰患者的颈静脉压升高和第三心音的出现提示预后不良[39]。Mark H. Drazner 等对 2596 名目前或过去出现过心衰症状的患者颈静脉压升高和（或）第三心音对预后的意义进行了评估。研究发现，对其他心衰指标校正后的多变量分析结果强烈表明有这两个查体结果中的一个或两个的患者，明显比无这两个症状的患者因心衰而住院的可能性更大。这些患者虽然不会死于心律失常，但他们的总死亡率和泵衰竭死亡率的危险性有所增加。

有关老年心衰临床预后特点的研究发现，病因、年龄、NYHA 心功能分级、LVEF 值、BNP、血肌酐、血糖、出院前 6 min 步行试验为影响再住院的主要因素[40]。

此外，大量研究已经证明，糖尿病与心衰具有多种共同的危险因素，两者常可共同发病或同时存在，但糖尿病对心衰患者预后的影响却常常被忽视。最近，DIG（Digitalis Investigation Group）试验对此进行了分析。该研究中证实了糖尿病是心衰的独立危险因素并且影响心衰患者的预后。在年龄因素分析中，年轻组受试者糖尿病相关死亡率男女大致相同（为 6％ vs. 8％），但是在老年组中，女性糖尿病相关死亡率较男性明显升高（为 19％ vs. 4％）[41]。

总之，由于目前临床和基础研究十分有限，而老年心衰患者的实际情况较为复杂，病因和诱因多种多样，临床表现变幻多端，常常同时合并多种慢性疾病，使老年心衰的诊断和治疗水平滞后于传统心衰。相信随着研究的不断进展和深入，临床医务工作者对老年心衰的认识和治疗水平的不断提高，老年心衰的预后一定能够得到较大的改善。

（宋菲　俞梦越）

参考文献

[1] Mosterd A，Hoes AW. Clinical epidemiology of heart failure. Heart，2007，93：1137-1146.

[2] Redfield MM，Jacobsen SJ，Burnett JC，et al. Burden of systolic and diastolic ventricular dysfunction in the community：appreciating the scope of the heart failure epidemic. JAMA，2003，289：194-202.

[3] Bleumink GS，Knetsch AM，Sturkenboom MCJM，et al. Quantifying the heart failure epidemic：prevalence，incidence rate，lifetime risk and prognosis of heart failure The Rotterdam Study. Eur Heart J England，2004，25：1614-1619.

[4] Ceia F，Fonseca C，Mota T，et al. Prevalence of chronic heart failure in Southwestern Europe：the EPICA study. Eur J Heart Fail，2002，4：531-539.

[5] Mozaffarian D，Benjamin EJ，Go AS，et al. Heart disease and stroke statistics-2016 update：A report from the american heart association. Circulation，2016，133（4）：e38-e60.

[6] Ammar KA，Jacobsen SJ，Mahoney DW，et al. Prevalence and prognostic significance of heart failure stages：application of the American College of Cardiology/American Heart Association heart failure staging criteria in the community. Circulation，2007，115：1563-1570.

[7] Barker WH，Mullooly JP，Getchell W. Changing incidence and survival for heart failure in a well-defined older population，1970—1974 and 1990—1994. Circulation，2006，113（6）：799-805.

[8] He J，Ogden LG，Bazzano LA，et al. Risk factors for congestive heart failure in US men and women：NHANES I epidemiologic follow-up study. Arch Intern Med，2001，161（7）：996-1002.

[9] Sakata Y，Shimokawa H. Epidemiology of heart failure

in Asia. Circ J，2013，77（9）：2209-2217.

［10］ Maggioni AP，Dahlstrom U，Filippatos G，et al. EUR Observational Research Programme：regional differences and 1-year follow-up results of the Heart Failure Pilot Survey（ESC-HF Pilot）. Eur J Heart Fail，2013，15：808-817.

［11］ Pocock SJ，Ariti CA，McMurray JJV，et al. Predicting survival in heart fail-ure：a risk score based on 39 372 patients from 30 studies. Eur Heart J，2013，34：1404-1413.

［12］ 国家心血管病中心. 中国心血管病报告 2015. 北京：中国大百科全书出版社，2015.

［13］ 张健，张宇辉. 多中心、前瞻性中国心力衰竭注册登记研究——病因、临床特点和治疗情况初步分析. 中国循环杂志，2015，30（5）：413-416.

［14］ Khatibzadeh S，Farzadfar F，Oliver J，et al. Worldwide risk factors for heart failure：A systematic review and pooled analysis. Int J Cardiol，2013，168（2）：1186-1194.

［15］ Little WC. Heart failure with a normal left ventricular ejection fraction：diastolic heart failure. Trans Am Clin Climatol Assoc，2008，119：93-99.

［16］ Hunt SA，Abraham WT，Chin MH，et al. 2009 focused update incorporated into the ACC/AHA 2005 Guidelines for the Diagnosis and Management of Heart Failure in Adults：a report of the American College of Cardiology Foundation/American Heart Association Task Force on Practice Guidelines：developed in collaboration with the International Society for Heart and Lung Transplantation. Circulation，2009，119：e391-479.

［17］ Dickstein K，Cohen-Solal A，Filippatos G，et al. ESC Guidelines for the diagnosis and treatment of acute and chronic heart failure 2008：the Task Force for the Diagnosis and Treatment of Acute and Chronic Heart Failure 2008 of the European Society of Cardiology. Developed in collaboration with the Heart Failure Association of the ESC（HFA）and endorsed by the European Society of Intensive Care Medicine（ESICM）. Eur Heart J，2008，29：2388-2442.

［18］ Lenzen MJ，Rosengren A，Scholte op Reimer WJ，et al. Management of patients with heart failure in clinical practice：differences between men and women. Heart，2008，94：e10.

［19］ Grippo AJ，Johnson AK. Biological mechanisms in the relationship between depression and heart disease. Neurosci Biobehav Rev，2002，26：941-962.

［20］ Guck TP，Elsasser GN，Kavan MG，et al. Depres-sion and congestive heart failure. Congest Heart Fail，2003，9：163-169.

［21］ Ponikowski P，Voors AA，Anker SD，et al. 2016 ESC Guidelines for the diagnosis and treatment of acute and chronic heart failure：The Task Force for the diagnosis and treatment of acute and chronic heart failure of the European Society of Cardiology（ESC）. Developed with the special contribution of the Heart Failure Association（HFA）of the ESC. Eur J Heart Fail，2016，18（8）：891-975.

［22］ Velagaleti RS，Gona P，Larson MG，et al. Multimarker approach for the prediction of heart failure incidence in the community. Circulation，2010，122（17）：1700-1706.

［23］ Mckie PM，Cataliotti A，Lahr BD，et al. The prognostic value of N-terminal pro-B-type natriuretic peptide for death and cardiovascular events in healthy normal and stage A/B heart failure subjects. J Am Coll Cardiol，2010，55（19）：2140-2147.

［24］ Tang WH，Katz R，Brennan ML，et al. Usefulness of myeloperoxidase levels in healthy elderly subjects to predict risk of developing heart failure. Am J Cardiol，2009，103：1269-1274.

［25］ Kaplan RC，McGinn AP，Pollak MN，et al. High insulinlike growth factor binding protein 1 level predicts incident congestive heart failure in the elderly. Am Heart J，2008，155：1006-1012.

［26］ Cleland JG，Tendera M，Adamus J，et al. The perindopril in elderly people with chronic heart failure（PEP-CHF）study. Eur Heart J，2006，27：2338-2345.

［27］ Chaudhry SI，Mcavay G，Chen S，et al. Risk factors for hospital admission among older persons with newly diagnosed heart failure：Findings from the Cardiovascular Health Study. J Am Coll Cardiol，2013，61（6）：635-642.

［28］ Yancy CW，Jessup M，Bozkurt B，et al. 2016 ACC/AHA/HFSA focused update on new pharmacological therapy for heart failure：An update of the 2013 ACCF/AHA guideline for the management of heart failure：A report of the american college of Cardiology/American heart association task force on clinical practice guidelines and the heart failure society of america. Circulation，2016，DOI：10. 1161/CIR. 0000000000000435.

［29］ Meyer P，White M，Mujib M，et al. Digoxin and reduction of heart failure hospitalization in chronic systolic and diastolic heart failure. Am J Cardiol，2008，

102：1681-1686.

[30] Pitt B，Reichek N，Willenbrock R，et al. Effects of eplerenone，enalapril，and eplerenone/enalapril in patients with essential hypertension and left ventricular hypertrophy：the 4E-left ventricular hypertrophy study. Circulation，2003，108：1831-1838.

[31] Zanchetti A，Cuspidi C，Comarella L，et al. Left ventricular diastolic dysfunction in elderly hypertensives：results of the APROS-diadys study. J Hypertens，2007，25：2158-2167.

[32] Beckett NS，Peters R，Fletcher AE，et al. Treatment of hypertension in patients 80 years of age or older. N Engl J Med，2008，358（18）：1887-1898.

[33] Afilalo J，Majdan AA，Eisenberg MJ. Intensive statin therapy in acute coronary syndromes and stable coronary heart disease：a comparative meta-analysis of randomised controlled trials. Heart，2007，93：914-921.

[34] van Veldhuisen DJ，Cohen-Solal A，Bohm M，et al. Beta-blockade with nebivolol in elderly heart failure patients with impaired and preserved left ventricular ejection fraction：Data From SENIORS（Study of Effects of Nebivolol Intervention on Outcomes and Rehospitalization in Seniors With Heart Failure）. J Am Coll Cardiol，2009，53：2150-2158.

[35] Brunner-La Rocca HP，Buser PT，Schindler R，et al. Management of elderly patients with congestive heart failure—design of the Trial of Intensified versus standard Medical therapy in Elderly patients with Congestive Heart Failure（TIME-CHF）. Am Heart J，2006，151：949-955.

[36] Naidu SS，Wong SC，Steingart RM. Interventional therapies for heart failure in the elderly. Heart Fail Clin，2007，3：485-500.

[37] Huynh BC，Rovner A，Rich MW. Long-term survival in elderly patients hospitalized for heart failure：14-year follow-up from a prospective randomized trial. Arch Intern Med，2006，166：1892-1898.

[38] Curtis LH，Greiner MA，Hammill BG，et al. Early and long-term outcomes of heart failure in elderly persons，2001—2005. Arch Intern Med，2008，168：2481-2488.

[39] Drazner MH，Rame JE，Stevenson LW，et al. Prognostic importance of elevated jugular venous pressure and a third heart sound in patients with heart failure. N Engl J Med，2001，345：574-581.

[40] 徐兵，唐丽萍，张浩，等. 影响心力衰竭患者再入院的多因素分析. 中国心血管病研究杂志，2008，6（3）：205-209.

[41] Kosiborod M，Inzucchi SE，Spertus JA，et al. Elevated admission glucose and mortality in elderly patients hospitalized with heart failure. Circulation，2009，119：1899-1907.

第二十章　老年射血分数保留的心力衰竭（HFpEF）的诊断与治疗策略

心力衰竭（心衰）是一种临床综合征，其发病率随年龄的增长而增加。有研究显示≥65岁人群中心衰的发病率可达10％，≥75岁的女性心衰患者超过50％；≥85岁的白人男性和女性的年发病率分别达到了65.2％与45.6％。

心衰根据左心室射血分数（LVEF）的测量，分为射血分数减低的心衰（HFrEF）和射血分数保留的心衰（HFpEF）。流行病学研究显示，HFpEF约占总心衰人数的50％，其中年轻患者的心衰类型以HFrEF为主，而老年患者的心衰类型主要是HFpEF。

与HFrEF患者相比，HFpEF患者年龄更大，女性居多，通常伴有高血压、糖尿病、冠心病等合并症，其生活质量更差，预后并不优于HFpEF者[1]。由于HFpEF缺乏特异性临床症状，且目前还没有针对性药物，因此早期发现、积极治疗原发疾病对于改善HFpEF患者的预后具有积极意义。

一、常见的病因

（一）高血压

高血压是常见的慢性病，随着年龄的增加，发病率逐渐升高，50岁以上的人群中，高血压的发病率达到45％以上。高血压发生后，因血管阻力增加，心肌细胞受到后负荷增加的影响出现代偿性肥大，并逐渐发展为功能、结构的改变。心肌、血管壁僵硬度增加，首先表现为舒张期心室顺应性减退。当高血压进一步发展引起心室射血阻力持续增加，增加的心脏后负荷长期作用于心室腔内及室壁，产生的压力变化使得心肌细胞发生肌原纤维增生伴有成分的改变，表现为心室肥厚、室壁僵硬、心室顺应性减退，心室松弛能力下降，从而导致HFpEF的发生。由于高血压的发病率从50岁起明显增高，这也就不难解释为什么老年人心力衰竭中HFpEF占了很大的比重。

（二）糖尿病

糖尿病，尤其是2型糖尿病对心室舒张功能的影响可通过早期出现的糖尿病心肌病来实现，表现为心脏微血管病变、心肌细胞间质内糖基化蛋白增多。上述改变一方面引起心肌细胞供血不足，出现缺血缺氧性病变，另一方面则直接促进心肌纤维化，使心肌僵硬度增加。此外，由于糖尿病患者往往同时合并胰岛素抵抗，伴随病情发展出现高血糖、血压升高、血脂代谢紊乱等问题，导致交感神经系统兴奋性增强，促进肾上腺素及去甲肾上腺素分泌增加，加剧心脏重塑，出现左心室及室壁增厚，并且呈向心性增厚，较早地发展为HFpEF。当然，高血糖对血管内皮的损伤，以及进一步对血管动脉粥样硬化的影响，最终也可能演变成HFrEF。

（三）心房颤动

心房颤动（房颤）为快速性心律失常，其发病率随年龄增加而显著增加。持续的房颤可导致心房结构的改变，而心房结构的改变又可作为房颤的基质继续诱导心房发生重构，互相促发、恶化，心房心肌细胞的坏死、变性以及心肌纤维化引起心房结构和功能改变，心房扩大及泵血功能减退，导致舒张期心房射入心室的血液明显减少，为保证心排血量，心室需要消耗更多的能量增加泵血以满足机体需求，心肌收缩力增加，心肌细胞肥大，最后出现左心室舒张功能不全，导致HFpEF。

（四）冠心病

冠心病是一种老年人高发的疾病。尽管冠心病、心肌梗死是HFrEF最常见的病因，但研究显示，即使在有心肌梗死史、血运重建史及心电图异常的冠心病患者中，HFpEF的发病率仍达40％～50％。

（五）慢性阻塞性肺疾病（COPD）

COPD同样是一种老年人常见的慢性疾病。

COPD 患者一方面由于长期处于系统性炎症状态，促进动脉粥样硬化斑块的形成，引起长期心肌缺血，左心室舒张末期容积增加，左心室舒张功能减退，导致 HFpEF 的发生；另一方面，由于继发性肺动脉高压导致室间隔偏移，左心室舒张末期容积增加，并进一步引起左心室重构和充盈延迟，最终导致 HFpEF 的发生[2-3]。

（六）代谢综合征

随着年龄增加，机体肌肉含量减少，脂肪比重增高，肥胖、胰岛素抵抗、高脂血症发生率也明显增高。有研究显示代谢综合征患者 HFpEF 的发病率显著高于同年龄段正常人群，其机制可能与磷脂酰肌醇 3 激酶/蛋白 kinase B（AKT）信号通路异常，其下游葡萄糖转运蛋白-4（GLUT4）易位，并进一步影响心肌/肌肉组织对葡萄糖的摄取和一氧化氮介导的冠状动脉扩张有关[4]。

（七）肿瘤的放化疗

心肌细胞可以耐受辐射，但是心脏辐射暴露可以导致冠状动脉微血管内皮炎症，这种干扰可能促发了 HFpEF 的发病。有研究者对 170 名（59 例放疗组，111 例对照组）平均年龄 69 岁的乳腺癌放疗患者进行了病例对照研究，结果显示：HFpEF 的相对风险随着心脏辐射暴露的增加而增加。动物研究中同样证实放射治疗可以导致左心室舒张功能减退，其机制可能与氧化应激增加及蛋白激酶 G 活化减少，左心室微血管密度降低，心肌纤维化有关[5]。

此外，蒽环类药物及靶向药物对心肌的损伤作用，同样可以促发 HFpEF。由于肿瘤的发病率随年龄增加而增加，且近年来随着肿瘤检测技术和治疗水平的提高，早期肺癌、乳腺癌等肿瘤治疗后长期生存率显著增高，因此肿瘤放化疗所致的老年 HFpEF 也值得关注。

二、诊断及诊断标准

HFpEF 的症状和体征并无特异性。呼吸困难、疲倦、乏力、下肢水肿可能是患者就诊的主诉。由于 HFpEF 缺乏特异的临床表现，容易漏诊和误诊，因此更需要医生根据患者的基础疾病、年龄及性别特征，尽早进行相关辅助检查，早期明确诊断。

对本病的诊断应充分考虑以下两个方面[5]：

（一）主要临床表现

有典型心衰的症状和体征；LVEF 正常或轻度下降，且左心室不大；有相关结构性心脏病存在的证据（如左心室肥厚、左心房扩大）和（或）舒张功能不全；超声心动图检查无心脏瓣膜疾病，并可排除心包疾病、肥厚型心肌病、限制型心肌病等。

超声心动图参数诊断左心室舒张功能不全准确性不够、重复性较差，应结合所有相关的二维超声参数和多普勒参数，综合评估心脏结构和功能。二尖瓣环舒张早期心肌速度（e′）可用于评估心肌的松弛功能，E/e′值则与左心室充盈压有关。左心室舒张功能不全的超声心动图证据可能包括 e′减少（e′平均<9 cm/s），E/e′值增加（>15），E/A 异常（>2 或<1），或这些参数的组合。至少 2 个指标异常和（或）存在房颤，增加左心室舒张功能不全诊断的可能性。

本病的 LVEF 尚无统一标准，在 2014 年 HFpEF 中国专家共识中，将 HFpEF 的 LVEF 定义为正常或轻度下降（≥45%）。而在 2016 年 ESC 心力衰竭指南中，则将 HFpEF 的 LVEF 定义为≥50%，LVEF 在 40%～49% 的心衰患者被归为 LVEF 中间范围的心衰（HFmEF）。

（二）其他需要考虑的因素

①应符合本病的流行病学特征：大多为老年患者、女性，心衰的病因为高血压或既往有长期高血压史，部分患者可伴糖尿病、肥胖、房颤等；②利钠肽水平升高［BNP>35 pg/ml 和（或）NT-proBNP>125 pg/ml］。

三、治疗策略[6]

对于 HFpEF 目前还没有针对性的药物，其治疗应根据患者的症状、并存疾病和危险因素，采取综合性治疗。

（一）利尿剂的使用

口服利尿剂消除液体潴留和水肿在 HFpEF 治疗中十分重要，可以缓解肺淤血，改善心功能，避免心力衰竭急性加重。老年人血压调节能力较差，易发生直立性低血压等副作用，因此治疗过程中需要注意避免过度利尿，以免前负荷过度降低而导致低血压，产生不良事件。

（二）肾素-血管紧张素-醛固酮系统（RAAS）拮抗剂的使用

RAAS 系统在调节间质纤维化以及体液平衡方面的作用，使得 RAAS 系统相关药物一直被认为是针对老年 HFpEF 患者合理的治疗药物。然而，三项评价 RAAS 系统抑制剂对 HFpEF 疗效的大型临床试验（CHARM-Preserved、PEP-CHF、I-PRESERVE）均未在复合终点事件（全因或者心因性死亡、心衰再住院）的发生率上取得理想的试验结果。由于高血压、冠心病是 HFpEF 最常见的病因，ACEI/ARB 在有效控制血压的同时，可更好地预防和逆转左心室肥厚，因此对于 HFpEF 合并高血压和（或）冠心病的患者，无禁忌证时应优先使用，但在老年患者中应用需密切注意肾功能改变和血钾水平。

（三）β受体阻滞剂

HFpEF 患者对心动过速耐受力差，心动过速可加重舒张功能障碍，β 受体阻滞剂可以通过心率的控制，延长舒张期，改善充盈，增加舒张末容积，被认为可能对 HFpEF 有效。然而 J-DHF 研究及 SENIORS 研究的亚组分析结果并未能证实 β 受体阻滞剂可改善老年 HFpEF 患者的预后。因此，目前指南对于 β 受体阻滞剂在 HFpEF 者中的应用推荐主要为合并高血压、冠心病的患者，以及持续性快速性房颤（如心率＞90 次/分）的患者。在老年 HFpEF 患者的临床应用中需更多关注 β 受体阻滞剂对呼吸道阻力的影响等不良反应，加量应更缓慢，遇到急性肺部感染等合并症时可以暂缓加量，甚至短期减量后再逐步增加到目标剂量。

（四）盐皮质激素

虽然醛固酮受体拮抗剂螺内酯干预老年 HFpEF 患者的大型临床试验（TOPCAT 研究）同样未在主要复合终点事件（心因性死亡、心搏骤停、心衰再住院率）上表现出优势，但螺内酯组心衰再次入院的发生率明显降低。基于 TOPCAT 的研究发现，ACC/AHA 在 2017 年心力衰竭指南更新中提出，对于 EF≥45% 伴有 BNP 升高病程超过 1 年的 HFpEF，应用螺内酯减少因心衰再次入院率是合理的，但需要监测患者的肾功能（GFR＞30 ml/min，肌酐＜2.5 mg/dl）和血钾水平（血钾＜5.0 mmol/L）。

（五）冠状动脉血运重建

HFpEF 合并心绞痛或者明确的心肌缺血预示预后不良，且心肌缺血可以加重心室的舒张功能，使 HFpEF 进一步恶化。因此在可行的情况下应及时了解冠状动脉病变情况，选择介入或冠状动脉旁路移植术等血运重建治疗。

（六）一些新型药物

近期的研究发现，有部分新型药物在前期试验中被证实可以使老年 HFpEF 患者获益。①Entresto（Sacubitril＋缬沙坦，LCZ696）系一种 ARB 及脑内啡肽抑制剂的联合抑制剂。2 期临床试验结果表明，治疗 HFpEF 患者 12 周，其比缬沙坦更好地降低 N 末端 B 型钠尿肽原（NT-proBNP）的水平，而且耐受性好。但需要进一步研究其是否能改善临床结局及其对老年 HFpEF 的疗效和安全性[7]。②伊伐布雷定，可以选择性抑制窦房结 I_f 通道，从而起到减慢心率的作用，但不对心肌的收缩以及舒张产生影响。在通过伊伐布雷定干预老年 HFpEF 患者的试验中，发现其可以提高患者最大运动耐量，改善心脏的舒张功能。③Serelaxin，一种重组人松弛素-2（recombinant form of human relaxin-2）。被证实可以改善心衰患者呼吸困难的症状，在远期生存率方面同样可以使患者获益[7]。

（七）运动锻炼

通过运动锻炼增加活动耐量被认为是改善 HFpEF 症状的有效治疗策略之一。

（八）其他

左心房减压术包括房间隔造瘘术（IASD）和 V 波分流术，对左心压力高的患者通过置入该装置，人为造成房间隔缺损，降低左心房压力，改善症状，小规模研究正在进行中[8]。

综上，由于 HFpEF 在老年人群中的发病率高，且没有特异性的治疗药物，因此需要通过个体化的综合治疗，来达到改善患者症状、降低住院率、提高患者生活质量的治疗目的。

（史凯蔷）

参考文献

［1］ Dunlay SM，Roger VL，Redfield MM，et al. Epidemiology of heart failure with preserved ejection fraction. Nat Rev Cardiol，2017．［Epub ahead of print］

［2］ Marcun R，Stankovic I，Vidakovic R，et al．Prognostic implications of heart failure with preserved ejection fraction in patients with an exacerbation of chronic obstructive pulmonary disease．Intern Emerg Med，2016，11（4）：519-527．

［3］ Huang YS，Feng YC，Zhang J，et al．Impact of chronic obstructive pulmonary diseases on left ventricular diastolic function in hospitalized elderly patients．ClinInterv Aging，2014，10：81-87．

［4］ vonBibra H，Paulus W，St John Sutton M．Cardiometabolic Syndrome and Increased Risk of Heart Failure．Curr Heart Fail Rep，2016，13（5）：219-229．

［5］ Saiki H，Moulay G，GuenzelAJ，et al．Experimental Cardiac Radiation Exposure Induces Ventricular Diastolic Dysfunction with Preserved Ejection Fraction．Am J Physiol Heart Circ Physiol．2017．［Epub ahead of print］

［6］ Yancy CW，Jessup M，Bozkurt B，et al．2017 ACC/AHA/HFSA Focused Update of the 2013 ACCF/AHA Guideline for the Management of Heart Failure：A Report of the American College of Cardiology/American Heart Association Task Force on Clinical Practice Guidelines and the Heart Failure Society of America．J Am Coll Cardiol，2017．［Epub ahead of print］

［7］ Screever EM，MeijersWC，vanVeldhuisenDJ，et al．New developments in the pharmacotherapeutic management of heart failure in elderly patients：concerns and considerations．Expert Opin Pharmacother，2017，18（7）：645-655．

［8］ MichałKosowski，PiotrKübler，Adam Kołodziej，et al．InterAtrial Shunt Device（IASD®）implantation—a novel treatment method for heart failure with preserved ejection fraction．Kardiol Pol，2017．［Epub ahead of print］

中国老年医学理论与实践 2018

第二十一章　老年慢性心力衰竭合并抑郁症的诊治进展

慢性心力衰竭（CHF）是心血管结构或者功能异常所致的，以休息时或活动状态下心排血量减少和（或）心腔内压升高为特征的，以典型症状（如呼吸困难、脚踝肿胀和乏力等）和体征（颈静脉压升高、肺部啰音及外周水肿）为临床表现的一组临床综合征。CHF是大多数心血管疾病的最终归宿和最主要死亡原因[1]。由于心血管病发病率的逐年上升、社会人口老龄化、社会急救及治疗水平的提高等多种因素，中国和世界其他各国一样，CHF患病率处于较高的水平，且随着年龄的增加患病率显著上升。中国心力衰竭注册登记研究（China-HF）的初步结果显示，目前我国心力衰竭（HF）患者平均年龄为（66±15）岁，以老年患者为主，这给个人、家庭及社会带来了巨大的负担[2]。随着各种新的诊断手段不断推出，以及药物和非药物治疗方法相继出现，CHF的诊治水平取得了很大进展，但其病死率仍很高，尤其是老年患者。因此，对于CHF的预防及全方位、多角度的干预非常重要。

抑郁症是最常见的精神障碍之一，临床表现除了愉快感缺乏、情绪低落、兴趣下降、失眠、食欲下降、自责自卑以及意志行为减退等精神症状外，常伴发头昏、头痛、胸闷、心慌、乏力等躯体症状，甚至强烈的自我否定及自杀倾向。抑郁症在CHF患者中是常见的一种非心血管系统异常，与患者的不良临床状态有关，严重影响着患者的预后[1]。CHF导致并加重抑郁症，而抑郁症进一步加重了CHF，二者形成了恶性循环状态[3]。一方面，老年CHF患者常常合并高血压、冠心病、糖尿病、卒中、帕金森病及慢性肺病等各种慢性病，症状多而复杂，和抑郁症状相互交叉、掩盖；另一方面又往往受认知功能的下降、教育背景差及社会帮扶系统不建全等多因素影响，使得诊治抑郁症变得非常困难。本文就老年CHF合并抑郁症的诊治进展作一综述。

一、流行病学

大量文献说明CHF患者具有很高的抑郁症发病率。但受研究的人群及对于抑郁的定义、诊断方法不同等因素的影响，CHF患者合并抑郁症发病率变异度很大（13%～77.5%），其中在住院HF患者中抑郁症发病率在13.9%～77.5%，而在门诊HF患者中抑郁症发病率在13%～42%，是正常人群抑郁症发病率的2～3倍，甚至更高[4-5]。而我国的一项研究表明我国HF患者抑郁症发病率为40.1%，且心功能越差，抑郁症发病率越高，呈正相关[6]。

Macchia A等研究通过回顾意大利国内6个地区的病历资料，并进行随访，获得60岁以上共48 117例老年CHF患者的信息，其中3328例被诊断为抑郁症并接受抗抑郁药物治疗。研究表明高龄、卒中史、女性等是独立的高危因素。经过1年的随访，合并抑郁症的HF患者全因死亡风险增加20%，有卒中/短暂性脑缺血发作（TIA）/急性心肌梗死（AMI）组合的复合心血管事件风险增加23%，但对因HF恶化住院的风险影响不大。因此研究者认为，在老年HF患者中，抑郁症与不良预后独立相关，且主要和心血管事件增多相关[7]。还有诸多的研究证实，抑郁症不仅是CHF全因死亡和因HF恶化再住院独立的影响因素[8-10]，还和医疗开支的升高、患者更差的自我护理及生活质量相关[4]，甚至有研究还发现在CHF家庭，陪护者也产生抑郁情绪[11]。

二、诊断

尽管CHF患者中有较高的抑郁症发病率，但在CHF患者中诊断抑郁症比较困难，尤其是老年患者。究其原因，可能和抑郁症的症状和HF的部分症状有重叠、患者认知功能的下降、患者对精神疾病的抵触情绪以及医生对抑郁症的认知度低等多种因素有关。合理、准确的诊断，一方面需要仔细、认真、全面地询问患者的临床症状，另一方面需要结合专业的筛查、诊断量表。对于老年性CHF患者，尽早发现合并的抑郁症状，并做出准确的诊断，是使其得到及时治疗的保证，也是提高患者的生活质量、改善长期预后重要的一环。

（一）常见症状

根据《综合医院焦虑、抑郁与躯体化症状诊断治疗的专家共识》[12]所述：抑郁症的三大典型症状是心境低落、兴趣和愉悦感丧失、精力不济或疲劳感。注意力下降、自我评价降低、自责自罪观念和无价值感、悲观、自伤/自杀观念或行为、睡眠障碍、食欲下降等是抑郁症的常见症状。如存在至少两条典型症状和至少两条常见症状，病程超过2周，排除其他精神疾病，无躁狂或轻躁狂发作史，则已达到抑郁症诊断标准。其他可供参考的诊断标准有《国际疾病分类第10版》（ICD-10）、《精神疾病诊断与统计手册（第5版）》（DSM-5）等。老年CHF合并抑郁症，除了常与CHF及其他慢性疾病的症状互相交叉、互相掩盖外，还因为老年患者具有认知力下降、思维缓慢、情绪焦虑及常有妄想等特点，所以在采集病史时均应该综合考虑。

（二）测评量表

目前用于抑郁筛查、诊断的测评量表有汉密尔顿抑郁量表（HAMD）、Montgomery Asberg 抑郁量表（MADRS）、贝克抑郁量表（BDI）、患者健康问卷-9（PHQ-9）、老年抑郁量表（GDS）、心脏抑郁量表（CDS）、医院焦虑抑郁情绪评定表（HADS）及抑郁自评量表（SDS）等。结合老年CHF合并抑郁症的临床特点、方便程度及非精神心理专科等情况，本文分述如下几个量表。

1. BDI

此量表把抑郁症分为三个维度：消极态度或自杀、躯体症状以及操作困难，目前多采用由美国Harcourt公司1996年修订的BDI-Ⅱ量表。它的操作比较简单，用时仅需数分钟。采用0~3分四级评分，用总分来区分抑郁症状的有无及其严重程度。在CHF中研究表明，对于严重的HF病例，BDI自评量表和MADRS有着很好的相关性，没有高估或低估患者的抑郁程度，是一个评估CHF合并抑郁症的可靠性指标[13]。

2. PHQ-9

此量表是一个有效和可靠的评估抑郁症状的自评量表，所有9个项目的评分从0分到3分（完全不会-几乎每天都会），总分在0到27之间，较高的总分表示过去2周内较高的抑郁症状水平。得分高于15分的患者被认为具有中度以上的抑郁症。PHQ-9已被用于预测HF患者的生活质量和死亡率[14]。因为PHQ-9具有简洁、高效、节省时间及项目内容易于被老年患者接受等特点，所以适合于老年CHF合并抑郁症的筛查及随访。

3. GDS

此量表是一个专用于筛查老年人抑郁的自评量表。针对老年人1周以来最切合的感受进行测评。该量表共有30个条目，包括以下症状：情绪低落，活动减少，容易激惹，有退缩、痛苦的想法，对过去、现在与未来消极。每个条目要求被测者回答"是"或"否"，每一条目后括号中的回答表示抑郁，与其一致得1分。分值越高，抑郁相关的症状越重。在老年患者中，GDS比BDI和SDS符合率更高，提示GDS较一般自评量表更适于老年人。GDS在CHF患者中也有很好的应用[15]。

4. CDS

此量表有两个维度，共有26个条目，采用7等级积分量表（1~7分），其中7项为反向计分；分数越高，抑郁程度越高。使用CDS可以在数分钟内完成调查，CDS是一种有效和可靠的专门针对心脏病患者抑郁症状的评估量表，是替代更为广泛的非心脏病患者人群而发展起来的量表，具有很好的特异性（85%）和敏感性（97%）。适合于包括CHF在内所有心脏病患者合并抑郁症的诊断和随访[15-16]。中国相关专家还据此修订了简化的、更适合中国的心脏病患者的心脏抑郁量表（Ch-CDS）[17]。

三、治疗

CHF合并抑郁症的治疗，包括针对CHF和抑郁症两方面的治疗。由于临床心血管医生对于抑郁状态的认识不足，其治疗重点多集中在抗CHF治疗上，而忽略了抗抑郁治疗。因为抗CHF目前已积累了大量的临床证据，并有相关指南的详尽指导，故本文不再赘述，仅重点关注抗抑郁治疗的进展。对于老年 CHF 合并抑郁症患者的治疗，目前尚缺乏针对性研究，但诸多研究中患者平均年龄均接近或者超过 60 岁，故相关研究结果也可供参考。

对于 CHF 合并抑郁症的治疗方法包括心理治疗、运动训练、抗抑郁药物治疗、电休克治疗及中医中药等。尽管很多研究显示这些治疗方法，尤其抗抑郁药物治疗，并没有带来很好的临床获益，但是有临床证据表明患者抑郁改善是可以明显提高患者的机体功能、社会功能及生活质量的[18]，因此寻求合理的抗抑郁治疗也是非常重要的。

（一）非药物治疗

1. 心理治疗

对于 CHF 合并抑郁症，实践证明心理治疗是重要的治疗方法，并获得了临床研究的证实。SEARCH 研究[19]通过包括静思、团队合作讨论等心理干预治疗措施，使得 LVEF≤40% 的 CHF 患者（平均年龄 61 岁）抑郁自评量表评分显著降低，堪萨斯城心肌病患者生存质量评分逐渐升高。

心理治疗的方法有认知行为治疗（cognitive behavior therapy，CBT）、人际心理治疗等，其中 CBT 在 CHF 合并抑郁症状领域有着更多的研究，并获得指南的推荐[1]。

CBT 是由 Beck AT 在 20 世纪 60 年代发展出的一种有结构、短程、认知取向的心理治疗方法，主要着眼于患者不合理的认知问题上，鼓励患者监测自己的病情，通过改变患者对自己的看法与态度来改变心理问题，使患者更加积极健康地生活。Kenneth E 等发表的研究通过对 158 例 HF（NYHA Ⅰ～Ⅲ）合并重度抑郁症的患者，随机分为 CBT＋日常护理（UC）组及仅仅 UC 组，进行单盲的研究。主要终点为 6 个月后抑郁程度（通过 BDⅠ-Ⅱ量表评价），并以 HF 自我护理信心指数及自我维持子量表作为联合主要终点。次要终点包括焦虑、抑郁、身体机能、社会参与度及生活质量等，而住院及死亡作为探索终点。结果显示 6 个月后，CBT 组较 UC 组 BDⅠ-Ⅱ均分分别为 12.8 和 17.3（$P=0.008$）；两组抑郁缓解率，使用 BDⅠ-Ⅱ指数评价分别为 46% 和 19%（$P<0.001$），使用 HAMD 评价分别为 51% 和 20%（$P<0.001$）。但是，在自我护理信心指数及自我维持子量表方面两组无明显差异。与 UC 组相较，CBT 组焦虑和乏力积分更低，社会参与度更高，且有更低的住

院率[20]。

但是，老年患者受认知能力下降、教育背景偏低、经济能力不足、自我行为能力及自我扶持能力下降等多因素影响，医生实施心理治疗的难度加大。因此，在选择心理治疗时，应该综合考虑需要治疗的对象情况、心理治疗的方法等。整合了 CBT 和集体心理治疗优势的团体 CBT，不仅有利于发挥老年人之间的互相扶持，还适应我国心理治疗资源不足的现状，对于老年 CHF 合并抑郁症应该是个不错的治疗方式[21-22]。

2. 运动训练（ET）

运动训练疗法是指根据患者的病情，制订合理的运动方案，进行有目的的康复训练。运动训练的方式有肌力训练、有氧训练、平衡训练、易化训练等。对于 HF 患者来说，ET 是安全的，ET 可以改善内皮功能，钝化儿茶酚胺的外溢，增加峰值氧耗量，并且可以减少死亡率及住院率，提高运动能力，提升生活质量，从而获得国内外指南的一致推荐[1,23-24]。Milani RV 等报道 189 例因冠心病 C 期 HF（平均 LVEF 为 35%±10%）进行组织运动训练的患者，对其随访 4.6±2.6 年后发现，ET 后抑郁症发病率降低 40%（$P<0.0001$），且观察到 ET 治疗后仍存在抑郁的患者死亡率是 ET 治疗后抑郁痊愈者的 4 倍（$P=0.005$），完成 ET 的抑郁患者死亡率较中途放弃 ET 者下降 59%（$P<0.05$）。因此，研究者认为抑郁症状在 HF 患者中是普遍存在的，且和死亡率升高有关，进行有组织的运动训练可以有效减轻抑郁症状及改善生存率[25]。

HF-ACTION 研究[26]是一项多中心、大样本、随机对照（1∶1）研究，入选 2322 个稳定的 LVEF≤35% 的 NYHA Ⅱ～Ⅳ HF 患者，使用 BDⅠ～Ⅱ来评估他们的抑郁症状。试验组参与者坚持每周 90 min，1～3 个月的有氧运动训练（AE），接着进行每周 120 min、4～12 个月的家庭运动训练；对照组参与者仅进行心力衰竭教育和常规护理（UC）。结果在 30 个月的随访中，对照组和试验组死亡或者住院率分别为 68% 和 66%（$P=0.03$）；试验组较对照组，在 3 个月和 12 个月，BDⅠ-Ⅱ下降更为明显，且均有统计学意义。HF-ACTION 研究证实，与 UC 相比，ET 可以减轻抑郁症状并且能达到更好的临床效果。本研究中两组参与者平均年龄均为 59 岁，说明 AE 对于老年患者可能同样

有效。一项针对 ET 的 meta 分析[27]纳入 16 项 3226 例 HF 并发抑郁症的患者，研究结果显示 ET 可以明显减轻抑郁症状［标准平均差（SMD）－0.38，95％置信区间（CI），0.55～0.21］，且抗抑郁作用在不同的亚组（如不同的年龄、EF 值、ET 的形式以及 ET 的疗程等）都是一致的。因此研究者认为 ET 可以明显改善 HF 患者的抑郁症状，但是对 EF 值保留的 HF、联合有氧训练和力量训练等情况，这种益处是否存在则并不清楚；另外还需要随机对照试验来验证这些人群、老老年人群，以及无症状和重度 HF 患者运动的获益情况。

太极拳、气功、八段锦等是中国传统运动，因为活动剧烈程度不高，深受老年患者喜爱。随机对照研究表明，将平均年龄在 67 岁的慢性收缩性 HF（NYHA Ⅰ～Ⅲ，LVEF≤40％）患者随机分为 12 周的太极拳运动计划组和心脏健康教育计划组。12 周后，与后者相比，前者患者的明尼苏达心力衰竭生活质量量表（MLHFQ）评分、情绪状态评分（总的情绪障碍、抑郁和活力分量表）以及心脏运动自我效能均有明显改善[28]。其他的中国传统运动，对于心血管患者来说，同样能够有效地改善患者的生理、生化水平（如改善 BNP 值），能够提升患者的生活质量，改善抑郁状态[29]。

因此，ET 不仅可以改善 CHF 合并抑郁症患者的 HF 和抑郁症状，还可能有利于减少住院率及死亡率。老年患者运动能力明显下降，且合并症很多，尤其是老老年患者，选择 ET 的方式、运动强度及运动持续的时间等具体的问题，需要专业的康复医疗及心血管医师联合制定，也需要进一步的临床研究证据的支持。

3. 其他非药物治疗

比如电休克疗法、常规 CHF 患者教育、电话远程的指导与监控等等。电休克疗法是治疗重度抑郁症的一个有效治疗手段，较早的文献[30]显示电休克疗法对于 CHF 合并抑郁症的患者具有升高脑脊液去甲肾上腺素等作用，从而改善患者的抑郁症状。但是，由于患者基本情况较差及该药具有潜在的心脏副作用，现在鲜有进一步研究。电话或者网络远程随访、HF 教育对于 CHF 合并抑郁症也是有效的治疗手段。IHF-DMS 研究[31]旨在评价多学科治疗团队（包括护理协作、患者教育、电话远程随访、滴定药物等）与一般的常规护理治疗相比，

是否可以减少中重度 CHF 的不良事件及改善生活质量。该研究是一项多中心、公开标签的随机对照临床研究。通过对 1360 例患者（平均年龄 70.7 岁），平均随访 2.7 年，得出的结论是：尽管多学科联合治疗方案并没有明显减少因 HF 住院和全因死亡组成的联合终点发生，但可以延长从随访至第 1 次因 HF 所致住院的时间，明显改善患者的健康相关的生活质量及抑郁症状积分。另一项旨在评价纯化 n-3 多不饱和脂肪酸（n-3PUFA）对于 CHF 影响的研究（GISSI-HF 研究）中，研究人员观察到对于平均年龄 67 岁的 CHF 患者，尽管适度的饮酒不能改变患者整体的临床终点时间，但是可以提升患者的生活质量、改善患者的抑郁症状[32]。

老年 CHF 合并抑郁症状患者，由于一方面受老年运动能力明显下降、易跌倒产生二次损伤等的影响，另一方面还受活动即心慌、气喘等不良体验的影响，患者本人、家属，甚至医护人员在开展 ET 时都有所顾虑。根据以上获得 ET 证据及相关指南的推荐，应该鼓励老年 CHF 合并抑郁症患者积极地参与 ET，但需在心脏康复医师的指导下，结合患者心功能状态及运动能力等，在严密监护及全程督导下，循序渐进地进行。

（二）抗抑郁药物治疗

目前抗抑郁的药物种类较多，有单胺氧化酶抑制药（MAOI）、三环类抗抑郁药（TCAs）、选择性 5-羟色胺再摄取抑制药（SSRIs）、去甲肾上腺素多巴胺再摄取抑制药（NDRIs）及选择性 5-羟色胺去甲肾上腺素再摄取抑制药（SSNRIs）等等。其中 SSRIs 是目前最常用的抗抑郁药物，且在 CHF 患者中使用安全性较高。

1. SSRIs 类抗抑郁药

SSRIs 类药物是主要通过抑制神经突触细胞对神经递质 5-羟色胺的再吸收以增加细胞外可以和突触后受体结合的 5-羟色胺水平，用来治疗抑郁症和焦虑症。代表药物有氟西汀、帕罗西汀、舍曲林、艾司西酞普兰等。因为其对心脏的副作用较小，目前作为 CHF 合并抑郁症首选药物，临床开展的研究也相对较多。早期的随机、双盲、安慰剂对照的 SADHART-CHF 研究[33]观察了 469 例年龄≥45 岁（LVEF≤45％，NYHA 心功能分级Ⅱ～Ⅳ级）合并抑郁症的患者，分别使用舍曲林（sertraline）50～200 mg/d 和安慰剂 12 周，结果显示 12 周后

治疗组及安慰剂组 HAMD 评分分别下降－7.1±0.5 和－6.8±0.5（$P=0.89$），而复合的心血管功能状态积分两组无差异（$P=0.78$）。因此，SADHART-CHF 研究认为尽管舍曲林对于 HF 是安全的，但是与安慰剂相比，不能改善患者的抑郁症状，也不能带来心血管获益。最近发表的 MOOD-HF 研究[34]是一项随机、双盲、安慰剂对照的针对艾司西酞普兰（escitalopram）治疗 CHF 合并抑郁症的研究，入选 372 例 CHF（NYHA 心功能Ⅱ～Ⅳ级；EF<45%）且合并抑郁症状的患者（平均年龄 62 岁，其中女性 24%）。在最优化的抗心力衰竭治疗基础上，按 1∶1 随机接受艾司西酞普兰（10～20 mg）或者安慰剂治疗，平均随访 18.4 个月，结果显示由死亡和住院组成的主要终点发生率在艾司西酞普兰组和安慰剂组分别为 63% 和 64%（$P=0.92$）；用药 12 周后，艾司西酞普兰组 MADRS 平均分从基线的 20.2 分下降至 11.2 分，安慰剂组从 21.4 分下降至 12.5 分，两组也无明显差异（$P=0.26$）；组间的安全参数也相当。因此，在 CHF 合并抑郁症患者中，艾司西酞普兰没有显著减少全因死亡率或住院率，也没有显著改善抑郁症状。从以上两个研究可以看出，目前 SSRIs 对于 CHF 合并抑郁症并没有带来更好的临床转归及抑郁症状的改善。

2. TCAs 抗抑郁药

三环类抗抑郁药的主要药理作用为抑制突触前摄取，使突触间隙去甲肾上腺素和 5-羟色胺含量升高从而达到治疗抑郁症目的。代表药物有阿米替林、多塞平等。此类药物可导致直立性低血压、HF 恶化、QT 间期的延长、房室传导阻滞及各种威胁生命的心律失常，甚至有导致心肌梗死的风险[35-36]。因此，对于 CHF 合并抑郁症患者应该避免使用 TCAs 类药物[1]。

3. 其他抗抑郁药

有研究显示有镇静、抗焦虑作用的苯二氮䓬类药物联合抗抑郁药物显示出很好的安全性[8]。阿姆西汀（ammuxetine）等新的 SSNRIs 抗抑郁药，其疗效及安全性有待进一步评估[37]。

总之，目前对于老年 CHF 合并抑郁症的患者在抗抑郁药用药治疗方面尚缺乏能够改善长期预后的药物，仍然需要进一步开展大样本的临床研究。但对于老年抑郁患者，有文献分析认为对于 65 岁

以上的老人使用 SSRIs 及其他二代抗抑郁药（包括 SSNRIs、NDRIs 等）具有相似的疗效和安全性，可以作为老年患者的一线用药[38]。鉴于 SSRIs 在临床获得一定的证据，具有较好的安全性，故为 CHF 相关指南推荐的首选抗抑郁药[1,23]。因此，作者认为 SSRIs 类抗抑郁药应该为老年 CHF 合并抑郁症患者首选的抗抑郁药。另外，老年 CHF 患者具有的合并症多、多联合用药及低代谢情况等特点，在使用 SSRIs 类药物时，应该采用低初始剂量、缓慢滴定的原则，用药过程中密切观察药物的治疗作用和副作用，尤其是副作用，包括抗抑郁药和联合用药的副作用[38]。

（三）中医中药

心力衰竭在中医学中属于"心衰"范畴，是"胸痹""心痛""心悸""厥证""风眩"等病终末阶段的表现，常合并存在，而抑郁属于中医学的"郁证"范畴。病机为心系疾病罹患日久，反复发作、求医，但疗效欠佳，"君主之心"影响"神明之心"，导致情绪紧张或思想负担沉重。病位在心，与肝、脾、肾密切相关，病理性质总属本虚标实，其本为气血不足，阴阳亏损，其标为气滞、痰火、血瘀、湿阻，临床上多为虚实夹杂之证。在中医理论的指导下，采取中医辨证论治的方法，以"双心同治"为治疗原则，因人而异选择药疗、针灸、导引、移情易性等疗法综合施治，又须根据病症的虚实缓急而灵活掌握，以补虚泻实、调理心神为治疗大法。临床上参附汤合右归丸加减、怡心汤等显示了较好的临床疗效，而且副作用很少[39-40]。中医药目前对于抗抑郁其他方法均没有明确、可靠的疗效的患者，应该为较好的治疗辅助，但是系统性研究尚不足。

综上所述，目前老年 CHF 合并抑郁症的现状是：①老年 CHF 患者中抑郁症具有较高的并发率，CHF 和抑郁症二者互相影响，形成恶性的循环状态，严重影响患者的预后；②合理的抗 HF 和抗抑郁治疗，不但可以改善老年 CHF 合并抑郁症患者的症状，而且可以改善生活质量及长期预后；③老年 CHF 合并的抑郁症状常不典型，易导致漏诊及治疗不足，应结合各种测评量表进行筛查和评估；④考虑到老年 CHF 患者具有认知力降低、思维缓慢及由非精神心理专科医师评估的特点，建议选择 BDI、PHQ-9、GDS 及 CDS 等简单方便且有针对

性的量表进行抑郁症的筛查和测评；⑤针对老年
CHF 患者合并抑郁症的非药物治疗，CBT、ET 是
非常重要的治疗手段，不但可以改善患者的抑郁症
状，而且可以提高患者的生活质量，有可能减少住
院率及死亡率，但应该根据患者的具体情况制定合
适的治疗方案，循序渐进地在督导下进行；⑥在抗
抑郁药物治疗方面，目前尚缺乏能够改善 CHF 合
并抑郁患者长期预后的药物，但鉴于较好的安全
性，并获得一定的临床证据，目前 SSRIs 类药物作
为 HF 指南推荐的首选抗抑郁药，对于老年患者应
该采用低初始剂量、缓慢滴定及严密观察的原则；
⑦中医中药对于老年 CHF 合并抑郁患者的治疗是
一个较好的辅助；⑧目前针对老年 CHF 合并抑郁
症的治疗，临床证据严重不足，还需要长期的、大
规模的临床研究。

（谷明林）

参考文献

［1］ Ponikowski P，Voors AA，Anker SD，et al. 2016 ESC
Guidelines for the diagnosis and treatment of acute and
chronic heart failure：The Task Force for the diagnosis
and treatment of acute and chronic heart failure of the
European Society of Cardiology （ESC） developed with
the special contribution of the Heart Failure Association
（HFA） of the ESC. Eur Heart J，2016，37 （27）：
2129-2200.

［2］ 陈伟伟，高润霖，刘力生，等.《中国心血管病报告
2015》概要. 中国循环杂志，2016，31 （6）：521-528.

［3］ Moudgil R，Haddad H. Depression in heart failure.
Curr Opin Cardiol，2013，28 （2）：249-58.

［4］ Chong VH，Singh J，Parry H，et al. Management of
Noncardiac Comorbidities in Chronic Heart Failure.
Cardiovasc Ther，2015，33 （5）：300-315.

［5］ Rustad JK，Stern TA，Hebert KA，et al. Diagnosis
and treatment of depression in patients with congestive
heart failure：a review of the literature. Prim Care
Companion CNS Disord，2013，15 （4）：PCC.
13r01511.

［6］ 温雪梅，卢仁泉，郭林. 中国心力衰竭患者抑郁焦虑
发病及干预效果的 Meta 分析. 中华临床医师杂志（电
子版），2014，（4）：702-709.

［7］ Macchia A，Monte S，Pellegrini F，et al. Depression
worsens outcomes in elderly patients with heart failure：
an analysis of 48，117 patients in a community setting.
Eur J Heart Fail，2008，10 （7）：714-721.

［8］ Diez-Quevedo C，Lupón J，González B，et al. Depres-
sion，antidepressants，and long-term mortality in heart
failure. Int J Cardiol，2013，167 （4）：1217-1225.

［9］ O'Connor CM，Jiang W，Kuchibhatla M，et al. Anti-
depressant use，depression，and survival in patients
with heart failure. Arch Intern Med，2008，168 （20）：
2232-2237.

［10］ Sokoreli I，de Vries JJ，Riistama JM，et al. Depres-
sion as an independent prognostic factor for all-cause
mortality after a hospital admission for worsening heart
failure. Int J Cardiol，2016，220：202-207.

［11］ Hu X，Huang W，Su Y，et al. Depressive symptoms
in Chinese family caregivers of patients with heart fail-
ure：A cross-sectional study. Medicine （Baltimore），
2017，96 （13）：e6480.

［12］ 中华医学会神经病学分会神经心理学与行为神经病学
组. 综合医院焦虑、抑郁与躯体化症状诊断治疗的专
家共识. 中华神经科杂志，2016，49 （12）：908-917.

［13］ Lahlou-Laforêt K，Ledru F，Niarra R，et al. Validity
of Beck Depression Inventory for the assessment of de-
pressive mood in chronic heart failure patients. J Affect
Disord，2015，184：256-260.

［14］ Chung ML，Dekker RL，Lennie TA，et al. Antide-
pressants do not improve event-free survival in patients
with heart failure when depressive symptoms remain.
Heart Lung，2013，42 （2）：85-91.

［15］ Feola M，Garnero S，Vallauri P，et al. Relationship
between Cognitive Function，Depression/Anxiety and
Functional Parameters in Patients Admitted for Con-
gestive Heart Failure. Open Cardiovasc Med J，2013，
7：54-60.

［16］ Ski CF，Thompson DR，Hare DL，et al. Cardiac De-
pression Scale：Mokken scaling in heart failure pa-
tients. Health Qual Life Outcomes，2012，10：141.

［17］ Watson R，Wang W，Hare DL，et al. The Chinese
version of the cardiac depression scale：Mokken scal-
ing. Health Qual Life Outcomes，2012，10：33.

［18］ Xiong GL，Fiuzat M，Kuchibhatla M，et al. Health
status and depression remission in patients with chronic
heart failure：patient-reported outcomes from the
SADHART-CHF trial. Circ Heart Fail，2012，5
（6）：688-692.

［19］ Sullivan MJ，Wood L，Terry J，et al. The Support，
Education，and Research in Chronic Heart Failure
Study （SEARCH）：a mindfulness-based psychoeduca-

tional intervention improves depression and clinical symptoms in patients with chronic heart failure. Am Heart J，2009，157（1）：84-90.

［20］ Freedland KE，Carney RM，Rich MW，et al. Cognitive Behavior Therapy for Depression and Self-Care in Heart Failure Patients：A Randomized Clinical Trial. JAMA Intern Med，2015，175（11）：1773-1782.

［21］ Bains MK，Scott S，Kellett S，et al. Group psychoeducative cognitive-behaviour therapy for mixed anxiety and depression with older adults. Aging Ment Health，2014，18（8）：1057-1065.

［22］ 刘娜，李霞，史琰琛，等. 团体认知行为治疗应用于老年抑郁症初探. 上海交通大学学报（医学版），2017，37（1）：30-33.

［23］ 中华医学会心血管病学分会，中华心血管病杂志编辑委员会. 中国心力衰竭诊断和治疗指南 2014. 中华心血管病杂志，2014，42（2）：98-122.

［24］ Yancy CW，Jessup M，Bozkurt B，et al. 2013 ACCF/AHA guideline for the management of heart failure：executive summary：a report of the American College of Cardiology Foundation/American Heart Association Task Force on practice guidelines. Circulation，2013，128（16）：1810-1852.

［25］ Milani RV，Lavie CJ，Mehra MR，et al. Impact of exercise training and depression on survival in heart failure due to coronary heart disease. Am J Cardiol，2011，107（1）：64-68.

［26］ Blumenthal JA，Babyak MA，O'Connor C，et al. Effects of exercise training on depressive symptoms in patients with chronic heart failure：the HF-ACTION randomized trial. JAMA，2012，308（5）：465-474.

［27］ Tu RH，Zeng ZY，Zhong GQ，et al. Effects of exercise training on depression in patients with heart failure：a systematic review and meta-analysis of randomized controlled trials. Eur J Heart Fail，2014，16（7）：749-757.

［28］ Yeh GY，McCarthy EP，Wayne PM，et al. Tai chi exercise in patients with chronic heart failure：a randomized clinical trial. Arch Intern Med，2011，171（8）：750-757.

［29］ Wang XQ，Pi YL，Chen PJ，et al. Traditional Chinese Exercise for Cardiovascular Diseases：Systematic Review and Meta-Analysis of Randomized Controlled Trials. J Am Heart Assoc，2016，5（3）：e002562.

［30］ Gold PW，Wong ML，Goldstein DS，et al. Cardiac

implications of increased arterial entry and reversible 24-h central and peripheral norepinephrine levels in melancholia. Proc Natl Acad Sci U S A，2005，102（23）：8303-8308.

［31］ Kalter-Leibovici O，Freimark D，Freedman LS，et al. Disease management in the treatment of patients with chronic heart failure who have universal access to health care：a randomized controlled trial. BMC Med，2017，15（1）：90.

［32］ Cosmi F，Di GP，Masson S，et al. Regular wine consumption in chronic heart failure：impact on outcomes，quality of life，and circulating biomarkers. Circ Heart Fail，2015，8（3）：428-437.

［33］ O'Connor CM，Jiang W，Kuchibhatla M，et al. Safety and efficacy of sertraline for depression in patients with heart failure：results of the SADHART-CHF（Sertraline Against Depression and Heart Disease in Chronic Heart Failure）trial. J Am Coll Cardiol，2010，56（9）：692-699.

［34］ Angermann CE，Gelbrich G，Störk S，et al. Effect of Escitalopram on All-Cause Mortality and Hospitalization in Patients With Heart Failure and Depression：The MOOD-HF Randomized Clinical Trial. JAMA，2016，315（24）：2683-2693.

［35］ Cohen HW，Gibson G，Alderman MH. Excess risk of myocardial infarction in patients treated with antidepressant medications：association with use of tricyclic agents. Am J Med，2000，108（1）：2-8.

［36］ Tousoulis D，Antonopoulos AS，Antoniades C，et al. Role of depression in heart failure—choosing the right antidepressive treatment. Int J Cardiol，2010，140（1）：12-18.

［37］ Yu J，Li X，Zhou J，et al. Chiral analysis of ammuxetine enantiomers in dog plasma using online SPE/liquid chromatography with tandem mass spectrometric detection after precolumn chiral derivatization. Chirality，2017，29（5）：193-201.

［38］ Pruckner N，Holthoff-Detto V. Antidepressant pharmacotherapy in old-age depression-a review and clinical approach. Eur J Clin Pharmacol，2017，73（6）：661-667.

［39］ 陈晓虎，朱贤慧，陈建东，等. 双心疾病中西医结合诊治专家共识. 中国全科医学，2017，14：1-7.

［40］ 顾健霞，齐彦，阮娟娟. 慢性心力衰竭合并焦虑抑郁调查及中医药干预的临床疗效. 中医药临床杂志，2014，0（8）：790-792.

第二十二章 关注老年患者他汀类药物的临床应用

心血管疾病的所有临床类型，诸如冠心病、脑血管疾病、外周血管疾病等疾病的发生率，随着年龄的增长而显著增加。心血管疾病的发病率也随着主要心血管危险因素的发生，包括患有高血压、血脂异常和2型糖尿病等疾病而显著增加[1-2]。据估计，年龄在75岁及以上的男性和女性中，超过80％患有具有临床表现的心脑血管疾病，并且老年人有着更大的心血管发病和死亡的风险。与年轻人相比，心血管疾病对老年患者影响更大，而且可能导致长期残疾和死亡。同时由于人口老龄化，老年人心血管疾病的预防越发重要，并且影响着全球的健康决策[3]。中国社会老龄化的趋势日趋明显，动脉粥样硬化性心血管疾病（ASCVD）在高龄人群中的防治任重道远。

一、老年患者的生理特点及血脂特点

老年人群和年轻人群之间的主要生理不同如下：①与年轻人相比，老年人群之间的个体差异更大；②比年轻人更短的生命预期；③实际年龄与血管年龄并不一致；④生理年龄的增高归因于身体瘦弱、共存疾病和认知功能减退；⑤合并导致死亡的疾病会掩盖治疗的潜在获益；⑥身体虚弱可能会加剧治疗的不良反应；⑦用药过多可能会导致药物相互作用的风险增加；⑧药物治疗的不良反应，尤其是药理学相关不良反应，在老年患者身上更加明显，因为这些不良反应容易使老年人身体活动减少，造成肌肉无力与跌倒。在这些方面，老年人年龄相关的非心脏危险因素（诸如认知功能损害与虚弱等情况）的管理需要诊断与治疗干预，而诊断与治疗的干预会增加不良结局的风险。因为心血管预防策略所遵循的证据，大多来自更年轻的健康人群，所以有些老年人群干预策略的适用性是不确定的，同时要对干预策略进行小心审查[4]。

年龄和性别是对血脂检查有着极强影响的生理因素。脂蛋白水平的性别差异受到年龄因素的进一步影响。Framingham心脏研究表明，男性在60岁以前，女性在70岁以前，其低密度脂蛋白胆固醇（LDL-C）的浓度随着年龄的增长而不断上升。Framingham Offspring研究表明，男性和女性载脂蛋白B（apo B）的水平都随着年龄的增长而增加，并且女性在更年期后apo B的增加尤为显著。更为有趣的是，男性在50岁到60岁之间，女性在60岁到70岁之间，低密度脂蛋白胆固醇的水平却处于平台期。以上所有这些血浆中LDL-C的改变，部分是由于肝极低密度脂蛋白（VLDL）合成的增加，VLDL转化为LDL同时VLDL水平降低，还有因LDL受体表达减少所导致的LDL的分解代谢降低。就LDL的大小而言，随着年龄增长，致动脉粥样硬化的LDL浓度不断增加，却没有颗粒直径的减少[5-6]。

另外，男性青春期与成年早期，高密度脂蛋白胆固醇（HDL-C）水平降低；然而，老年人HDL-C却未发生变化或轻微增加。相反，女性一生的HDL-C浓度都保持稳定；然而更年期经常造成女性HDL-C浓度的轻度下降。此外，男性血三酰甘油的浓度逐渐增加，在40岁到50岁之间达到顶峰，自此之后可有轻度降低。一般来说，更高的总胆固醇水平和LDL-C水平与中老年患者心血管危险因素的增加有关。而老年患者的血脂与心血管危险因素的联系却不断减弱，甚至可以翻转。由于老年人比较瘦弱，或受到癌症之类的并存疾病的影响，老年患者的胆固醇水平可能会降低。老年人胆固醇水平降低所致的死亡率升高，可能与几个危险因素有关，例如胆固醇代谢改变、营养不良、瘦弱和慢性病，这些危险因素降低胆固醇浓度的同时增加了死亡风险。在对平均年龄79.2岁男女性患者进行5年以上的随访时发现，只有在慢性疾病状态改善之后，冠心病的死亡风险与血清胆固醇水平呈正相关的规律才得以恢复。虽然胆固醇浓度相关风险的差异随着年龄的增加而不断减小，但是胆固醇浓度对心血管死亡率的确切影响在老年人群中尤为显著[6]。

二、他汀类药物在老年患者中应用的选择

他汀类药物是防治 ASCVD 的基石，无论在 ASCVD 的一级预防还是二级预防中，他汀类药物均应用广泛。基于众多强有力的循证证据，他汀类药物在全球的处方量均很大，在中国也不例外。当然，在中国，从整体人群而言，他汀类药物的应用情况仍存在地区不平衡情况，与各地区的医疗资源配比以及患者的健康认知水平等诸多社会因素有关。该不平衡情况主要包括他汀类药物使用不足以及他汀类药物的不恰当应用。他汀类药物治疗用于老年人群一级预防的有效证据，主要来自于亚组分析和事后分析的数据。早期使用他汀一级预防的试验通常并不把老年人作为重点。由于高龄人群在整体身体状况方面存在一定的特殊性，故针对高龄人群的他汀类药物的使用，临床医生有必要给予适当的关注：从专业的角度，既要改善高龄人群中他汀类药物使用不足的现状，又要减少高龄人群中他汀类药物的不恰当应用的情况。

有关他汀种类的选择方面，从高龄患者容易合并其他系统疾病，同时要使用作用于其他系统的药物的可能性大，因而在他汀类药物种类选择时需要选择药物间相互作用少的。一方面，要认识到高龄患者对他汀的耐受性较之年轻患者会差，出现他汀相关副作用的概率相对高，包括乏力、肌痛、记忆力减退等。而另一方面，又不能"因噎废食"，因为害怕出现他汀相关的副作用（其实并未出现）而拒绝给那些具有他汀应用强指征的高龄患者用他汀，或者高龄患者本身拒绝服用他汀。从美国指南制定的角度[2]，在强调极高危患者应该应用高强度他汀时，也明确限定了年龄因素（21～75 岁），由此我们不难看出，对于高龄患者而言，目前证据较少，并不适合"一刀切"地针对极高危者去选择高强度他汀。结合中国国情和医疗现状，在临床实践中更应以 2016 最新中国血脂异常防治指南作为我们的临床指导。

有关他汀一级预防试验的 meta 分析中，其中一篇纳入超过 70 000 名受试对象，该分析表明了 65 岁以上患者他汀治疗的一些收益，尤其是能降低全因死亡率和减少主要冠状动脉和脑血管事件的

发生，但是该研究结果未达到统计学意义。最近的一篇 meta 分析纳入 8 个临床试验的数据，入选了 24 674 名试验对象，该分析证实了他汀类药物的应用使急性心肌梗死的发生率明显减少了 40%，卒中的发生率减少了 25%，但是在平均 3.5 年的随访中并未发现他汀类药物能明显延长生存期。估计在 65 岁以上的人群中，预防 1 例心血管事件发生所需要治疗的人数是 83 人，预防 1 例卒中发生所需要治疗的人数是 142 人[7-8]。一个国际循证医学协作组结合了很多参与一级预防研究的老年患者的个人数据（而这些老年患者有 10% 患心血管疾病）进行了研究。该协作组估计，预防 1 例卒中发生所需要治疗的人数是 196 人，预防 1 例任何心血管事件发生所需要治疗的人数是 56 人，预防 1 例 5 年内发生死亡所需要治疗的人数是 96 人。该试验与胆固醇治疗试验协作组分析（CTT）相似，该分析的个人层次数据来自于 27 个临床试验，表明对于 10 年内心血管事件低危人群，预防 1 例血管事件发生所需要治疗的人数为 167 人；而对于 10 年内心血管事件高危人群，预防 1 例血管事件发生所需要治疗的人数则为 67 人[9]。此时，应该强调的是，老年人预防性治疗的长期价值存在着某种不确定性，因为很难知道预防性干预是否还起作用，以及起多大的作用。

三、他汀类药物在老年患者中应用的安全性问题

有关他汀的不良反应，患者主诉最多的是肌肉相关的副作用，成年人横断面研究报告称，20% 的患者在他汀类药物使用期间，有过肌肉骨骼疼痛。估算的他汀类药物相关肌病发生率差别很大，不太可能根据随机对照试验来确定，因为有他汀耐受磨合期或者排除既往存在他汀不耐受的患者的情况。

一项对 5 个随机对照试验和 11 132 名患者，关于强化他汀药物治疗用于冠心病老年患者有效性与安全性的系统评估表明，肌病、横纹肌溶解、肌酸激酶水平高于正常上限值的 10 倍，只在很少情况下发生，并且只有 13 例报道。以 10 000 多名目前或既往他汀类药物的使用者为研究对象，调查了他们对美国他汀类药物使用现状的认识，也调查了患者教育的差距，结果表明有 29% 的患者出现过肌肉相关副作用；84% 的患者至少服用一种其他药

物，而该药物可能与他汀类药物发生相互作用[10]。

社区中他汀类药物治疗的患者第二常见的主诉是他汀类药物对认知功能的不利影响。也曾有报道称，服用他汀类药物的老年患者，出现认知功能的可逆损害和老年痴呆的恶化。虽然他汀类药物与认知功能损失的潜在关系一直是具有争议的话题，但是美国的食品药品监督管理局（FDA）对开具他汀类药物处方发出了相关的警告。最近发表了两篇他汀对认知功能作用的系统评价，一篇报道称，没有证据表明他汀类药物对痴呆症、认知功能损害或阿尔兹海默症的发病率产生影响，另一篇报道则称，对于没有基础认知功能障碍的患者，短期数据表明他汀对认知功能没有不利影响，而长期数据则可能支持他汀对痴呆的预防是有利的。

近几年，人们发现使用他汀类药物会增加 2 型糖尿病的风险，事实上，在 2012 年，欧洲药品管理局就发布了一部指南，之中有关于他汀类药物治疗相关的糖尿病风险增加的信息。这种效应适用于除匹伐他汀外的所有他汀类药物家族成员，并且该效应还存在剂量依赖的相关性，因此他汀类药物的剂量越大，该效应越明显。另外，该效应与年龄也有着明确关系。欧洲动脉粥样硬化协会最近发布了患 2 型糖尿病高风险患者他汀类药物使用指南。对于可能不会合并微血管并发症的老年患者，他汀相关糖尿病的临床意义依然是个未知量。其他不良反应包括肝转氨酶水平升高，但在降低药物剂量或停用药物后，转氨酶水平通常可以恢复，有时也可自发正常化。至今并未发现他汀类药物的使用与非酒精性脂肪肝的出现以及其严重程度或肝源性死亡有联系。数据表明老年人更容易有肝酶活动度的增强，或者与中年人相比，他汀引起的老年人肝损伤的风险不大。同时，美国 FDA 的分析表明，他汀所致的严重肝损伤极少见且具有不可预测性。

关于肾的不良反应，一项以卫生行政数据库分析为基础的，对超过两百万他汀使用者的观察研究表明，与低强度他汀类药物相比，高强度他汀类药物与急性肾损伤的诊断率增加有关，尤其是首次服用他汀类药物的前 120 天内。然而，最近来自对 149 882 名患者多年随访临床试验的数据表明，与对照组相比，并未发现他汀相关的严重肾不良事件的出现[11]。

早期研究认为白内障的形成是他汀类药物的一个副作用。虽然在 1991 年，美国 FDA 终止了这一观察研究，但在来自英格兰、威尔士和美国军队卫生系统的一个大规模队列研究又一次表明，白内障与他汀类药物有关[12]。一项最近的 meta 分析显示他汀类药物对白内障具有保护作用，然而更为年轻的患者和更长时间的持续他汀类药物治疗都将有更多收益，相反老年患者却未观察到明显获益[13]。因此，为了弄清楚他汀与白内障的关系，应该进行一个随机对照临床试验，或者将白内障作为流行病学研究的一个终点。

另外，发表偏倚与报告结果偏倚对临床研究结果的合理性提出了巨大的挑战，从而对医疗卫生的知情决策提出了巨大的挑战。关于这一方面，有人提出患者立场的安全数据对评估他汀类药物副作用是必不可少的，而且发表的数据与患者水平的数据产生异议。此外 Catalá-López 等人指出，他汀类药物用于心血管预防的经济效益存在重大的赞助偏倚。

当考虑到他汀类药物用于老年受试者时，我们需要进一步关注的问题是药物之间的相互作用。药物之间相互作用的两个主要预测因子是年龄和疾病的缓慢性与长期性。随着身体不断变老，发生的重大药代动力学变化包括，胃肠道吸收功能减退，白蛋白水平下降所导致的药物容积分布的改变，身体总含水量与去脂体重的改变，体脂肪率的增加以及药物代谢随年龄的增加逐渐降低。另外，随着年龄增加，肾小球滤过率不断降低，因此药物清除率也不断下降。

老年患者的血脂异常，需要根据其共患病的不同，选择不同的药物治疗。一方面，据有关报道称，75 岁以上的患者有 47％服用至少 5 种药物[14]。另一方面，一项来自于两个美国数据库的 950 000 多份病例的研究表明，83％血脂异常的患者服用经 CYP3A4 代谢的他汀，其中 25％～30％也服用一种 CYP3A4 抑制剂[15]。这就表明在用他汀类药物治疗的患者身上有极高的风险发生药物之间的相互作用，部分会导致不良事件，从而停用他汀类药物。因此，关于老年患者心血管疾病预防的医疗决策，最关键的是通过良好沟通，来评估他们对治疗方案的看法，从而形成治疗伙伴关系。在与 356 名社区老年患者（患者平均年龄 76 岁且 75％为女性）面谈时，调查了他们对服用药物（即他汀类药物）作为心肌梗死的一级预防方法的意愿[16]。对于任何药物，他们服用的意愿，取决于该药副作用所带来的风险，而非该药所带来的潜在收益。因此，很多老年患者不愿意服用新药。

四、小结

虽然有证据表明他汀类药物对老年患者有益，但有老年患者参与的共同决策也很重要。在决定开始治疗前，要考虑每个患者的自身特点、可能引起的不良反应以及对其生活质量的影响，权衡治疗的可能收益与潜在风险。对老年人群如何更好地应用他汀类药物需要投入更多的研究及更多的教育来确立更为合理的干预策略和系统的依从方法，从而降低老年人群心血管疾病的发生率和死亡率。

（吴娜琼）

参考文献

[1] Go AS，Mozaffarian D，Roger VL，et al. Heart disease and stroke statistics—2014 update：a report from the American Heart Association. Circulation，2014，129（3）：e28-e292.

[2] Perk J，De Backer G，Gohlke H，et al. European Guidelines on cardiovascular disease prevention in clinical practice（version 2012）. The Fifth Joint Task Force of the European Society of Cardiology and Other Societies on Cardiovascular Disease Prevention in Clinical Practice（constituted by representatives of nine societies and by invited experts）. Eur Heart J，2012，33（13）：1635-1701.

[3] Stone NJ，Robinson JG，Lichtenstein AH，et al. 2013 ACC/AHA guideline on the treatment of blood cholesterol to reduce atherosclerotic cardiovascular risk in adults：a report of the American College of Cardiology/American Heart Association Task Force on Practice Guidelines. J Am Coll Cardiol，2014，63（25 Pt B）：2889-2934.

[4] Strandberg TE，Kolehmainen L，Vuorio A. et al. Evaluation and treatment of older patients with hypercholesterolemia：a clinical review. JAMA，2014，312（11）：1136-1144.

[5] Gobal FA，Mehta JL. Management of dyslipidemia in the elderly population. Ther Adv Cardiovasc Dis，2010，4（6）：375-383.

[6] Liu HH，Li JJ. Aging and dyslipidemia：a review of potential mechanisms. Ageing Res Rev，2015，19（4）：43-52.

[7] Brugts JJ，Yetgin T，Hoeks SE，et al. The benefits of statins in people without established cardiovascular disease but with cardiovascular risk factors：meta-analysis of randomised controlled trials. BMJ，2009，30，338：b2376.

[8] Savarese G，Gotto AM Jr，Paolillo S，et al. Benefits of statins in elderly subjects without established cardiovascular disease：a meta-analysis. J Am Coll Cardiol，2013，62（22）：2090-2099.

[9] Cholesterol Treatment Trialists'（CTT）Collaborators，Mihaylova B，Emberson J，et al. The effects of lowering LDL cholesterol with statin therapy in people at low risk of vascular disease：meta-analysis of individual data from 27 randomised trials. Lancet，2012，380（9841）：581-590.

[10] Yan YL，Qiu B，Hu LJ，et al. Efficacy and safety evaluation of intensive statin therapy in older patients with coronary heart disease：a systematic review and meta-analysis. Eur J Clin Pharmacol，2013，69（12）：2001-2009.

[11] Bangalore S，Fayyad R，Hovingh GK，et al. Statin and the risk of renal-related serious adverse events：Analysis from the IDEAL，TNT，CARDS，ASPEN，SPARCL，and other placebo-controlled trials. Am J Cardiol，2014，113（12）：2018-2020.

[12] Hippisley-Cox J，Coupland C. Unintended effects of statins in men and women in England and Wales：population based cohort study using the QResearch database. BMJ，2010，340：c2197.

[13] Kostis JB，Dobrzynski JM. Prevention of cataracts by statins：a meta-analysis. J Cardiovasc Pharmacol Ther，2014，19（2）：191-200.

[14] Wilmot KA，Khan A，Krishnan S，et al. Statins in the elderly：a patient-focused approach. Clin Cardiol，2015，38（1）：56-61.

[15] Ming EE，Davidson MH，Gandhi SK，et al. Concomitant use of statins and CYP3A4 inhibitors in administrative claims and electronic medical records databases. J Clin Lipidol，2008，2（6）：453-463.

[16] Fried TR，Tinetti ME，Towle V，et al. Effects of benefits and harms on older persons' willingness to take medication for primary cardiovascular prevention. Arch Intern Med，2011，171（10）：923-928.

第二十三章　老年人代谢综合征的血脂异常管理

一、引言

全球 65 岁以上的老年人口比例快速增长，且老年人代谢综合征的罹病率随年纪增长而增加。代谢综合征会使心血管疾病风险增加 2 倍；然而老年人心血管疾病（包括冠心病和脑血管疾病）的发生率和死亡率高，其中引起心血管风险因素涵盖腹部肥胖、高血压、葡萄糖耐受不良和致粥样硬化性血脂异常（atherogenic dyslipidemia；包括低密度脂蛋白胆固醇增加、三酰甘油（甘油三酯）增加和高密度脂蛋白胆固醇减少），这也同时是代谢综合征的重要组成因子。代谢综合征在不同国家的发病率不同，由于发病率会随年龄增加，因此老年人具有更高的风险罹患代谢综合征[1-2]。在代谢综合征患者中的胰岛素抗性，随年龄增长而增加，且与不良临床事件例如高血压、冠心病、脑卒中、癌症和 2 型糖尿病有关[3]。经济发展、医疗进步、社会经济地位和生活方式的变化，大大提高了居民的健康水平，同时也导致老年人口的迅速增长。面对老年人日益增加的代谢综合征，如何降低代谢综合征患者的心血管风险将是一个重要的课题。其中致粥样硬化性血脂异常为关键的危险因素之一。因此，医师应认知当老年人有血脂异常的存在时，需提供适当的介入方式以降低心血管风险。生活方式改变是治疗血脂异常的最初步骤，但是对于不能由改变生活方式，来达到治疗目标的代谢综合征老年人，应该考虑给予药物治疗。在患有代谢综合征的老年人中，治疗血脂异常时，则需知道当患者有多种共病存在的情况下，各种药物使用的益处和不良作用。老年人的有效血脂管理可以降低心血管疾病的风险，进而改善生活质量。本章重点关注于老年人代谢综合征的血脂控制。

二、老年人代谢综合征的发病率

国际糖尿病联合会（International Diabetes Federation，IDF）、世界卫生组织（World Health Organization，WHO）和美国国家胆固醇教育计划（National Cholesterol Education Program-Adult Treatment Panel Ⅲ，NCEP）对于代谢综合征的定义相似，且此三种不同定义所估算之冠心病风险也相近[4]。在 Framingham 子世代研究中，使用三种代谢综合征不同定义，包括美国国家胆固醇教育计划成人治疗专家组的第三次指南（NECP ATP Ⅲ），国际糖尿病联合会和欧洲胰岛素阻抗研究组织（European Group for the Study of Insulin Resistance，EGIR）定义研究发现，不论应用何种代谢综合征判定标准，其对于心血管疾病预后和风险管理是一致[5]。不同代谢综合征的诊断标准，总结在表 23-1。

代谢综合征的发病率随着年龄而增加，且会随不同定义、区域和研究群体而不同。Hwang 等指出中国台湾居民代谢综合征的年龄标准化发病率，根据 NECP ATP Ⅲ 定义为 15.7%，IDF 定义为 14.3%，中国台湾代谢综合征定义为 16.4%，且代谢综合征的发病率随中国台湾人口的年龄增加而增加[6]。Huang 等发现代谢综合征是中国台湾老年人的常见疾病，根据 NECP ATP Ⅲ 定义，男性和女性老年人代谢综合征发病率分别为 21.5% 和 37.6%[7]。代谢综合征会增加罹患 2 型糖尿病 5 倍的风险，代谢综合征患者在未来 5～10 年内，发生心血管疾病相对风险者比没有代谢综合征者高 2 倍[8]。包括 21 项研究的 meta 分析中，与无代谢综合征者相比，代谢综合征增加心血管疾病、冠心病和脑卒中的发生率[9]。关于老年人的代谢综合征和心血管死亡率的研究目前不多。福特指出，在老年人中，代谢综合征与全因死亡率和心血管死亡率之间的关联强度估计可能更高[10]。长达 15 年的追踪 50 岁以上中国人的研究结果显示，代谢综合征与全因死亡率和心血管疾病死亡率的风险有关[11]。在健康、老化和身体组成（健康 ABC）

表 23-1　代谢综合征的诊断标准

	世界卫生组织（胰岛素抵抗/糖尿病加2项因子）	EGIR（高胰岛素血症加>2项因子）	IDF（肥胖加>2项因子）	NCEP ATP III（≥3项因子）	台湾（≥3项因子）
中央或全身性肥胖	男性腰围除以臀围比率大于0.9、女性大于0.85或体重指数在30 kg/m²以上者	男性腰围大于94 cm，女性腰围大于80 cm	体重指数在30 kg/m²以上者或不同地区/种族的腰围标准	男性腰围大于102 cm，女性大于88 cm	男性腰围大于90 cm，女性大于80 cm
三酰甘油（甘油三酯）	大于150 mg/dl	大于180 mg/dl	大于150 mg/dl	大于150 mg/dl	大于150 mg/dl
高密度脂蛋白胆固醇	男性小于35 mg/dl；女性小于40 mg/dl	小于40 mg/dl	男性小于40 mg/dl；女性小于50 mg/dl	男性小于40 mg/dl；女性小于50 mg/dl	男性小于40 mg/dl；女性小于50 mg/dl
血压	大于140/90 mmHg	大于140/90 mmHg或服用降压药	收缩压大于130 mmHg或舒张压大于85 mmHg或服用降压药	收缩压大于130 mmHg或舒张压大于85 mmHg或服用降压药	收缩压大于130 mmHg或舒张压大于85 mmHg或服用降压药
血糖	要有胰岛素抗性	要有胰岛素抗性	空腹血浆葡萄糖大于100 mg/dl或已被诊断的2型糖尿病	空腹葡萄糖大于100 mg/dl或服用降血糖药	空腹葡萄糖大于100 mg/dl或使用胰岛素或降血糖药
其他	尿中白蛋白排除率大于20 μg/min或白蛋白/肌酐比大于30 mg/g				

研究中，70岁以上患有代谢综合征的受试者具有更高心血管事件风险，但是有和无罹患代谢综合征的老年人之间，死亡率并无显著差异[12]。在芬兰无糖尿病的老年人群研究中，代谢综合征增加冠心病死亡风险，但与全死因死亡率无关[13]。在意大利老年人长期研究中，代谢综合征增加脑卒中和糖尿病的风险，但是仅在男性会显著增加心血管疾病死亡率[14]。中国香港心血管危险因素研究中，代谢综合征与全死因和血管死亡风险有关[15]。中国台湾居民研究中，与无代谢综合征相比的老年人，患代谢综合征的老年人有更高的心血管疾病和全因死亡率[16]。综合以上的流行病学研究，代谢综合征发病率随年龄而增加且会增加心血管死亡风险。因此，控制代谢综合征中危险因子，已经成为防治老年人心血管疾病越来越重要的课题，且5个代谢综合征诊断标准中有2个与血脂有关，足见血脂控制的重要性（表23-1）。

三、血脂随年龄的变化

依据美国国家健康和营养调查（NHANES）

2003—2004年间数据，低密度脂蛋白胆固醇和非高密度脂蛋白胆固醇随着年龄的增加而增加，但高密度脂蛋白胆固醇未随年纪而变化。三酰甘油（甘油三酯）也随着年龄增长而增加，在50~59岁的男性和60~69岁的女性中达到峰值[17]。在中国台湾粒腺体老化研究中，三酰甘油大于150 mg/dl发病率随女性年龄增加而升高[18]。在中国台湾地区年龄大于65岁人群中，低密度脂蛋白胆固醇大于160 mg/dl，甘油三酯大于150 mg/dl及高密度脂蛋白胆固醇小于35 mg/dl的男性和女性发病率分别为4.8%、1.2%、11.0%和13.6%、13.4%、12.9%[19]。低密度脂蛋白载脂蛋白B-100随男性年龄的增加而下降，但极低密度脂蛋白载脂蛋白B-100合成率随着年龄的增长而增加[20]。胰岛素抗性是造成代谢综合征的原因之一，且会随着年龄的增加而增加[3]，而胰岛素抗性与致动脉粥样硬化性血脂异常有关。首先，胰岛素抗性会增加脂肪分解，导致游离脂肪酸增加，且因胰岛素信息传递途径受损，使得游离脂肪酸与三酰甘油的合成增加，且与肝合成更多的极低密度脂蛋白有关[21]。原因之二，胰岛素可由磷酸肌醇 3-激酶（phosphatidylinositide3-kinase）信息传递途径来抑制肝细胞合成和分泌极低密度脂蛋白[22]，因此胰岛素抗性会导致极低密度脂蛋白合成增加。原因之三，胰岛素会增加脂蛋白脂肪酶活性，并将极低密度脂蛋白中携带的甘油三酯分解成脂肪酸[23-24]，因此胰岛素抗性会减少甘油三酯分解。因此富含甘油三酯的大颗粒的极低密度脂蛋白经过脂蛋白脂肪酶，胆固醇酯转运蛋白（cholesteryl ester transfer protein）和肝脂解酶（hepatic lipase）代谢为极低密度脂蛋白残留物和小而密的低密度脂蛋白胆固醇（small dense LDL）[25]。胰岛素抗性可以增加胆固醇酯转运蛋白的活性，导致富含甘油三酯的高密度脂蛋白的形成增加[26]。然而富含甘油三酯的高密度脂蛋白颗粒会被肝脂肪酶和内皮脂肪酶分解，导致较少的高密度脂蛋白颗粒参与血管的胆固醇逆运转（reverse cholesterol transport）。因此，在代谢综合征中，甘油三酯增高、高密度脂蛋白胆固醇减少和小而密低密度脂蛋白胆固醇的出现合并正常或轻微增加的低密度脂蛋白胆固醇，是心血管疾病危险因子。尽管目前有许多有效的治疗方法，只有几个研究和临床试验涉及老年人。一般来说，医师对老年心血管疾病患者的治疗通常不太积极，且只有较少的循证医学来支持。因此对于代谢综合征的老年人提供临床认识和管理及足够的治疗，包括血脂控制，是一重要课题。以下部分将介绍如何控制老年人代谢综合征的血脂异常。

四、血脂的治疗目标

meta 分析显示，低密度脂蛋白胆固醇若降低 38.7 mg/dl，会使心血管事件相对风险减少 22%[27]。心血管健康研究显示 65 岁以上受试者的高密度脂蛋白胆固醇比较低，其心肌梗死的发生风险较高[28]。EPIC-Norfolk 和 Reykjavik 研究发现老年人的三酰甘油与冠心病有关[29]。NCEP ATP Ⅲ 血脂治疗指南提出，低密度脂蛋白胆固醇目标值，轻度心血管风险人群，应低于 160 mg/dl；中度心血管风险人群应设定在 130 mg/dl 以下，在中度心血管风险人群中，应设定在 130 mg/dl 以下，但也可选择低于 100 mg/dl；高度心血管风险人群，应设定在低于 100 mg/dl，但也可选择低于 70 mg/dl；非常高度心血管风险人群则应低于 70 mg/dl[30]。若致粥样

硬化性血脂异常患者的甘油三酯大于 200 mg/dl，低密度脂蛋白胆固醇目标达成后，非高密度脂蛋白胆固醇（non HDL-C＝总胆固醇－高密度脂蛋白胆固醇）成为下一个治疗目标，非高密度脂蛋白胆固醇的目标是比低密度脂蛋白胆固醇值大 30 mg/dl。在达到低密度脂蛋白胆固醇和非高密度脂蛋白胆固醇目标之后，第三个目标是提升高密度脂蛋白胆固醇，目前并无指定提高高密度脂蛋白胆固醇的目标，但应尽可能提升高密度脂蛋白胆固醇至正常值[31]。

中国台湾血脂异常治疗指南建议，对于急性冠脉综合征患者和稳定型冠心病患者，低密度脂蛋白胆固醇的目标为小于 70 mg/dl；急性冠脉综合征合并糖尿病患者，低密度脂蛋白胆固醇的目标可考虑降至 55 mg/dl 以下；对于 40 岁以上的糖尿病患者，低密度脂蛋白胆固醇的目标应低于 100 mg/dl；当低密度脂蛋白胆固醇目标达标后，他汀类药物配合其他降脂药将甘油三酯降至 150 mg/dl 以下及将男性和女性的高密度脂蛋白胆固醇分别提高至高于 40 mg/dl 和 50 mg/dl[32]。

五、生活方式改变

大多数心血管事件预防指南建议，以改变生活方式来作为血脂治疗的首要策略。目前大部分针对生活方式改变的随机临床试验几乎没有直接针对老年人的，也无以不同治疗指南建议当作临床终点的相关研究。五项大型前瞻性研究发现，坚果消耗量与冠心病的风险呈负相关，若以 1 盎司的坚果的脂肪替代相等能量的糖类，可使冠心病风险降低 30%，并且以坚果脂肪替代饱和脂肪可使冠心病风险降低 45%[33]。50 岁以上的成人运动对血脂代谢的 meta 分析结果显示，运动可使低密度脂蛋白胆固醇显著降低 2.5%，高密度脂蛋白胆固醇升高 5.6%，但甘油三酯稍微降低了 5.9%[34]。一项在欧洲进行的研究显示，使用地中海饮食和健康生活方式，可使老年人的死亡率降低 50%[35]。以谷固醇酯（sitostanol-ester）替代轻度高胆固醇血症患者日常食用脂肪的一部分，能有效降低血清总胆固醇和低密度脂蛋白胆固醇 10%～14%，但对高密度脂蛋白胆固醇和甘油三酯浓度则无影响[36]。绿茶萃取物配合低饱和脂肪饮食治疗，可使低密度脂蛋白胆固醇降低 16.4%[37]。当冠心病风险没有因

改变生活方式如减重、饮食控制和运动而充分减少时，应考虑药物治疗[38]。代谢综合征的形成目前没有确定单一的致病机制，因此分别治疗代谢综合征的个别构成要素是目前治疗方式。大多数医生倾向用药治疗代谢综合征的每个构成要素，而不是采用改变生活方式的长期策略。即便药物治疗相对容易达标，医生亦应当遵循当前的血脂异常治疗指南来开具处方，不同降脂药对血脂水平的影响总结如表 23-2。

表 23-2 不同降脂药对血脂的影响			
	低密度脂蛋白胆固醇	高密度脂蛋白胆固醇	甘油三酯
他汀类	下降	增加	适度下降
依泽替米贝	下降	非常轻微的增加	稍微下降
贝特类	作用不显著	增加	下降
烟酸	下降	增加	下降

六、降脂药物

（一）他汀类药物

包括 14 个他汀类药物的随机试验的 meta 分析显示，低密度脂蛋白胆固醇每降低 1 mmol/L，则总死亡率降低 12%、冠状动脉死亡率降低 19%、致死或非致死性脑卒中发生率降低 17%[39]。但是目前有关老年人使用他汀类药物临床试验研究报告相当有限，两个老年人的心血管疾病他汀类药物二级预防随机临床试验已经被报道。在 PROSPER 试验中，70～82 岁老年受试者被随机分成安慰剂组或 40 mg 普伐他汀（pravastatin）组，普伐他汀组的不良心血管事件显著减少 15%[40]。在 SAGE 试验中，在 65～85 岁的冠心病和至少一次心肌缺血发作的老年受试者中，比较强度与中度他汀类药物治疗的效果。与中度普伐他汀治疗相比，使用阿托伐他汀（atorvastatin）的强化治疗有较少的急性心血管事件，且显著减少全因死亡率[41]，这项研究说明了强化他汀类药物治疗对老年人的益处。对 60 岁以上患者使用他汀类药物预防心血管疾病临床研究 meta 分析指出，他汀类药物显著降低 15% 全因死亡率、23% 冠心病死亡率、26% 致死或非致死性心肌梗死和 24% 致命或非致死性脑卒中发生率[42]。另 1 个包含 9 项临床试验的 meta 分析，涵盖 19 569 名 65～82 岁的患者，他汀降低 30% 冠心病死亡

率、26% 非致死性梗死发生率、30% 再次血运重建（revascularization）率和 25% 脑卒中发生率。作者估计，用他汀类药物每治疗 28 人就可以挽回一个生命[43]。在中国台湾的 T-SPARCLE 研究发现，使用他汀类药物可增加低密度脂蛋白胆固醇低于 100 mg/dl 达标的可能性[44]。但是他汀类药物会增加新发糖尿病的风险，特别是已患有代谢综合征的人群。在中国台湾老年人中，使用阿托伐他汀或罗苏伐他汀（rosuvastatin）新发糖尿病风险较低，但洛伐他汀（lovastatin）和辛伐他汀（simvasta-tin）显著增加新发糖尿病的风险[45]。虽然肌痛是他汀类药物使用最常见的不良反应，但在 65 岁以上老年人使用他汀类药物的 meta 分析中，治疗组与安慰剂组之间的肌痛、肌肉病变和横纹肌溶解风险无显著差异[46]。因为老年人的肌肉量减少，衰弱（frailty），肾和肝功能受损，以及多重药物使用，特别是与需透过细胞色素 P450 酶（cyto-chrome P450）代谢的药物间相互作用，老年人的他汀类药物使用应谨慎，此外，他汀类药物的随机临床试验 meta 分析中，认知功能障碍与使用他汀类药物无关[47]。

（二）他汀类药物以外的降脂药

在 ZETELD 研究中，在大于 65 岁的冠心病高风险患者中使用阿托伐他汀（10 mg）并用依泽替米贝（ezetimibe），比使用阿托伐他汀 2 倍或 4 倍的剂量，更容易达到预定的低密度脂蛋白胆固醇目标。患者对两种治疗方法的耐受性良好，具有同等的安全性[48]。人类枯草溶菌素转化酶 9 型（PCSK9）抑制剂为最新减少低密度脂蛋白胆固醇的治疗方法。在 24 个随机对照临床试验的 meta 分析中，PCSK9 抑制剂降低了全因死亡率和心肌梗死的发生率，但未显著降低心血管死亡率。PCSK9 抑制剂（evolocumab）在 65 岁或 75 岁以上患者中，可以有效减少低密度脂蛋白胆固醇，但无明显副作用[49-50]。特别是在老年人中，PCSK9 抑制剂是否会变得与他汀类药物一样重要，仍然是不确定的。

普罗布考（probucol）长久以来一直被用作降脂药，特别是在日本，但会减少高密度脂蛋白胆固醇，因此在西方国家退市。但最近的动物研究显示，普罗布考通过改善高密度脂蛋白功能和加速反向胆固醇转运过程而减轻动脉粥样硬化，改善抗炎

和抗氧化功能[51]。Probucol Angioplasty Restenosis Trial（PART）试验收纳 90 名平均年龄 60 岁以上的冠状动脉狭窄且需要血管成形术的受试者，普罗布考治疗减少重复血运重建[52]。福冈动脉粥样硬化试验（Fukuoka Atherosclerosis Trial）中，246 名无症状高胆固醇血症患者，接受每天 500 mg 普罗布考或每天 10 mg 普伐他汀或安慰剂。经过两年以上观察，相较于安慰剂，普罗布考显著减少心血管事件[53]。因此可以重新考虑普罗布考作为他汀类药物或其他降脂剂的补充用药，来减小心血管事件风险。

（三）老年人的甘油三酯的治疗

在 EPIC-Norfolk 和 Reykjavik 研究中报道，平均年龄超过 70 岁的受试者的三酰甘油与冠心病风险相关[29]。且三酰甘油是亚太地区冠心病和脑卒中的危险因子[54]。在包括 3282 名年龄大于 65 岁老年人的 CASTEL 研究中，三酰甘油和高密度脂蛋白胆固醇是老年妇女冠心病死亡率的危险因子[55]。来自巴西老年患者的研究显示，三酰甘油大于 200 mg/dl 会增加心血管事件的发生[56]。目前初级和二级心血管疾病预防指南对三酰甘油着墨不多，特别是老年人，因此我们需要更多地关注在老年人中高三酰甘油血症的处理。

贝特类药物（fibrate）为目前具有最明显降低三酰甘油作用的降血脂药物。涵盖 18 项试验（收纳 45 058 名受试者）使用贝特类的 meta 分析显示，主要不良心血管事件发生和冠状动脉事件发生的相对风险分别降低 10% 和 13%[57]。在 FIELD 研究，非诺贝特没有显著降低冠状动脉事件发生的风险，但可减少所有心血管事件；次群组分析也未能显示对于年龄大于 65 岁的老年患者，使用非诺贝特是有益的[58]。烟酸可降低三酰甘油并增加高密度脂蛋白胆固醇。在 AIM-HIGH 试验中，对于具有最高三酰甘油和最低高密度脂蛋白胆固醇的次群组患者，烟酸缓释片有减少心血管事件发生的趋势。在已有心血管疾病的低密度脂蛋白胆固醇已低于 70 mg/dl 的患者，烟酸添加至他汀类药物治疗，在 36 个月随访期间发现，不会影响心血管事件发生，但是高密度脂蛋白胆固醇和三酰甘油有显著改善[59]。烟酸可与他汀类药物联合使用以达到低密度脂蛋白胆固醇目标或用于提升高密度脂蛋白胆固醇。但是目前没有试验可以显示贝特类或烟酸在老

年人中的临床疗效，且需要进一步的研究以获得贝特类或烟酸对患有代谢综合征的老年人的高甘油三酯血症的影响。在一项研究中评估了他汀类药物合并贝特类药物的潜在副作用，该研究涵盖 11 项管理型护理计划保险理赔数据，其中包括 252 460 名接受降脂药物治疗患者，贝特类和他汀类药物合并使用导致横纹肌溶解而须住院治疗的发生率高于他汀类单药治疗的 10 倍[60]。吉非贝齐（gemfibrozil）合并洛伐他汀（lovastatin）使用时会增加肌肉病变和横纹肌溶解发生率[61]。葡萄糖醛酸化（glucuronidation）是亲脂性他汀类药物自肾排出的重要途径，会被吉非贝齐抑制但不会被非诺贝特抑制[62]。因此吉非贝齐会增加亲脂性他汀类药物血中浓度，进而增加他汀类药物的副作用。FIELD 研究显示，使用非诺贝特患者无论是否合并服用他汀类药物，肌肉病变发生率在试验组和对照组无明显差异，且发生率小于 1%[58]。若吉非贝齐合并他汀类药物使用，他汀类药物剂量须减量；而非诺贝特合并他汀类药物使用，他汀类药物剂量则不须减量。n-3 多不饱和脂肪酸（n-3 polyunsaturated fatty acids，n-3 PUFA）也可降低甘油三酯浓度[63]。涵盖 11 个随机临床试验的 meta 分析指出，n-3 多不饱和脂肪酸可以降低总死亡率，心肌梗死死亡率和冠心病患者猝死率[64]。且 n-3 多不饱和脂肪酸在初级和二级冠心病预防中具有心脏保护作用[65]。但在收纳 2501 位年龄 45～80 岁有心肌梗死、不稳定型心绞痛或缺血性脑卒中病史患者的 SU.FOL.OM3 试验，n-3 多不饱和脂肪酸没有降低冠心病不良事件和冠状动脉血运重建的发生率[66]。在心血管健康研究中，年龄大于 65 岁的成年人使用较高浓度的 n-3 多不饱和脂肪酸，配合二十二碳六烯酸（docosahexaenoic acid，DHA）和二十碳五烯酸（Eicosapentaenoic acid，EPA）可降低致命性缺血性心脏病的风险[67]。Japan EPA Lipid Intervention Study（JELIS）结果显示，每日长期使用 1.8 g 纯化的 EPA 可减小 19% 的主要冠心病不良事件的风险[68]。但是未来仍需要更多 n-3 多不饱和脂肪酸预防老年人心血管疾病的研究来证实。

（四）老年人的高密度脂蛋白胆固醇的处理

高密度脂蛋白胆固醇偏低是早发性动脉粥样硬化风险的反向预测[69]。在 AIM-HIGH 试验中，烟酸缓释片加他汀类药物可使高密度脂蛋白胆固醇增

加 25.0%[70]。在 18 项随机试验的 meta 分析中，烟酸或胆固醇酯转移蛋白（cholesteryl ester transfer protein）抑制剂不影响心血管死亡率[71]。胆固醇酯转移蛋白抑制剂对心血管的益处，尚未在大型试验中得到证实。

七、增加老年人血脂控制达标

中国台湾 T-SPARCLE 心血管疾病二级预防分析研究中，低密度脂蛋白胆固醇小于 100 mg/dl、高密度脂蛋白胆固醇大于 40 mg/dl 及三酰甘油小于 150 mg/dl 达标率为 45%～55%，若使用降脂药可以增加达标率[44]。在 CEPHEUS-PA 的研究中中国台湾次群组分析指出，代谢综合征会降低患者低密度脂蛋白胆固醇达标的可能性[72]。老年人高脂血症的治疗不理想原因可能是依从性不足。在老年患者中持续使用他汀类药物随着时间推移大幅度下降，尤其在开始治疗的 6 个月出现最大降幅[73]。在他汀类药物开始治疗前 3 个月低密度脂蛋白胆固醇的降低与降脂药物治疗的依从性有关[74]。老年人会有听力、记忆力、视力、认知等生理功能的衰退，而老年人因慢性病多，服药种类也多，也会导致服药依从性低。老年人中血脂治疗不理想的另一个原因是，当医生向老年人提供降脂药时，老年人对降脂药（包括他汀类相关性肌痛）副作用的担忧较多，且医师是否详细解说及遵守治疗指南，也会影响患者遵从医嘱的态度。因此要改善老年人服药

依从性，可能要找出原因，强调按时服药的重要性；从家庭成员宣教做起，帮忙提醒服药；使用智能型药盒；加强远距药物咨询及定期血脂监测。所以要增加服用降脂药的依从性，必须患者、医师、药师及家庭成员共同参与，增强治疗效果和减少不良反应。

八、不同指南对老年人血脂异常的处理

表 23-3 整理来自不同指南中对老年人血脂异常处理的建议。老年人代谢综合征合并致粥样硬化性血脂异常患者，为心血管疾病高风险人群。在开始任何降脂治疗之前，应对老年人的心血管风险评分和共病进行全面评估（图 23-1）。若老年人代谢综合征的低密度脂蛋白胆固醇过高时，他汀类为首选药物。在老年人中进行的少数他汀类药物随机临床试验显示，老年人的心血管相对风险减少的程度与年轻人一致。如果老年人不能耐受他汀类药物，可以考虑使用依泽替米贝，适当加入低至中等剂量的他汀类药物治疗，以达到低密度脂蛋白胆固醇治疗目标。在高密度脂蛋白胆固醇偏低且有轻度至中度高甘油三酯血症者，可考虑应用贝特类药物。在高危险患者中使用他汀类药物合并贝特或烟酸类药物的益处，目前随机临床试验的证据有限。此外，保持最佳营养和生活方式改变对于老年患者是重要的，且营养师参与血脂管理是必要的。

表 23-3　不同指南对于老年人血脂管理的建议

指南	建议
美国心脏病学院/美国心脏协会[75]	1. 随机临床试验证据支持在 75 岁以前已经服用和耐受他汀类药物者，过了 75 岁继续服用这些药物 2. 中度或强度他汀类药物治疗可用于大于 75 岁人群的心血管疾病二级预防 3. 对于大于 75 岁人群的心血管疾病一级预防，使用他汀类药物需要考虑其他因素，包括合并症、安全考虑和护理优先等级
欧洲心脏病学会/欧洲动脉粥样硬化协会[76]	对于年龄较大的患者，推荐使用他汀类药物治疗
国家临床优化研究所（NICE，英国）[77]	1. 建议使用 QRISK2 风险评估工具来评估 84 岁以上人群的心血管疾病初级预防的心血管风险 2. 在 85 岁或以上的人，阿托伐他汀 20 mg 可能降低非致命性心肌梗死的风险
国际动脉粥样硬化协会[78]	1. 建议使用 Lloyd-Jones/Framingham 算法估计 80 岁人群的总动脉粥样硬化心血管疾病的绝对风险 2. 对于高度或中度危险人群，一般应使用他汀类药物

中国老年医学理论与实践 2018

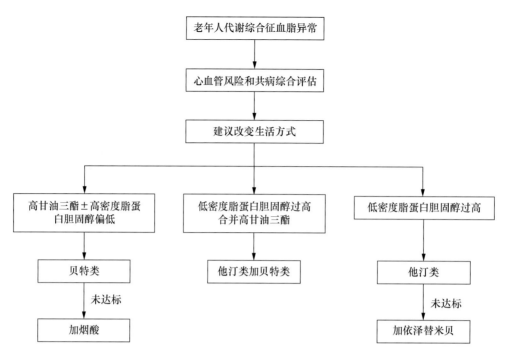

图 23-1　老年人代谢综合征血脂异常的管理

九、结论

根据目前的证据，对具有代谢综合征的老年人的血脂异常须进行积极管理，和治疗代谢综合征的其他构成因素同等重要，从而预防或减少不良心血管事件。来自针对患有代谢综合征老年人的血脂异常处理随机临床试验的证据有限，需要进一步的研究促进老年人的积极血脂管理。

（陈俊延　简世杰　叶宏一）

参考文献

[1] Eckel RH，Grundy SM，Zimmet PZ. The metabolic syndrome. Lancet，2005，365：1415-1428.

[2] Cameron AJ，Shaw JE，Zimmet PZ. The metabolic syndrome：prevalence in worldwide populations. Endocrinol Metab Clin North Am，2004，33：351-375

[3] Facchini FS，Hua N，Abbasi F，et al. Insulin resistance as a predictor of age-related diseases. J Clin Endocrinol Metab，2001，86：3574-3578.

[4] Lawlor DA，Smith GD，Ebrahim S. Does the new International Diabetes Federation definition of the metabolic syndrome predict CHD any more strongly than older definitions？Findings from the British Women's Heart and Health Study. Diabetologia，2006，49：41-48.

[5] Meigs JB，Rutter MK，Sullivan LM，et al. Impact of insulin resistance on risk of type 2 diabetes and cardiovascular disease in people with metabolic syndrome. Diabetes Care，2007，30：1219-1225.

[6] Hwang LC，Bai CH，Chen CJ. Prevalence of obesity and metabolic syndrome in Taiwan. J Formos Med Assoc，2006，105：626-635.

[7] Huang KC，Lee MS，Lee SD，et al. Obesity in the elderly and its relationship with cardiovascular risk factors in Taiwan. Obes Res，2005，13，170-178.

[8] Alberti KG，Eckel RH，Grundy SM，et al. Harmonizing the metabolic syndrome：a joint interim statement of the International Diabetes Federation Task Force on Epidemiology and Prevention；National Heart，Lung，and Blood Institute；American Heart Association；World Heart Federation；International Atherosclerosis Society；and International Association for the Study of Obesity. Circulation，2009，120：1640-1645.

[9] Galassi A，Reynolds K，He J. Metabolic syndrome and risk of cardiovascular disease：a meta-analysis. Am J Med，2006，119：812-819.

[10] Ford ES. Risks for all-cause mortality，cardiovascular disease，and diabetes associated with the metabolic syndrome：a summary of the evidence. Diabetes Care，2005，28：1769-1778.

[11] Sun DL，Wang JH，Jiang B，et al. Metabolic syndrome vs. its components for prediction of cardiovas-

cular mortality: A cohort study in Chinese elderly adults. J Geriatr Cardiol, 2012, 9: 123-129.

[12] Butler J, Rodondi N, Zhu Y, et al. Metabolic syndrome and the risk of cardiovascular disease in older adults. J Am Coll Cardiol, 2006, 47: 1595-1602.

[13] Wang J, Ruotsalainen S, Moilanen L, et al. The metabolic syndrome predicts cardiovascular mortality: a 13-year follow-up study in elderly non-diabetic Finns. Eur Heart J, 2007, 28: 857-864.

[14] Maggi S, Noale M, Gallina P, et al. Metabolic syndrome, diabetes, and cardiovascular disease in an elderly Caucasian cohort: the Italian Longitudinal Study on Aging. J Gerontol A Biol Sci Med Sci, 2006, 61: 505-510.

[15] Thomas GN, Schooling CM, McGhee SM, et al. Metabolic syndrome increases all-cause and vascular mortality: the Hong Kong Cardiovascular Risk Factor Study. Clin Endocrinol, 2007, 66: 666-671.

[16] Wen CJ, Lee YS, Lin WY, et al. The metabolic syndrome increases cardiovascular mortality in Taiwanese elderly. Eur J Clin Invest, 2008, 38: 469-475.

[17] Ghandehari H, Kamal-Bahl S, Wong ND. Prevalence and extent of dyslipidemia and recommended lipid levels in US adults with and without cardiovascular comorbidities: the National Health and Nutrition Examination Survey 2003—2004. Am Heart J, 2008, 156: 112-119.

[18] Wu TW, Chan HL, Hung CL, et al. Differential patterns of effects of age and sex on metabolic syndrome in Taiwan: implication for the inadequate internal consistency of the current criteria. Diabetes Res Clin Pract, 2014, 105: 239-244.

[19] Chang HY, Yeh WT, Chang YH, et al. Prevalence of dyslipidemia and mean blood lipid values in Taiwan: results from the Nutrition and Health Survey in Taiwan (NAHSIT, 1993—1996). Chin J Physiol, 2002, 45: 187-197.

[20] Millar JS, Lichtenstein AH, Cuchel M, et al. Impact of age on the metabolism of VLDL, IDL, and LDL apolipoprotein B-100 in men. J Lipid Res, 1995, 36: 1155-1167.

[21] Havel RJ, Kane JP, Balasse EO, et al. Splanchnic metabolism of free fatty acids and production of triglycerides of very low density lipoproteins in normotriglyceridemic and hypertriglyceridemic humans. J Clin Invest, 1970, 49: 2017-2035.

[22] Chiriac DV, Davidson NO, Sparks CE, et al. PI3-

kinase activity modulates apo B available for hepatic VLDL production in apobec-1-/-mice. Am J Physiol Gastrointest Liver Physiol, 2006, 291: G382-388.

[23] Ebbert JO, Jensen MD. Fat depots, free fatty acids, and dyslipidemia. Nutrients, 2013, 5: 498-508.

[24] Feingold KR, Grunfeld C. Introduction to Lipids and Lipoproteins. In: De Groot LJ, Beck-Peccoz P, Chrousos G, et al., eds. Endotext. South Dartmouth (MA): MDText. com, Inc, 2000.

[25] Packard CJ, Shepherd J. Lipoprotein heterogeneity and apolipoprotein B metabolism. Arterioscler Thromb Vasc Biol, 1997, 17: 3542-3556.

[26] Lucero D, Zago V, Lopez GI, et al. Does non-alcoholic fatty liver impair alterations of plasma lipoproteins and associated factors in metabolic syndrome? Clin Chim Acta, 2011, 412: 587-592.

[27] Baigent C, Blackwell L, Emberson J, et al. Efficacy and safety of more intensive lowering of LDL cholesterol: a meta-analysis of data from 170 000 participants in 26 randomised trials. Lancet, 2010, 376: 1670-1681.

[28] Psaty BM, Anderson M, Kronmal RA, et al. The association between lipid levels and the risks of incident myocardial infarction, stroke, and total mortality: The Cardiovascular Health Study. J Am Geriatr Soc, 2004, 52: 1639-1647.

[29] Sarwar N, Danesh J, Eiriksdottir G, et al. Triglycerides and the risk of coronary heart disease: 10, 158 incident cases among 262, 525 participants in 29 Western prospective studies. Circulation, 2007, 115: 450-8.

[30] Grundy SM, Cleeman JI, Merz CN, et al. Implications of recent clinical trials for the National Cholesterol Education Program Adult Treatment Panel III guidelines. Circulation, 2004, 110: 227-239.

[31] Third Report of the National Cholesterol Education Program (NCEP) Expert Panel on Detection, Evaluation, and Treatment of High Blood Cholesterol in Adults (Adult Treatment Panel III) final report. Circulation, 2002, 106: 3143-3421.

[32] Li YH, Ueng KC, Jeng JS, et al. 2017 Taiwan lipid guidelines for high risk patients. J Formos Med Assoc, 2017, 116: 217-248.

[33] Hu FB, Stampfer MJ. Nut consumption and risk of coronary heart disease: a review of epidemiologic evidence. Curr Atheroscler Rep, 1999, 1: 204-209.

[34] Kelley GA, Kelley KS, Tran ZV. Exercise, lipids, and lipoproteins in older adults: a meta-analysis. Prev

Cardiol, 2005, 8: 206-214.

[35] Knoops KT, de Groot LC, Kromhout D, et al. Mediterranean diet, lifestyle factors, and 10-year mortality in elderly European men and women: the HALE project. JAMA, 2004, 292: 1433-1439.

[36] Miettinen TA, Puska P, Gylling H, et al. Reduction of serum cholesterol with sitostanol-ester margarine in a mildly hypercholesterolemic population. N Engl J Med, 1995, 333: 1308-1312.

[37] Maron DJ, Lu GP, Cai NS, et al. Cholesterol-lowering effect of a theaflavin-enriched green tea extract: a randomized controlled trial. Arch Intern Med, 2003, 163: 1448-1453.

[38] Deen D. Metabolic syndrome: time for action. Am Fam Physician, 2004, 69: 2875-2882.

[39] Baigent C, Keech A, Kearney PM, et al. Efficacy and safety of cholesterol-lowering treatment: prospective meta-analysis of data from 90, 056 participants in 14 randomised trials of statins. Lancet, 2005, 366: 1267-1278.

[40] Shepherd J, Blauw GJ, Murphy MB, et al. Pravastatin in elderly individuals at risk of vascular disease (PROSPER): a randomised controlled trial. Lancet, 2002, 360: 1623-1630.

[41] Deedwania P, Stone PH, Bairey Merz CN, et al. Effects of intensive versus moderate lipid-lowering therapy on myocardial ischemia in older patients with coronary heart disease: results of the Study Assessing Goals in the Elderly (SAGE). Circulation, 2007, 115: 700-707.

[42] Roberts CG, Guallar E, Rodriguez A. Efficacy and safety of statin monotherapy in older adults: a meta-analysis. J Gerontol A Biol Sci Med Sci, 2007, 62: 879-887.

[43] Afilalo J, Duque G, Steele R, et al. Statins for secondary prevention in elderly patients: a hierarchical bayesian meta-analysis. J Am Coll Cardiol, 2008, 51: 37-45.

[44] Chen CY, Chuang SY, Fang CC, et al. Gender difference in statin intervention on blood lipid control among patients with coronary heart disease. Int J Gerontol, 2013, 7: 116-121.

[45] Ma T, Chang MH, Tien L, et al. The long-term effect of statins on the risk of new-onset diabetes mellitus in elderly Taiwanese patients with hypertension and dyslipidaemia. Drugsaging, 2012, 29: 45-51.

[46] Iwere RB, Hewitt J. Myopathy in older people receiving statin therapy: a systematic review and meta-analysis. Br J Clin Pharmacol, 2015, 80: 363-371.

[47] Ott BR, Daiello LA, Dahabreh IJ, et al. Do statins impair cognition? A systematic review and meta-analysis of randomized controlled trials. J Gen Intern Med, 2015, 30: 348-358.

[48] Zieve F, Wenger NK, Ben-Yehuda O, et al. Safety and efficacy of ezetimibe added to atorvastatin versus up titration of atorvastatin to 40 mg in Patients>or=65 years of age (from the ZETia in the ELDerly [ZETELD] study). Am J Cardiol, 2010, 105: 656-663.

[49] Navarese EP, Kołodziejczak M, Schulze V, et al. Effects of proprotein convertase subtilisin/kexin type 9 antibodies in adults with hypercholesterolemia: a systematic review and meta-analysis. Ann Intern Med, 2015, 163: 40-51.

[50] Koren M, Rosenson R, Khan B, et al. LDL cholesterol reduction in elderly patients with the pcsk9 monoclonal antibody evolocumab (AMG 145): a pooled analysis of 1779 patients in phase 2, 3 and open label extension studies. J Am Coll Cardiol, 2015, 65 abstract.

[51] Zhong JK, Guo ZG, Li C, et al. Probucol alleviates atherosclerosis and improves high density lipoprotein function. Lipids Health Dis, 2011, 10: 210.

[52] Daida H, Kuwabara Y, Yokoi H, et al. Effect of probucol on repeat revascularization rate after percutaneous transluminal coronary angioplasty (from the Probucol Angioplasty Restenosis Trial [PART]). Am J Cardiol, 2000, 86: 550-552.

[53] Sawayama Y, Shimizu C, Maeda N, et al. Effects of probucol and pravastatin on common carotid atherosclerosis in patients with asymptomatic hypercholesterolemia. Fukuoka Atherosclerosis Trial (FAST). J Am Coll Cardiol, 2002, 39: 610-616.

[54] Patel A, Barzi F, Jamrozik K, et al. Serum triglycerides as a risk factor for cardiovascular diseases in the Asia-Pacific region. Circulation, 2004, 110: 2678-2686.

[55] Mazza A, Tikhonoff V, Schiavon L, et al. Triglycerides+high-density-lipoprotein-cholesterol dyslipidaemia, a coronary risk factor in elderly women: the Cardiovascular Study in the Elderly. Intern Med J, 2005, 35: 604-610.

[56] Sarria MA, de Andrade SM, Mesas AE. A prospective study of risk factors for cardiovascular events among the elderly. Clinical interventions in aging, 2012, 7: 463-468.

[57] Jun M, Foote C, Lv J, et al. Effects of fibrates on

cardiovascular outcomes: a systematic review and meta-analysis. Lancet, 2010, 375: 1875-1884.

[58] Keech A, Simes RJ, Barter P, et al. Effects of long-term fenofibrate therapy on cardiovascular events in 9795 people with type 2 diabetes mellitus (the FIELD study): randomised controlled trial. Lancet, 2005, 366: 1849-1861.

[59] Guyton JR, Slee AE, Anderson T, et al. Relationship of lipoproteins to cardiovascular events: the AIM-HIGH Trial (Atherothrombosis Intervention in Metabolic Syndrome With Low HDL/High Triglycerides and Impact on Global Health Outcomes). J Am Coll Cardiol, 2013, 62: 1580-1584.

[60] Graham DJ, Staffa JA, Shatin D, et al. Incidence of hospitalized rhabdomyolysis in patients treated with lipid-lowering drugs. JAMA, 2004, 292: 2585-2590.

[61] Pierce LR, Wysowski DK, Gross TP. Myopathy and rhabdomyolysis associated with lovastatin-gemfibrozil combination therapy. JAMA, 1990, 264: 71-75.

[62] Ballantyne CM, Davidson MH. Possible differences between fibrates in pharmacokinetic interactions with statins. Arch Intern Med, 2003, 163: 2394-2395.

[63] Calder PC. n-3 Fatty acids and cardiovascular disease: evidence explained and mechanisms explored. Clin Sci, 2004, 107: 1-11.

[64] Bucher HC, Hengstler P, Schindler C, et al. n-3 polyunsaturated fatty acids in coronary heart disease: a meta-analysis of randomized controlled trials. Am J Med, 2002, 112: 298-304.

[65] Saravanan P, Davidson NC, Schmidt EB, et al. Cardiovascular effects of marine omega-3 fatty acids. Lancet, 2010, 376: 540-550.

[66] Blacher J, Czernichow S, Paillard F, et al. Cardiovascular effects of B-vitamins and/or n-3 fatty acids: the SU. FOL. OM3 trial. Int J Cardiol, 2013, 167: 508-513.

[67] Lemaitre RN, King IB, Mozaffarian D, et al. n-3 Polyunsaturated fatty acids, fatal ischemic heart disease, and nonfatal myocardial infarction in older adults: the Cardiovascular Health Study. Am J Clin Nutr, 2003, 77: 319-325.

[68] Yokoyama M, Origasa H, Matsuzaki M, et al. Effects of eicosapentaenoic acid on major coronary events in hypercholesterolaemic patients (JELIS): a randomised open-label, blinded endpoint analysis. Lancet, 2007, 369: 1090-1098.

[69] Di Angelantonio E, Gao P, Pennells L, et al. Lipid-related markers and cardiovascular disease prediction. Jama, 2012, 307: 2499-2506.

[70] Boden WE, Probstfield JL, Anderson T, et al. Niacin in patients with low HDL cholesterol levels receiving intensive statin therapy. N Engl J Med, 2011, 365, 2255-2267.

[71] Verdoia M, Schaffer A, Suryapranata H, et al. Effects of HDL-modifiers on cardiovascular outcomes: a meta-analysis of randomized trials. Nutr Metab Cardiovasc Dis, 2015, 25: 9-23.

[72] Wang KF, Chang CC, Wang KL, et al. Determinants of low-density lipoprotein cholesterol goal attainment: Insights from the CEPHEUS Pan-Asian Survey. J Chin Med Assoc, 2014, 77: 61-67.

[73] Benner JS, Glynn RJ, Mogun H, et al. Long-term persistence in use of statin therapy in elderly patients. JAMA, 2002, 288: 455-461.

[74] Benner JS, Pollack MF, Smith TW, et al. Association between short-term effectiveness of statins and long-term adherence to lipid-lowering therapy. Am J Health Syst Pharm, 2005, 62, 1468-1475.

[75] Stone NJ, Robinson JG, Lichtenstein AH, et al. 2013 ACC/AHA guideline on the treatment of blood cholesterol to reduce atherosclerotic cardiovascular risk in adults: a report of the American College of Cardiology/American Heart Association Task Force on Practice Guidelines. Circulation, 2014, 129: S1-45.

[76] Catapano AL, Graham I, De Backer G, et al. 2016 ESC/EAS Guidelines for the Management of Dyslipidaemias: The Task Force for the Management of Dyslipidaemias of the European Society of Cardiology (ESC) and European Atherosclerosis Society (EAS) Developed with the special contribution of the European Association for Cardiovascular Prevention & Rehabilitation (EACPR). Atherosclerosis, 2016, 253, 281-344.

[77] National Clinical Guideline C. National Institute for Health and Clinical Excellence: Guidance. Lipid Modification: Cardiovascular Risk Assessment and the Modification of Blood Lipids for the Primary and Secondary Prevention of Cardiovascular Disease. London: National Institute for Health and Care Excellence (UK) National Clinical Guideline Centre, 2014.

[78] An International Atherosclerosis Society Position Paper: global recommendations for the management of dyslipidemia—full report. J Clin Lipidol, 2014, 8: 29-60.

第二十四章　老年人餐后低血压研究进展

餐后低血压（postprandial hypotension，PPH）早在 20 世纪 30 年代已有报道，近 30 余年来才逐渐引起医学界的重视。PPH 是一种常见的老年病。目前认为，PPH 是一种与直立性低血压不同的一种疾病，两者可能有共同的病理基础，在同一患者可合并存在。

PPH 是指在进餐 2 h 内收缩压下降≥20 mmHg 或餐前收缩压≥100 mmHg，而餐后收缩压<90 mmHg，若进餐后收缩压下降幅度虽未达到上述标准，但超过脑血流自身调节能力而出现头晕、晕厥等，也属于 PPH 范畴[1-2]。

一、PPH 的发病情况及有关因素

PPH 可发生于健康老年人，在高血压病患者中更为常见，亦可见于自主神经功能不全、截瘫、帕金森病、糖尿病、阿尔茨海默病、血液透析的肾衰竭，以及多系统器官萎缩等患者。

普通社区人群中，PPH 患病率为 2.6%，需家庭护理的老年人 PPH 患病率达 24%～36%，在住院的老年患者中患病率达 20%～91%[1]，2 型糖尿病患者中患病率达 40%，帕金森病患者中患病率达 40%～100%。以下因素易诱发 PPH：①高血压：高血压患者，特别是老年高血压患者，其 PPH 发生率较非高血压者高。研究表明，老年高血压患者餐后血压下降显著超过同年龄段的血压正常老年人，在一组 500 多例老年单纯收缩期高血压患者中，约 2/3 的患者发生餐后血压下降，约 1/4 的患者餐后血压下降超过 16 mmHg。②高龄：老年人随着年龄的增长，人体对餐后血压调节能力减弱，故易出现 PPH。③进餐时的体位：虽然坐位进餐是符合生理要求，但久坐进餐时易引起 PPH。④药物：有些药物，如抗帕金森病药、降压药、利尿药易引起 PPH。⑤餐前基础血压：餐前血压不稳定者易引起 PPH。⑥膳食的成分：糖类（特别是葡萄糖）较蛋白质和脂肪类食物更易引起 PPH。

⑦食物的温度：进食热食物较冷食更易引起 PPH。此外，餐后测定血压的时间不同也可影响 PPH 的测定结果。通常，PPH 患者几乎进餐后即可测到血压下降，多数患者血压最低点出现在餐后 30～60 min，但在自主神经衰竭的患者中，最大的血压下降通常发生在前 15 min 内，而于餐后 2 h 内逐渐恢复基础血压值。

二、PPH 发病机制

PPH 的发病机制至今尚未完全清楚。健康年轻人进餐后，内脏血流量增加，外周血管阻力下降，但交感神经活性增强，心率增快，心排血量增加，收缩压轻度上升。健康老年人餐后血压下降是适度的，进餐后发生同样的生理变化，以代偿内脏血液的淤滞。目前主要有以下几种学说。

（1）内脏血液淤滞：进食引起内脏血管（主要是门静脉及肠系膜血管）明显扩张，血管容量增大，导致血液淤滞于内脏。研究表明，内脏血液的淤滞可以使内脏血量增加 20%，也有研究表明进餐后肠系膜上动脉血流量接近增加 1 倍，并伴随着血管阻力和外周血流量特别是骨骼肌血流量的下降。进餐后内脏血流量的增加依赖于进食的容量和小肠内营养物质传输的速度[2]。在健康老年人，十二指肠内灌注葡萄糖与灌注脂肪或蛋白质相比，肠系膜上动脉血流量增加更显著[3]，当口服进餐时同样量的葡萄糖比其他营养素可更迅速触发肠系膜上动脉血流量增加。但有研究表明，进餐后健康年轻人、老年人和 PPH 患者肠系膜上动脉血流量并无差别，当心率和外周阻力未能相应增高时易发生 PPH。目前认为内脏血液淤滞在 PPH 发病机制中不是直接原因，而是心血管代偿不全。

（2）交感神经系统功能不全：PPH 的发生可能与交感神经功能不全，不能对餐后所致的内脏血流量增加进行相应代偿反应有关。研究表明，健康人进餐后胃扩张和小肠内营养物质存在使交感神经活性增加，血浆去甲肾上腺素水平增加、肌肉交感神经活性适度增强以维持餐后血压，也称之为胃血管反射。据估计健康老年人需要交感神经活性增加大约200%以维持餐后血压，而健康年轻人交感神经活性增加更明显。随着年龄增长，老年人胃血管反射能力衰减，老年人肌肉交感神经活性在休息状态时已接近最高水平，老年人在进餐等状况下交感神经活性已不能相应增高。而PPH患者餐后心率、血浆去甲肾上腺素水平、肌肉交感神经活性未见相应增高，提示交感神经功能不全是PPH的发生机制之一。

（3）压力反射不全：压力感受器在感受到血压发生变化时，对血压进行快速调节。餐后血压下降，首先激动压力感受器，使心率加速，心排血量增加，外周血管张力增加，以防止血压进一步下降。健康人餐后心率增加，但在老年人心率增速反应减弱，在部分自主神经衰竭的老年人心率增速反应甚至消失。心率变异性是自主神经功能的重要指标之一，可反映交感和副交感神经张力及其平衡。心率频域分析提示，老年PPH患者压力反射不全。研究显示糖尿病患者餐后血压下降程度与糖尿病自主神经病变相关。健康年轻人餐后外周血管阻力下降，但收缩压轻度上升，而健康老年人餐后外周血管是收缩的，对PPH的发生有一定阻止作用，PPH患者尽管出现餐后血压大幅度下降，但外周血管阻力未能相应增加。一些研究表明，自主神经功能不全患者用生长激素释放抑制激素类似物奥曲肽治疗后前臂血管阻力增高，故认为局部血管收缩激素如内皮素等的缺乏可能与PPH有关。压力感受器反射通路上任何一环节功能障碍，均可引起代偿不足，从而导致PPH发生。

（4）血管活性肽分泌异常：这种学说认为，PPH的发生与进食后某些胃肠激素的分泌异常有关，这些激素包括胰岛素、胰高血糖素样肽-1（GLP-1）、降钙素基因相关肽（CGRP）、生长激素释放抑制激素等。胰岛素被认为是PPH中的一个因素。可能通过血管扩张作用而引起PPH。研究表明，摄入果糖和木醛糖后，不刺激胰岛素分泌，不发生PPH，而摄入糖类后却发生PPH，认为同胰岛素分泌有关。然而在静脉输注葡萄糖时刺激胰岛素分泌却不影响血压，并且在老年和自主神经功能衰竭患者未发现血压变化与胰岛素水平有任何相

关，因此胰岛素与PPH的关系尚不明确。GLP-1是口服葡萄糖刺激肠道L细胞分泌的肠促胰岛素激素，刺激葡萄糖诱导的胰岛素分泌，抑制胰高血糖素。研究表明，GLP-1可能减少餐后血压下降的幅度，研究应用具有刺激GLP-1分泌时同时可延缓胃的排空作用的阿卡波糖可以降低餐后血压下降的幅度[4]。虽然GLP-1受体激动剂如艾塞那肽和利拉鲁肽广泛应用于2型糖尿病的治疗，并报道具有一定的降压作用，但目前尚无对餐后血压影响的研究。最近研究发现维格列汀，一种二肽基肽酶抑制剂（抑制GLP-1的降解）有助于减少老年PPH患者餐后血压下降[5]。有研究对29名20～83岁受试者在进食固定食物后测定CGRP，结果发现餐后血压下降≥15 mmHg的老年受试者CGRP水平显著升高，而在青、中年受试者中未发现显著相关性，提示CGRP在老年PPH发生中可能起着一定的作用。神经降压素在PPH的潜在作用已得到了广泛的研究，基本上是阴性的结果。血管活性肠肽、缓激肽和P物质有强大的舒张血管作用，但没有证据表明这些激素在PPH发生中有作用。胰高血糖素和胰多肽都没有明显的心血管作用。生长激素释放抑制激素抑制几乎所有的胃肠激素的作用，生长激素释放抑制激素类似物成功应用于治疗PPH，可能是调节内脏血流量的因素。

（5）胃扩张与排空：进餐后胃受容扩张，胃的扩张与许多全身性心血管效应有关，而这些反应在调节进餐后血流动力学的变化中起着重要作用。动物实验证实，胃扩张可兴奋交感神经，进而导致血压上升。在人体，胃扩张，尤其是近端胃扩张亦可使交感神经活性增强、心率增快，即所谓的胃血管反射。胃血管反射导致交感神经活性增强的程度与胃扩张的容积相关[6]。在健康老年人，即使在餐前给予相对少量的饮水（300 ml），也会通过胃血管反射效应减轻餐后血压下降的程度[7]。研究发现口服葡萄糖比经十二指肠途径给予同等量的葡萄糖所致的餐后血压下降的幅度要小[8]；自主神经系统衰竭的患者即使饮水，胃扩张也具有显著的压力反应，表明胃血管反射具有避免餐后血压过度降低的保护效应，提示餐前饮水的胃扩张效应是预防PPH的有效措施。正常情况下胃排空速率在1～4 kcal/min之间，主要是由小肠与营养物质相互作用引起的抑制性反馈调节的，即胃排空速率是由小

肠反馈决定的，而体位和进餐量对胃排空率影响不大。研究在健康老年人按正常胃排空速率在十二指肠内直接输注葡萄糖（即绕过胃扩张的潜在影响），结果表明营养素输注速率与血压下降之间存在非线性关系，营养素输注速率 1 kcal/min 并不引起血压的明显降低，而营养素输注速率 ≥2 kcal/min 则导致显著的血压下降。研究显示糖尿病患者餐后血压下降程度与胃排空速率直接相关。通过改善饮食结构（果糖、木糖替代葡萄糖作为食物添加剂或添加古尔胶）或用药物（α-葡萄糖苷酶抑制剂）来延缓胃排空可改善餐后血压下降。研究显示脂肪酶抑制剂奥利司他增加了健康老年人和 2 型糖尿病患者脂肪餐后血压下降的程度，这可能是继发于胃排空加速所致[9]。

但是，上述每种学说均不能圆满解释 PPH 的发生机制，PPH 可能是通过上述各种因素如神经体液因素等综合作用而引起。

三、PPH 的临床表现

PPH 发生时表现为进餐后血压下降及重要脏器供血不足的症状，可出现头晕、晕厥、跌倒、心绞痛、无力、恶心、视物模糊等表现。在老年高血压患者中，可出现短暂性脑缺血发作。症状与个体脑血流代偿调节能力有关，高血压患者、老年患者血压轻度下降即可出现症状，而无自主神经功能不全的患者要更大幅度的血压下降才会出现症状。

Katsuhiko 等对 70 例 50 岁以上的住院原发性高血压患者，停用药物 1 周以上，进食标准饮食检测 PPH，并全部进行脑部磁共振检查，发现 PPH 和无症状腔隙性脑梗死显著相关。Krajewski 等通过经颅多普勒超声测定老年 PPH 患者餐后大脑中动脉血流速度没有变化，但脉搏指数显著增加，提示餐后脑动脉收缩，他们推测餐后血管收缩导致了脑损害。Aronow 和 Ahn 对 499 名平均 80 岁的需家庭护理的老年人进行了平均 29 个月的随访，发现餐后收缩压的下降和跌倒、晕厥、新发冠脉事件、新发脑卒中及总死亡显著相关，提示 PPH 是将来心血管事件、脑卒中、死亡发生的独立的危险因素。Zanasi 等[10]对 401 名老年高血压患者（其中 73% 有 PPH）进行 4 年随访发现因心血管疾病死亡者比例在 PPH 患者增加 20%。Fisher 等[11]对 179 名需低水平居家照护的平均 83 岁老年人通过

4.7 年随访发现，有 PPH 的老年人死亡率比没有 PPH 的老年人高 46%；餐后血压下降 ≤10 mmHg，11～19 mmHg，20～39 mmHg，≥40 mmHg 组间死亡率分别为 89.1/1000 人年，116.9/1000 人年，144.4/1000 人年及 156.1/1000 人年。

四、PPH 的诊断

老年人餐后发生跌倒、头晕、晕厥等现象时，应考虑到这些症状与饮食的关系，通过餐前和餐后血压的测定能很容易发现 PPH。一般在餐前和餐后 2 h 内间隔 15 min 测定血压，如餐后收缩压下降 20 mmHg 或收缩压由餐前 ≥100 mmHg 下降至餐后 <90 mmHg，即可诊断 PPH；当餐后发生头晕、晕厥等症状，即使血压下降不到上述标准，也可诊断 PPH。24 h 动态血压监测有助于诊断 PPH，但要调整餐后血压测量时间间隔。当诊断 PPH 后，要对患者进行全面检查，了解有无脱水、高血压、糖尿病、自主神经及神经系统疾病，并对患者所用药物进行评估。

五、PPH 的治疗

多数老年人餐后可出现血压下降，如果血压下降幅度小（<20 mmHg），并且无症状，无需特别处理。但如果血压下降幅度 ≥20 mmHg，或虽未达到上述幅度但已超过大脑自身调控能力而出现严重反应，如晕厥、跌倒、无力等症状时，应采取相应的措施进行治疗。

1. 非药物治疗

（1）餐前饮水，增加胃扩张：研究显示自主神经衰竭患者餐前饮水 480 ml 和 350 ml，餐后血压下降分别减少 21 mmHg 和 13 mmHg，餐前饮水的血压保护效应至少持续 60 min[12]。餐前饮水虽然不能完全消除餐后低血压，但对减少下降幅度明显有效，安全且几乎没有花费。理想的饮水量和速度尚需进一步评估。

（2）低糖饮食：因为高糖尤其葡萄糖易诱发 PPH，所以应进行低糖饮食。

（3）建议少量多餐，避免饱餐：在患餐后低血压的自主神经衰竭患者中，同等热量的食物分为每日 6 餐与每日 3 餐相比，每日 6 餐使餐后血压下降减少 11～20 mmHg。

（4）适当增加盐和水分摄入，停止或减少服用

利尿药：在 24 例老年心力衰竭患者中，单次使用 40 mg 的呋塞米使餐后血压降低幅度由 19.6 mmHg 增加至 28.5 mmHg。20 例平均年龄 75 岁的老年心力衰竭患者，其中 55% 合并 PPH，停止呋塞米治疗后随访 3 个月显示餐后血压下降的幅度减少。

（5）避免进餐时饮酒。

（6）餐后适度运动：PPH 患者餐后步行运动升压反应仅出现在运动过程中，一旦停止运动血压将再次降低。

（7）避免餐前服用降压药：宜在两餐之间服用降压药。

（8）肾衰竭患者避免在透析时进餐。

（9）餐后适度仰卧：由于 PPH 与直立性低血压合并存在可能有相互加重作用，故提倡餐后仰卧一段时间。

（10）添加古尔胶：古尔胶是从古尔豆中提取出来的大分子天然亲水胶体，属于天然半乳甘露聚糖，因无法被消化，故被视为膳食纤维素。古尔胶可以通过延缓胃排空以及延缓小肠营养物质吸收，减少健康老年人和 2 型糖尿病患者餐后血压下降的幅度。此类药物可导致腹泻、胃肠胀气、腹痛等不良反应。

2. PPH 药物治疗

（1）α-葡萄糖苷酶抑制剂：阿卡波糖及伏格列波糖已被证实可以减少餐后血压降低的幅度，作用机制包括延缓胃排空和抑制糖类在小肠刷状缘的吸收，减少内脏血流量，刺激 GLP-1 分泌[4,13-14]。此类药物可以显著减轻老年人，2 型糖尿病、自主神经衰竭、帕金森病和多系统萎缩患者的餐后血压下降，但由于腹泻、胃肠胀气等不良反应，该药物在应用上受到一定限制。

（2）二肽基肽酶 4（DPP-4）抑制剂：维格列汀是一类治疗 2 型糖尿病的新型口服降糖药，通过抑制 DPP-4 的活性，提高体内 GLP-1 和葡萄糖依赖性促胰岛素肽的浓度，内源性 GLP-1 升高后具有延迟胃排空作用；研究显示维格列汀用于非糖尿病的 PPH 患者，能够显著减少餐后血压下降的幅度[5]。

（3）咖啡因：常推荐其作为有症状的 PPH 患者的一线用药。其作用机制主要与其抑制腺苷的扩张血管作用、阻止内脏血管过度扩张及刺激交感神经系统有关。其优点为无毒、经济、使用方便。用药方法是餐前服用 250 mg 咖啡因（相当于 2 杯咖啡）。研究证实，咖啡因能减少 PPH 患者餐后血压的下降[15]，但在一组有餐后晕厥史的老年人群中未观察到其有效。有学者随机观察咖啡因和茶在正常血压、治疗和未治疗高血压的 PPH 患者中的疗效，发现咖啡因仅在正常血压 PPH 患者中有显著疗效。

（4）奥曲肽：奥曲肽是生长激素释放抑制激素的类似物。有研究表明，对老年高血压患者以及自主神经功能不全患者可完全预防 PPH 的发生。其作用机制与其抑制胃肠道血管活性物质的分泌、增加内脏血管阻力、减少内脏血流量有关。研究证实，奥曲肽增加禁食的自主神经衰竭者的前臂血管阻力和心排血量。用药方法是 50 μg 奥曲肽餐前 30 min 皮下注射，对症状严重的 PPH 患者可以采用皮下或肌肉内埋置泵给药。但该药由于昂贵、易致腹泻，需频繁皮下注射和引起局部剧痛等原因，仅限用于病情较重的患者。

3. 其他药物

升压药物可通过提高外周血管阻力增加血液回流，在 PPH 方面仅有数个小样本试验。研究显示，联合使用地诺帕明（10 mg）（β₁ 肾上腺素受体激动剂）和盐酸米多君（4 mg）（α₁ 肾上腺素受体激动剂）可减轻 PPH 患者餐后血压下降，而单药治疗无效。另一项研究显示针对多系统萎缩患者，以 0.3 U/min 速度滴注垂体后叶素，可防止由葡萄糖负荷引发的餐后血压下降。DL-苏-3,4-二羟基苯丝氨酸（DL-DOPS）是一种人工合成的氨基酸，属于去甲肾上腺素前体物质，能透过血-脑脊液屏障提高中枢神经的交感活性，具有升压作用，研究显示对自主神经衰竭患者可明显缓解餐后血压的下降。

老年高血压患者血压增高可损伤血压调节功能，故其 PPH 发生率较血压正常者高。研究表明，钙通道阻滞药如尼群地平或噻嗪类利尿药可减少老年高血压患者摄入葡萄糖所引起的血压下降，因此认为，有效控制血压有助于减少 PPH 发生。但由于降压药物可致血压下降、诱发 PPH，因此选药时应慎重。研究表明，使用利尿药治疗的高血压患者餐后血压下降显著高于使用非利尿药治疗的高血压患者。

（曾学寨 刘德平）

参考文献

[1] Van Orshoven NP，Jansen PA，Oudejans I，et al. Postprandial hypotension in clinical geriatric patients and healthy elderly：Prevalence related to patient selection and diagnostic criteria. J Aging Res，2010，2010（4）：243752.

[2] Vanis L，Gentilcore D，Rayner CK，et al. Effects of small intestinal glucose load on blood pressure, splanchnic blood flow，glycaemia and GLP-1 release in healthy older subjects. Am J Physiol Regul Integr Comp Physiol，2011，300：R1524-R1531.

[3] Gentilcore D，Hausken T，Meyer JH，et al. Effects of intraduodenal glucose，fat，and protein on blood pressure，heart rate，and splanchnic blood flow in healthy older subjects. Am J Clin Nutr，2008，87：156-161.

[4] Jie Zhang，Lixin Guo. Effectiveness of acarbose in treating elderly patients with diabetes with postprandial hypotension. J Investig Med，2017，65（4）：772-783.

[5] Yonenaga A，Ota H，Honda M，et al. Marked improvement of elderly postprandial hypotension by dipeptidyl peptidase Ⅳ inhibitor. Geriatr Gerontol Int，2013，13：227-229.

[6] Vanis L，Gentilcore D，Hausken T，et al. Effects of gastric distension on blood pressure and superior mesenteric artery blood flow responses to intraduodenal glucose in healthy older subjects. Am J Physiol Regul Integr Comp Physiol，2010，299：R960-R967.

[7] Gentilcore D，NairNS，Vanis L，et al. Comparative effects of oral and intraduodenal glucose on blood pressure，heart rate，and splanchnic blood flow in healthy older subjects. Am J Physiol Regul Integr Comp Physiol，2009，297：R716-R722.

[8] Vanis L，Gentilcore D，Rayner CK，et al. Effects of small intestinal glucose load on blood pressure, splanchnic blood flow，glycaemia and GLP-1 release in healthy older subjects. Am J Physiol Regul Integr Comp Physiol，2011，300：R1524-R1531.

[9] Tai K，Gentilcore D，Jones KL，et al. Orlistat accentuates the fat-induced fall in blood pressure in older adults. Br J Nutr，2011，106：417-424.

[10] Zanasi A，Tincani E，Evandri V，et al. Meal-induced blood pressure variation and cardiovascular mortality in ambulatory hypertensive elderly patients：Preliminary results. J Hypertens，2012，30：2125-2132.

[11] Fisher AA，Davis MW，Srikusalanukul W，et al. Postprandial hypotension predicts all-cause mortality in older，low-level care residents. J Am Geriatr Soc，2005，53：1313-1320.

[12] Deguchi K，Ikeda K，Sasaki I，et al. Effects of daily water drinking on orthostatic and postprandial hypotension in patients with multiple system atrophy. J Neurol，2007，254：735-740.

[13] Fukushima T，Asahina M，Fujinuma Y，et al. Role of intestinal peptides and the autonomic nervous system in postprandial hypotension in patients with multiple system atrophy. J Neurol，2012，260：475-483.

[14] Gentilcore D，Vanis L，Wishart JM，et al. The alpha（alpha）-glucosidase inhibitor，acarbose，attenuates the blood pressure and splanchnic blood flow responses to intraduodenal sucrose in older adults. J Gerontol A Biol Sci Med Sci，2011，66：917-924.

[15] Onrot J，Goldberg MR，Biaggioni I，et al. Hemodynamic and humoral effects of caffeine in autonomic failure theraputic implications for postprandial hypotension. N Engl J Med，1985，313：549-554.

中国老年医学理论与实践 2018

第二十五章　高龄非瓣膜病心房颤动 患者的抗凝治疗策略

心房颤动（房颤）是最严重的心房电活动紊乱，易形成心房附壁血栓，血栓脱落可导致远端血管的栓塞，脑栓塞是房颤最严重的后果，可导致死亡及致残。非瓣膜病房颤（nonvalvular atrial fibrillation，NVAF）是由高血压、缺血性心脏病、慢性肺源性心脏病等引起而非心脏瓣膜疾病引起的房颤，其发病率随年龄增长而增高。随着人口老龄化，非瓣膜病房颤患者逐渐增加，该类患者发生卒中的风险是正常人的5～6倍，给社会及家庭带来沉重负担，抗凝治疗是预防卒中的有力措施，但出血风险也随之增加，尤其是高龄患者。本章对高龄非瓣膜病患者合并不同疾病时抗凝药物的使用注意事项进行了总结，希望能为临床医师在诊治高龄非瓣膜病房颤患者时合理选择及使用抗凝药物提供帮助。

一、高龄者需筛查是否患有心房颤动

随着老年人口的增多，房颤的发病率也在逐年增长，房颤患病人数预计会超过8 000 000，其中老龄化是造成这种情况最重要的因素[1]。房颤伴随较高的脑卒中发病率。因此，房颤的早期诊断具有非常重要的意义。《2016年欧洲房颤管理指南》指出对于大于65岁的患者在检测脉搏或做心电图时，应同时注意患者有无发作房颤（推荐类别Ⅰ，证据等级B），在TIA或缺血性卒中患者中，房颤的筛查建议行普通心电图后再行Holter至少72 h（推荐类别Ⅰ，证据等级B）。在卒中的患者中如果普通心电图或Holter没有捕捉到AF，应该考虑长程非侵入的心电监测或植入式心电记录仪，以捕捉无症状性房颤（推荐类别Ⅱa，证据等级B）。对于年龄大于75岁或高卒中风险的患者，进行系统的心电图检查以筛查是合理的（推荐类别Ⅱb，证据等级B）。

二、华法林及新型口服抗凝药的抗凝优劣

（一）华法林抗凝作用机制

凝血因子Ⅱ、Ⅶ、Ⅸ、Ⅹ中的谷氨酸在羧基化

酶和维生素K的共同作用下转变为γ-羧基谷氨酸，γ-羧基谷氨酸与钙离子结合后发挥凝血活性。华法林是一种双香豆素衍生物，通过作用于维生素K还原酶，抑制2,3-维生素K环氧化物向维生素K转化而发挥间接抗凝作用，其抗凝作用能被维生素K拮抗，但对已合成的上述凝血因子无直接对抗作用。口服华法林后至少需要36～48 h才能表现出抗凝作用。停药后，以上各凝血因子的合成也需一段时间，凝血功能也需多日后逐渐恢复。

（二）华法林抗凝注意事项及优劣

华法林可通过抑制蛋白C、蛋白S产生促凝作用（6 h达标），而它抑制凝血因子Ⅱ、Ⅶ、Ⅸ、Ⅹ而产生的抗凝作用真正起效时间是在72 h左右。故在华法林应用初期会有高凝状态，有研究指出由试验药物转为华法林治疗的前30天栓塞风险增加。对于新诊断的房颤患者，启动华法林抗凝治疗的前30天卒中风险较其后增加，峰值出现在应用华法林的3天内。所以需要使用低分子量肝素与华法林桥接，待INR达标2日后停用低分子量肝素。非瓣膜病房颤研究的meta分析显示，华法林可使卒中的相对危险度降低64%，全因死亡率显著降低26%。

华法林剂量调整方式与治疗窗内时间（TTR）和患者的临床事件相关，INR在2～3之间华法林剂量不变，超出范围调整每周剂量的10%～15%。对于INR异常升高或出血的患者，当INR＞3.0但≤4.5（无出血并发症），适当降低华法林剂量（10%～15%）或停服1次，1～2日后复查INR，寻找和纠正影响抗凝强度的因素。当INR＞4.5但＜10.0（无出血并发症），停用华法林，肌注维生素K₁（5 mg），6～12 h后复查INR，当其回复至目标值内后调整华法林剂量。当INR≥10（无出血并发症）：停用华法林，肌注维生素K₁（5 mg），6～12 h后复查INR；若患者有出血高危因素，可考虑输注新鲜冰冻血浆、凝血酶原浓缩物或重组凝

血因子Ⅶa。当严重出血（无论INR如何），停用华法林，肌内注射维生素 K_1（5 mg），输注新鲜冰冻血浆、凝血酶原浓缩物或重组凝血因子Ⅶa。随时监测INR，病情稳定后需要重新评估华法林治疗的稳定性。针对大于75岁的高龄老人，INR维持在1.8～2.5是安全的。

华法林对非瓣膜病房颤患者抗栓效果明确，经济实惠，但其代谢易受食物、药物等因素影响，药物起效、失效时间长，个体对华法林的治疗反应及合适剂量差别大，华法林治疗窗口窄，需要频繁检测INR，从而导致患者服药依从性差。

（三）新型口服抗凝药物（NOAC）

《2016年欧洲房颤管理指南》推荐应用CHA2DS2-VASc评分作为卒中评估工具，对于CHA2DS2-VASc评分≥2分的男性和≥3分的女性，推荐口服抗凝药（OAC）（推荐类别Ⅰ，证据等级A）；对于CHA2DS2-VASc评分为1分、2分的患者，可考虑应用OAC（推荐类别Ⅱa，证据等级B）。由此可见，新型口服抗凝药的地位进一步提高，建议对于抗凝治疗的适宜人群可优先应用新型口服抗凝药。

NOAC包括两类，一类是直接凝血酶抑制剂达比加群酯，于2010年被美国食品药品管理局（FDA）批准用于非瓣膜病房颤的卒中预防。它是通过特异性和选择性地阻断凝血酶活性而发挥抗凝作用。另一类新型抗凝药物为Ⅹa因子抑制剂：利伐沙班、阿哌沙班、依度沙班。与华法林相比，这些新型口服抗凝药物具有无须调整剂量、出血事件发生少、预防栓塞效果优于或不劣于华法林的优点。《2016年欧洲房颤管理指南》指出，房颤使用口服抗凝药的患者，如无NOAC的禁忌证，应该首选NOAC，次选华法林（推荐类别Ⅰ，证据等级A）。

每种药物有2种剂量：达比加群酯150 mg和110 mg（欧洲）或75 mg（美国）；利伐沙班20 mg和15 mg；阿哌沙班5 mg和2.5 mg；依度沙班60 mg和30 mg。服用方法：达比加群酯和阿哌沙班服药频次为2次/日，每12 h口服一次，利伐沙班和依度沙班服药频次为1次/日，每日大致固定时间点服药。

新型抗凝药物禁忌证：①重度肾功能不全（CrCl＜30 ml/min）；②显著活动性出血或合并大出血风险疾病；③联合使用环孢素、全身性酮康唑、伊曲康唑、他克莫司和决奈达隆；④联合应用任何其他抗凝药物，除外互相转换过程或维持中心静脉或动脉置管通畅的必要剂量普通肝素。

尽管新型口服抗凝药安全有效，但同样存在出血风险，那么新型口服抗凝药是否存在特异性拮抗剂呢？2015年，FDA和欧洲药品管理局（EMA）批准首个新型口服抗凝药特异性拮抗剂——Idrucizumab，用于拮抗达比加群酯。随后，研究报道了第二个拮抗药物——Andexanet α，用于拮抗Ⅹa抑制剂，目前正在接受FDA和EMA审查。第三个拮抗剂——Ciraparantag（PER977）正在进一步研究中，该药可拮抗Ⅹa抑制剂和直接凝血酶抑制剂，但还有待更多的研究证实。

三、华法林与新型口服抗凝药物的替换

当抗凝药物从华法林转变为NOAC时，应停用华法林，并在启动NOAC之前检测INR：当INR＜2.0时，可启动达比加群酯或阿哌沙班，当INR≤3.0时，可启动利伐沙班和依度沙班。华法林转换为NOAC：先停用华法林，待INR＜2.0时，给予NOAC。

四、合并肾功能不全患者的抗凝

所有合并肾脏病的患者都应该测量肌酐并计算肌酐清除率，为房颤药物治疗的剂量调整提供依据（推荐类别Ⅰ，证据等级A）。肌酐清除率30～50 ml/min时，达比加群酯剂量为每次110 mg，2次/日，肌酐清除率小于30 ml/min时禁用新型口服抗凝药，需选择华法林，建议至少每年复查一次肌酐，从而评价慢性肾脏病的情况（推荐类别Ⅱa，证据等级B）。

五、合并急性冠脉综合征（ACS）患者的抗凝

研究显示中国房颤患者并发冠心病比例高达42%，老年冠心病患者并发房颤的比例达20.9%[2]。房颤合并ACS或择期PCI术后应进行三联抗栓治疗。华法林不适用时，可考虑达比加群酯110 mg。首先建议PCI时尽量选用裸支架（BMS）。BMS置入后4周或药物涂层支架（DES）置入后3个月或6个月内，可使用双联抗血小板治疗（DAPT）＋达比加群酯。此后，停用1种抗血

小板药至满1年。1年后，可单用达比加群酯，血栓高危者可联用1种抗血小板药。三联抗栓时，可联用质子泵抑制剂或H_2受体拮抗剂。根据患者肾功能情况、手术大小及出血风险暂停达比加群酯。

PIONEER AF-PCI 研究[3]是第一项比较 NOAC 和华法林用于 PCI 术后非瓣膜病房颤患者有效性和安全性的随机对照试验。该研究提示，基于利伐沙班的双联或三联抗栓治疗方案，出血发生率明显低于传统的三联抗栓方案；有效性方面，三种治疗方案的心血管死亡、心肌梗死和卒中事件无显著统计学差异。而亚组分析结果显示，利伐沙班组的全因住院率、因心血管事件所致的住院率、因大出血所致的住院率均较华法林组低。PIONEER AF-PCI 试验结果的公布为 PCI 术后房颤抗栓治疗带来了新的证据和希望。

六、合并急性缺血性卒中患者的抗凝治疗

急性缺血性卒中的出血风险增加，不推荐溶栓治疗[4]。若48h内未使用达比加群酯，校准稀释凝血酶时间（dTT）、蝰蛇毒凝血时间（ECT）或活化部分凝血活酶时间（APTT）未超过参考值的正常上限或可考虑。卒中急性期不主张使用抗凝药。急性期后何时恢复使用达比加群酯取决于梗死面积及新栓塞发生风险。

在非瓣膜病房颤患者的卒中预防中，四种新型口服抗凝药均优于或不劣于华法林，而且显著减少颅内出血风险，这些研究结果也在真实世界研究中得以证实。在治疗急性静脉血栓栓塞方面，四种新型口服抗凝药疗效亦与华法林相似或优于华法林，且不增加出血风险。

七、合并外科手术（表25-1）

外科围术期达比加群酯停用时间：

（1）如需紧急操作，应暂停NOCA。建议尽量延迟手术/操作至末次给药后≥12h。

（2）房颤复律治疗：可作为华法林的替代药物，在复律前≥3周或复律后4周使用。

表 25-1　合并外科手术的出血风险

出血风险	肾功能（CrCl，ml/min）		
	≥80	50≤CrCl≤80	30≤CrCl≤50
风险高或大手术	2天前	2~3天前	4天前
风险低或小手术	24h	1~2d前	2~3d前

八、房颤射频消融围术期

消融前12~24h停用NOCA，术中根据活化凝血时间值予以肝素化。术后，次日早晨或拔除鞘管后（栓塞高危患者）当晚恢复NOCA治疗。消融后达比加群酯与华法林的栓塞和出血风险相当。

总之，高龄非瓣膜病房颤患者合并症多，长期口服药物种类多，而华法林和多种药物有相互作用，影响华法林的药效，加之华法林需频繁检测INR，是多数老年人服药依从性差的重要原因。新型口服抗凝药无需频繁监测，与其他药物相互作用小，是高龄非瓣膜病房颤患者的最佳选择，对于经济条件允许的患者应该优先考虑。

（裴汉军）

参考文献

[1] 吴嘉慧，胡荣. 从荟萃分析结果看新型口服抗凝药物在心房颤动卒中预防中的获益. 国际心血管病杂志，2016，04：204-206.

[2] Shihui Fu. Clinical Interventions in Aging. Am J Med，2014，9：301-308.

[3] Gibson CM，Mehran R，Bode C，et al. An open-label，randomized，controlled，multicenter study exploring two treatment strategies of rivaroxaban and a dose-adjusted oral vitamin K antagonist treatment strategy in subjects with atrial fibrillation who undergo percutaneous coronary intervention（PIONEER AF-PCI）. Am Heart J，2015，169（4）：472-478. e5.

[4] 刘晓利，郭珍立，李平. 非瓣膜性房颤患者合并脑卒中的临床特点和危险因素分析. 实用临床医药杂志，2016，09：162-163.

第二十六章 阿尔茨海默病的诊断和治疗

痴呆是一种获得性、进行性的智能障碍综合征，表现为学习、记忆能力、语言功能、推理和判断能力、视空间等多领域功能障碍，引起工作能力或日常生活能力下降，常伴有人格、行为异常等。阿尔茨海默病（Alzheimer's disease，AD）是老年期最常见的痴呆类型，约占老年期痴呆的50%～70%。

一、流行病学

随着人口老龄化，痴呆的发病率和患病率都呈逐年增加的趋势，作为老年期最常见的痴呆类型——AD，AD的发生率也呈逐年增加的趋势。流行病学显示，发达国家65岁及以上的老年人AD患病率为4%～8%，我国的患病率是5.9%[1]。目前在全球范围内有2500万人罹患AD，推测到2020年AD患者将达到4000万。AD严重危害老年人的身心健康和影响其生活质量，给患者带来了极大的痛苦，也给家庭和社会造成了沉重的负担，AD已成为严重的社会公共问题。

二、病因及发病机制

AD的病因迄今不明，可能是遗传和环境共同作用的结果。AD的发病机制也不很明确，现有的学说中广为认可的是β-淀粉样蛋白（β-amyloid，Aβ）级联反应学说。该学说认为，Aβ生成增多和消除代谢失衡引起Aβ在脑组织中异常沉积，进而触发了与AD病理生理、生化相关的级联反应。另一重要的学说为tau蛋白学说，tau蛋白是一种微管相关蛋白，过度磷酸化的tau蛋白会形成不可溶性聚集体，影响了神经元骨架微管结构的稳定性，从而导致神经原纤维缠结，进而破坏了神经元及突触的正常功能。其他还有免疫异常、氧化应激、线粒体功能衰竭、神经递质障碍、神经血管障碍等多种学说[2]。

三、危险因素

AD的发生受多种因素的影响，包括遗传因素、血管性因素、精神-社会因素、生活环境等。遗传因素在AD的发病中起重要作用，家族性AD呈常染色体显性遗传，目前已知的AD致病基因有编码APP、早老素（presenilin，PSEN）1和PSEN2的基因，APP、PSEN1和PSEN2基因分别位于21号、14号和1号染色体上。携带这些致病基因的患者发病较早，常于中年发病。此外，Apo E ε4等位基因携带者是AD的高危人群，Apo E ε4等位基因携带者发生AD的风险是Apo E ε3等位基因携带者的7倍。其他的风险基因还有GSK3β、DYRK1A、Tau、TOMM40、CLU和PICALM，携带这些基因者发生AD的相对风险是1.2～1.5倍。血管性因素，如高血压、糖尿病、高脂血症、冠心病、动脉粥样硬化等可能也增加AD的发生风险。精神社会因素，如文化程度低、抑郁状态等可能会增加AD的发生，而丰富的社会活动和交往、体力活动等则会减少AD的发生。生活环境，如长期接触重金属或电磁场暴露、接触中毒物等可能会促进AD的发生[3]。

四、临床表现

1. 起病形式——隐袭起病，症状在数月至数年中逐渐出现，逐渐进展。

2. 主要症状

（1）记忆障碍：记忆障碍或遗忘是AD的主要表现。情景记忆障碍是AD的特征性记忆障碍。情景记忆又称事件记忆，即个人在特定的时间、地点经历的事情和经验的记忆。AD患者常不能回忆起刚刚发生的事情，近期接触的人物、地点和数字，如刚吃过的饭、刚说的话、刚在炉灶上烧的水等。AD记忆障碍以近期记忆力下降为主，对数分钟前的事情可能全无记忆力，如炒菜时忘记放盐，或刚放完盐却不记得而再次放盐，多次将饭烧糊。远期记忆力相对保留，但随着疾病的进展，远期记忆力也会出现下降，如不能认识熟悉的朋友或家人，叫不出他们的名字等。AD 的记忆障碍在早期较难与正常人的老化识别，患者常有记忆障碍而不自知，所以大多数 AD 患者的记忆障碍是由家人或一同生活的人发现的，因此会延误 AD 的诊断，有时可能会延误数年。

（2）认知障碍：认知障碍包括视空间障碍、语言障碍、失认及失用、计算力下降等。

1）视空间障碍：视空间障碍可早期出现，患者可能会不认识左右，不认识上衣和裤子，不认识衣服的里外，在熟悉的小区里找不到家，外出时容易迷路等。不能正确画时钟及画简单的几何图形（图 26-1）。

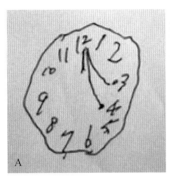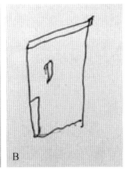

图 26-1　视空间障碍。A. 患者画的钟，指针标记错误；B. 患者画的小房子，无立体结构

2）语言障碍：AD 语言障碍有命名性失语、口语障碍和理解语言能力下降等。命名性失语是指 AD 患者常说不出常用物品的名字。口语障碍是由于患者找词困难逐渐减少口语量，说话内容常空洞、缺乏实质意义，经常出现错语，由于找词困难，患者常常采用模糊的词语或迂回的说法表达，随着疾病的进展，患者可能会整日不语，易被误认为是抑郁。AD 患者还会出现理解语言能力的下降，表现为不能理解语言的含义，需要讲话人多次重复才能了解其中的内容，患者虽然能朗读出文字，但无法了解文字所代表的意义。在晚期时，AD 患者会出现完全性失语，即自发语言及理解语言的能力均有明显的障碍。

3）失认和失用：AD 患者的失认与视空间障碍、记忆障碍很难区分。面容失认者可能会不认识家人和熟人的面孔，甚至会不认识自己的面容，称呼镜子中的自己是"陌生人"。失用包括观念性失用、意向性失用等。观念性失用是指患者不能正确地完成复杂的连续性动作，包括划火柴、点烟、穿衣、如厕等动作，严重时甚至不能使用任何工具，包括不能用筷子、勺子吃饭，不能用杯子喝水等，患者发病前熟练掌握的技能也会丧失，如原来会骑车、游泳，而患病后不会了。意向性失用是指患者虽然可自发做出某些动作，但在指令要求下却不能做出该类动作，如患者每天早起会自行刷牙，但要求做刷牙动作时却不能完成。失用常见于中期，常在记忆和语言障碍之后出现。

4）计算力下降：AD 患者经常弄错物品的价格，容易算错账，不能管理自己的银行账户，最后可能连简单的计算也不能完成。

（3）精神障碍

1）抑郁状态、焦虑状态：AD 合并抑郁状态的患者表现为抑郁心境、主动性减少、注意力不集中、容易哭泣、流泪，不注意穿着，不修边幅，可有自杀想法或自杀行为；AD 合并焦虑状态的患者则表现为焦虑不安、易激惹，害怕一个人留在家中。部分患者会出现性格改变，如以前外向的人变得内向，以前谦和有礼变得蛮横不讲理等。

2）思维和行为障碍：部分患者会有思维和行为障碍，出现幻觉、妄想等，如总怀疑别人加害自己，怀疑子女偷自己的财物，把一些不值钱的东西当作珍宝收藏。可能会出现贪吃或忽略进食、随地大小便、言语失控、说粗话、打人等非正常举动。多数患者会出现失眠或夜间谵妄。

五、辅助检查

（一）实验室检查

1. 血液学检查

首次就诊的患者应进行如下的检查以除外 AD 外的认知功能障碍或伴随疾病，包括血常规、血生化（肝肾功能、血脂、血糖、电解质、乳酸、血氨、叶酸、维生素 B_{12}）、甲状腺/甲状旁腺及肾上腺功能、感染性疾病（梅毒、艾滋病）/重金属（汞、铅等）/毒物或药物检测、肿瘤标志物、自身免疫抗体等检查等。AD 在上述检查中一般均为阴性结果，出现阳性结果需要除外其他病因所致的痴呆。

2. 脑脊液检查

对大多数患者不建议作为常规检查，目前仅用于除外其他疾病所致的痴呆，检查项目包括脑脊液压力、细胞学、蛋白、寡克隆区带、梅毒、莱姆病等。目前研究也发现测定脑脊液中的 Aβ 蛋白和

tau 蛋白可能对 AD 的诊断有一定的帮助，对于诊断困难的患者可考虑腰椎穿刺检查。

（二）神经心理学检查

神经心理评估主要是针对认知障碍、社会和日常能力减退、精神行为症状等方面进行。AD 在认知领域中（包括定向、记忆、言语、运用、视空间和解决问题能力）至少有 2 项受损，其中记忆损害必不可少[4]。临床上常用的心理学工具分为：①认知障碍量表，如简易精神状况量表（MMSE）、蒙特利尔认知测验（MoCA）、阿尔茨海默病认知功能评价量表（ADAS）、认知能力筛查量表（CASI）等；②日常和社会功能的量表，包括日常生活能力量表（ADL）、社会功能活动问卷（FAQ）、痴呆残疾评估（DAD）等；③精神行为评定量表，如痴呆行为障碍量表（DBD）、汉密尔顿抑郁量表（HAMD）、汉密尔顿焦虑量表（HAMA）、神经精神问卷（NPI）；④总体评价量表：临床痴呆评定量表（CDR）和总体衰退量表（GDS）；⑤用于鉴别的量表，如 Hachinski 缺血量表。

认知障碍量表在临床中应用广泛，其中 MMSE 评定方法简单，临床中应用最广。MMSE 涵盖了认知领域的 5 个方面，总分 30 分，24 分及以下提示认知缺损，我国根据受试者文化水平，认为文盲≤17 分，小学≤20 分提示认知缺损。MMSE 可以用于筛查可能的痴呆人群，也可以用来区分痴呆的严重性，但 MMSE 不能很好地筛查出早期的 AD 患者。相比 MMSE，MoCA 的敏感性更高，覆盖了 8 个重要的认知领域，信度和效度都优于 MMSE。MoCA 总分 30 分，≤25 分提示认知缺损（对受教育年限≤12 年的患者，评分加 1 分）。

（三）脑电图

AD 患者早期脑电图正常，随着疾病的进展出现非特异性改变，如 α 节律减慢、波幅减低、慢波 θ 波及 δ 波增多，晚期则表现为弥漫性慢波。脑电图可鉴别其他类型的认知障碍，如中毒-代谢异常、癫痫性疾病、克-雅病（Creutzfeldt-Jakob disease, CJD）等。

（四）神经影像学检查

神经影像学是 AD 诊断和鉴别诊断的重要检查手段。

（1）头 CT 检查：AD 早期可正常，后期可见脑萎缩、脑室扩大。

（2）头颅 MRI 检查：头 MRI 可更好地显示双侧颞叶、海马萎缩，海马萎缩是 AD 的典型表现。随着疾病的进展，可出现颞叶、顶叶、枕叶、额叶等多部位脑萎缩表现，伴侧脑室扩大（图 26-2）。

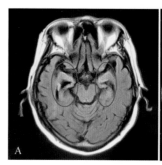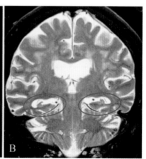

图 26-2 头颅 MRI 检查

（3）单光子发射计算机化断层显像（single photon emission computed tomography，SPECT）：通过评估脑血流灌注反映脑功能的检查方法，具有经济方便的优点，SPECT 显示 AD 患者的海马、颞叶、顶叶和额叶皮质区脑血流普遍减少，与痴呆的严重程度相关。

（4）正电子发射计算机化断层显像（positron emission tomography，PET）：PET 可检测 AD 患者的葡萄糖代谢和 Aβ 等在脑内的沉积。18F-FDG（氟脱氧葡萄糖）是最常用的用于探测体内葡萄糖代谢的示踪剂，可显示 AD 患者的颞顶叶、后扣带回皮质和楔前叶、额叶外侧面代谢减低。使用各种 Aβ 标记的配体的 PET 成像可显示脑内的 Aβ 沉积[5]。

（五）基因检查

对有家族史的 AD 患者或高度怀疑遗传性的 AD 患者，需要进行 APP、PSEN1、PSEN2 和 APOE 相关基因检查。

（六）生物标志物

生物标志物主要包括脑脊液中的 Aβ42、总 tau 蛋白（T-tau）和磷酸化 tau 蛋白（P-tau），可使用 PET 检查配体标记的 Aβ 蛋白。生物标志物有助于 AD 的早期诊断和确诊，并且可用于监测 AD 的疾病进展情况。

六、诊断及鉴别诊断

（一）诊断

根据详尽的病史及临床症状、体征，结合神经心理量表、神经影像学检查及实验室检查资料，AD临床诊断的准确性可达85%～90%。目前应用较广泛的AD诊断标准是由美国国立神经病语言障碍卒中研究所和阿尔茨海默病及相关疾病学会（NINCDS-ADRDA）1984年制定的，2011年美国国立老化研究所和阿尔茨海默病协会对此标准进行了修订，制定了AD不同阶段的诊断标准[6]（表26-1）。

（二）鉴别诊断

（1）血管性痴呆：有卒中病史，认知障碍发生在脑血管事件后3个月内，痴呆可突然发生或阶梯样缓慢进展，神经系统查体可见局灶性神经功能缺损体征，头CT或MRI可显示多发性梗死病灶。

（2）路易体痴呆：表现为帕金森病样症状、视幻觉和波动性认知障碍，伴注意力、警觉异常，运动障碍明显，患者易跌倒，对安定类药物高度敏感。

（3）此外，AD尚需与一氧化碳中毒、酒精性痴呆、颅内肿瘤、慢性毒物中毒、神经梅毒、艾滋病、CJD等引起的痴呆综合征相鉴别[7]。

七、治疗

由于AD的病因和发病机制尚未十分明确，目前尚无特效治疗。针对AD的治疗方法主要是采取综合治疗的方法，包括非药物治疗和药物治疗两大方面[4-5]。

1. 非药物治疗

主要是对生活方式的干预，如有氧锻炼、认知功能训练、职业训练、控制血管病的危险因素、合理膳食，保证蔬菜、水果和不饱和脂肪酸的摄入，音乐治疗，鼓励患者融入社会，参与一定的社会和家庭活动，帮助患者家属合理指导患者生活，提高患者的生活质量。对于中晚期AD的患者，要用有效的护理延长患者的生命，减少误吸、肺部感染、摔伤、褥疮等并发症。

2. 药物治疗

药物治疗的目标是最大限度地延缓痴呆的进展，以改善患者和照料者的生活质量。治疗药物主要包括胆碱酯酶抑制剂、兴奋性氨基酸受体拮抗剂、脑代谢增强剂和抗精神病药物（表26-2）。

表 26-1　AD 不同阶段的诊断标准

很可能的 AD 痴呆

核心临床标准	1. 符合痴呆的诊断标准
	2. 起病隐袭，症状在数月至数年中逐渐出现
	3. 有明确的认知损害病史
	4. 在病史和检查中，起始和最突出的认知障碍在以下某一范畴内表现明显：
	1）遗忘综合征：学习和近记忆下降，伴1个或1个以上其他认知域损害
	2）非遗忘综合征：语言、视空间或执行能力三者之一损害，伴1个或1个以上其他认知域损害
排除标准	1. 伴有与认知障碍发生或恶化相关的卒中史，或存在多发或广泛脑梗死，或伴有严重的白质病变
	2. 有路易体痴呆的核心症状
	3. 有额颞叶痴呆的显著特征
	4. 有原发性进行性失语的显著性特征
	5. 有其他引起进行性记忆力和认知功能损害的神经系统疾病，或非神经系统疾病，或药物过量或滥用证据
支持标准	1. 知情人提供的信息和正规神经心理测验结果证实的认知功能下降
	2. 找到致病基因（APP、PSEN1、PSEN2）突变的证据

可能的 AD 痴呆

核心临床标准	1. 非典型过程：符合"很可能的 AD 痴呆"核心临床标准中的第1条和第4条，但认知障碍突然发生，或病史不详，或认知进行性下降的客观证据不足
	2. 病因混合的表现：满足"很可能的 AD 痴呆"的所有核心临床标准，但具有以下证据：
	1）伴有与认知障碍发生或恶化相关的卒中史，或存在多发或广泛性脑梗死，或存在严重的白质病变；
	2）有其他疾病引起的痴呆特征，或痴呆症状可用其他疾病和原因解释

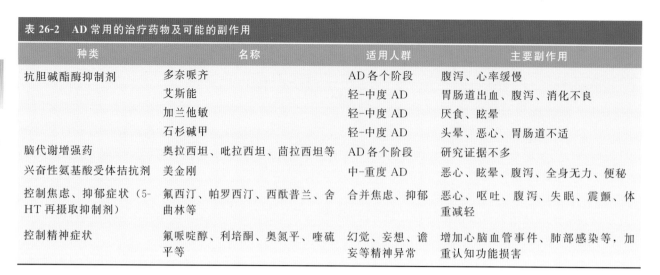

表 26-2　AD 常用的治疗药物及可能的副作用

种类	名称	适用人群	主要副作用
抗胆碱酯酶抑制剂	多奈哌齐	AD 各个阶段	腹泻、心率缓慢
	艾斯能	轻-中度 AD	胃肠道出血、腹泻、消化不良
	加兰他敏	轻-中度 AD	厌食、眩晕
	石杉碱甲	轻-中度 AD	头晕、恶心、胃肠道不适
脑代谢增强药	奥拉西坦、吡拉西坦、茴拉西坦等	AD 各个阶段	研究证据不多
兴奋性氨基酸受体拮抗剂	美金刚	中-重度 AD	恶心、眩晕、腹泻、全身无力、便秘
控制焦虑、抑郁症状（5-HT 再摄取抑制剂）	氟西汀、帕罗西汀、西酞普兰、舍曲林等	合并焦虑、抑郁	恶心、呕吐、腹泻、失眠、震颤、体重减轻
控制精神症状	氟哌啶醇、利培酮、奥氮平、喹硫平等	幻觉、妄想、谵妄等精神异常	增加心脑血管事件、肺部感染等，加重认知功能损害

八、早期识别及预防

由于目前 AD 尚无特效治疗方法，且疾病预后差，因此早期识别 AD 高风险患者及识别 AD 的临床前表现就显得尤其重要[8]。目前，基于影像学、生物标志物和基因检查可初步判断 AD 发生的风险。PET 和脑脊液检查发现 Aβ、tau 蛋白超出一定范围，且携带 Apo E ε4 等位基因者是 AD 的高危人群。对于高危 AD 人群应定期筛查神经心理量表以识别早期发生的 AD，利用头 MRI 测量海马的体积变化及 ^{18}F-FDG PET 观察脑代谢的变化情况能够为高危 AD 人群提供客观的检查资料。由于药物治疗的副作用和潜在的风险，所以目前尚无推荐药物用于 AD 高风险而认知功能正常的人群。对于高危 AD 人群，通过调整饮食，增加运动，增进社会活动，控制高血压、糖尿病、高脂血症、吸烟等相关血管危险因素可能会延缓 AD 的发生。关注客观认知功能检查的变化有助于发现早期 AD，一旦发现应尽早予以相关的药物治疗。

九、预后

AD 病程多在 5～10 年或以上，患者可在几年内丧失独立生活的能力。老年 AD 人群有很高的死亡风险，多死于心血管疾病、肺部感染、营养不良和褥疮。高龄、男性、低教育水平、合并多种并发症及生活能力障碍是导致痴呆生存时间缩短的常见因素。

（陈玉辉　龚涛）

参考文献

[1] Chan KY，Wang W，Wu JJ，et al. Epidemiology of Alzheimer's disease and other forms of dementia in China，1990—2010：a systematic review and analysis. Lancet，2013，381（9882）：2016-2023.

[2] Ropper AH，Samuels MA，Klein JP. Adams and Victor's Principles of Neurology. 10th edition. New York：McGraw-Hill Education/Medical，2014：434-454.

[3] Ballard C，Gauthier S，Corbett A，et al. Alzheimer's disease. Lancet，2011，377（9770）：1019-1031.

[4] 王维治主编. 神经病学. 2 版. 北京：人民卫生出版社，2013：1765-1781.

[5] Mitchell SL. Clinical Practice. Advanced Dementia. N Engl J Med，2015，372（26）：2533-2540.

[6] McKhann GM，Knopman DS，Chertkow H，et al. The diagnosis of dementia due to Alzheimer's disease：recommendations from the National Institute on Aging-Alzheimer's Association workgroups on diagnostic guidelines for Alzheimer's disease. Alzheimers Dement，2011，7（3）：263-269.

[7] Dubois B，Feldman HH，Jacova C，et al. Advancing research diagnostic criteria for Alzheimer's disease：the IWG-2 criteria. Lancet Neurol，2014，13（6）：614-629.

[8] Dubois B，Hamp el H，Feldman HH，et al. Preclinical Alzheimer's disease：Definition，natural history，and diagnostic criteria. Alzheimers Dement，2016，12（3）：292-323.

第二十七章　老年人便秘与大便失禁的诊断和治疗

第一节　老年人便秘

便秘（constipation）是临床常见的复杂症状，而不是一种疾病，主要是指排便次数减少（每周排便次数<3 次）、粪便量减少（每天<35 g）、粪便干结、排便费力等排便不尽感、肛门阻塞感等，上述症状同时存在≥2 种即可诊断便秘[1]；按照罗马Ⅲ标准 3 个月中需超过 1/4 时间内存在便秘症状（表 27-1）。老年人极易发生便秘，我国 60 岁以上人群中，慢性便秘约占 15％～24％[2]。老年人长期便秘可导致痔出血、肛裂，加重盆底功能障碍，焦虑烦躁，使生活质量下降；出现粪嵌塞、溢出性大便失禁、穿孔、乙状结肠扭转和尿潴留；痴呆患者可诱发激惹和谵妄；用力排便还可诱发老年人发生急性心脑血管事件，甚至猝死。

表 27-1　罗马Ⅲ诊断标准	
1	至少有 1/4 情况发生用力排便
2	至少有 1/4 情况粪便呈结节硬块
3	至少有 1/4 情况感觉便不尽感
4	至少有 1/4 情况排便时需手辅助
5	至少有 1/4 情况感觉直肠排便梗阻或堵塞
6	每周排便少于 3 次

一、诊断标准

1. 临床特点

（1）常表现为：便意少，便次少；排便艰难、费力；排便不畅；大便干结、硬便，排便不尽感。

（2）常伴有腹痛或腹部不适。

（3）部分伴有失眠、烦躁、多梦、抑郁、焦虑等精神心理障碍。

（4）症状轻重不一。

（5）便秘"报警"征象包括便血、贫血、消瘦、发热、黑便、腹痛等和肿瘤家族史。如果出现报警征象应马上去医院就诊，做进一步检查。

2. 诊断

详细询问患者的饮食、生活习惯及工作情况，既往的病史、手术史，有无痔核、肛瘘及肛裂史，服药史，尤其是有无长期服用泻剂史，大便习惯有无改变等。

（1）病因诊断：可分为器质性和功能性两类。

器质性包括：①肠管器质性病变：肿瘤、炎症或其他原因引起的肠腔狭窄或梗阻。②直肠、肛门病变：直肠内脱垂、痔疮、直肠前膨出、耻骨直肠肌肥厚、盆底病等。③系统性疾病：糖尿病、甲状腺功能减退、甲状旁腺疾病、硬皮病、红斑狼疮、低钾、低钙。④神经系统疾病：中枢性脑部疾患、脑卒中、多发硬化、脊髓损伤以及周围神经病变等；痴呆、帕金森综合征、神经心理障碍。⑤结肠神经肌肉病变：假性肠梗阻、先天性巨结肠等。⑥药物性因素：铁剂、铝镁钙制剂、抗组胺药、抗胆碱药、阿片类药、抗抑郁药、抗帕金森病药、钙通道阻滞剂、利尿剂等。

功能性与多种因素有关，包括：①老年人进食量少，食物缺乏纤维素或水分不足，体力活动减少，对结肠运动的刺激减少。②老年人结肠运动功能紊乱，常见于肠易激综合征，系由结肠及乙状结肠痉挛引起，除便秘外同时具有腹痛或腹胀，部分患者可表现为便秘与腹泻交替。③老年人肠管张力和蠕动减弱，腹肌及盆底肌张力不足，肛门括约肌力量减弱，胃结肠反射减弱，排便推动力不足。④滥用泻药，形成药物依赖性，造成便秘。

（2）分型诊断：按发病机制分为慢传输型、出口梗阻型和混合型。

1）慢传输型：是由于肠道收缩运动减弱，使粪便从盲肠到直肠的移动减慢，或由于左半结肠的不协调运动而引起。老年患者长期服药者多见。

特征为排便次数减少，粪质坚硬，因而排便困难；直肠指检时无粪便或触及坚硬粪便；肛门外括约肌的缩肛和用力排便功能正常；全胃肠或结肠传输时间延长。

2）出口梗阻型：肛门括约肌功能障碍，盆底肌共济失调或结构异常；系由于腹部、肛门直肠及骨盆底部的肌肉不协调导致粪便排出障碍，为老年患者主要临床类型。

特征为：排便费力、便不尽感或肛门下坠感，排便量少，有便意或缺乏便意需手法助排；直肠指检时直肠内粪便淤积，用力排便时肛门外括约肌可能呈矛盾性收缩；全胃肠或结肠传输时间显示正常，该型也称为排便障碍。

3）混合型：同时有两种表现。老年患者多表现为这一型。

3. 检查

（1）肛门直肠指诊（有肛裂和肛门脓肿禁做）：左侧卧位，下肢屈曲；检查有无肠壁肿物、腹腔转移结节，有无粪便淤滞，肛管紧张度，有无反向收缩。

（2）结肠镜检查或钡剂灌肠造影：50岁以上、有长期便秘史、短期内症状加重患者应进行以排除大肠肿瘤的可能。有助于确定有无器质性病变。

（3）特殊检查方法：胃肠通过试验（GITT）、直肠及肛门测压（RM）、直肠-肛门反射检查、耐受性敏感性检查、气囊排出试验（BET）、盆底肌电图、阴部神经潜伏期测定试验及肛管超声检查，难治性便秘时可选择。

二、治疗原则

便秘患者需根据便秘轻重、病因和类型，采用综合治疗，包括一般生活治疗、药物治疗、生物反馈训练和手术治疗，以恢复正常排便生理[3-5]。

1. 一般治疗

加强对患者教育，采取合理饮食习惯，富含膳食纤维，增加饮水量以加强对结肠的刺激，避免大量饮酒和过多饮用咖啡饮品；养成良好的排便习惯，如晨起排便，有便意及时排便，避免用力排便；避免滥用药物[6]。积极调整心态。平时进行肛门收缩训练。

2. 药物治疗

针对慢传输型便秘，给予以渗透性通便药为主的复合用药（表27-2）；针对出口梗阻/排便障碍的，

如粪块嵌塞，应制定规律性排空计划，包括手指刺激、使用甘油栓剂、乳果糖＋灌肠，采用蹲位排便（足凳），排便时吸气、鼓腹、用双手上托肛门两侧。

（1）容积性泻剂：包括可溶性纤维素（果胶、车前草、燕麦麸等）和不可溶性纤维素（植物纤维、木质素等）。起效慢、副作用小、安全，对轻症便秘有较好疗效，不适于暂时性便秘的迅速通便治疗。

（2）润滑性泻剂：能润滑肠壁，软化大便，使粪便易于排出，使用方便，如开塞露、矿物油或液状石蜡。

（3）渗透性泻剂：常用的药物有乳果糖、山梨醇、聚乙二醇4000等。适用于粪块嵌塞或作为慢性便秘者的临时治疗措施，是容积性泻剂疗效差的便秘患者的较好选择。

（4）刺激性泻剂：包括含蒽醌类的植物性泻药（大黄、番泻叶、芦荟）、酚酞、蓖麻油、双酯酚汀等。刺激性泻剂在容积性泻剂无效时使用，不适于长期使用。蒽醌类泻剂长期应用可造成结肠黑便病，引起平滑肌萎缩和损伤肠肌间神经丛，反而加重便秘，停药后可逆。

（5）促动力剂：莫沙必利、伊托必利有促胃肠动力作用，普卢卡必利可选择性作用于结肠，可根据情况选用。

3. 器械辅助

如果粪便硬结，停滞在直肠内近肛门口处或患者年老体弱、排便动力较差或缺乏者，可用结肠水疗或清洁灌肠的方法。

4. 生物反馈疗法

用于直肠肛门、盆底肌功能紊乱的便秘患者。训练患者在排便时松弛盆底肌肉，使排便时腹肌、盆底肌群活动协调；对便意阈值异常的患者，重视对排便反射的重建和调整对便意感知的训练。对于盆底功能障碍患者，应优先选择生物反馈治疗，而不是手术。

5. 认知疗法

重度便秘患者常有焦虑甚至抑郁等心理因素的表现，应予以认知疗法，使患者消除紧张情绪，必要时给予抗抑郁、抗焦虑治疗。

6. 手术治疗

对严重顽固性便秘上述所有治疗均无效，若为结肠传输功能障碍型便秘、病情严重者可考虑手术治疗，但手术的远期效果仍存在争议。

表 27-2　改善便秘的药物

分类	药名	剂型	用法	注意	不良反应
渗透性泻剂	聚乙二醇 4000 乳果糖	每袋 10 g 每袋 10 g	10～20 g，qd～bid 10～20 g，qd～bid	上腹胀者不用；加水 200 ml 结肠产气增加	两种药可合用；在排便后服用，否则可引起肠梗阻
润滑性泻剂	麻仁润肠丸	丸	1 丸，bid	间断用，补充脂溶性维生素	
	麻仁软胶囊	每粒 0.6 g	2 粒，qd～bid		
	液态石蜡		30～40 ml，prn	不吸收	胃食管反流病、胃排空差者慎用，有引起脂质性肺炎的风险
	植物油		30～40 ml，prn	可吸收，有引起高脂血症风险	
促动力剂	莫沙必利	每片 5 mg	5 mg，bid～tid 餐前 20 min	建议周末停用 2 天，以免药效降低	正在服用已知可引起 QTc 间期延长的药物治疗的患者应慎用
	曲美布汀	每片 0.1 g	0.1 g，tid 餐前 30 min	有腹泻/便秘双向调节作用	
	盐酸伊托必利	每片 50 mg	50 mg，tid 餐前 30 min	可增强乙酰胆碱作用	
	琥珀酸普卢卡必利	每片 2 mg	1～2 mg，qd 餐前 30 min	其每日剂量超过 2 mg 时可能不会增加疗效	
刺激性泻剂	番泻叶、芦荟、大黄、酚酞等			短期使用，不建议长期使用	可引起泻剂性肠病、结肠黑变病
	通便灵	每胶囊 0.25 g	5 粒，qd		

qd：每日 1 次；bid：每日 2 次；tid：每日 3 次；prn：需要时服用

第二节　老年人粪嵌塞

干硬的粪块潴留直肠或乙状结肠内不能排出，引起严重的便秘症状和会阴部疼痛，称为粪嵌塞（fecal impaction），是需要紧急处理的老年问题，如持续时间过长，会出现直肠、肛门处损伤，可能造成乙状结肠扭转、肠梗阻、继发巨结肠、溃疡或穿孔、心脑血管急性事件等严重后果，还可引起尿潴留及尿失禁[5,7]。

一、诊断标准

临床表现为腹胀、腹绞痛、发热、呕吐。体格检查可见肠型及蠕动波，肠鸣音亢进；直肠指诊有粪便淤积。立卧位腹部 X 线平片见低位肠梗阻表现。特别注意不能报告肠道症状的老年患者（如老年痴呆患者），直肠感觉受损而不能察觉者，部分仍有规律排便或腹泻（量不多，黏液为主）患者，易引起漏诊或延误诊断。

二、治疗原则

立即甘油灌肠或配合低压灌肠。应当注意以下几点：

1. 口服缓泻剂

预防性使用泻药、胃肠动力药防治粪嵌塞。

2. 手法防治

采用腹部按摩。从右下腹开始向上、左、下顺时针按摩，由轻至重，2～3 次/日，每次 20 min，帮助患者促进肠蠕动，减轻便秘。

3. 合理调整饮食

鼓励患者多饮水，确保每日液体摄入量在 2～3 L，每天清晨空腹饮用温开水 350 ml，蜂蜜水每晚一次，改善便秘情况；食物中加入粗纤维性成分，多食各类蔬菜瓜果等。严禁辛辣刺激性食物。

第三节 老年人大便失禁

中国老年医学理论与实践 2018

大便失禁（fecal incontinence，FI）即肛门失禁，是指不能自主控制的或不适当的排便，为排便功能紊乱的一种症状。65 岁以上老年人发病率约 2.3%。女性比男性多见。便失禁易造成患者身体和精神上的痛苦，严重干扰正常生活。高龄衰弱老人由于过多粪便潴留或粪嵌塞引起左半结肠扩张，盆底神经麻痹，感觉减退，造成持续溢便，这是溢出性（overflow）便失禁。另外，老年人常存在认知障碍，不能控制直肠收缩，常伴有尿失禁。并发糖尿病自主神经病变、自主神经功能紊乱等及药物、肿瘤、结肠炎等可致腹泻性便失禁。肛肠手术损伤、多次阴道分娩等亦可造成便失禁[8]。

一、诊断标准

1. 临床特点

不自主排泄粪便和气体。甚至可随时自行流出；咳嗽、走路、下蹲及睡眠时，常有粪便、黏液从肛门外流。

2. 诊断

（1）病史：询问有无手术、外伤史，女性患者有无产伤史，有无神经系统及泌尿系统疾病，肠道是否接受过放射治疗；失禁的严重程度，排便次数及粪便性质，排便习惯改变，排便急迫性，憋便能力，是否具有区别排便和排气的能力，排便困难程度，排便不尽，直肠脱垂，疼痛等情况。

（2）功能评估：老年综合评估，包括步态、活动能力、衣着、卫生情况及认知能力。

（3）用药、尿失禁和以往治疗情况。

3. 检查

（1）肛门指检：视诊肛门，指诊张力容量，粪便性状、有无直肠脱垂。

（2）实验室检查：血常规除外肠道感染，了解电解质、钙离子、甲状腺功能等；便潜血检查。

（3）腹部 X 线平片：可明确有无粪便过多引起结肠扩张或梗阻。

（4）结肠镜检查：疑有结肠病变时进行，除外肿瘤等。

（5）另有肛管直肠测压、肛管超声图、肌电图、排粪造影、生理盐水灌肠试验等检查，非常规诊疗方法。

4. 鉴别诊断

主要与急性菌痢及急性肠炎等腹泻患者偶尔出现的大便失控相鉴别。

5. 并发症

最常见的是会阴部、骶尾部皮肤炎症及压力性溃疡（褥疮）。由于粪便的刺激，使会阴部皮肤经常处于潮湿和代谢产物的侵袭状态，易发生皮肤红肿、溃烂，皮肤破溃感染可深及肌层或破溃延伸至阴囊、阴唇、腹股沟等，污染尿道口、阴道口引起逆行感染，不仅加重了患者的痛苦，亦给临床护理工作带来困难。由于会阴经常受到粪水刺激，肛周皮肤可发生糜烂、瘙痒、溃疡及疼痛等，少数患者为使大便减少而节制饮食，出现消瘦、体重下降，应给予积极处理。

二、治疗原则

1. 内科治疗

老年人通常表现为轻度 FI，多数可通过综合治疗得到满意疗效，包括调节饮食、加强局部卫生、及时去除粪嵌塞、使用止泻剂等措施。目的是帮助患者恢复正常的排便方式、改善粪便性状，排出成形软便。对于溢出性 FI，口服或直肠用促排药，并建立排便习惯；对于腹泻者，用止泻剂减慢结肠过度运动，如膳食纤维、洛哌丁胺（易蒙停）。餐前或社交活动前 45 min 服用洛哌丁胺 2～4 mg 防止排便。如肛管直肠有炎症可对症服用抗生素，肛周皮肤有炎症应保持肛周清洁，保持干燥或外用药涂擦。

2. 肛门括约肌锻炼

嘱患者收缩肛门（提肛），每天提肛 500 次左右，每次坚持数秒钟，增强肛门括约肌的功能。不建议使用床旁便盆。

3. 电刺激疗法（生物反馈）

采用电刺激疗法和针灸疗法刺激肛门括约肌及肛提肌有规律收缩，部分肛门失禁患者可以得到改善。常用穴位是长强、百会、承山等。

4. 严重失能老人

每日灌肠至无粪便排出；每日予渗透性泻剂并

进行排便训练；做刺激结肠蠕动的腹部按摩，促进粪便转运；部分患者需要手法辅助排便；注意肛周皮肤护理，用湿纸巾擦拭；可将卫生棉条置于肛门，防止渗漏，起到堵塞吸收作用；临床可用肛管排气管插入直肠 5～7 cm 接引流袋等方法。

5. 手术疗法

主要用于全层直肠脱垂、肛瘘、肛门括约肌损伤等，有些患者可通过腹壁造瘘（假肛）来改善生活质量。

（王薇）

参考文献

［1］ Z Abdool，A H Sultan，R Thakar. Ultrasound imaging of the anal sphincter complex：a review. The British Journal of Radiology，2012，85：865-875.

［2］ Huikuan Chu，LikunZhong，Hai Li，et al. Epidemiology Characteristics of Constipation for General Population，Pediatric Population，and Elderly Population in China. Gastroenterology Research and Practice，2014，10：1-10.

［3］ Camilleri M，Bharucha AE. Behavioural and new pharmacological treatments for constipation：getting the balance right. Gut，2010，59（9）：1288-1296.

［4］ AGA. AGA Technical Review on Constipation. Gastroenterology，119：1766-1778.

［5］ AGA. American Gastroenterological Association Medical Position Statement：Guidelines on Constipation. Gastroenterology，2000，119：1761-1778.

［6］ Sun Hwan Bae. Diets for Constipation. Pediatr Gastroenterol Hepatol Nutr，2014，17（4）：203-208.

［7］ Siegfried W B Yu，SSC Rao. Anorectal Physiology/Pathophysiology in the Elderly. Clin Geriatr Med，2014，30（1）：95-106.

［8］ Reinhard Vonthein，Tankred Heimerl，Thilo Schwandner，et al. Electrical stimulation and biofeedback for the treatment of fecal incontinence：a systematic review. Int J Colorectal Dis，2013，28：1567-1577.

第二十八章　老年人脊髓型颈椎病的诊断和治疗

一、概述

脊髓型颈椎病（cervical spondylotic myelopathy，CSM）是老年人的一种常见疾病，且随着人口老龄化其发病率也在逐年上升。1992年青岛的第二届全国颈椎病专题座谈会，明确了颈椎病定义：颈椎间盘组织退行性改变及其继发病理改变累及周围组织结构（神经根、脊髓、椎动脉、交感神经等），出现相应的临床表现[1]。我国规定老年人的年龄起点标准是65周岁，因此发生于65岁及以上人群中的颈椎病为老年性颈椎病。

颈椎病根据受累组织和结构的不同分为：神经根型、脊髓型、交感型、椎动脉型、其他型（主要指食管压迫型）。如果两种以上类型同时存在，称为"混合型"。神经根型颈椎病是由于椎间孔处有致压物压迫颈神经根所致，发病率60%～70%，是临床上最常见的类型。脊髓型颈椎病发病率12%～30%，由于可造成四肢瘫痪，因而致残率高。交感型颈椎病多表现为交感神经兴奋症状，少数为交感神经抑制症状。椎动脉型颈椎病是椎动脉受到挤压、痉挛，导致血流瞬间变化，出现椎-基底动脉供血不全的症状[1]。

本章主要讨论发生在65岁及以上的患者中的脊髓型颈椎病。

二、老年人脊髓型颈椎病的病因与病理

颈椎功能单位由两个相邻的椎体、关节突关节、钩椎关节（又称Luschka关节）和椎间盘构成。由于颈椎的活动度比胸椎和腰椎大，因而容易发生退变。但是目前，CSM的病因及发病机制尚不完全清楚，一般认为是多种因素共同作用的结果。

（一）病因学

当前颈椎病的病因有4个学说：机械压迫学说、不稳定学说、血运障碍学说和颈椎管狭窄学说[1]。

1. 机械压迫学说

分静态性压迫和动态性压迫。随着颈椎间盘的退变，纤维环中弹力纤维含量的逐渐减少、胶原纤维含量的逐渐增多，以及髓核含水量的逐渐降低，纤维环耐受牵拉、压缩负荷的能力减退，出现椎间隙减小、椎间盘膨出或突出。同时椎间隙的高度降低，椎间关节周围韧带出现松弛、椎体间活动度增加，在椎体上、下缘韧带附着部出现牵拉性骨刺。椎间盘的膨出或突出、椎体后缘的骨刺突入椎管，导致脊髓受到静态性压迫。动态性压迫因素是指当人体颈椎屈曲时脊髓被拉长、脊髓的横截面变小、脊髓变细；当颈椎处于仰伸位时，脊髓的横截面增加，脊髓变粗、变短，这时突入椎管的椎间盘以及椎体后缘的骨赘就可以压迫脊髓腹侧。同时老年CSM患者多有颈椎黄韧带代偿性肥厚，肥厚的黄韧带形成皱褶并突入椎管，压迫脊髓。

2. 不稳定学说

颈椎间盘退变造成的颈椎不稳定是老年人CSM的一个重要原因。当颈椎不稳定而出现颈椎屈伸活动异常时，脊髓在椎体后缘的骨赘上反复摩擦，可造成脊髓的微小创伤而出现脊髓病理损害。另外，不稳定造成的椎间关节活动幅度增加，可刺激小关节、纤维环及其周围韧带内的交感神经末梢，通过窦神经的反射引起脊髓营养血管的痉挛，导致脊髓局部缺血。不稳定导致的椎间关节周围的创伤性炎症反应，也可能刺激脊髓。不稳定节段的异常活动导致颈脊髓反复发生一过性缺血，如果频繁出现、持续时间长，可逐渐出现颈脊髓病。

3. 血运障碍学说

研究发现在颈椎间盘突出所致的脊髓受压病理中，脊髓损害区域与脊前动脉供血区域基本一致，推测可能是突出的椎间盘压迫、扭曲脊前动脉及其分支导致血供减少造成脊髓缺血性损害。加之老年

人的血管硬化、闭塞等都会使脊髓血供减少，导致脊髓缺血性损害。

4.颈椎管狭窄学说

除发育性椎管狭窄外，老年人CSM多存在骨质疏松症，表现为颈椎椎体高度减少，椎体矢状径随之增大，导致椎体变形，颈椎曲度异常，椎管有效容积缩小，存在退变性椎管狭窄，由于颈椎管的储备间隙较没有椎管狭窄的人明显减少，颈椎出现退行性改变以后，直接的机械性压迫，如轻微的椎间盘膨出或突出、微小的骨赘或节段性不稳定就很容易造成脊髓型颈椎病的发生。

（二）病理生理

颈椎间盘的退行性改变是CSM发生发展病理过程中最为重要的因素。由于颈椎位于较为固定的胸椎与有一定重量的头颅之间，使颈椎椎间盘由于承担着负重与屈伸互动双重功能，容易发生退行性改变。随着年龄增长，退变逐渐加重[1]。

椎间盘退变的主要特征为蛋白多糖的分解及水分减少，进而引起一系列继发性病理改变。随着椎间盘退变过程的进展，纤维环耐受牵拉与压缩的能力减弱，椎间隙变窄，使前、后纵韧带松弛，而椎间活动度异常，有的出现节段不稳定。纤维环在椎体边缘的附着处因不断受到应力的刺激而形成骨赘。骨赘同突出的椎间盘一起压迫脊髓，产生临床症状[2]。

随着髓核水分的减少，使椎间盘的高度逐渐降低，从而影响其正常生理功能，表现为椎间盘自身承受、传递生理载荷和应力的能力削弱。越来越多的应力作用在纤维环上，最终出现纤维变性、分离或断裂，强度减弱。髓核可以穿过裂隙向外突出。当髓核突出，累及脊髓，出现脊髓型颈椎病[2]。

CSM中脊髓灰质、白质均可以发生改变。脊髓受到直接压迫的部位改变最明显，并向上、下扩展。灰质损害主要表现为运动神经元的脱失以及残存神经元的缺血性改变，最终可出现灰质坏死，空洞形成。白质病变主要表现为脱髓鞘改变，常呈局灶性分布。

三、老年人脊髓型颈椎病的临床表现

（一）主要症状

老年人CSM的主要临床症状，分为运动功能

障碍、感觉功能障碍和自主神经功能障碍。老年人CSM起病时症状大多较轻，多数患者首先出现一侧或双侧下肢麻木、发凉，轻度沉重感，随着病程的延长，逐渐出现步态不稳，下肢肌肉发紧、抬步慢，不能快走，患者多自述双足"踩棉花"感；严重者行走困难。病程中出现一侧或双侧上肢麻木、疼痛，双手无力、不灵活，写字、系扣、持筷等精细动作难以完成。除四肢感觉功能减退或异常外，也有部分患者出现躯干部感觉异常，多自述胸腹部的"束带感"，也可出现在双下肢。同时四肢或躯干可出现烧灼感、冰凉感、蚁行感等。部分患者在病程较后期可以出现膀胱和直肠功能障碍，如排尿踌躇、尿频、尿急、尿失禁或尿潴留等，排便困难等。此时，因患者老龄，需要注意鉴别的是，其症状是脊髓型颈椎病引起还是相应功能器官的原发病变，如老年男性的前列腺增生引起的排尿功能异常等[3]。

（二）主要体征

单纯CSM患者颈部多无体征。病程长的老年CSM患者可有四肢的肌张力增高，后期肌张力常增高可出现折刀样感；腱反射（包括肱二头肌肌腱、肱三头肌肌腱、桡骨膜、髌腱、跟腱反射）活跃或亢进；髌阵挛和踝阵挛阳性。病理反射〔霍夫曼（Hoffmann）征、罗索里莫（Rossolimo）征、下肢巴宾斯基（Babinski）征、查多克（Chaddock）征〕阳性。浅反射减弱，如腹壁反射、提睾反射减弱等[3]。

目前国际通用的为日本整形学会（JOA）17分评分，依据上下肢的运动、四肢及躯体的感觉和括约肌功能的改变，进行颈脊髓功能评分，可作为老年CSM的脊髓功能的评定标准[4]。

（三）伴随疾病和合并症

老年CSM患者术前伴随疾病有高血压、冠心病、糖尿病、脑梗死、骨质疏松及其他骨关节疾病，合并症有腰椎病变（包括腰椎管狭窄和腰椎间盘突出）。有研究报告显示，高龄CSM患者伴随疾病有高血压、冠心病、糖尿病、心律失常、脑血管疾病，合并症主要为发育性颈椎管狭窄症、颈椎后纵韧带骨化症、腰椎管狭窄症及腰椎间盘突出症[5]。有研究指出老年CSM患者术前最常见的伴随疾病有：心血管疾病、糖尿病、慢性支气管炎，合并症有腰椎间盘突出症、腰椎管狭窄症、胸椎管

狭窄症等[6]。

老年人 CSM 的特点为合并症多；发育性椎管狭窄及合并退变性颈椎管狭窄者多；病程长、症状重。另外，老年 CSM 患者容易认为肢体不灵活是自身衰老的表现，而没有意识到 CSM 的存在，容易延误病情，推迟就诊和治疗时间[7]。

四、老年人脊髓型颈椎病的辅助检查

老年人 CSM 辅助检查主要为影像学和肌电图（EMG），前者为主要辅助检查手段，后者常用作鉴别诊断手段[6]。但是需要特别说明的是，CSM 诊断不能单独依靠影像学作为 CSM 的诊断依据[1]。

影像学检查主要有 X 线、CT、MRI 等[6]。颈椎正、侧位以及过伸、过屈侧位 X 线摄片是最常用的平片检查，左、右斜位片所显示的钩椎关节、关节突关节、椎间孔等结构的形态，受投照角度的影响较大，已经较少应用。由于老年人 CSM 的病程较长，因此多数可以观察到颈椎退行性改变的 X 线特征性表现：正位片可见钩椎关节增生、椎间隙狭窄；侧位片见颈椎顺列不佳、曲度变直或反曲、椎间隙狭窄、椎体前后缘骨赘形成、椎体上下缘

（终板）骨质硬化、颈椎管狭窄等；有时还可见到在椎体后缘有高密度的条状阴影——颈椎后纵韧带骨化；过屈、过伸侧位可发现是否有节段性不稳定（图 28-1、图 28-2）。

CT 可显示出椎管的形状以及细微骨结构的变化，还可以发现早期或者细小的后纵韧带骨化。利用三维重建技术可以实现矢状位、冠状位以及立体层面的图像重建，更加直观，有助于制订更加详细、具体的手术计划（图 28-3）。脊髓造影检查可显示硬膜囊、脊髓和神经根受压的情况，由于 MRI 的普及，目前脊髓造影检查的应用越来越少[8]。

由于 MRI 可以清晰地显示出椎管内、脊髓内部的改变及脊髓受压部位及形态改变，已经成为脊柱外科的常规检查。仔细观察 MRI 可以分辨出突出的椎间盘组织是否已经突破后纵韧带等影像学变化，了解这些细节对于手术中能否实现彻底减压至关重要[6]。老年 CSM 患者，经常在 T2 加权像上出现受压迫节段的脊髓高信号改变，一般认为这是早期脊髓缺血或水肿所致（图 28-4）。如果脊髓压迫不严重，又无任何颈部外伤史，MRI 显示脊髓片状或者较大范围的 T2、T1 加权像的信

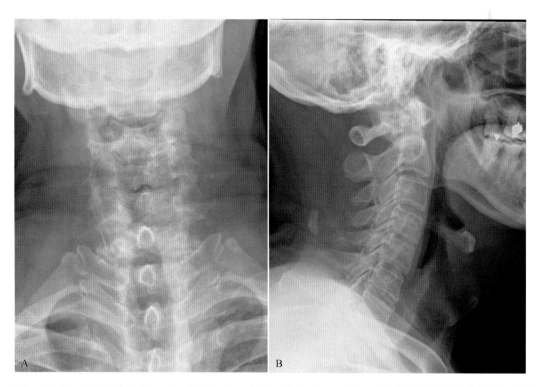

图 28-1 男性，77 岁，四肢麻木无力 10 年，加重 3 年。术前 X 线检查。**A.** 颈椎正位片可见钩椎关节增生、椎间隙狭窄。**B.** 颈椎侧位片可见颈椎曲度变直、椎间隙狭窄、椎体后缘骨赘形成、颈椎管狭窄

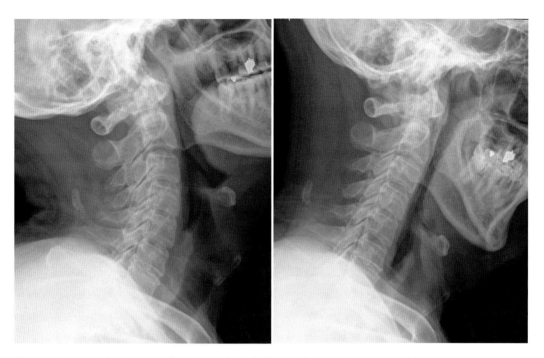

图 28-2 男性，77 岁，四肢麻木无力 10 年，加重 3 年。术前 X 线检查。颈椎过屈、过伸侧位可见 C4～5 有节段性不稳定

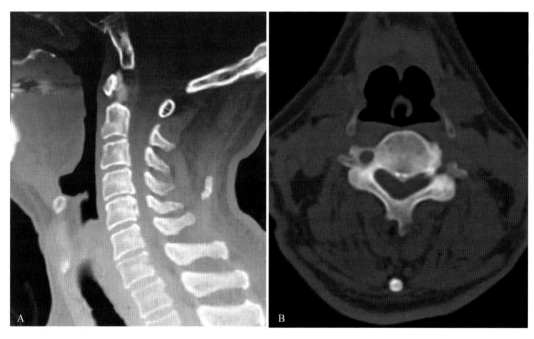

图 28-3 术前 CT 检查。**A.** 矢状位 CT 显示椎体后缘骨赘形成，C4～C5 椎体的后纵韧带骨化，椎间隙明显狭窄。**B.** 术前 CT 横断面显示 C4～C5 椎间盘水平椎体后缘骨赘，椎管狭窄

号改变，必须注意排除老年患者同时合并的神经内科、神经外科相关疾患，一般 MRI 增强扫描有助于鉴别诊断。

由于 CT 和 MRI 各自的成像特点，因此只有联合应用，才能做到相互补充，提供全面的影像学信息，为制定手术方案、确定减压范围提供依据，进而为获得最佳临床疗效奠定基础。

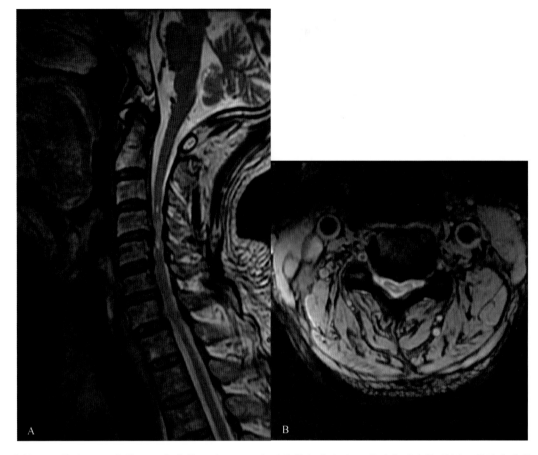

图 28-4 术前 MRI 检查。**A.** 术前 MRI 矢状位显示 C3～7 水平的椎间盘突出，脊髓前后方均受压，脊髓高信号改变。**B.** 术前 MRI 横断面显示脊髓受压，呈扁平改变，髓内可见信号改变

五、老年人脊髓型颈椎病的诊断和鉴别诊断

老年人 CSM 的诊断必须结合临床症状、体征和影像学进行综合判断，肌电图等相关检查主要用于鉴别诊断。

（一）诊断

当脊髓受压迫时，可以出现上运动神经元损害的体征，又称"锥体束征"：四肢肌张力增高，严重时甚至出现铅管样强直，多见于下肢；四肢肌腱反射活跃、亢进；深浅感觉减退或者消失；出现病理征，尤以上肢病理征多见，少数患者也可以同时出现下肢的病理反射[9]。霍夫曼征（Hoffmann sign），是上肢的病理征，为上运动神经元损害表现。罗索里莫征（Rossolimo sign）是 Hoffmann征的等位征[3]。

脊髓受到突出的椎间盘髓核组织或者骨赘的直接压迫时，常常出现上运动神经元损害的体征和下运动神经元损害的体征共同存在的情况。主要表现

为椎间盘突出的节段对应的脊髓节段出现下运动神经元损害的体征，表现为该脊髓节段所支配的运动平面出现肌张力下降、肌力减退、肌腱反射减弱或者消失，该脊髓节段所支配的感觉平面出现皮肤痛觉过敏或者减退。而椎间盘突出的节段所对应的脊髓节段的远端则出现上运动神经元损害的体征[10]。仔细确认下运动神经元损害的平面，对于判断神经损害的节段有着重要意义。例如，当出现 C5、6 段的椎间盘突出压迫脊髓出现不完全性瘫痪时，可以表现 C6 平面的下运动神经元损害的体征，表现为肱二头肌和伸腕肌群的肌张力下降、肌力减退、肱二头肌肌腱反射减弱或者消失。同时还出现 C7 以远的上运动神经元损害的体征，包括肱三头肌和屈腕肌群的肌张力增高、肌力减退，肱三头肌肌腱反射活跃甚至亢进的表现，以及下肢肌群的肌张力增高、腱反射活跃或者亢进、病理征阳性的表现[3]。

出现 CSM 临床表现，体检符合 CSM 体征，影像学显示颈椎退行性改变、颈椎管狭窄，并证实存在脊髓压迫，一般来说 CSM 诊断是明确的[11]。

（二）鉴别诊断

肌萎缩侧索硬化症（amyotrophic sclerosis，ALS），多系 40 岁左右突然发病，病情进展迅速，常以上肢运动功能改变为主，一般有肌力减弱，但是无感觉障碍。肌萎缩以手内在肌最明显，并由远端向近端发展，出现肩部和颈部肌肉萎缩，故应检查胸锁乳突肌和舌肌。肌电图（EMG）检查可发现胸锁乳突肌和舌肌出现自发电位[11]。

脊髓空洞症（syringomyelia）多见于青壮年，系脊髓慢性退行性变，脊髓内空洞形成，白质减少，胶质增生。患者常表现感觉分离现象，痛、温觉消失，触觉及深感觉存在。因关节神经营养障碍，无疼痛感觉，出现关节骨质破碎脱落，称为 Charcot 关节（关节活动范围扩大或异常运动的神经性、创伤性关节炎）。MRI 示脊髓内有与脑脊液相同之异常信号区[11]。

椎管内肿瘤可出现感觉障碍和运动障碍，上运动神经元损伤表现与脊髓型颈椎病相似，病情呈进行性加重，脑脊液检查可见蛋白含量升高，脊髓造影显示倒杯状影，非手术治疗无效。增强 MRI 检查有助于鉴别诊断[11]。

多发性硬化症为中枢神经脱髓鞘疾病，表现为感觉障碍和肢体痉挛性瘫痪，与脊髓型颈椎病不同的是：好发于年轻人，女性多于男性。多有不同程度的精神症状，以欣快感多见，情绪易冲动。可有发音障碍、饮水呛咳等脑神经症状。视神经受累较多见，表现为视力减退、复视、偏盲等。当病变侵及小脑时，可出现共济失调[11]。

六、老年人脊髓型颈椎病的治疗

（一）治疗策略

CSM 的发病机制很复杂，是逐渐进展的生理或病理性的退变老化过程。目前，尚缺乏有效的方法使颈椎的退变增生逆转，从这个意义上说，CSM 的治疗目标并不是针对颈椎的退变增生，而是针对颈椎的退变增生以及继发的炎症水肿反应等病理改变所导致的临床症状的治疗[5]。

如系 CSM 早期，患者症状轻微，发病时间较短，可保守治疗，密切观察病情。保守治疗期间，如症状反复发作，缓慢持续加重，或脊髓功能短时间内恶化，应尽早施行手术治疗[12]。

由于 CSM 对人的运动功能危害极大，绝大多数采用非手术治疗或者微创治疗无效，并仍然渐进性加重，因此，大多数学者认为 CSM 一旦诊断明确，应当尽早手术。手术目的是最大程度地缓解和改善脊髓功能，阻止病情的进一步恶化。应在严重的不可逆的神经功能丧失前尽快手术，如任凭其自然发展，而不及时给予外科治疗干预，待出现肌肉萎缩、严重的括约肌功能障碍等表现时，手术效果必然不佳[3]。

（二）治疗方式的选择

1. 保守治疗

保守治疗是 CSM 的重要治疗措施。临床上采用的各种保守治疗方法，主要是通过休息（尤其是卧床休息）、颈部制动、消炎止痛药物及理疗等治疗措施，减轻周围组织反应性的炎症、缺血、肿胀等，减缓对脊髓的刺激和压迫，使其临床症状得以改善[3]。

2. 保守治疗适应证

由于 CSM 致残率高，病程延长明显影响手术疗效，保守治疗并不是 CSM 的首选治疗方法。而且老年 CSM 患者多有较长病史，一般已经采取过保守治疗，再次来院就诊多是因为保守效果不理想。当然，早期症状非常轻微的 CSM 也可先试用保守治疗，并密切观察病情变化，一旦症状加重，则应尽快手术。另外，对于老年 CSM 患者伴随疾病多，有绝对手术禁忌者，依然可以采取保守治疗[1]。

3. 保守治疗的方法

非手术疗法主要包括卧床休息、颈围领颈部制动、中西药物的口服及外用治疗、颈椎理疗、针灸、局部封闭等方法，可以减轻脊髓、血管受到骨赘或局部不稳定等因素刺激压迫后的炎症及水肿反应，在一定程度上缓解患者的临床症状。而卧床休息是确保保守治疗有效的必不可少的基本措施，应让患者了解卧床休息是一种比打针吃药更为重要的保守治疗方法，但是要叮嘱老年 CSM 患者注意预防卧床的相关并发症。因此，一般情况下，不宜长期颈部制动或长期卧床休息，这一点在老年 CSM 患者中尤为重要[13]。

关于适当锻炼，老年 CSM 患者明确诊断后应减少颈部较剧烈的锻炼，应当加强项背肌的等长收缩锻炼，以防止项背部肌肉萎缩，增强颈椎的稳定性。特别是，老年 CSM 患者常伴有四肢肌肉萎缩、痉挛及关节僵硬，如不能很好锻炼，患者将逐渐失去自主活动能力。CSM 患者禁忌重手法的推拿、按摩及手法治疗。CSM 患者能否采用牵引治疗，目前学术界尚有分歧，笔者在此不做推荐。

4. 手术治疗

一旦 CSM 诊断明确，首选手术治疗。当保守治疗半年无效或影响正常生活和工作或上肢某些肌肉，尤其手内在肌无力、萎缩，经保守治疗 4～6 周后仍有发展趋势者，应手术治疗[12]。

老年 CSM 患者常因年龄大且惧怕手术治疗，多具有病程长、就诊晚、手术前脊髓神经功能差的特点[5]。对于这类患者，临床医师亦常因高龄且合并疾患较多、围术期风险大等因素而对手术治疗有所顾忌[14]；但是，高龄并不是手术治疗 CSM 的绝对禁忌，对有合并疾病的老年 CSM 患者，经适当的治疗后是可以进行手术的[10]。

5. 术式选择

手术目的是解除神经的压迫，目前常用的手术方式有颈椎前路椎间盘切除椎体间植骨融合术（ACDF）、颈椎前路椎体次全切除椎体间植骨融合术以及颈椎后路椎板单（双）开门扩大成形术[12]。

决定老年 CSM 手术方案的要素包括：压迫节段数目，如何彻底减压，融合问题，术后对颈椎运动的影响，并发症和患者一般情况等[15]。对于单节段和相邻两节段颈椎间盘突出为主的患者的术式选择比较统一，一般认为选择前路减压植骨融合术或者椎体次全切除即能获得良好的效果[12]。

CSM 多节段（3 个或以上）脊髓前后都存在压迫：这种情况多见于发育性或者退变性颈椎管狭窄的患者，在骨性椎管狭窄的基础上，合并椎间盘突出和黄韧带肥厚。如果来自前方的致压物不是很大，没有明显的后凸畸形，单纯后路减压手术对脊髓减压效果是比较满意的（图 28-5）。在此情形下，经后路进行颈椎管扩大，脊髓可以向后方移行，从而使脊髓前方和后方的致压因素同时去除（图 28-6）。一般认为，颈椎后路椎板成形椎管扩大术的优点有：手术相对安全，手术技术简单，有时可不必使用内植物，且可保留颈椎椎间关节的活动，随访观察远期疗效优良[12]。如果前方致压物的椎管侵占率较大，单纯后路减压效果不佳，或者颈椎存在显著后凸畸形时，需要行前路手术。经前路减压最为直接，即便存在颈椎管狭窄，通过椎体次全切除等

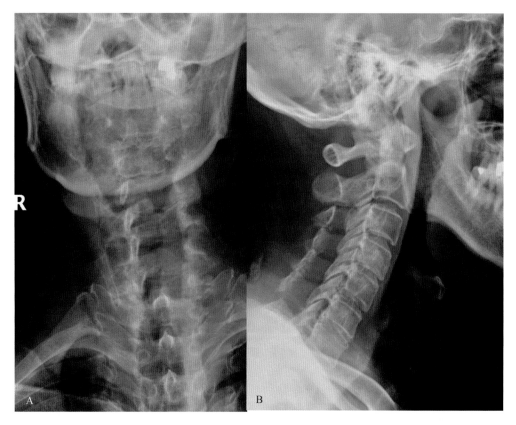

图 28-5 颈椎后路单开门椎管扩大成形术后复查。术后 12 个月。**A.** 术后正位片显示椎板成形；**B.** 显示术后 C3～7 的椎管开大

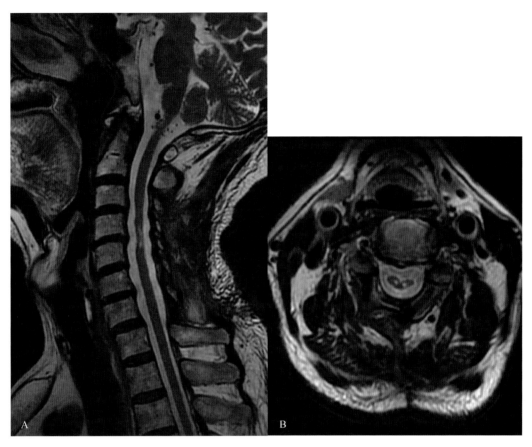

图 28-6　颈椎后路单开门椎管扩大成形术后复查。术后 12 个月。**A.** MRI 矢状位显示颈椎管扩大，脊髓向后方移行，脊髓前方和后方的致压因素同时去除，可见脊髓变性。**B.** 术后 MRI 横断面显示脊髓前后方的压迫解除，硬膜囊膨起

技术，从前方也能使椎管扩大；且前路手术易于恢复颈椎的生理曲度，同样有较多文献报告其疗效优良[16]。近年为了提高疗效，对这部分患者行后、前路联合手术，临床观察疗效满意[16]。联合手术的依据为：减压充分、彻底，手术创伤虽有所增加，但在技术熟练的情况下，手术时间和出血量均在患者可以耐受的范围内，手术疗效优良，并发症也未见明显增加，然而，对于一期前后路联合手术治疗高龄 CSM 患者，一定要综合评估患者的身体状况，慎重选择；如果可以，尽量分期完成手术[17]。

6. 围术期准备

老年 CSM 患者一般体弱，对环境变化的适应能力降低，且多合并其他系统疾病，所以，除了严格掌握手术适应证和选择合适的手术方式之外，术前还要进行全面的临床、实验室和影像学检查，对其他系统的合并症要请相关科室医生进行评估并积极治疗[13]。对有全身性并存疾病的老年 CSM 患者，围术期的准备有：心绞痛、心肌梗死和脑血管意外患者病情平稳 3～6 个月以上；糖尿病和高血压患者经

药物治疗 1～2 周后，病情基本稳定，糖尿病患者术前空腹血糖≤8.3 mmol/L，以 6.1～7.2 mmol/L 为佳，最高不得超过 11.1 mmol/L，高血压患者血压控制在 160/90 mmHg 以下。高龄 CSM 患者不应被视为颈椎外科手术的绝对禁忌证，只要术前严格控制并存疾病，选择合适的手术治疗方案，仍可获得良好效果[18]。

重视围术期的管理，做好老年 CSM 患者围术期的准备和处理，是提高手术成功率、降低术后并发症的重要环节[4]。术前要努力改善全身状况，特别是应调整心、肺功能。术前要锻炼深呼吸，练习咳嗽、排痰，戒烟 2 周以上，术后保证充分供氧。对慢性支气管炎患者，术后每天给予雾化吸入治疗，促进排痰[19]。糖尿病患者抗感染及组织愈合能力较差，而大部分手术均有植入物植入，一旦感染，很可能导致整个手术失败，因此，术前必须将血糖控制在 9 mmol/L 以下，并在术后严密控制血糖变化。另外，注意调整老年人的营养状况，及时纠正术后的低蛋白血症[19]。另外，根据老年人的心

理特征，耐心、细致地帮助他们主动调节心理承受能力，对配合术前准备及术后康复都有积极意义[20]。

（七）并发症预防

手术并发症常见有脊髓或神经根损伤、硬脊膜损伤脑脊液漏、切口内血肿、食管损伤、C5 神经根麻痹、硬膜外血肿形成、深部切口感染、轴性症状等[15]。这些手术并发症大部分在术者详细了解患者病情，熟悉手术解剖入路及具体操作步骤，严格遵守技术规范的情况下，是可以避免的。其他的手术并发症随着术者技术进步及经验累积也可以逐渐减少。然而有些原因不明的术后并发症，需要术者手术后多查看患者，及早发现，及时采取有效干预措施。此外，术后并发症不是影响老年 CSM 手术疗效的因素[14]，但是会延长患者的住院时间和增加住院费用[19]。

七、老年人脊髓型颈椎病的护理

老年 CSM 患者的护理，分为手术前和手术后护理两部分。

术前依据患者病情制定个体化护理计划，进行术前心理辅导，消除患者顾虑。术前为患者选择合适颈托，指导正确佩戴方法。前路减压患者，训练其仰卧位，肩部垫枕，练习颈部呈后伸位；术前还要进行气管食管推移训练。后路减压患者训练其俯卧位[19]。还应教会患者在床上练习翻身。常规进行床上大小便能力的训练[21]。

术后护理应着重于术后密切观察病情（血压、脉搏、血氧饱和度、术后肌力变化），伤口及引流情况，呼吸道护理，体位护理，康复训练及出院指导等方面[18]。还需要强调老年患者的疼痛护理，必要时在术前一晚可结合患者病情应用镇静安眠等药物。围术期的精心护理，可有效预防老年 CSM 患者术后跌倒、呛咳、窒息等情况的发生[21]；并杜绝给药安全隐患及交叉感染，降低并发症发生率，帮助老年患者安全渡过围术期，不仅有助于确保手术疗效，而且提高了患者的自护能力[18]。

（周华　封云震）

参考文献

[1] 陈仲强，刘忠军，党耕町. 脊柱外科学. 北京：人民卫生出版社，2013：232-322.

[2] 戴力扬. 脊髓型颈椎病的病因与病理. 中国矫形外科杂志，2005，13（24）：1899-1902.

[3] 贺宝荣，郝定均，宋宗让. 老年人脊髓型颈椎病的特点. 中国骨与关节损伤杂志，2003，18（10）：649-651.

[4] Singh A, Tetreault L, Casey A, et al. A summary of assessment tools for patients suffering from cervical spondylotic myelopathy: a systematic review on validity, reliability and responsiveness. Eur Spine J, 2015, 24 (Suppl 2): 209-228.

[5] 任永安. 老年脊髓型颈椎病手术疗效和影响因素的研究. 新疆医科大学，2010：14-18.

[6] Lebl DR, Bono CM. Update on the diagnosis and management of cervical spondylotic myelopathy. J Am Acad Orthop Surg, 2015, 23 (11): 648-660.

[7] Jalai CM, Worley N, Marascalchi BJ, et al. The impact of advanced age on peri-operative outcomes in the surgical treatment of cervical spondylotic myelopathy: a nationwide study between 2001 and 2010. Spine (Phila Pa 1976), 2016, 41 (3): E139-E147.

[8] Wilson JR, Tetreault LA, Kim J, et al. State of the art in degenerative cervical myelopathy: an update on current clinical evidence. Neurosurgery, 2017, 80 (3S): S33-S45.

[9] Toledano M, Bartleson JD. Cervical spondylotic myelopathy. Neurol Clin, 2013, 31 (1): 287-305.

[10] 姜亮，刘忠军，党耕町，等. 高龄脊髓型颈椎病的手术治疗. 中华骨科杂志，2001，21（1）：27-29.

[11] 马庆军，付治安，刘忠军. 脊髓型颈椎病的诊断及鉴别诊断. 中国全科医学，2001，4（7）：514-516.

[12] 刘忠军. 对脊髓型颈椎病手术入路与术式的思考. 中国脊柱脊髓杂志，2009，19（7）：481-482.

[13] 孙成良，张佐伦，袁泽农，等. 70 岁以上脊髓型颈椎病患者的临床及手术治疗特点. 中国脊柱脊髓杂志，2003，13（4）：244-246.

[14] 张一龙，陈仲强，孙宇，等. 脊髓型颈椎病患者术后神经功能与生活质量的变化及其之间的相关性分析. 中国脊柱脊髓杂志，2016，26（9）：782-790.

[15] Madhavan K, Chieng LO, Foong H, et al. Surgical outcomes of elderly patients with cervical spondylotic myelopathy: a meta-analysis of studies reporting on 2868 patients. Neurosurg Focus, 2016, 40 (6): E13.

[16] 袁文，贾连顺. 老年人脊髓型颈椎病手术疗效分析. 中华老年医学杂志，2000，19（1）：29-31.

[17] 卜国云，侯树勋，吴叶，等. 一期后前路联合手术治

疗老年人脊髓型颈椎病. 解放军医学杂志，2012，37（4）：343-345.

[18] 张巧玲，刘雁红. 老年脊髓型颈椎病行单开门椎板成形术的护理. 现代医药卫生，2006，22（18）：2858.

[19] 张英，戴晓洁，陈清清，等. 多节段脊髓型颈椎病老年患者前路手术47例的围术期护理. 解放军护理杂志，2012，29（8）：46-48.

[20] 赵楠，许蕊风，姜宇，等. 正强化理论护理在骨科颈椎康复患者中的应用. 中华全科医学，2017，（2）：346-348.

[21] 顾益梅. 老年脊髓型颈椎病手术护理体会. 首都医药，2009，16（18）：31-32.

第二十九章　老年患者睡眠呼吸监测与心率变异性的相关性研究

睡眠呼吸暂停综合征（sleep apnea syndrome，SAS），又称睡眠呼吸暂停低通气综合征（低通气指睡眠过程中呼吸气流幅度低于基础水平50%以上，且有血氧饱和度下降至基础水平≥4%），定义为每晚7 h的睡眠过程中，呼吸暂停（指睡眠过程中口鼻呼吸气流完全停止10 s以上）反复发作30次以上或者睡眠呼吸紊乱指数（apnea and hypopnea index，AHI，指平均每小时睡眠内呼吸暂停次数＋低通气的次数）大于或等于5次并伴有嗜睡等临床症状[1]。根据睡眠过程中呼吸暂停时胸腹运动的情况，临床上将睡眠呼吸暂停综合征分为三型：阻塞性睡眠呼吸暂停综合征（obstructive sleep apnea hypopnea syndrome，OSAHS）、中枢性睡眠呼吸暂停综合征（central sleep apnea syndrome）、混合性睡眠呼吸暂停综合征，临床上，以OSAHS最为常见。

一般来说，睡眠由两个交替出现的不同时相组成，一个是慢相波，又称非快速眼动（non-rapid eye movement，NREM）睡眠，另一个则是异相睡眠，又称快速眼动（rapid eye movement，REM）睡眠，此时相中出现眼球快速运动，并经常做梦。随着年龄的增长，睡眠模式及其构成随之发生变化，表现为睡眠时间减少，同时睡眠潜伏期、睡眠觉醒时间增加。睡眠呼吸障碍包括原发性鼾症、上气道阻力综合征以及阻塞性睡眠呼吸暂停综合征等。呼吸暂停和低通气均可导致低氧血症和自主神经系统张力改变等，通常由一次觉醒终止发作，从而导致片段睡眠，这种觉醒被认为是睡眠呼吸暂停导致日间嗜睡和神经认知受损症状的重要机制。目前研究已明确老龄化是OSAHS发生风险增高的主要因素[2]。Pavlova等观察显示，20%～62%的60岁以上居民睡眠呼吸紊乱指数（AHI）≥10/10 h，其中年龄是发生OSAHS的独立预测因子，尤其是在男性患者中。虽然OSAHS的发病率随着年龄增长而增加，但是老年患者并不表现典型的日间嗜睡，同时就诊时可能并不会提及打鼾或日间嗜睡。因此，老年患者OSAHS容易被忽视。

目前年龄增加OSAHS发生风险的确切机制尚不清楚。大量数据显示，咽部气道解剖上的狭窄为上气道阻塞的关键因素。在老年OSAHS患者中，除了上气道的解剖因素外，其他因素也起了重要作用，包括睡眠状态下咽喉扩张肌群对化学和机械刺激的反应下降，肺容积及弹力的变化，通气控制的稳定性影响等，这些因素单独或共同导致了OSAHS的发生，睡眠中的觉醒可通过打开阻塞的气道，减轻低通气或呼吸暂停导致的低氧血症，这在OSAS中起到保护作用。

据国内文献统计，睡眠呼吸暂停综合征的发病率达4%～10%，中老年人群中发病率更是高达50%左右。睡眠时频繁的低通气、呼吸暂停及高碳酸血症，可导致神经功能失调，儿茶酚胺、内皮素及肾素-血管紧张素系统失调，内分泌功能紊乱及血流动力学改变，进而引起全身多器官多系统功能障碍乃至衰竭，严重影响人体的健康。及早诊断及治疗不仅可明显提高患者的生活质量，而且可预防各种并发症的发生，提高患者的存活率。老年人由于机体生理机制下降、体内器官老化、免疫功能低下等原因，容易出现白天嗜睡、反应能力下降、易困乏及夜尿增多等与SAS一样的临床症状。因此老年SAS诊断率较低，常常会被误诊、漏诊，使得老年OSAHS得不到有效治疗，而最终引发猝死等严重并发症。同时，大多数患者尤其是老年患者对SAS并无足够及正确的认识，原因可能为目前临床诊断SAS的标准方法为多导联生理记录仪（polysomnography，PSG），该仪器价格昂贵，检查费用高，且需要专业技术人员及相对复杂的医学技术环境，同时患者需要行睡眠监测达7 h以上方可诊断，顺应性差，因而导致该检查的普及性不高。目前国内外已有用动态心电图中的心率变异性（HRV）等技术来初筛 SAS 的报道，现将该领域的研究进展及作者及团队研究结果综述如下。

一、心率变异性

（一）定义

在生理状态下，心跳的节奏受窦房结自律性的控制，而窦房结又接受交感神经和迷走神经的双重支配。交感神经末梢释放去甲肾上腺素兴奋细胞膜上肾上腺素受体，使窦房结自律性升高，心率加快。迷走神经末梢释放乙酰胆碱作用于细胞膜的 M 型胆碱受体，使窦房结自律性下降、心率变慢。由于心脏窦房结自律性活动通过交感神经和迷走神经不断受到中枢、压力反射和呼吸活动等调节作用的影响，致正常心脏每搏间期在一定范围内变动。人体在正常的状态下，交感神经与迷走神经的活动处于一种协调的动态平衡过程，以适应机体的各种病理生理需要，不同水平的应激状态使交感神经与迷走神经的活动产生相应的强弱变化并相互抑制。这种交感神经、迷走神经间兴奋与抑制的相互作用在心脏所产生的效应首先表现在心率快慢的变化上，对正常机体而言，心率的快慢变化应有相对程度的差异，HRV 是指逐次心跳周期差异的变化情况，它含有神经体液因素对心血管系统调节的信息。HRV 的大小实质上是反映神经体液因素对窦房结的调节作用，也就是反映自主神经系统交感神经活性与迷走神经活性及其平衡协调的关系。在迷走神经活性增高或交感神经活性减低时，HRV 增高，反之，HRV 减低。HRV 是指受检者窦性心率逐跳的快慢变化与差异，其以受检者连续心搏的 RR 间期为分析目标，计算患者窦性心律时每个 RR 间期的差别。而这种心率（RR 间期）的逐跳差异反映了体内自主神经对心脏的调节功能，进而能评估患者体内心脏自主神经的兴奋性水平。Giulia Ogliari MD 等研究发现 HRV 与老年患者基础功能状态有关[3]。

（二）检测方法

HRV 检测分为时域和频域两种，此外还有图解法、非线性分析法等。时域法又分成统计法与图解法，其涉及多项指标，这些众多指标都用定量方法对受检者窦性心律连续的心搏间期（RR 间期或

称 NN 间期）及差值进行分析（24 h 属长程，5 min 为短程等）与计算而获得。

1. 时域法常用的指标

1）正常窦律 RR 间期的标准差（standard devimion of all normal to normal RR intervals，SDNN）：SDNN 是临床最常用和最易理解的 HRV 检测指标。SD 是英文标准差的缩写，SDNN 则是分析时间段内的全部窦性心律（NN）RR 间期的标准差。其可以是各种不同时间段内 RR 间期的标准差，从 5 min 至 24 h 长短不等的时间段。SDNN 的准确统计分析，必须排除异位搏动、人为影响和逸搏等干扰因素。SDNN 值越小（<50 ms）越提示患者体内交感神经的调节作用占优，患者的全因死亡率、心脏性猝死率高、预后差。SDNN 值>100 ms 时提示患者体内心脏迷走神经的调节占优，预后相对要好。

2）以 5 min 为统计与分析单位的所有 RR 间期平均值的标准差（standard deviation of all 5-minute RR intervals，SDANN）：该值较少受异常节律的干扰，甚至还可用于心房颤动的危险分层。

3）SDNN 指数（SDNN index）：其指 24 h 的全程记录中，每 5 min NN 间期标准差（288 个）的平均值。

4）NN50（the number of pairs of successive NNs that differ by more than 50 ms）：是指 24 h 的全程记录中，相邻的 RR 间期差值>50 ms 的数量绝对值；该值越大表明心率变异性越大。

5）PNN50（percent of NN50 in the total number of NN intervals）：是指相邻的 RR 间期差值>50 ms 者占分析总心搏数量的百分比；其意义和 NN50 相同。

6）全程相邻的 RR 间期连续差异的均方根值（RMSSD）。

7）心律植入装置检测到的心房-心房的除极间期（AA 间期）中位数的标准差（SDAAM）。

上述诸多的 HRV 检测指标对患者体内自主神经的调节作用与预后的评价均有意义，而多个 HRV 检测指标中，SDNN 值应用最多，也是最易理解的指标。

2. 频域法常用的指标

将心搏间期变化转变为频谱计算功率谱密度（power spectral density，PSD），常用的方法有自递归法（AR）和快速 Fourier 转换法（FFT）。两

种方法所绘制的图形不同，但其结果高度相关。FFT 法简单快速；AR 法较为精确且各频段曲线平滑，目测效果好，目前推荐使用 AR 法。一般来说，频域分析多做短程研究，通常取 5 min 心电图记录分析，对心电信号做快速傅里叶转换或自回归分析技术处理可得到频谱图，分为高频功率（0.15～0.40 Hz）和低频功率（0.04～0.15 Hz）。高频功率反映迷走神经调节功能，与呼吸性窦性心律不齐有关，高频功率的峰值随着呼吸频率的改变而变化，峰值幅度受呼吸影响。低频功率与压力反射调节有关，它反映交感和副交感神经系统对窦房结的复合调节作用。除此之外，频谱标准化以及低频功率/高频功率等处理方法也开始用于评价交感神经和迷走神经的均衡性。除了传统的短程（5 min）频域分析，HRV 也可以做 24 h 频域分析，该分析所得频谱图可分为总功率（0.00～0.40 Hz）、超低频功率（≤0.0033 Hz）、极低频功率（0.0033～0.04 Hz）、低频功率（0.04～0.15 Hz）、高频功率（0.15～0.40 Hz）。总体来说，24 h 频谱分析方法比 5 min 频域分析方法更有预测价值，并且在心血管疾病预后方面，超低频和极低频功率已被证实比高频和低频功率更具危险预测价值。极低频功率与体温调节、外周血管舒缩及肾素－血管紧张素系统活动有关，超低频功率可反映人的昼夜周期调节及神经内分泌节律影响。

低频成分（LF）及高频成分（HF）的标化（normalized）：由于 LF 及 HF 等各频段的数值直接受总功率的影响，特别是在短时程分析时，不同状态下的总功率及 LF、HF 值各不相同，如果直接以绝对值进行比较，常会得出错误的结论。应分别进行标化后再进行比较，其计算方法如下：

LF（或 HF）norm＝100×LF（或 HF）/（总功率－极低频功率），单位：nU

3. 各指标正常参考范围（表 29-1，表 29-2）

表 29-1 长时程（24 h）时域分析正常参考值

参数	单位	正常范围（均数±标准差）
SDNN	ms	142±39（<100 ms 为中度降低，<50 ms 为明显降低）
SDANN	ms	127±35
RMSSD	ms	27±12
三角指数		37±15（采样间隔 1/128 s，<20 为中度降低，<15 为明显降低）

表 29-2 短时程（5 min 安静平卧）频域分析正常参考值

参数	单位	正常范围（均数±标准差）
总功率	ms²	3466±1018
LF	ms²	1170±416
HF	ms²	975±203
LFnorm	nU	54±4
HFnorm	nU	29±3
LF/HF		1.5～2.0

二、应用 HRV 初筛 SAS

1984 年 Cuilleminault C 第一次发现心率变异性的特点，报告阻塞性睡眠呼吸暂停患者存在心率的周期性变化。1996 年，Vanninen 等就通过 HRV 指标评价心脏交感神经张力及睡眠呼吸暂停发作期间的变化，发现在呼吸暂停期间 HF 未发生明显变化，但 LF 增加，交感/迷走神经平衡（LF/HF）发生明显变化，故提出了应用 HRV 初筛 SAS。另有 Roche 等研究发现，有 SAS 的患者和无 SAS 患者 24 h 时域分析存在显著性差异。SAS 组患者的平均晚间正常 R-R 间期标准差（SDNN）、平均晚间相邻正常 R-R 间期差值的均方根值（r-MSSD）、平均晚间 SDNN 指数和平均晚间每 5 min 正常 R-R 间期平均值标准差（SDNN 指数）均高于无 SAS 组。

2001 年，DMS 公司与美国 Harold Kennedy 教授团队，花费 2 年时间研制出第一代应用动态心电图初筛睡眠呼吸暂停综合征的技术，并于 2003 年在中国与郭继鸿教授进行了临床研究，2003 年张海澄等、孙健玲等发表了应用心电监测技术及心率变异性筛选睡眠呼吸暂停综合征等研究，证实了动态心电图时域和频域作为一种快捷简便的工具，在筛选睡眠呼吸暂停综合征方面具有一定的临床应用价值[4-6]。研究结果表明 SAS 组与非 SAS 的 HRV 存在显著性差异，其中频域分析指标较时域分析指标敏感，动态心电图以睡眠窒息危险分析评分>4 为阳性诊断指标时，诊断 SAS 的敏感度为 81.25%，特异度为 46.25%，诊断符合率 64.21%。当分别以睡眠窒息危险分析评分>5、6 和 7 为阳性标准时，对 SAS 诊断的特异度升高，但敏感度、诊断符合率均降低。

为了提高初筛的准确率，美国 Harold L Kennedy 教授团队继续对新的方法进行持续不断的研究，并于 2011 年发现了一些睡眠呼吸暂停综合征在动态心电图中的新特征，由此开始设计第二代睡眠呼吸暂停综合征初筛技术。

经过大量研究发现部分睡眠呼吸暂停综合征患者发作时的心率趋势图具有规律的呈波峰波谷的特征，即周期性心率加快减慢（图 29-1，图 29-2）。

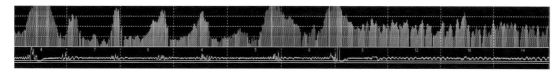

图 29-1　呼吸暂停时，心率变慢；呼吸恢复时，心率变快

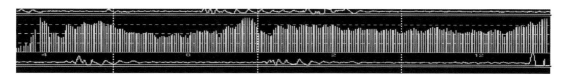

图 29-2　呼吸暂停时，心率无明显变化

作者所在单位收集呼吸科门诊 121 例不同程度打鼾患者同步行动态心电图及多导睡眠图检查，经过二者结果的对比分析发现，作者所在单位动态心电图诊断睡眠呼吸综合征的敏感性为 92.6%，特异性为 92.5%，其中经多导睡眠图确诊中、重度睡眠呼吸暂停综合征的敏感性为 100%，相比于轻度睡眠呼吸暂停综合征，差异有显著统计学意义[7]。

有人在评估不同程度 SAS 的心率变异性分析研究中发现，与对照组相比，SAS 组患者 SDANN 昼、SDANN 夜、LF 昼、LF 夜显著升高，并且随着病情的加重呈增高趋势，以重度较为明显；RMSSD 昼、RMSSD 夜、HF 夜较对照组均有所降低，并且随着病情的加重呈下降趋势。LF/HF 昼、LF/HF 夜较对照组均有显著性升高，以重度较为明显。相关性研究显示，疾病程度与 SDANN 昼、SDANN 夜、LF 昼、LF 夜以及 HF 昼呈正相关，与 RMSSD 昼、RMSSD 夜、HF 夜呈负相关。这提示 SAS 患者存在交感神经张力增加，迷走神经活力下降，且随着 SAS 病情加重，交感神经与迷走神经失衡现象也越严重，其危害性也越大。Takeshi Shimizu MD 研究[8]也发现 HRV 对于初筛合并心力衰竭的 SAS 患者有一定的价值，其中敏感性为 82%，特异性为 77%。Song 等探讨了年龄及呼吸暂停的严重程度对 SAS 患者 HRV 指标的影响，结果发现 PNN50 在反映副交感神经系统作用时受年龄因素影响更大，随着年龄增长而减低；而 LF/HF 则有更好的敏感性，在反映交感神经活性

方面有更好的相关性[9]。由于 HRV 分析能有效反映心脏自主神经张力的变化，临床上结合颈围、BMI 参数，对于不同程度 SAS 患者的疾病程度分级与治疗具有指导意义。

SAS 患者在睡眠过程中上呼吸道狭窄、堵塞，反复出现呼吸暂停，血压中的氧分压（PO_2）降低，二氧化碳分压（PCO_2）升高，血液 pH 值下降，刺激主动脉、颈动脉内的化学感受器使迷走神经兴奋，心率降低。在呼吸动作回复的瞬间，组织缺氧最严重，血液中的 PCO_2 突然降低，使呼吸加深加快，血压升高，心率加快，交感神经张力明显增强[10]，这种变化可能与患者自主神经系统功能状态有关。SAS 患者反复呼吸暂停，严重低氧所引发的反复以副交感神经张力为主转变为交感神经张力为主的过程，是 SAS 对自主神经影响的典型特征[11]。HRV 是目前公认的反映自主神经张力最敏感的指标，从理论上讲，它可用于任何与自主神经活动有关的疾患。因此，用逆势波动分析能够区别由于正常睡眠和睡眠窒息对 HRV 的影响。

HRV 分析法包括时域分析法和频域分析法。在时域分析法中，SDNN 反映交感神经和副交感神经总的张力大小。RMSSD、PNN50 反映副交感神经张力大小，与心率的快速变化成分相关。副交感神经降低时其值降低。前已所述，有研究发现 SAS 组的平均晚上的 PNN50、Δ［昼/夜］SDNN 指数均显著低于无 SAS 组，故推测呼吸睡眠暂停患者迷走神经的张力较正常人低，其原因可能与 SAS

患者夜间出现呼吸暂停，引起氧饱和度降低，从而形成缺氧导致自主神经系统损害有关。而 HRV 频域分析法亦称心率功率谱分析或心率能谱分析，是用计算机对心率变异的速度和幅度进行频域分析，从而得到心率功率谱图。呼吸暂停期间的 HF（高频成分）段曲线的波幅高，提示副交感神经的张力增高；LF（低频成分）段曲线的波幅高则提示交感神经及副交感神经的张力增高，LF/HF 比值反映交感和副交感神经之间的平衡。Park 研究中提示，LF/HF 可以估测 OSAS 症状的严重程度，它与 AHI 成线性相关，因此 LF/HF 能成为筛查呼吸暂停低通气综合征的一个很好的候选工具。目前研究认为，白天和夜晚的 SDNN、SDNN 指数和 RMSSD 等参数的差值，对阻塞性睡眠呼吸暂停的诊断具有很高的敏感性（90%）和特异性（98%），并已把这些参数设计进入动态心电图诊断睡眠呼吸暂停综合征的程序中。

另有研究指出，老年 SAS 组心律失常发生率显著高于非老年 SAS 组，原因可能为随着年龄增长，窦房结对自主神经的反应降低、自律性降低，窦房结起搏细胞和传导细胞数目减少，传导系统退行性变化及心肌胶原纤维增生、脂肪细胞浸润、心肌退行性改变等心血管系统老化和活动减少[12-14]。研究同时发现，与非 SAS 组老年患者相比，SAS 老年患者窦性心动过速、短阵心房颤动多见，可能与呼吸暂停使交感神经兴奋性增高及长期反复缺氧状态下肺动脉收缩、肺动脉平滑肌增厚、血管外膜结缔组织增生引起肺动脉高压有关。SAS 患者呼吸暂停和低氧血症使迷走神经张力增加，进而引起夜间窦性心动过缓及房室传导阻滞，而呼吸暂停终止后低氧血症及觉醒反应抑制迷走神经兴奋，增强交感神经兴奋，故而引起心率增快。如前所述，HRV 反映自主神经系统交感神经活性与迷走神经活性及其平衡协调的关系，而老年患者 SAS 发作时可表现为自主神经功能明显紊乱，所以监测老年患者 HRV 等指标在初筛 SAS 方面有一定临床意义[15]。

目前 DMS（美高仪）引入了一个新指标，来提升初筛的准确率，这个指标就是呼吸波，即第二代睡眠呼吸暂停综合征筛查技术。动态心电图检查时，经体表记录的心电图既受电极与心脏相对位置变化的影响，也与经胸电阻抗密切相关。伴随呼吸运动胸廓的张弛可记录电极与心脏的相对位置发生改变，而随呼吸运动肺含气量的变化也使胸电阻抗发生相应改变，这些改变引起心电图记录 QRS 波振幅的上下波动，呼吸振幅还与潮气量拟合良好，可据此反映呼吸运动的深浅和呼吸暂停，再加上 DMS 公司的 DMS EGR（心电图推导呼吸曲线）技术，便可在动态心电图上同时提取心电图与呼吸曲线，首先根据呼吸曲线趋势图找出异常部分，然后逐段分析，更加准确地观察呼吸波的变化，从而判断睡眠呼吸障碍。同时，呼吸暂停引起胸腔负压下降，通过影响血流动力学进而导致一系列心律失常，每次呼吸暂停时导致交感、迷走神经严重失衡，表现为暂停的早期迷走神经兴奋，终末期随呼吸恢复突然转变为交感神经兴奋，从而影响心肌的电生理，此外，呼吸暂停时动脉血氧含量与心肌氧的需求之间的不匹配可发生暂时性心肌缺血，致心肌受损。因此，临床上，若能结合心率变异性与呼吸波分析，将会提高初筛睡眠呼吸暂停综合征的准确率。

三、小结

将动态心电图的 HRV 等指标应用于老年患者睡眠呼吸暂停综合征的初筛，无需添置新的机器（尤其是昂贵的 PSG 仪），无需睡眠监测技术专业人员，更无需患者入院留观，对患者的生活和睡眠影响小，检查费用也未增加，患者的顺应性良好。除此之外，HRV 诊断 SAS 与 PSG 相比，具有较高的敏感性、特异性、符合率[16]。目前国内外已取得一定的成果[17]，但临床上尚未普及，还需更大规模的多中心随机双盲对照研究，与多导睡眠监测仪这一"金标准"同步记录和比较，以选取最佳的诊断指标和阈值，使其具有更高的敏感性和特异性。

（吴岳平　杨利娟）

参考文献

[1] 中华医学会呼吸病学分会睡眠呼吸障碍学组. 阻塞性睡眠呼吸暂停低通气综合征诊治指南（2011 年修订版). 中华结核和呼吸杂志，2012，35：9-12.

[2] 慈书平，徐状. 重视老年阻塞性睡眠呼吸暂停低通气综合征的诊治. 实用老年医学，2014，28（3）：179-180.

［3］郭继鸿. 三维心率变异性. 临床心电学杂，2016，25（2）：141-153.

［4］张文迪，孙晓斐. 动态心电图初筛睡眠呼吸暂停综合征研究进展. 临床心电杂志，2016，25（6）：442-444.

［5］张海澄，孙健玲，李静，等. 应用心率变异性时域和频域指标初筛阻塞性睡眠呼吸暂停低通气综合征. 中华心律失常学杂志，2005，9（1）：25-28.

［6］孙健玲，郭继鸿，韩芳，等. 动态心电图筛选睡眠呼吸暂停综合征的初步研究. 中国实用内科杂志，2005，25（1）：48-50.

［7］张锡兰，吴岳平. 动态心电图在睡眠呼吸暂停综合征筛查中的应用价值. 实用心电学杂志，2016，25（5）：355-358.

［8］Takeshi Shimizu，Akiomi Yoshihisa. Cyclic variation in heart rate score by holter electrocardiograms screening for sleep disordered breathing in subjects with heart failure. Respiratory Care，2015，60（1）：72-80.

［9］李辉，涂慧慧. 不同程度阻塞性睡眠呼吸暂停低通气综合征的心率变异性分析. 中国医刊，2016，51（1）：78-82.

［10］Florian Chouchou，Vincent Pichot. Cardiac sympathetic modulation in response to apneas hypopneas through heart rate variability analysis. Plos One，2014，9（1）：1-10.

［11］Nouha Gammoudi，Ridha Ben Cheikh. Cardiac autonomic control in the obstructive sleep apnea. Libyan Journal of Medicine，2015，10：26989.

［12］Bernardo J，Selim，MD. The association between nocturnal cardiac arrhythmias and sleep-disordered breathing：The DREAM Study. Journal of Clinical Sleep Medicine，2016，12（6）：829-837.

［13］Giulia Ogliari，Simin Mahinrad. Resting heart rate，heart rate variability and functional decline in old age. CMAJ，2015，187（15）：E442-E449.

［14］Vera K. Jandackova，Shaun Scholes. Are changes in heart rate variability in middle-aged and older people normative or caused by pathological conditions？ Findings from a large population-based longitudinal cohort study. J Am Heart Assoc，2016：1-13.

［15］Li Fang Xu，Xiu Fang Zhou. Establishment of a rabbit model of chronic obstructive sleep apnea and application in cardiovascular consequences. Chinese Medical Journal，2017，130（4）：452-459.

［16］Xuehao Gong，Leidan Huang. Correlation analysis between polysomnnography diagnostic indices and heart rate variability parameters among patients with obstructive sleep apnea hypopnea syndrome. Plos One，2016：1-13.

［17］林璨璨，刘梅颜. 动态心电图初筛睡眠呼吸暂停综合征进展. 中华医学杂志，2017，97（1）：76-78.

第三十章 免疫衰老及其在肿瘤免疫学中的意义

一、引言

许多肿瘤的发病率与年龄相关。随年龄增长，肿瘤的总体发生率升高。60％以上的新发肿瘤和70％以上的肿瘤死亡发生于 65 岁以上的老人。

这一现象的主要原因有两个，其一是基因损伤的积累，其二是免疫功能的减退。随年龄增长，外界环境造成的基因损伤不断累积。可能造成这些损伤的环境因素包括各种物理、化学和生物因素（如病毒感染等）。基因损伤包括癌基因的激活，以及抑癌基因的失活。不仅如此，表观遗传学的变化（如 DNA 甲基化、组蛋白乙酰化、糖基化），在衰老中起到重要作用，也会影响到免疫细胞功能。

随年龄增长，老年人的免疫力会出现失调，影响抗肿瘤免疫，增加肿瘤发生率。并且，多种抗肿瘤免疫治疗需要通过人体免疫功能发挥疗效，人体的免疫基础功能状态可能影响抗肿瘤免疫治疗的疗效和安全性。本章先简要介绍抗肿瘤免疫治疗的基本原理，然后讨论老年患者的免疫功能变化，最后介绍免疫衰老现象对于抗肿瘤治疗的影响。

二、抗肿瘤免疫

在理论上，单个突变细胞无限制生长就可以形成肿瘤。但实际上，临床上肿瘤的发生率远远低于根据突变率推算出来的理论值。这是因为，癌的发生过程中有两道屏障，一是基因水平上的修复，二是免疫系统的监控。以下介绍免疫监视、抗肿瘤免疫的效应机制和肿瘤免疫逃逸机制。

（一）免疫监视

免疫监视学说认为，人体的免疫系统可以发挥监视作用，识别并消灭任何表达新抗原的异己成分或突变细胞，以保持人体内环境的稳定。当人体免疫功能低下时，无法有效清除异己成分和突变细胞，就可能发生肿瘤。

（二）抗肿瘤免疫的效应机制

人体的免疫应答分为固有免疫（innate immunity，亦称先天性免疫或非特异性免疫）和适应性免疫（adaptive immunity，亦称获得性免疫或特异性免疫）。在抗肿瘤免疫中，适应性免疫起主要作用，固有免疫亦有参与。以下按细胞免疫和体液免疫分类，归纳抗肿瘤的免疫效应机制。

1. 细胞免疫

细胞免疫是抗肿瘤免疫的主要形式。参与的细胞包括 T 细胞、自然杀伤（NK）细胞、NKT 细胞、巨噬细胞和树突状细胞等。

（1）T 细胞：成熟 T 细胞分两类，$CD4^+$ 和 $CD8^+$ 细胞。

$CD4^+$ 包括辅助性 T 细胞（包括 Th1 细胞、Th2 细胞）和 $CD4^+$ 调节性 T 细胞等。$CD4^+$ Th1 细胞的激活需要两个信号，其一是通过专职抗原呈递细胞上的主要组织相容性复合体（MHC）抗原复合物传递，其二是通过协同刺激分子传递。在激活后，细胞发生克隆性增殖，并释放多种细胞因子，活化细胞毒性 T 细胞（cytotoxic T lymphocyte，CTL）、巨噬细胞和 B 细胞的抗肿瘤效应。

$CD8^+$ T 细胞主要为 $CD8^+$ 细胞毒性 T 细胞。其发挥抗肿瘤效应同样需要双重信号才能激活。此类细胞不能直接识别肿瘤抗原。肿瘤抗原需经过抗原呈递细胞摄取、加工和呈递，T 细胞才能通过 T 细胞受体识别抗原呈递细胞表面的 MHC 分子与呈递抗原肽的复合物。T 细胞受体（TCR）与 MHC 分子-抗原复合物的结合是第一信号。

T 细胞的活化还需要协同刺激分子参与，接受第二信号。如果在 T 细胞激活诱导阶段缺乏协同刺激信号，不仅不能活化 T 细胞，还会产生免疫耐受。协同刺激分子研究较多的是 B7，表达于树突状细胞、活化的巨噬细胞和活化的 B 细胞。B7 有两种天然配体，一种是高亲和力的细胞毒性 T

淋巴细胞相关抗原 4 (cytotoxic T lymphocyte-associated antigen-4，CTLA-4)，另一种是低亲和力的 CD28。当 B7 与 T 细胞上的 CD28 结合时，产生阳性信号，促进 IL-2 的 IFN-γ 分泌，增强免疫反应。但 B7 与 CTLA-4 结合时，可抑制 T 细胞增殖，诱导 T 细胞凋亡。

已活化的 CTL 在杀伤肿瘤的效应阶段不再需要协同刺激分子的辅助。CTL 与靶细胞直接接触，通过穿孔素-颗粒酶途径和 Fas-FasL 途径杀伤肿瘤细胞。

γδT 细胞在外周血淋巴细胞中仅占 1%～5%。此类细胞可杀伤肿瘤细胞，并且杀伤作用是非 MHC 限制性的。

（2）NK 细胞：NK 细胞亦称大颗粒淋巴细胞，属于固有免疫淋巴细胞。肿瘤细胞表面 MHC Ⅰ类分子缺失或数量减少时，不能与 NK 细胞表面的抑制性受体结合，NK 细胞激活，发挥细胞毒效应。NK 细胞杀伤肿瘤细胞可通过 4 种途径：ADCC 作用、Fas/FasL 途径、穿孔素-颗粒酶途径和释放 TNF 的途径。

（3）巨噬细胞：巨噬细胞既可以作为抗原呈递细胞，也可以作为直接的效应细胞。未激活的巨噬细胞无杀伤作用，活化后可发挥杀伤作用，并且是 MHC 非限制性的。活化的巨噬细胞可以与肿瘤细胞相结合，释放溶酶体杀伤肿瘤细胞，也可通过抗体依赖细胞介导的细胞毒作用（ADCC）途径，还可分泌肿瘤坏死因子（TNF）、一氧化氮等因子间接杀伤肿瘤。

但在某些情况下，巨噬细胞可受体肿瘤微环境的影响，抑制免疫，促进肿瘤生长。

（4）树突状细胞：树突状细胞是专职抗原呈递细胞，也是诱导 T 细胞抗肿瘤免疫最强的抗原呈递细胞。它还通过分泌多种因子（如 IL-12、Ⅰ型干扰素、IL-10 等）参与固有免疫和适应性免疫。

（5）NKT 细胞：NKT 细胞对肿瘤细胞的杀伤作用也是非 MHC 限制性的。活化的 NKT 细胞具有细胞毒作用，也有免疫调节功能，可通过 IL-4 和 IFN-γ 活化 Th 细胞。

2. 体液免疫

肿瘤细胞可表达肿瘤抗原，从而激活 B 细胞，进一步分化为浆细胞，后者可产生具有抗肿瘤作用的抗体。抗体发挥抗肿瘤作用的机制包括：①补体

依赖的细胞毒作用（CDC）；②抗体依赖细胞介导的细胞毒作用（ADCC）；③抗体的调理作用；④封闭肿瘤细胞上的某些受体（如转铁蛋白受体），抑制肿瘤生长。

此外，白细胞介素、干扰素、肿瘤坏死因子等多种细胞因子也参与抗肿瘤免疫。

（三）肿瘤免疫逃逸机制

1. 免疫编辑

免疫编辑学说认为，免疫监视提供了一种选择性压力，那些能够逃脱免疫监视并能不断生长的细胞往往是那些免疫原性相对较弱的群体。

免疫编辑学说进一步发展，认为癌症的发生发展是由三个独立或连续阶段组成的过程。第一阶段为清除阶段，免疫系统能清除肿瘤（相当于原始的免疫监视概念）；第二阶段为平衡阶段，肿瘤细胞能够存活，但一直处于免疫系统的控制之下；第三阶段是逃逸阶段。肿瘤细胞通过降低免疫原性，或灭活、破坏免疫应答等方式，逃脱免疫系统的控制，最终演变为临床上明显的肿瘤。在平衡阶段，肿瘤细胞并未被编辑，而一旦完成编辑过程便可以自发逃逸机体免疫系统的控制。

2. 免疫耐受

免疫耐受学说认为，肿瘤的发生是由于肿瘤细胞诱导免疫耐受来逃逸人体免疫监视。肿瘤的生长或许不仅仅依赖于肿瘤细胞对人体的内在适应而逃逸人体的免疫监视，更重要的是通过影响人体的免疫系统，诱导其出现无功能状态。

免疫编辑与免疫耐受在不同肿瘤中的重要性可能是不同的。对于免疫原性较强的肿瘤，可诱导更加强烈的免疫应答，进化压力较高，免疫编辑对于免疫逃逸至关重要。而免疫原性较弱的肿瘤，逃逸变异细胞可能较少经过免疫编辑的修饰，此时免疫耐受可能更为重要。

3. 免疫逃逸的机制

（1）与肿瘤细胞本身相关的机制：包括肿瘤细胞的弱免疫原性，肿瘤自身抗原加工呈递障碍，封闭因子作用，肿瘤抑制主要组织相容性复合物Ⅰ链相关基因 A（MICA）表达或产生游离 MICA 抑制 CTL 和 NK 细胞活性，肿瘤缺乏共刺激分子，肿瘤细胞表达共抑制分子、分泌免疫抑制分子、表达 IDO 分子，对抗凋亡，表达 FasL 诱导 T 细胞凋亡等。

例如，肿瘤细胞表面可表达 PD-L1，与 T 效应性 T 细胞表面的 PD-1 相结合，造成效应性 T 细胞的功能耗竭（exhaustion），从而逃避 T 细胞的杀伤作用。

（2）与宿主免疫系统相关的因素：①宿主抗原呈递细胞功能障碍。有研究表明，肿瘤浸润性树突状细胞及患者外周血来源的树突状细胞，与正常的树突状细胞相比，缺乏激活 T 细胞所需的共刺激分子 B7，不能诱导有效的抗肿瘤免疫。②调节性 T 细胞。Treg 是具有免疫抑制作用的 T 细胞，其分子标志为 $CD4^+ CD25^+ FOX3^+$。Treg 可抑制 $CD4^+$ 和 $CD8^+$ T 细胞的活化与增殖。③髓源性抑制细胞（MDSC）。MDSC 的标志是 $CD11^+ CD33^+ CD34^+ CD14^- HLA^- DR^-$，是髓系来源的未成熟的大单核细胞、树突状细胞和粒细胞。MDSC 可抑制 T 细胞、NK 细胞和巨噬细胞的抗肿瘤作用，也可诱导 Treg 的免疫抑制效应。④T 细胞和 NK 细胞缺陷。肿瘤或髓源性抑制细胞产生的精氨酸酶耗竭精氨酸，导致 T 细胞和 NK 细胞活化相关的受体 ζ 链表达低下，抑制两者的抗肿瘤作用。⑤免疫抑制因子。T 细胞、巨噬细胞和部分体细胞可分泌一些免疫抑制分子，如 IL-10、TGF-β 和 PGE2 等。肿瘤患者中这些因子的水平往往高于健康人水平，这些因子高表达会抑制免疫。

三、免疫衰老对抗肿瘤免疫的影响

随着年龄增长，造血干细胞池和胸腺都会发生功能下降，造成免疫系统的功能失调。以下分述免疫系统中各种细胞的功能变化。

（一）T 细胞

1. $CD4^+$ T 细胞

老年患者中 $CD4^+$ T 细胞出现功能下降。首先是 $CD4^+$ 初始 T 细胞的 TCR 多样性下降，在 65 岁后更为明显。这样，T 细胞识别新抗原的能力减弱。$CD4^+$ 细胞的 CD28 表达下降，这可能与 $CD4^+$ 细胞的功能下降相关。CD28 的表达下降使 $CD4^+$ T 细胞不能充分激活，后者分泌 IL-2 水平下降和表达 IL-2 受体水平下降，细胞增殖减弱。此外，老年患者 $CD4^+$ T 细胞的 CD40 配体表达下降，影响 $CD8^+$ T 细胞的 B 细胞的扩增。

老年人中效应性记忆性 $CD4^+$ 细胞的功能也较青年人明显下降，这可能与其表面表达的抑制性受体（如 PD-1）相关。

2. $CD8^+$ T 细胞

随着年龄增长，具有初始 T 细胞表型的 $CD8^+$ 细胞减少，而记忆性 T 细胞的数目增加。老年患者中的初始 T 细胞复制衰老的标志物增高，对凋亡信号更为敏感，并且 TCR 的多样性明显下降，增殖能力减弱，CD28 表达下降。这可能与慢性病毒感染（如 CMV 感染）相关。

老年人中端粒酶变短，导致 $CD8^+$ 效应性 T 细胞的克隆性扩增功能减弱。CD57 是衰老和增殖下降的标志，在老年患者的 $CD8^+$ 细胞中表达上调。并且，老年人 $CD8^+$ 细胞的 PD-1 表达增强，穿孔素和颗粒酶的表达下降，这些都会影响对肿瘤细胞的杀伤作用。

3. γδ T 细胞

有证据表明，年老者循环 γδ T 细胞的数目下降。并且部分研究表明，老年人中 γδ T 细胞的功能下降。

4. 调节性 T 细胞

调节性 T 细胞在老年人中数目增加，并且免疫抑制效应增强。

（二）NK 细胞

老年人 NK 细胞的数目增加，并且主要是 CD56bright 细胞的数目增加，后者代表更成熟的细胞亚群。这一数目的增加是对老年人单个 NK 细胞的细胞毒作用下降的代偿，这样可以保持 NK 细胞的总体细胞毒作用稳定。单个 NK 细胞的细胞毒作用下降是由于多种原因，比如对细胞因子的反应性下降，激素水平下降或锌缺乏等。

（三）NKT 细胞

在胸腺萎缩后，肝是 NKT 细胞执行免疫监视作用的主要器官。老年患者的肝内 NKT 细胞数目下降，并且细胞毒作用和分泌细胞因子的功能下降。

（四）巨噬细胞

巨噬细胞可分为两类，分化为哪类取决于微环境中的信号。M1 型分泌促炎性细胞因子，可抑制肿瘤。而 M2 型分泌抗炎因子发 IL-4，IL-10 和 TGFβ，有促肿瘤作用。一些研究认为年龄不明显影响这两型的比例，但部分研究表明年龄大者 M2 型细胞的比例升高。

（五）树突状细胞

一些研究认为老年人中树突状细胞（DC）数目无明显变化，另一些研究表明此数目有减少。例如，老年人齿龈上皮样DC减少。在一项研究中，老年人的髓系树突状细胞数目未减少，但浆细胞样树突状细胞的数目显著减少。

老年人DC细胞的功能也发生了变化。老年人中Toll样受体信号通路发生障碍，使DC细胞的激活减弱。类似地，老年人中DC细胞的PI3K信号通路障碍，导致DC细胞的吞噬和游走功能下降，影响了抗原的摄取与呈递。多项研究表明，DC细胞分泌IFNα下降。

老年人中DC细胞的表面标志也发生了一些变化，例如外周血DC的HLA-DR表达下降，胸腺的MHC-Ⅱ，CD86，CD40和CD54下降。

（六）髓源性抑制细胞（MDSC）

MDSC在老年人中数目上升，抑制抗肿瘤效应。在有癌症病史的患者中，MDSC的水平明显更高。

并且，MDSC可以与Treg相互作用，MDSC诱导Treg，而Treg促进MDSC的扩增。

（七）B细胞

老年人中B细胞的再生功能下降，导致初始B细胞减少。而记忆细胞表型的细胞增多，因此B细胞总数不变或仅轻度下降。B细胞受体的多样性下降，B细胞反应下降。

四、老年患者接受免疫治疗后的疗效与不良反应

抗肿瘤免疫治疗包括各种细胞因子治疗（如白介素、干扰素）、细胞治疗、抗体治疗等。限于篇幅，本章聚焦于近年来发展较快的免疫检查点抑制剂（immune checkpoint inhibitor，ICI）。ICI是近年来免疫治疗领域的重大突破。这类药物主要包括CTLA-4的单抗和作用于PD-1的单抗。如前所述，CTLA-4传递的是抑制性第二信号，抑制辅助性T细胞的功能，并增强调节性T细胞的免疫抑制作用。CTLA-4单抗可以阻断CTLA-4的这一作用，促进次级淋巴器官中初始性T细胞的活化。作用于CTLA-4的抑制性单抗包括ipilimumab和tremelimumab等。PD-1则分布在外周组织和肿瘤微环境中。肿瘤细胞表面表达PD-L1的造成效应性T细胞的功能耗竭。PD-1的抑制性抗体可以阻断这种免疫抑制作用，增强免疫系统的抗肿瘤效应。作用于PD-1的抑制性单抗包括nivolumab和pembrolizumab等。下文阐述年龄对患者接受免疫检查点抑制剂的疗效和安全性的影响。

（一）疗效

Elias对ICI在非小细胞肺癌、黑色素瘤和肾癌中的3期研究进行了回顾，按年龄将患者分为：<65岁，65～75岁和>75岁三组[1]。结果显示，年龄更大的患者与<65岁患者相比，疗效和毒性并无显著差别；但75岁以上患者较少，此年龄组患者的情况不很明确[1]。

一项较大宗的系统回顾和meta分析对ICI（ipilimumab、tremelimumab、nivolumab和pembrolizumab）的对照研究，被纳入的研究需要按年龄亚组报告了总生存和无进展生存，并且在2015年9月前公布了结果[2]。此项分析纳入了9项对照研究的5265例患者[2]。当按年龄界值为65～70岁分界时，较年老患者和较年轻患者的总生存期（OS）和无进展生存（PFS）都有获益。较年轻患者的OS风险比为0.75（95% CI，0.68～0.82）；较年长患者的OS风险比为0.73（95% CI，0.62～0.87）；较年龄患者PFS的HR为0.58（95% CI，0.40～0.84），较年老患者的PFS风险比为0.77（95% CI，0.58～1.01）。研究还按药物类型和疾病类型对于OS进行了预设的亚组分析。对于CTLA-4单抗亚组，无论年龄在65岁或以上，试验组都有显著OS获益。在黑色素瘤亚组和其他肿瘤亚组，64岁及以下年龄组和65岁及以上年龄组，都有显著OS获益。例外出现在抗PD-1单抗组。抗PD-1单抗的全部4项研究都按三个年龄组报告了总生存（<65岁，65岁至<75岁和75岁及以上）。对于<65岁组和65岁至<75岁组，采用抗PD-1单抗都明确优于对照组。但在75岁及以上组，尽管总的风险比（HR）为0.86（95% CI，0.41～1.83），但4项研究中有2项的HR点估计值高于1。

Landre对PD-1单抗nivolumab对比标准治疗用于经治实体瘤的对照研究进行了汇总，分析年龄较大者（75岁及以上）和年龄较小者（不小于65岁且小于75岁）这两组中的总生存。符合要求的

研究仅三项，分别是 Checkmate-017 研究（在非鳞非小细胞肺癌中对比 nivolumab 与多西他赛单药），Checkmate 057 研究（在肺鳞癌中比较 nivolumab 和多西他赛单药），以及 Checkmate-025 研究（在肾细胞癌中比较 nivolumab 和依维莫司）。研究中共有 146 例 75 岁或以上患者［72 例非小细胞肺癌（NSCLC），74 例肾细胞癌］，541 例 65～74 岁患者（291 例 NSCLC，250 例肾细胞癌）。结果显示，对于 65 岁～74 岁患者，nivolumab 组的总生存显著优于对照组，比值比（odds ratio，OR）为 0.62（95% CI，0.50～0.77）。但对于年龄≥75 岁组，nivolumab 组获益并不显著，OR 为 1.22（95% CI，0.80～1.85）。在肺癌组中，这两个年龄组的 PFS 趋势相似。研究者认为老年人免疫功能的下降可能是 75 岁以上年龄组获益不显著的原因。

Friedman 在 2016 年 ASCO 年会上报告了斯隆-凯特琳癌症纪念医院（memorial sloan-kettering cancer center，MSKCC）在 2015 年 12 月 31 日前接受 ICI 治疗的年龄在 80 岁及以上的晚期黑色素瘤患者情况[3]。主要研究目标是总生存、免疫相关不良事件的发生率和处理，以及治疗终止率。研究纳入使用 ipilimumab 的患者 74 例，pembrolizumab 或 nivolumab 的患者 13 例，nivolumab 联合 ipilimumab 的患者 8 例。以上三组的中位总生存期分别为 7.5 个月、14.2 个月和 23.5 个月，1 年生存率分别为 40%，56% 和 63%（P=0.11）。研究表明，80 岁及以上的高龄患者，生存率与一般患者人群相似。与单用 ipilimumab 相比，使用 PD-1 单抗，或联合使用 nivolumab 和 ipilimumab，中位 OS 延长，尽管无显著统计学差异。

2016 年发表的 Keynote 024 研究是一项 3 期研究，在 PD-L1 水平至少 50% 的未经治疗的晚期非小细胞肺癌患者中比较 pembrolizumab 和含铂化疗方案[4]。此研究中的老年患者较多。65 岁及以上患者疾病进展或死亡的风险比为 0.45（95% CI，0.29～0.70），这个点估计值甚至低于更年轻的患者（HR 0.61，95% CI 0.40～0.92）。值得注意的是，本研究的入组患者按 PD-L1 进行了选择，因此这一结论不适用于未经选择的老年患者。

超进展现象似乎在老年患者中更加常见。一些研究提示，部分晚期肿瘤患者，在开始 PD-1/PD-L1 单抗治疗后，肿瘤增长明显加速，称之为超进展（hyperprogrssive disease）。Champiat 回顾性分析了 218 例在 1 期临床研究期间接受过抗 PD-1/PD-L1 治疗的患者，其中 131 例可评估。9%（12/131）的患者出现了超进展。超进展的患者年龄更大（中位年龄为 65.5 岁，而无超进展者中位年龄为 55.0 岁，P=0.007）。12 例超进展患者中，7 例年龄大于 65 岁，65 岁以上患者在超进展中的比例超过半数。另外，65 岁以上患者中出现超进展的比例为 19%（7/36），也明显高于 65 岁以下者（5%，5/95，P=0.018）。尽管尚无充分证据表明 65 岁以上患者不适宜使用 PD-1 或 PD-L1 单抗，但这些结果提示我们在高龄患者中应关注病灶的进展速度，进行仔细监测。

（二）安全性

上述 Elias 的研究中，年龄更大的患者与<65 岁患者相比，疗效和毒性并无显著差别；但 75 岁以上患者较少，此年龄组患者的情况不很明确[1]。而上述 Friedman 的研究表明，80 岁及以上人群使用含 ipilimumab 方案时，免疫相关不良事件的发生率更高，并且因毒性而终止使用 ICI 的概率更高。

FDA 就年龄对 PD-1 单抗毒性的影响进行了回顾性亚组分析。研究纳入了 nivolumab 注册研究中的晚期癌症患者，这些患者需要至少接受过 1 剂的 nivolumab 单药治疗，共纳入 1030 例，按年龄分组，其中 65 岁以下患者 616 例，65 岁及以上患者 414 例。1～2 度不良事件（adverse event，AE）在两组中分别为 39%（95% CI，35%～43%）和 35%（95% CI，30%～39%）；3～4 度 AE 分别为 44%（95% CI，39%～47%）和 45%（95% CI，40%～49%）；5 度 AE 发生率为 15%（95% CI，12%～17%）和 15%（95% CI，14%～21%）；导致治疗终止的 AE 发生率分别为 14%（95% CI，11%～17%）和 17%（95% CI，13%～21%）；需要使用免疫调节药物治疗的不良事件发生率分别为 42%（95% CI，37%～45%）和 47%（95% CI，42%～52%）；严重不良事件发生率分别为 51%（95% CI，48%～54%）和 58%（95% CI，53%～63%）。对 65 岁以上患者更详细的年龄组划分，包括 65～69 岁、70～74 岁、75～79 岁以及 80 岁及以上，也未发现以上指标发生率随年龄增高而升高的趋势。本研究中，各年龄组的不良事件严重程度相似，未发现足以将老年患者排除在免疫治疗之外的信号，也未发现年龄对患者结局的影响。但这些结果需要更多数据的确证。值得注意的是，参加临床研究的患者本身就经过了一定的选择。身体状态过差的患者无法加入到注册研究中。

综上，尽管免疫衰老已有充分依据证实，但关于年龄对 ICI 疗效和安全性的研究相对有限，且结果并不完全一致。可能的原因在于衰老是一个连续性的过程，在高龄患者中更为显著，因此 75 岁或 80 岁这样的界值才更容易比较出差别。另外，同样年龄的患者，其免疫衰老的状态也是不同的，我们还应该关注衰老相关标志物是否能预测免疫治疗的疗效。

五、免疫衰老相关标志对免疫检查点抑制剂疗效的影响

这方面的研究主要集中在抗肿瘤免疫的效应细胞（T 细胞与 NK 细胞）、抗原呈递细胞（如 DC 细胞）以及调节细胞（如 MDSC）上。

（一）T 细胞

Martens 等的研究纳入了 82 例接受 ipilimumab 治疗的晚期恶性黑色素瘤患者，在治疗前后用流式细胞术比较循环中免疫细胞的绝对值与比例[5]。第 2～4 周淋巴细胞绝对值升高、第 8～14 周 CD4+ 细胞百分比升高、第 8～14 周 CD8+ 细胞百分比升高，与总生存改善相关。这一相关性在更保守的多重分析时，未达到统计学差异。但这些指标与临床缓解相关。36% 的患者同时具有以上 3 个因素，这些患者的 12 个月总生存为 93.3%，24 个月总生存为 63.8%，缓解率为 71%。而在这 3 个因素中至少有一项降低的患者中，缓解率仅为 8%。调节性 T 细胞和 MDSC 的变化与 OS 不相关。

Tietze 前瞻性评估了分别接受 ipilimumab（$n=21$）和 pembrolizumab（$n=9$）的黑色素瘤患者在第 4 周期前和首次疗效评价前的临床数据、血液学指标和新鲜分离的单个核细胞。13 例（43%）基线 CD45RO+ CD8+ 记忆性 T 细胞正常，而 17 例（57%）CD45RO+ CD8+ T 细胞数目低。基线 CD45RO+ CD8+ T 细胞与 ipilimumab 治疗后的缓解率显著相关，而与 pembrolizumab 治疗后的缓解率无明确相关性。基线 CD45RO+ CD8+ T 细胞比例≤25% 的患者，接受 ipilimumab 治疗后无缓解

病例。对 CD8+ 细胞进行表型分析发现了活化的 HLA-DR+ CD25- 表型，提示存在抗原的非特异性刺激。HLA-DR+ CD25- CD8+ T 细胞在基线 CD45RO+ CD8+ T 细胞正常的患者中显著升高，并且在治疗中进一步显著升高。并且，未观察到 MART-1（T 细胞识别黑色素抗原 1，melanoma antigen recognized by T cells 1）特异性 CD8+ T 细胞的增殖。接受 ipilimumab 治疗的患者中，基线 CD45RO+ CD8+ T 细胞正常者的总生存显著更长。CD8+ 细胞似乎是被非特异性激活。

另一项研究中，T 细胞谱型分析提示 CD4+ CTLA-4+ T 细胞是 Prostate GVAX/ipilimumab 治疗后生存的决定性预测因素[7]。其中 Prostate GVAX 包括 2 株前列腺癌细胞株（LN-CaP 和 PC3），这两株细胞经转导，可分泌 GM-CSF，并经放射线照射。研究者对一项联合使用 Prostate GVAX/ipilimumab 的 Ⅰ/Ⅱ期剂量递增、剂量扩展试验（$n=28$）进行了探索性的 T 细胞监测，结果提示治疗后获益的患者与非获益患者中外周血中 T 细胞的明显不同。治疗导致的绝对淋巴细胞计数、CD4+ T 细胞分化，以及 CD4+ 和 CD8+ T 细胞激活与临床获益相关。治疗前具有以下因素者总生存期显著更长：CD4+ CTLA-4+、CD4+ PD-1+ 或分化型（非初始型）CD8+ T 细胞频率高，分化型 CD4+ 或调节型 T 细胞频率低。对这些免疫生物标志物进行非监督性聚类分析（unsupervised clustering），结果提示 CD4+ T 细胞上的 CTLA-4 肿瘤相关表达是治疗后总生存的决定性因素。

（二）NK 细胞

Tietze 等的研究纳入了 32 例转移性黑色素瘤患者，在这些患者接受 ipilimumab 或 pembrolizumab 治疗前和治疗中，用流式细胞术测量 NK 细胞的相对和绝对数量，以及外周血单核细胞（peripheral blood mononuclear cells，PBMCs）中 CD56dim 和 CD56bright NK 细胞亚群的相对和绝对数量[8]。15 例（47%）患者基线 NK 细胞水平低。CD56dim NK 细胞低或正常，而 CD56bright NK 细胞基线水平正常或高于正常。基线正常的患者中 NK 细胞、CD56dim 和 CD56bright NK 细胞的相对与绝对数目在治疗中无明显变化。而 NK 细胞和 CD56dim NK 细胞基线水平低的患者，治疗中这些细胞的数目都显著增加，但仍较基线正常值

低。CD56bright NK 细胞的数量未受明显影响。NK 细胞的基线水平与转移器官的数目相关。当 1 个以上器官发生转移时，NK 细胞的比例增高，而 NKG2D 的表达显著下降。NK 细胞基线水平低和 CD56dim NK 细胞水平低，CD56bright NK 细胞水平正常，与 ipilimumab 治疗后缓解率相关，而与 pembrolizumab 治疗的疗效无关。接受 ipilimumab 治疗的患者中，CD56dim NK 细胞数量低的患者有生存期更长的趋势。CD56bright NK 细胞基线正常的患者与基线水平高的患者相比，与生存期更长显著相关。在本研究中，对基线时 NK 细胞总数、CD56dim 和 CD56bright NK 细胞亚群的分析，有助于预测患者接受 ipilimumab 治疗后的结局。

（三）DC

Santegoets 等分析了联合使用 Prostate GVAX/ipilimumab 免疫治疗对去势抵抗性前列腺癌患者外周血髓系亚群的效应，并探讨基线时和治疗中髓系指标对临床结局的预测作用[9]。28 例患者各接受 13 剂皮内注射 Prostate GVAX 和 6 剂剂量递增的抗 CTLA4/ipilimumab。外周血中的 DC 细胞（peripheral blood DC，PBDC）和 MDSC 的频率和激活状态在治疗前、治疗中和治疗后用流式细胞术分析，并考察其与临床获益的相关性。结果提示，传统的 DC 亚群和浆细胞样 DC 亚群（conventional plasmacytoid DC，cDC）和浆细胞样 DC 细胞（plasmacytoid DC，pDC）都出现了显著的治疗诱导的激活。BDCA1/CD1c（＋）cDC1 和 MDC8（＋）/6-sulfoLacNAc（＋）炎性 cDC3 与总生存显著延长相关，但也更易发生自身免疫相关不良事件。治疗前高水平的 CD14⁺ HLA-DR⁻ 单核细胞 MDSC（monocytic MDSC，mMDSC）与总生存缩短相关。对这些髓系生物标志的非监测性聚类分析显示，同时具有以下特征的患者生存获益最明显：高治疗诱导的 PBDC 激活、低治疗前的抑制性 mMDSC 频率且治疗前 CD4⁺CTLA-4⁺ T 细胞频率高。该研究显示，DC 和 MDSC 亚群受 Prostate GVAX/ipilimumab 治疗的影响，髓系谱系分析可能有助于确定从 Prostate GVAX/ipilimumab 治疗中获益的患者。

（四）MDSC

Tarhini 等在可手术局部晚期恶性黑色素瘤患者中，比较使用 ipilimumab 前后血液样本与组织样本中疗效标志的变化[10]。治疗开始后，血液中 MDSC 明显下降，并且循环 MDSC 下降越多，无进展生存时间（PFS）越长；循环调节性 T 细胞数上升，意外的是，此类细胞数上升与 PFS 更长相关；针对睾丸肿瘤抗原和黑色素瘤抗原的完全激活性 I 型 CD4⁺ 和 CD8⁺ 抗原特异性 T 细胞免疫明显上升。而在肿瘤中，使用 ipilimumab 后 CD8⁺ T 显著上升，完全激活的［CD69（＋）］CD3⁺/CD4⁺ 和 CD3⁺/CD8⁺ T 细胞增加，肿瘤组织中 T 细胞浸润增强，并且 CD45RO⁺ 记忆性 T 细胞增多或功能增强。肿瘤组织中 Treg 的变化临床获益和肿瘤缩小呈负相关，并且肿瘤组织中 MDSC 亚群 Lin1⁻/HLA-DR⁻/CD33⁺/CD11b⁺ 与更高的 1 年 PFS 相关。此研究表明，pilimumab 新辅助治疗对于对循环中的 Treg、MDSC 和效应性 T 细胞进行了重塑，有必要对此进行进一步的研究，以优化黑色素瘤的免疫治疗。

Sade-Feldman 等的研究纳入 56 例接受 ipilimumab 治疗的Ⅳ期黑色素瘤患者和 50 例健康志愿者，采集外周血标本，使用流式细胞术分析 CD33⁺ CD11b⁺ HLA-DR⁻ MDSC 百分比，NO-和 hROS 水平[11]。黑色素瘤患者血循环中抑制性表型的 CD33⁺ CD11b⁺ HLA-DR⁻ MDSCs 明显高于健康志愿者。CTLA-4 治疗前的循环 MDSCs 低水平与客观缓解率、长期生存、T 细胞 CD247 表达上调和临床状态改善相关，但未显示乳酸脱氢酶的预测作用。对 56 例患者的生存分析显示，循环 HLA-DR⁻ 细胞中 CD33⁺ CD11b⁺ 细胞占比超过 55.5%，与显著更短的中位总生存相关（$P < 0.003$）；这部分患者的中位总生存期为 6.5 个月，而占比更低的患者，总生存为 15.6 个月。

如前所述，Martens 等的研究显示 MDSC 的变化与 OS 不相关。

（五）多因素模型

Martens 等在 209 例患者中评价了 MDSC 和 Treg 的频率、血清乳酸脱氢酶（serum lactate dehydrogenase，LDH）、血常规和临床特征[12]，终点指标为总生存和总缓解率。结果显示，以下指标与更好的生存相关：基线 LDH 低水平，单核细胞绝对计数［absolute monocyte counts（AMC）］低水平、Lin（－）CD14（＋）HLA-DR（－/低水平）MDSC 低频率；基线嗜伊红细胞绝对值（absolute eosinophil counts，AEC）高、相对淋巴计数（relative lymphocyte counts，RLC）高，CD4（＋）CD25（＋）FoxP3（＋）Treg 频率高。将这些因素纳入联合模型中，生物标志印记最好的患者（43.5％），缓解率为 30％，中位生存期为 16 个月。而对于生物标志印记最差的患者（27.5％），缓解率仅为 3％，中位总生存仅为 4 个月。不良事件发生与基线生物标志印记和 ipilimumab 治疗后的临床获益均无关。在另一个模型中，仅纳入了常规参数 LDH、AMC、AEC 和 RLC，预后良好因素的个数（4 *vs.* 3 *vs.* 2～0）也与总生存显著相关，并且不仅在主研究中有效，也在独立的确证队列中得到证实。

以上研究的结果是有启发性的，效应细胞、抗原呈递细胞和调节性细胞的基线数目或治疗中变化与疗效的相关性，是有免疫学理论支持的。但这些研究的结果并不完全一致。免疫系统是一个各因素交织的复杂系统，并且在不同药物应用于不同疾病的患者时，疗效影响因素可能是不同的。因此，需要在更大样本的老年人群中进行更有针对性的研究，综合分析多种因素对药物疗效的影响。

六、结语

年龄与肿瘤的关系并不是新的话题，不仅肿瘤的发病率与年龄相关，许多研究也显示了年龄对于肿瘤患者疗效和预后的影响。免疫治疗的新进展为肿瘤患者的免疫衰老研究提出了新的课题与挑战。

对于免疫治疗而言，一方面，免疫衰老意味着人体免疫效应机制的衰退，可能给免疫治疗的效果带来不良影响，这需要更深入地探讨免疫衰老的机制，尤其是其在老年癌症患者中的变化，探索对抗免疫衰老的可行方法，以提高免疫治疗在老年患者中的疗效；另一方面，随着年龄的增长，癌症相关的基因变异发生累积，产生新抗原，这对于免疫检查点抑制来说可能是发挥疗效的有利条件，并且对于老年癌症病例的研究中，还有可能发现不同于年龄患者的治疗新靶点，开发更有效的联合治疗方案。这些都需要我们加深对肿瘤相关免疫衰老的理解，需要更多的临床数据支持。我们期待在不远的将来，随着对肿瘤患者免疫衰老的认识更加深入，以及免疫检查点抑制剂生物标志物的研究不断取得

进展，我们能够为老年癌症患者提供更加安全有效的免疫治疗。

（杨晟）

参考文献

[1] Elias R，Morales J，Rehman Y，et al. Immune Checkpoint Inhibitors in Older Adults. Current Oncology Reports，2016，18：47.

[2] Nishijima TF，Muss HB，Shachar SS，et al. Comparison of efficacy of immune checkpoint inhibitors（ICIs）between younger and older patients：A systematic review and meta-analysis. Cancer treatment reviews，2016，45：30-37.

[3] Friedman CF，Horvat TZ，Minehart J et al. Efficacy and safety of checkpoint blockade for treatment of advanced melanoma（mel）in patients（pts）age 80 and older（80＋）. J Clin Oncol，2016，34.

[4] Reck M，Rodriguez-Abreu D，Robinson AG，et al. Pembrolizumab versus Chemotherapy for PD-L1-Positive Non-Small-Cell Lung Cancer. New England Journal of Medicine，2016，375：1823-1833.

[5] Martens A，Wistuba-Hamprecht K，Yuan J，et al. Increases in Absolute Lymphocytes and Circulating CD4＋ and CD8＋ T Cells Are Associated with Positive Clinical Outcome of Melanoma Patients Treated with Ipilimumab. Clinical cancer research，2016，22：4848-4858.

[6] Tietze JK，Angelova D，Heppt MV，et al. The proportion of circulating CD45RO＋CD8＋ memory T cells is correlated with clinical response in melanoma patients treated with ipilimumab. European journal of cancer，2017，75：268-79.

[7] Santegoets SJ，Stam AG，Lougheed SM，et al. T cell profiling reveals high CD4＋CTLA-4＋ T cell frequency as dominant predictor for survival after prostate GVAX/ipilimumab treatment. Cancer immunology, immunotherapy：CII，2013，62：245-256.

[8] Tietze JK，Angelova D，Heppt MV，et al. Low baseline levels of NK cells may predict a positive response to ipilimumab in melanoma therapy. Experimental dermatology，2017，26（7）：622-629.

[9] Santegoets SJ，Stam AG，Lougheed SM，et al. Myeloid derived suppressor and dendritic cell subsets are related to clinical outcome in prostate cancer patients trea-

ted with prostate GVAX and ipilimumab. Journal for immunotherapy of cancer，2014，2：31.

［10］Tarhini AA，Edington H，Butterfield LH，et al. Immune monitoring of the circulation and the tumor microenvironment in patients with regionally advanced melanoma receiving neoadjuvant ipilimumab. PloS one，2014，9：e87705.

［11］Sade-Feldman M，Kanterman J，Klieger Y，et al. Clinical Significance of Circulating CD33 ＋ CD11b ＋ HLA-DR-Myeloid Cells in Patients with Stage Ⅳ Melanoma Treated with Ipilimumab. Clinical cancer research，2016，22：5661-5672.

［12］Martens A，Wistuba-Hamprecht K，Geukes Foppen M，et al. Baseline Peripheral Blood Biomarkers Associated with Clinical Outcome of Advanced Melanoma Patients Treated with Ipilimumab. Clinical cancer research，2016，22：2908-2918.

第三十一章　增龄老化的临床与基础研究

一、概述

心血管疾病是患者和社会的重要负担，在人一生中心血管的结构与功能持续不断变化，心血管疾病发病风险不断叠加。当下全球老龄人口不断增长的现状，亟需知晓增龄老化与心血管疾病的相关性，以便制定新的策略来应对这一挑战。本章列举一些日常临床心血管疾病实践中尚未解决的关于增龄老化的相关问题。此外，我们总结了目前心血管增龄老化的机制以及多种内皮功能不全、线粒体氧化应激及基因不稳定性等潜在可能的信号通道，乃至血管修复的关键问题，其中包括自体骨髓造血干细胞移植在增龄患者中的应用。

增龄老化是心血管疾病的主要危险因素[1-2]。迄今随着急性冠脉综合征及卒中治疗策略的优化，的确延续了患者预期寿命[3]。此在患者个体方面获得很大成功，但全球人口比例的变化使得社会健康面临巨大挑战[4]。预计全球超过 65 岁的人口会从 2010 年的 12% 增至 2040 年的 22%，到 2020 年，大于 60 岁的人口总数将超过不足 5 岁的儿童人口总和[2]。全球人口老龄化的速度骤增，特别是在低中收入水平的国家。

人口老龄化面临诸多问题[5]，心血管疾病给患者和社会带来巨大的负担[6]。冠心病与增龄高度相关，是欧美疾病的主要死因[7-9]。超过 65 岁人口的冠心病发病率增加，在未来 20 年，尤其是超过 80 岁的高龄人群发病率将增加 10% 以上[2]。从 2010 年至 2030 年由于人口快速老龄化，将增加 2700 万高血压患者、800 万冠心病患者、400 万脑卒中及 300 万心力衰竭患者。

心血管疾病患病率增加，导致人体应激力下降，脆性增加。一项纳入 54 250 例老年心血管疾病患者的 meta 分析显示，其中较脆弱人群患病的相对风险是 2.7～4.1，在基线与非脆弱患者相比，是非脆性患者风险的 1.5 倍[10]。最新报告显示，预测未来 20 年冠心病与心力衰竭的花费将增多超过 2 倍以上，脑卒中将导致每年医疗花费增加 2.40 倍，是所有疾病中增加最多的[2]。这些问题的出现，迫切需要知晓增龄与心血管疾病的发生发展的相关性，以进一步应对增龄老化。本章从临床及基础研究证据两方面来揭示增龄老化与心血管疾病的关系。

二、老年心血管疾病的临床特点

许多与增龄相关的疾病状态给心血管疾病患者的临床护理带来特殊挑战，老年人口的增加强化了心血管医师从业经验的重要性。

（一）收缩期高血压与脉压增大

随着增龄，由于胶原蛋白增加与弹性蛋白减少导致主动脉僵硬度增加（图 31-1），转化生长因子-β 在主动脉壁内加速胶原蛋白沉积，多种弹性蛋白酶活化，包括基质金属蛋白酶-9 和 12 等基质金属蛋白酶亚型，半胱氨酸蛋白酶，组织蛋白酶 S、K 与 L 亚型的过度表达以及炎症细胞因子之分泌均可导致弹性蛋白减少[11]，这些主动脉细胞外基质的变化导致血管扩张性受损，僵硬度增加引起反射性收缩压提高，舒张压反而随着增龄而减低[12]，由于主动脉脉搏波传导速度加快导致脉压增大。脉压是心血管事件的独立危险因素之一[13]，单纯收缩期高血压占美国 50 岁以上非控制高血压的大部分[14-15]。

舒张压降低减少了冠状动脉血流灌注进而导致心肌缺血，随着增龄，收缩压提高会增加左心室后负荷，主要增加心肌耗氧量。长期收缩压增高导致左心室肥厚，进一步加大心肌氧耗，如转化生长因子-β、血管紧张素Ⅱ及盐皮质激素醛固酮等调控因子可以导致左心室超负荷状态下心肌肥大与纤维化。因此，单纯收缩期高血压及舒张压减低与氧耗需求增加及供氧不足的老龄化"缺氧风暴"相关。由于冠状动脉粥样硬化会随着年龄增加而进展，这种对氧气供应的限制通常会加重老化的心血管系统的氧气需求量（图 31-1）。除外大血管功能变化，慢

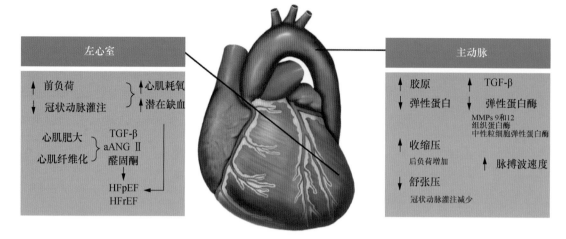

TGF-β：转化生长因子β
Ang Ⅱ：血管紧张素Ⅱ
HFpEF：射血分数保留的心力衰竭
HFrEF：射血分数降低的心力衰竭

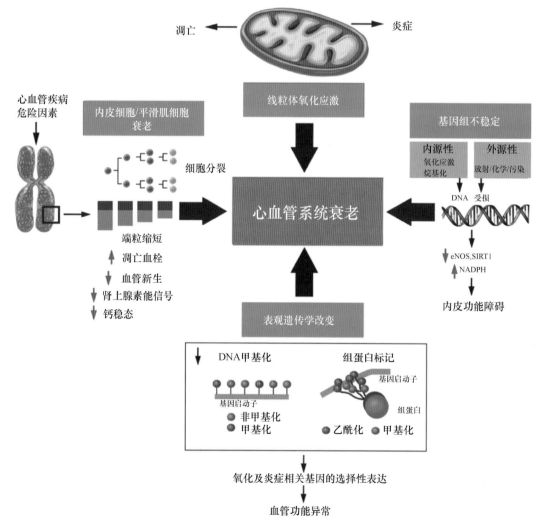

图 31-1 老年人心血管系统中主动脉-左心室的病理生理学

性高血压促进心肌微血管重构，心肌小动脉中层增厚将妨碍左心室灌注导致血管舒张受损。这一系列收缩压升高及舒张压降低的病理生理过程伴随增龄会促进心肌缺血状态持续，引起收缩压升高与舒张压降低的心肌组织内小动脉重构与引起主动脉僵硬度增加是同一机制，目前在老龄人口中对引起严重心血管并发症与年龄相关病理生理过程的认识尚不充分。

目前一些治疗手段能够改善单纯收缩期高血压患者的预后，SHEP、Syst-Eur、Syst-China 等研究提供充足的证据证实对 60 岁或 70 岁以上患者合理降压治疗可以减少卒中及全因死亡率，但缺血心脏事件获益较少[16]。避免过量钠盐摄入是老年高血压患者一种非药物治疗的降压手段[17-18]。某些研究考虑到对高龄患者积极降压的安全性，特别是合并冠心病的患者[19]。与心血管事件预后及血压相关的 J 型曲线也适用于老年患者[20-22]。尽管近期数据表明，对冠心病患者舒张压维持在 70 mmHg 以上更有利，但 HYVET 与 SPRINT 研究证实了老年人群降压治疗的安全性及有效性[21-25]。临床医师应该根据老年人冠状动脉病变、心理状态、自主神经功能及其他因素等基础情况制定合理的降压治疗策略[26]。

Syst-Eur 研究显示，对老年人降压治疗可以延缓疾病进展、降低卒中发生率及致残率[27]，长期持续稳定的降压治疗可以减少痴呆和认知功能下降的发生[28]。在 SHEP 研究中，以痴呆为随访终点的患者研究因非对称随访损失造成其对认知功能受损的评价结果无效[29]。

（二）血管老化：定义、病理生理及影响

伴随增龄，血管在结构及功能上逐渐改变，增加了心血管疾病的患病风险[9,30]。随着我们对老化与心血管的影响机制的不断深入，有助于未来避免或减少老年人患心血管疾病的风险。

近几年一些临床研究证实了参与老化机制的关键血管调控因子[31-32]，主要有两方面：广泛血管内皮功能不全和中心动脉僵硬度，前者指的是血管老化改变内皮细胞功能，内皮功能不全包括血管舒张能力减弱及抗栓能力下降，由于氧化应激增加、细胞炎症因子增多促进血管新生及血栓形成[33-35]，最终导致心血管疾病发生[36]。临床及动物实验均发现内源性 NO（血管舒张及抗动脉粥样硬化的关键

因子）减少，会导致年龄依赖的内皮功能不全[37-38]。由于 NO 合成减少或降解增加导致其生物利用度减少。在正常生理情况下，内皮一氧化氮合酶从 BH4 生成过程中的 L-精氨酸生成而来[39]。尽管目前一氧化氮合酶表达蛋白水平与年龄的关系的研究尚存争议[34,40-41]，但晚近的资料表明，年龄可引起一氧化氮合酶功能改变，归因于一氧化氮合酶解偶联[42]，该效应部分来源于 BH4 的获取减少，进而导致 NO 释放受损及超氧化物阴离子生成增多[43]。同时，一氧化氮合酶的底物、L-精氨酸的生物利用率受限于 NO 的生成。因此，随增龄，精氨酸酶与一氧化氮合酶竞争性抑制，引起一氧化氮合成减少，尽管上述机制已通过绝大多数动物研究证实，但尚需要人类临床研究来证实 NO 合成减少与增龄的关系。

此外，由于活性氧簇（reactive oxygen species，ROS）积累，增龄可能促进 NO 降解[34]，部分慢性炎症也参与耗竭 NO 的恶性循环[35]。如，随着增龄，心血管及血液中肿瘤坏死因子-α（TNF-α）增加，此与 NADPH 氧化酶升高相关，NADPH 氧化酶活性增加会导致 O_2^- 过分泌，进而与一氧化氮相互作用形成过氧化亚硝酸盐，过氧化亚硝酸盐是参与抗氧化酶及内皮型一氧化氮合酶（eNOS）亚硝基化的强氧化酶[34]。除了炎症细胞因子，RAAS 系统随着增龄会导致 NO 灭活增加[44]。随着增龄，RAAS 系统激活程度及血管紧张素 II 分泌增加，激活 NADPH 氧化酶可以促进 ROS 生成增加[45]，因此，衰老性 ROS 的生成增加，从而促进血管炎症发生。过氧化氢激活 NF-κB，NF-κB 促进炎性基因转录，导致 TNF-α、IL6、趋化因子及黏附分子等参与动脉粥样硬化因子的表达增加（图 31-2）。

年龄依赖性血管收缩功能受损同样会影响内皮依赖性血管舒张功能。人的衰老会引起循环及血管壁中的内皮素-1 水平升高，内皮素-1 是内皮舒张功能受损时的一种强力缩血管物质[40,46]。有证据表明，针对大鼠内皮细胞的研究证实，从环氧化酶（COX）产生的类花生酸物质也随增龄而变化，此类环氧化酶产生的类花生酸物质可增强血管收缩并增加血栓形成 [如，前列腺素 H_2（prostaglandin H_2，PGH_2）；血栓素 A_2（thromboxane A_2，TXA_2）以及前列腺素 $F_{2\alpha}$（prostaglandin $F_{2\alpha}$，

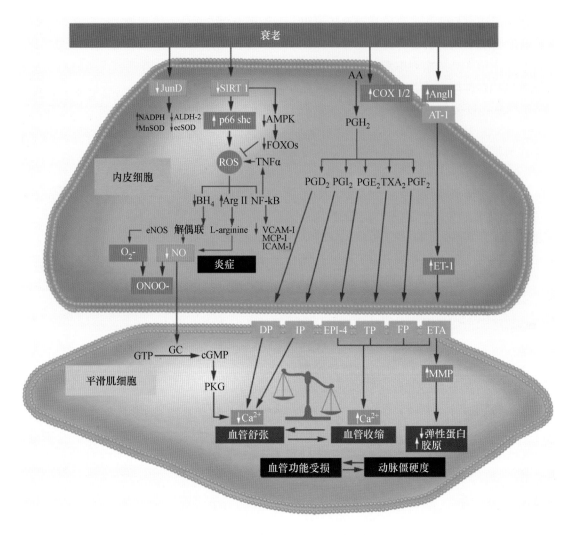

图 31-2　动脉衰老相关分子通路示意图

PGF$_{2\alpha}$)〕,即 PGH$_2$、TXA$_2$ 及 PGH$_{2\alpha}$ 水平增高,PGI$_2$ 水平减低[47-48]。在临床与动物研究中均发现受损内皮对前列腺素的反应性均与年龄相关[49-50],因此,衰老可引起内皮功能受损,进而干扰动脉内稳态、促进强氧化剂与炎症通道激活、血管收缩转化,诱发心血管疾病和不良事件[51]。

中心动脉僵硬度增加,特别是胸主动脉,也是人体血管老化的特征(图 31-1)[52],人类及动物研究显示,弹性纤维减少及胶原蛋白增加可导致大动脉弹性降低[53]。衰老导致弹性蛋白减少的原因是由于弹性蛋白酶活性增加,包括基质金属蛋白酶及半胱氨酰蛋白酶等参与炎症调控的介质[54-55]。在衰老的动脉中胶原蛋白分解代谢减少,糖基化终末产物(通过非酶反应,形成交联的胶原分子之间产生的葡萄糖聚合物)介导胶原蛋白沉积,导致动脉血管内胶原蛋白增加。糖基化终末产物与胶原蛋白分

子交互连接,可以抑制胶原蛋白降解[56]。衰老引起 TGF-β 活性增加,促进血管平滑肌内胶原蛋白生成,进而增加动脉僵硬度[57]。同样,RAAS 系统活性增强也可促进胶原蛋白生成及弹性蛋白降解[58]。

内皮功能不全及动脉僵硬度增加是衰老相关血管功能不全的表现[59]。动脉越僵硬,血管内皮细胞暴露于血流的负荷越大,继而促使内皮活化、炎症反应及损伤[60]。年龄相关内源性 NO 生成有助于恢复血管弹性[61]。此为进一步减轻年龄相关心血管疾病发生的新疗法,可针对上述一些血管老化的特征进行干预,特别侧重于内皮功能不全以及引起中心动脉僵硬度增加的血管外基质。

(三)射血分数保留的心衰与射血分数降低的心衰

射血分数保留的心衰好发于老年患者,尤其老

年女性，其病因在于细胞外基质沉积与微循环障碍引起主动脉僵硬度增加及心肌重构。射血分数保留的心衰随增龄而快速进展，左心室肥大与纤维化损伤增加了左心室松弛性，使左心室的顺应性降低[61-63]。临床发现，射血分数保留的心衰发病率不断增加，特别是在老龄人群中，不仅增加了发病率，同时降低生活质量及增加资源消耗[64]。令人遗憾的是，目前尚缺乏干预射血分数保留的心衰进展的循证医学证据[65]。神经体液阻断治疗研究可以填补目前对老年人射血分数保留的心衰治疗方法的空白。然而，不论是心肌梗死抑或是心内膜下心肌缺血均可引起射血分数降低的心衰，衰老亦会促进两种类型心衰的进展，心衰严重影响老年患者的生活质量，同时给社会带来巨大的经济负担（图 31-1）。

（四）瓣膜与心肌纤维钙化

随着增龄，骨骼中钙离子逐渐减少，心血管中钙离子逐渐沉积，越来越多证据表明主动脉狭窄反映全身钙化之进展[66]。有证据显示，炎症反应是引起心血管钙化的生理促进因素，人类基因研究数据也显示，脂蛋白参与主动脉瓣钙化的发病机制[67]，尽管最初对此的研究较多，但临床研究未证实他汀类药物可以限制主动脉瓣钙化进展[68-69]，事实上，他汀类药物的使用还会加速冠状动脉钙化。老年人钙化性主动脉狭窄的临床重要性日益明显，迫切需要深入研究其病理生理基质和相关基因治疗。心血管钙化一旦形成，尚无逆转其进展的治疗措施。

（五）淀粉样变及衰老的心血管系统

特殊类型的淀粉样变好发于老年人群[70]。由于多发性骨髓瘤发病率随增龄而增加，所以老年人中蛋白轻链淀粉样变性发生率升高。心肌淀粉样变与野生型 TTR 相关（wtttr），尤其影响老年男性患者。尽管普遍认为心肌淀粉样变是罕见病，但现有影像学证据表明 13% 的 60 岁以上射血分数保留的心衰患者与野生型 TTR 介导相关[71]。经尸检证实，至少有 20% 超过 80 岁的患者存在野生型 TTR介导的淀粉样变性。尽管此发现的临床意义不明确，可能是因为衰老或者缺乏有效的诊断方法所致。野生型 TTR 介导的淀粉样变性在高龄心衰中被认为是致病因素，野生型 TTR 介导的淀粉样变性需要从蛋白轻链淀粉样变性中分化不同表型，因此该病的预后及治疗存在多样性。目前对淀粉样变

性治疗缺乏有效手段，需要不断改进影像技术用以评估目前尚在研究阶段的新治疗方法[72]。

（六）老年人的肌肉组织萎缩及脆性增加

脆弱及肌肉量减少与功能丢失严重影响了老年人自主能力。由于肌肉组织萎缩及脆性增加，老年人承受心血管疾病治疗的能力降低，如高血压的早期药物治疗。我们缺乏对肌肉组织萎缩及脆性的明确定义[73-74]，两者与骨质疏松和肥胖相关[75]，其潜在的病理生理机制涉及促炎症细胞因子。考虑到衰老对心血管疾病的影响以及这部分患者管理现状的受限，未来，对其诊断及病理生理机制进行分类迫在眉睫。增加功能锻炼是一种非药物治疗方法，可改善患者生活质量及功能恢复，并提高患者对心血管疾病的药物及介入治疗的耐受力，进而改善预后。

三、年龄相关心血管疾病的分子特征

（一）端粒和细胞敏感性

随着增龄，在血管壁及心脏聚集致敏细胞会导致心血管系统结构及功能减退[58]。有证据表明，端粒会降低细胞敏感性，端粒在哺乳动物染色体末端由 TTAGGG 核苷酸序列重复组成，保证了染色体的稳定性及完整性，避免染色体退化或与邻近染色体发生核聚变[76]。细胞每分裂一次会缩短端粒DNA，直到达到特定长度，细胞失去加帽功能，激活 DNA 损伤关键点、细胞敏感性，最终细胞凋亡。端粒缩短与心血管疾病有相关性，白细胞端粒长度与心血管细胞敏感性、主动脉瓣狭窄、心血管疾病危险因素（如高血压病、2 型糖尿病、肥胖及吸烟）及血栓栓塞事件风险高度相关。然而，上述的因果关系仍不明确[77]，在校正了年龄、性别、种族后与健康人相比，患有动脉粥样硬化疾病的患者白细胞端粒长度明显缩短[78]。近期的一项病例对照研究显示，具有较短白细胞端粒长度的患者患缺血性及出血性卒中的风险明显升高（前者 OR 值为 1.37，95% 置信区间为 1.06～1.77，后者 OR值为 1.48，95% 置信区间为 1.08～2.02）[79]，而且，白细胞端粒长度缩短的患者出现冠状动脉斑块不稳定（OR 值是 1.49，95% 置信区间为 1.09～2.03）及冠状动脉斑块进展（OR 值是 1.61，95% 置信区间为 1.26～2.07）的风险较高[80]。一项纳入了 43 725 例受试者的 meta 分析中，8400 例冠心病

患者，包含前瞻性及回顾性研究，结果显示白细胞端粒缩短的患者患冠心病的风险比是 1.54，患脑血管疾病的风险比是 1.42[81]。

与细胞敏感性相关的几个方面包括年龄依赖的肾上腺素能通道及钙通道的缺失。由于血浆清除率降低及组织分泌增加，血浆中去甲肾上腺素水平随着增龄而增加[81]。交感神经末梢儿茶酚胺再摄取转移蛋白随着增龄而减少，会导致儿茶酚胺水平升高。这些变化均会使得肾上腺素的反应性受损，导致 β 肾上腺素受体失活。此现象最终会减少 β 肾上腺受体的数量、亲和力及内在化[82]。此受体与修复细胞膜腺苷酸环化酶活性及环磷酸腺苷生成有关，进而影响自主调节自律性缺失及左心室收缩力下降，最终会影响运动耐力。

心肌细胞老化另一关键因素是心肌肌浆网钙摄取减少，继而导致左心室早期舒张功能不全及心房代偿性收缩力增加[83]。钙瞬时振幅随着增龄而逐渐减少，75 岁以上老年人比 55 岁中年人少了 3.2 倍，钙瞬时从细胞膜至细胞中转移因衰老而延迟[84]。衰老的心肌细胞会减少 SERCA2 表达，限制肌浆网钙释放及钙通道失活[84]。这些变化抑制心脏收缩力及电生理特性，并且增加老年人心律失常的发生风险。

（二）线粒体氧化应激

线粒体产生活性氧化过多将导致细胞衰老[9]，导致活性产物 O_2^- 或 H_2O_2 形成，以上活性产物的积累与弥散会促进细胞敏感性增加、DNA 突变、炎症反应及多种细胞死亡途径[82]。

在活性氧化生成及细胞凋亡过程中，线粒体连接体 p66[Shc] 扮演越来越重要的角色[83]。自身缺乏 p66[Shc] 基因的细胞内自由基减少，缺乏 p66[Shc] 基因的大鼠暴露在强氧化条件下，其系统及细胞内活性氧化减少[83]，p66[Shc] 基因缺乏的大鼠平均寿命会延长 30%[84]。与年龄相关的 p66[Shc] 信号通道变化会影响心血管稳态，缺乏 p66[Shc] 基因的大鼠由于活性氧化生成减少及 NO 生成增加，可保护全身及脑血管内皮功能[83,85-86]。晚近研究侧重于 p66[Shc] 基因与卒中的发病机制，事实上，p66[Shc] 基因敲除大鼠大脑中活性氧化生成减少，使得缺血后再灌注引起的脑梗死范围缩小[87]。研究还发现 p66[Shc] 基因敲除大鼠大脑缺血再灌注损伤减轻，主要与保护血脑屏障完整性有关[88]。有研究表明 p66[Shc] 基因在卒中患者中的

表达增加，同时与神经缺失有相关性，作为实验证据支持并解释了临床研究结果[88]。p66[Shc] 基因表达也会增加急性冠脉综合征和 2 型糖尿病患者的外周血单核细胞数[89-90]，多种心血管疾病的危险因素可以促使该蛋白活化，如高血糖、氧化型低密度脂蛋白、吸烟、高血压病等[9,83]。总之，基础与临床研究均表明，p66[Shc] 基因可作为衰老相关心血管疾病的治疗靶点。

活化蛋白 1（activated protein-1，AP-1）转录因子 JunD 作为衰老相关氧化应激的介导体，3 个主要 DNA 结合蛋白家系（Jun、Fos 和 ATF/CREB）由活性 AP-1 转录因子整合而来，由自身成分及细胞内微环境激活[91]。JunD 可以调控细胞生长并且通过调控氧化防御和活性化来帮助细胞对抗氧化应激[92]。近期报道，在衰老过程中，老年大鼠主动脉以及老年人外周血单核细胞内 JunD 减少[93]。缺乏 JunD 的年轻大鼠与年老野生型大鼠相似，存在内皮功能不全及血管老化。JunD 基因敲除大鼠的主动脉内 p53 和 p16[INK4a] 两种预示衰老的标志物增加，进而导致端粒活性下降，线粒体 DNA 损伤。相对地，在老年大鼠体内过表达 JunD 可以减轻血管老化的表现。研究表明，衰老过程中 JunD 减少会导致氧化剂（NADPH 氧化酶）与清道夫酶（锰超氧化物歧化酶和醛脱氢酶 2）失衡，进而导致早期氧化还原改变、线粒体功能不全及血管老化[93]。JunD 促进细胞压力超载介导心肌细胞凋亡、心肌肥厚及血管生成[94]。研究进一步从化学库中筛选出可以识别重建 JunD 活性的化合物，在血管及心脏中发挥重要作用。

在人类老化过程中 NAP 相关蛋白去乙酰化是关键角色[9]（图 31-2），最新研究发现血管平滑肌内生性 SIRT1 表达与供者年龄呈负相关[95]，老年人 SIRT1 缺失与某些功能丧失有关，包括减弱应激反应、降低迁移增殖能力以及促进老化[95]。在衰老过程中活化 SIRT1 能保留内皮细胞功能，伴有特异 SIRT1 过表达或长期受 SIRT1 激活的高胆固醇血症大鼠的动脉粥样硬化进程受抑制[96-98]。反之，降低 SIRT1 活性可促进泡沫细胞形成及动脉粥样硬化，观察免疫抑制剂（西罗莫司和依维莫司）通过抑制 SIRT1 表达导致内皮老化也支持此理论[99]。阻断 SIRT1 可以影响一氧化氮合酶的功能，反之，激动 SIRT1 可以增加内皮中 NO 生

成[100]。microRNA-217 是内源性 SIRT1 抑制剂，通过抑制 SIRT1 依赖一氧化氮合酶功能触发内皮细胞衰老[101]。近期研究表明 SIRT1 是 p66^{Shc}基因转录因子，控制与 p66^{Shc}基因启动子结合的组蛋白 H3 乙酰化[102]。SIRT1 活性下降可促进 NF-κB p65 乙酰化，进而引起炎症基因核位移及核转录[103]。SIRT1 抑制血管老化通道，如：FOXO1、3 和 4，因此避免 DNA 损伤、细胞死亡及氧化应激[104]。SIRT1 对 LKB1 去乙酰化，激活 5-磷酸腺苷活化蛋白激酶，介导葡萄糖稳态、细胞 ATP 水平及内皮完整性，通过调节内皮型一氧化氮合酶活性和自噬来改善内皮细胞的完整性（图 31-2）[105]。

Klotho 发现重要抗衰老基因[106]，Klotho 蛋白作为循环激素结合到细胞表面的受体，并抑制胰岛素和胰岛素样生长因子 1 的细胞内信号分子，成为保持长寿的关键[107]。Klotho 蛋白功能可以绑定于细胞表面受体，抑制寿命延长关键分子，如胰岛素、胰岛素生长因子-1 在细胞间的信号通道。在 Klotho 蛋白缺失大鼠会出现早衰症状，包括血管钙化、钙磷代谢异常及寿命缩短[108]。相对地，Klotho 蛋白过表达使得大鼠寿命延长，防止年龄相关的心血管疾病进展及肾功能损害[109]。临床研究提示，Klotho 蛋白水平降低是心血管疾病独立的风险因子，可预测冠心病及动脉僵硬度[106]，Klotho 蛋白是临床上有效的生物标志物，以 Klotho 蛋白作为靶点治疗老龄化心血管疾病尚需要深入研究。

（三）基因的不稳定性

一生中基因损伤的累加可以促进衰老。基因改变分为 3 类，①DNA 的化学损伤；②突变（遗传密码子的敲除、添加或替换）；③表观遗传学的改变，在不影响 DNA 序列的情况下，影响基因活动。为了修复基因损伤，机体存在有效的 DNA 修复系统，可以还原正确的序列[110]。DNA 修复缺陷也可能导致细胞衰老及器官功能障碍[111]。基因组不稳定性尤其会影响心血管系统[112]，Hutchinson-Gilford 早衰综合征源于严重的 DNA 损伤，与早期冠状动脉粥样硬化及心血管疾病相关，导致发生致死性心肌梗死或卒中的平均年龄在 13 岁[113]。同样，基因组不稳定的大鼠由于缺失核苷酸切除修复基因 ERCC1 及 XPD 导致衰老加剧，表现为内皮细胞老化、血管僵硬度增加及高血压病，心血管系统

老化主要由于一氧化氮合酶和去乙酰化失活以及 NADPH 氧化酶激活[114]。

除了遗传疾病，越来越多证据表明基因突变会加速心血管疾病发生发展[115]。许多研究表明，在动脉粥样硬化患者的循环细胞及斑块内均存在 DNA 损伤[116]，冠心病患者的外周血单核细胞存在染色体损伤及线粒体 DNA 缺损，与疾病的严重程度相关[117]。来自 AortaGen 资料显示，核苷酸成分丢失引起基因变化与颈动脉桡动脉脉搏波传导速度高度相关[114]。老化的血管平滑肌细胞的基因组不稳定性促进 PDE1 表达增加，随后引起一氧化氮/环鸟氨酸信号传导通路及内皮功能受损。人类基因研究揭示，PDE1A 核苷酸信号通道与舒张压及颈动脉中层厚度有显著相关性[118]。综上，众多证据表明，基因损害伴随心血管系统衰老。随着增龄会加重人的生理变异，引起造血克隆突变；包括骨髓异常增生综合征及血液系统肿瘤，与心血管风险高度相关[119]，今后应着重于探寻新的治疗策略，以保持基因的稳定性来减少心血管疾病的发生。

（四）核染色质修饰

尽管许多研究关注影响衰老的基因，但是非基因调控衰老却受到越来越多的关切。研究证据显示，后天修饰可导致基因转录障碍，进而引起氧化应激、炎症反应、血管新生及细胞代谢反应，最后出现适应不良及血管老化[120]。表观遗传修饰是持久和相对稳定的，因此提供了一框架使环境与基因组相互作用以改变基因表达[121]。环境刺激引起的表观遗传修饰是可以遗传的，因此，主要作用于年轻人的早衰和心血管疾病的发生。核染色质修饰包括 DNA 甲基化及组蛋白翻译后修饰。DNA 甲基化指向 DNA 核苷酸中增加甲基，通过影响染色质的可及性来重新转录基因，影响核染色质转录机制。随着衰老的产生，大鼠与人类体内 DNA 甲基化均显著减少[122-123]。大规模研究显示，在冠心病患者及动脉粥样硬化大鼠中存在非甲基化或部分甲基化 CpG 岛的动脉粥样斑块及白细胞[124]。DNA 甲基化的变化位点定位于多个基因的启动子，包括一氧化氮合酶、雌激素受体、COL15A1 及血管平滑肌生长因子受体。因此，贯穿一生中异常的 DNA 甲基化导致调控转录关键基因的改变，最终诱导并促进细胞的衰老[125]。

DNA 相关的变化以及翻译后修饰中，DNA 甲

基化、乙酰化、泛素化及磷酸化均可通过不同的模式调控核染色质。组蛋白甲基化可能导致不同的染色质状态，这取决于甲基化残基和甲基基团的数目[120]。组蛋白 H3 甲基化能够调控寿命及血管稳态[126-127]，如，哺乳动物甲基转移酶 Set7 的组蛋白甲基化调控着内皮 NF-κB 信号通路，是炎症反应及生存寿命的重要调控因子[128-129]。此外，Set7 介导的甲基化是调控寿命的关键因子，同时包括 SIRT1、FoxO3 及 p53 等心血管稳态相关因子[130]。在 2 型糖尿病外周血中单核细胞 Set7 表达增加，与 NF-κB 介导炎症反应、氧化应激及内皮功能不全显著相关[131]。SIRT1 去乙酰化影响老化相关心血管疾病，在老化大鼠转基因 SIRT1 过度表达会改变代谢有效性及内皮功能[103]。SIRT6 通过表观遗传修饰多种动脉粥样硬化相关基因，可以保护内皮功能及预防动脉粥样硬化，主要包括致凋亡基因及肿瘤坏死因子超家族成员 4（TNFSF4）[132]。上述结果阐明，核染色质修饰可以调控衰老相关的特征，并明确内源性的调控因子可作为治疗衰老的靶点。

四、老化相关的血管损伤

（一）血管再生受损

老年人不仅卒中、外周动脉疾病及心肌梗死的发病率升高，同时与年轻人相比预后更差[133]。伴有急性肢体缺血性疾病的老年人有较高的死亡率及截肢率，约 35%～40% 老年患者在经历心肌梗死后未得到充分的心肌灌注，进而出现左心室重构、心力衰竭和心源性死亡[134]。衰老与许多血管再生损伤相关，老年男性毛细血管密度下降，这与微血管疾病、一氧化氮合酶功能障碍及胰岛素抵抗相关[135]，因此，衰老的内皮细胞增生能力低下、端粒活性下降及血管生长因子相关产物减少。内皮细胞迁移受损导致新生血管减少[133]。缺血损伤后缺氧诱导因子 1α（HIF1α）活性减低，是老年人缺血后血管再生障碍的主要原因。患有严重肢体缺血患者通过体内腺病毒转移活化 HIF1α 可以改善神经血管化并有效缓解因缺血引起的肢体疼痛，但无法改善患者间歇性跛行[136-137]。PGC-1α 是一种新兴的转录激动剂，参与缺氧介导的血管再生，并随着增龄而减少。血管再生调节异常与衰老后干细胞及祖细胞数量及功能减少有关[133]。进一步研究衰老

影响干细胞的功能将为这一领域的治疗提供新思路。

（二）干细胞衰老的机制

有关造血干细胞的最新研究显示，70 岁以后造血干细胞克隆多样性丧失，只有一种造血干细胞克隆占主导。此多样性到单一性造血作用的变化可能伴随着缺血或梗死而发生[138]。一些研究证实，老年患者和伴有多重心血管疾病危险因素的人中，骨髓细胞及循环造血细胞减少[139]。衰老的形式，包括端粒缩短、基因不稳定及细胞停滞均伴随细胞数目减少（图 31-3）[140]。Kushner 研究发现，在年龄介于 56～67 岁老年男性中，循环造血细胞内端粒活性下降约 60%[141]。过表达人循环血管新生细胞内的端粒逆转录酶可以维持端粒酶的活性，延缓细胞衰老，在大鼠缺血的肢体中，同样的方法可以改善循环造血细胞功能[142]。活性氧化生成增加与抗氧化酶表达减少造成细胞的衰老。老年人早期内皮祖细胞内抗氧化谷胱甘肽过氧化物酶的活性下降后可以加快细胞凋亡[143]。血管紧张素 Ⅱ 增加可刺激活性氧化生成及早期内皮祖细胞衰老[144]。源自骨髓的祖细胞活动、定位及移植依赖于血管生成因子数量、SDF1/CXCR4 内刺激及 VEGF[145]。老年人中衰老寿命相关基因 p66Shc 与 JunD 功能异常会促进线粒体氧化应激和减少 SDF-1 分泌，该研究揭示人一生中基因表达的变化强烈影响造血干细胞与祖细胞的功能[146]。

（三）内源性因素

随着衰老进展，不良的内源性因素会影响造血干细胞功能，内源性信息转移可以发生在细胞与细胞之间，也可以发生在血液与细胞之间，最终影响细胞表型及其命运[139]。细胞外囊泡，包括细胞微粒、外泌体及凋亡小体，通过其内携带的 ncRNAs 可以调控骨髓细胞与其他细胞间的信号[147]。源于年轻与衰老的大鼠骨髓细胞内的 microRNA 组中，miR-10A、miR-21 及它们调控的靶基因 Hmga2 可以促进内皮祖细胞衰老[148]。衰老的内皮祖细胞内 microRNA 减少将导致 Hmga2 表达增加及促进细胞凋亡的 p16INK4a/p19ARF 基因表达下降，进而促进血管新生。另外有研究表明，miR-34a 通过抑制 SIRT1，可介导内皮祖细胞老化[149]。编码衰老的内皮祖细胞对高龄心血管疾病患者的血管修复提供了一个合理的治疗策略。

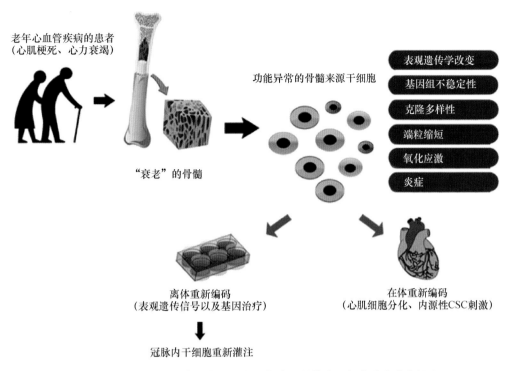

功能异常的骨髓来源干细胞

表观遗传学改变

基因组不稳定性

克隆多样性

端粒缩短

氧化应激

炎症

老年心血管疾病的患者
（心肌梗死、心力衰竭）

"衰老"的骨髓

离体重新编码
（表观遗传信号以及基因治疗）

冠脉内干细胞重新灌注

在体重新编码
（心肌细胞分化、内源性CSC刺激）

图 31-3 老年心血管疾病患者干细胞功能障碍的特点和提高治疗潜力的途径

（四）造血干细胞治疗

由于人口的异质性以及科学技术的差异，造血干细胞治疗心血管疾病的效果尚不确定。ACCRUE研究是一项纳入了新近急性心肌梗死患者的随机对照研究，研究显示，冠状动脉内细胞治疗在临床终点事件及左心室功能上均无获益[150]。PreSERVE-AMI 研究是美国对 ST 段抬高型心肌梗死患者进行细胞治疗的最大型随机双盲试验研究，显示左心室功能不全患者于冠状动脉内给予骨髓来源的 CD34＋细胞可能有效或起效甚微，患者左心室射血分数、梗死面积及生存期均与细胞治疗呈剂量相关性[151]。相反，SWISS 研究对急性心肌梗死患者采用骨髓单核细胞治疗 5～7 天或 3～4 周，随访 12 个月发现未能改善患者的左心室功能[152]。近期的 meta 分析显示，再发心绞痛患者给予细胞治疗可以改善其心绞痛发作次数，减少抗心绞痛用药，提高运动耐力，增加心肌有效灌注，并且减少主要心血管不良事件与心律失常发生[153]。这些互相矛盾且存在争论的研究结果背后的解释认为，衰老的骨髓细胞也存在生命周期，受体器官衰老导致的一系列病理状态会影响细胞进入后的激活和后续作用的发挥。鉴于此，新一代治疗方法包括从骨髓细胞吸出成分细胞、体外重新编码细胞适应性及内源性信号通路。

临床研究证实，对核染色质结构和功能的认识有助于发现新的物质来调节表观遗传修饰以及恢复基因表达。

五、结论与未来展望

20 多年的研究一致认为，氧化应激及炎症反应的增加会促进心血管系统衰老。广义的抗氧化剂，包括维生素 E 及 β 胡萝卜素等，无法降低无症状及心血管高危人群未来发生心血管事件的风险[154-155]。如使用抗 TNF-α 进行抗炎治疗对慢性心力衰竭患者减少发病率及死亡率并无益处[156]。结果令人失望，但新兴的治疗策略，如靶向活性氧化、抑制特异促氧化酶及上调内源性抗氧化剂，均得到有效的研究成果，并帮助寻找其他选择性抗炎症药物以通过调控代谢稳态减少心血管疾病之进展。新兴分子治疗研究受到越来越多的重视，包括 p66[Shc]、JunD 及 SIRT1，通过调控活性氧簇生成和（或）降解促炎因子起到治疗作用。已有 SIRT1 激动剂 SRT2104 进入临床阶段研究[157]。尽管限制氧化应激的治疗效果令人失望，仍有较多的靶向及选择性治疗受到关注。最新临床研究显示，活性氧化降解治疗氧化应激的靶向作用不仅无效，甚至有害。通过限制摄入热量及增加运动耐力锻炼等生活方式的干预，可以增加 SIRT1 水平、产生 PGC-1α 依赖线粒体、促进一氧化氮合酶功能和减少抗氧化反应从而延缓衰老[41,158]。我们透过不断的基础与临床研究的互相转化，将充分准备面对日渐增长的老年心血管疾病重担，努力提升我国老年人的预期寿命，使众多老年人享受健康，成功老化。

（梁会珠　卢长林　陈佳纬）

参考文献

[1] NorthBJ，SinclairDA. The intersection between aging and cardiovascular disease. Circ Res，2012，110：1097-108.

[2] Heidenreich PA，TrogdonJG，KhavjouOA，et al. Forecasting the future of cardiovascular disease in the UnitedStates：a policy statement from the American HeartAssociation. Circulation，2011；123：933-944.

[3] Fleg JL，Aronow WS，FrishmanWH. Cardiovascular drug therapy in the elderly：benefits and challenges. Nat Rev Cardiol，2011，8：13-28.

[4] Christensen K，DoblhamerG，RauR，et al. Ageing populations：the challenges ahead. Lancet，2009，374：1196-1208.

[5] FreedmanVA，MartinLG，SchoeniRF. Recent trends in disability and functioning among older adults in the United States：a systematic review. JAMA，2002，288：3137-3146.

[6] Kovacic JC，Moreno P，NabelEG，et al. Cellular senescence，vascular disease，and aging：part 2 of a 2-part review：clinical vascular disease in the elderly. Circulation，2011，123：1900-1910.

[7] Kuller LH，Lopez OL，MackeyRH，et al. Subclinical cardiovascular disease and death，dementia，and coronary heart disease in patients80＋ years. J Am Coll Cardiol，2016，67：1013-1022.

[8] Newman AB，NaydeckBL，lvesDG，et al. Coronary artery calcium，carotid artery wall thickness，and cardiovascular disease outcomes in adults70 to 99 years old. Am J Cardiol，2008，101：186-192.

[9] Camici GG，Savarese G，Akhmedov A，et al. Molecular mechanism of endothelial and vascular aging：implications for cardiovascular disease. Eur HeartJ，2015，36：3392-3403.

[10] Afilalo J，Karunananan than S，Eisenberg MJ，et al. Role of frailty in patients with cardiovascular disease. AmJ Cardiol，2009，103：1616-1621.

[11] Zieman SJ，Melenovsky V，Kass DA. Mechanisms，pathophysiology，and therapy of arterial stiffness. Arterioscler Thromb Vasc Biol，2005，25：932-943.

[12] McEniery CM，Wilkinson IB，Avolio AP. Age，hypertension and arterial function. Clin Exp Pharmacol Physiol，2007，34：665-671.

[13] Franklin SS，Khan SA，Wong ND，et al. Is pulse pressure useful in prediction risk for coronary heart disease? The Framingham Heart Study. Circulation，1999，100：354-360.

[14] Franklin SS，JacobsMJ，Wong ND，et al. Predominance of isolated systolic hypertension among middle-aged and elderly US hypertensives：analysis based on National Health and Nutritioin Examination Survey（NHANES）III. Hypertension，2001，37：869-874.

[15] Chobanian AV. Clinical practice. Isolated systolic hypertensionin the elderly. N Engl J Med，2007，357：789-796.

[16] Staessen JA，GasowskiJ，Wang JG，et al. Risks of untreated and treated isolated systolic hypertension in the elderly：meta-analysis of outcome trials. Lancet，2000，355：865-872.

[17] AppelLJ，Espeland MA，Easter L，et al. Effects of reduced sodium intake on hypertension control in older individuals：results from the Trial of Nanphamacologic Interventions in the Elderly（TONE）. Arch Intern Med，2001，161：685-693.

[18] CookNR，AppelLJ，Whelton PK. Sodium intake and all-causemortality over 20years in the Trials of Hypertension Prevention. J Am Coll Cardiol，2016，68：1609-1617.

[19] Messerli FH，ManciaG，ContiCR，et al. Dogmadisputed：can aggressivelylowering blood pressure in hypertensive patients with coronary artery disease ber dangerous? Ann Intern Med，2006，144：884-893.

[20] Vidal-PetiotE，Ford I，GreenlawN，et al. Cardiovascularevent rates and mortality according to achieved systolic and diastolic blood pressure in patients with satble coronary artery disease：an international cohort study. Lancet，2016，388：2142-2152.

[21] Selvaraj S，Steg PG，Elbez Y，et al. REACH Registry Investigators. Pulse pressure and risk for cardiovascular events in patients with atherothrombosis：from theREACH Registry. JAm Coll Cardiol，2016，67：392-403.

[22] McEvoy JW，Chen Y，RawlingsA，et al. Diastolic blood pressure，subclinical myocardial damage，and

cardiac events：implications for blood pressure control. J Am Coll Cardiol，2016，68：1713-1722.

［23］ Beckett NS，Peters R，Fletcher AE，et al. HYVET Study Group. Treatment of hypertension in patients 80 years of age or older. N Engl J Med，2008，358：1887-1898.

［24］ Williamson JD，Supiano MA，ApplegateWB，et al. SPRINT Research Group. Intensive vs standard blood pressure control and cardiovascular disease outcomes in adults aged≥75 years：a randomized clinical trial. JAMA，2016，315：2673-2682.

［25］ Bhatt DL. Troponin and the J-curve of diastolic blood pressure：when lower is not better. J Am Coll Cardiol，2016，68：1723-1726.

［26］ FusterV. No such thing as ideal blood pressure：a case for personalized medicine. J Am Coll Cardiol，2016，67：3014-3015.

［27］ ForetteF，Seux ML，Staessen JA，et al. Prevention of dementia inrandomised double-blind placebo-controlled Systolic Hypertension in Europe（Syst-Eur）trial. Lancet，1998，352：1347-1351.

［28］ Pella R，White LR，Masaki K，et al. Reducing the risk of dementia：efficacy of long-term treatment of hypertension. Stroke，2006，37：1165-1170.

［29］ Di Bari M，Pahor M，Franse LV，et al. Dementia and disability outcomes in large hypertension trials：lessons learned from the systolic hypertension in the elderly program（SHEP）trial. Am J Epidemiol，2001，153：72-78.

［30］ Wilson PW，D'Agostino RB，Levy D，et al. Prediction of coronary heart disease using risk factor categories. Circulation，1998，97：1837-1847.

［31］ Vita JA，Treasure CB，Nabel EG，et al. Coronary vasomotor response to acetylcholine relates to risk-factors forcoronary-artery disease. Circulation，1990，81：491-497.

［32］ Celermajer DS，Sorensen KE，Spiegelhalter DJ，et al. Aging is associated with endothelial dysfunctionin healthy men years before the age-related decline in women. J Am Coll Cardiol，1994，24：471-476.

［33］ DelpMD，Behnke BJ，Spier SA，et al. Ageing diminishes endothelium-dependent vasodilatation and tetrahydrobiopterin content in rat skeletal muscle arterioles. J Physiol，2008，586：1161-1168.

［34］ van der Loo B，Labugger R，Skepper JN，et al. Enhanced peroxynitrite formation is associated with vascular aging. J Exp Med，2000，192：1731-1744.

［35］ Donato AJ，Eskurza I，Silver AE，et al. Direct evidence of endothelial oxidativestress with aging in humans：relation to impaired endothelium-dependent dilation and upregulation of nuclear factor-κB. Circ Res，2007，100：1659-1666.

［36］ Lakatta EG，Levy D. Arterial and cardiac aging：majorshare holders in cardiovascular disease enterprises：partI：aging arterise：a "set up" for vascular disease. Circulation，2003，107：139-146.

［37］ TshudiMR，Barton M，Bersinger NA，et al. Effect of age on kinetics of nitric oxide release in rat aorta and pulmonary artery. J Clin Invest，1996，98：899-905.

［38］ Taddel S，Virdis A，Ghiadoni L，et al. Age-related reduction of NO availability and oxidative stress in humans. Hypertension，2001，38：274-279.

［39］ Lüscher TF，Yang ZH，Diederich D，et al. Endothelium-derived vasoactive substances：potential role in hypertension，atherosclerosis，and vascular occlusion. J Cardiovasc Pharmacol，1989，14：S63-69.

［40］ Donato AJ，Gano LB，EskurzaI，et al. Vascular endothelial dysfunction with aging：endothelin-1 and endothelial nitric oxide synthase. Am J Physiol Heart Circ Physiol，2009，297：H425-432.

［41］ Durrant JR，Seals DR，Connell ML，et al. Voluntarywheel running restores endothelial function in conduit arteris of old mice：direct evidence for reduced oxidative stress，increased superoxide of NADPH oxidase. J Physiol，2009，587：3271-3285.

［42］ YangYM，HuangA，KaleyG，et al. eNOS uncoupling and endothelial dysfunction in aged vessels. Am J Physiol Heart Circ Physiol，2009，297：H1829-1836.

［43］ Santhanam L，Christianson DW，NyhanD，et al. Arginase and vascular aging. J Appl Physiol，2008，105：1632-1642.

［44］ Dikalov SI，Nazarewicz RR. AngiotensinII-induced production of mitochondrial reactiveoxyggenspecies：potential mechanisms and relevance for cardiovascular disease. Antioxidants Redox Signaling，2013，19：1085-1094.

［45］ Ungvari Z，Orosz Z，Labinskyy N，et al. Increasedmitochondrial H2O2production promotes endothelial NF-κB activation in aged rat arteries. Am J Physiol Heart Circ Physiol，2007，293：H37-47.

［46］ Van Guilder GP，Westby CM，Greiner JJ，et al. Endothelin-1 vasoconstrictor tone increases with age in healthy men but can be reduced by regular aerobic exercise. Hypertension，2007，50：403-409.

[47] Tang EHC, Vanhoutte PM. Gene expression changes of prostanoid synthases in endothelial cells and prostanoid receptors in vascular smooth muscle cells caused by aging and hypertension. Physiol Genomics, 2008, 32: 409-418.

[48] Heymes C, Habib A, Yang D, et al. Cyclo-oxygenase-1 and-2 contribution to endothelial dysfunction in ageing. Br J Pharmacol, 2000, 131: 804-810.

[49] Singh N, Prasad S, Singer D, er al. Ageing is associated with impairment of nitric oxide and prostanoid dilator pathways in the human forearm. Clin Sci (Lond), 2002, 102: 595-600.

[50] KüngCF, Lüscher TF. Different mechanisms of endothelial dysfunction with aging and hypertension in rat aorta. Hypertension, 1995, 25: 194-200.

[51] Camici GG, Sudano I, NollG, et al. Molecular pathways of aging and hypertension. Curr OpinNephrolHypertens, 2009, 18: 134-137.

[52] Meyer ML, Tanaka H, Palta P, et al. Correlates ofsegmental pulse wave velocity in older adults: the Atherosclerosis Risk in Communities (ARIC) Study. Am J Hypertens, 2016, 29: 114-122.

[53] Fritze O, RomeroB, Schleicher M, et al. Age-relatedchanges in the elastic tissue of the human aorta. J Vasc Res, 2012, 49: 77-86.

[54] Liu J, Sukhova GK, Sun JS, et al. Lysosomal cysteine proteases in atherosclerosis. Arterioscler Thromb Vasc Biol, 2004, 24: 1359-1366.

[55] LiZ, Froehlich J, Galis ZS, et al. Increased expression of matrix metallo proteinase-2 in the thickened intima of aged rats. Hypertension, 1999, 33: 116-123.

[56] Aronson D. Cross-linking of glycated collagen in the pathogenesis of arterial and myocardial stiffening of aging and diabetes. J Hypertens, 2003, 21: 3-12.

[57] Amento EP, Ehsani N, Palmer H, et al. Cytokines and growth factors positively and negatively regulate interstitial collagen gene expression in human vascular smooth muscle cells. Arterioscler Thromb, 1991, 11: 1223-1230.

[58] HuangW, Alhenc GelasF, OsbornePellegrin MJ. Protection of the arterial internal elastic lamina by inhibition of the renin angiotensin system in the rat. Circ Res, 1998, 82: 879-890.

[59] Janic M, Lunder M, Sabovic M. Arterial stiffness and cardiovascular therapy. Biomed Res Int, 2014, 2014: 621437.

[60] WalkerAE, Henson GD, Reihl KD, et al. Greater impairments in cerebral artery compared with skeletal muscle feed artery endothelial function in a mouse model of increased large artery stiffness. J Physiol, 2015, 593: 1931-1943.

[61] Isabelle M, SimonetS, Ragonnet C, et al. Chronic reduction of nitric oxide level in adult spontaneously hypertensive rats induced aortic stiffness similar to old spontaneously hypertensive rats. J Vasc Res, 2012, 49: 309-318.

[62] Lloyd-Jones DM, Larson MG, Leip EP, et al. Lifetime risk for developing congestive heart failure: the Framingham Heart Study. Circulation, 2002, 106: 3068-3072.

[63] Redfield MM. Heart failure with preserved ejection fraction. N Engl J Med, 2016, 375: 1868-1877.

[64] Owan TE, Hodge DO, Herges RM, et al. Trends in prevalence and outcome of heart failure with preserved ejection fraction. N Engl J Med, 2006, 355: 251-259.

[65] McMurray JJ, Packer M, Desai AS, et al. PARADIGM-HG Committees and Investigators. Dual angiotensin receptor and neprilysin inhibition as analternativeto angiotensin-converting enzyme inhibition in patients with chronic systolici heart failure: rationale for design of the Prospective comparison of ARNI with ACEI to Determine Impact on Global Mortality andmorbidity in Heart Failuretrial (RARADIGM-HF). Eur J Heart Fail, 2013, 15: 1062-1073.

[66] Otto CM, Prendergast B. Aortic-valve stenosis from patients at risk to severe valve obstruction. N Engl J Med, 2014, 371: 744-756.

[67] Thanassoulis G, Campbell CY, Owens DS, et al. CHARGE Extra coronary Clacium Working Group. Genetic associations with valvular calcification and aortic stenosis. N Engl J Med, 2013, 368: 503-512.

[68] LibbyP. How does lipid lowering prevent coronary events? New insights from human imagingtrials. Eur Heart J, 2015, 36: 472-474.

[69] Henein M, GranasenG, Wiklund U, et al. High dose and long-term statin therapy accelerate coronary artery calcification. Int J Cardiol, 2015, 184: 581-586.

[70] Falk RH. Diagnosis and management of the cardiac amyloidoses. Circulation, 2005, 112: 2047-2060.

[71] Gonzalez-Lopez E, Gallego-Delgado M, Guzzo MerelloG, et al. Wild-type transthyretin amyloidosis as as cause of heart failure with preserved ejection fraction.

中国老年医学理论与实践 2018

Eur Heart J，2015，36：2585-2594.

[72] Falk RH. Pondering the prognosis and pathology of cardiac amyloidosis：answers breed questions. J Am Coll Cardiol Img，2016，9：139-141.

[73] Rosenberg IH. Sarcopenia：origins and clinical relevance. J Nutr，1997，127：990S-1S.

[74] Curtis E，Litwic A，Cooper C，et al. Determinants of muscle and boneaging. J Cell Physiol，2015，230：2618-2625.

[75] Reginster JY，Beaudart C，BuckinxF，et al. Osteoporosis and sarcopenia：two diseases or one? Curr Opin Clin Nutr Metab Care，2016，19：31-36.

[76] Calado RT，Young NS. Telomere diseases. N Engl J Med，2009，361：2353-2365.

[77] Kurz DJ，Kloeckener-Gruissem B，Akhmedov A，et al. Degenerative aortic valve stenosis，but not coronary disease，is associated with shorter telomere length in the elderly. Arterioscler Thromb Vasc Biol，2006，26：e114-117.

[78] BrouiletteSW，Moore JS，McMahon AD，et al. West of Scotland Coronary Prevention Study Group. Telomerelenght，risk of coronary heart disease，and statin treatment in the West of Scotland Primary Prevention Study：a nested case-control study. Lancet，2007，369：107-114.

[79] ZhangW，Chen Y，Wang Y，et al. Short telomere length in blood leucocytes contributes to the presence of atherothrombotic stroke and haemorrhagic stroke and risk of post-stroke death. Clin Sci（Lond），2013，125：27-36.

[80] Chen S，Lin J，Matsuguchi T，et al. Short leukocyte telmere length predicts incidence and progression of carotid atherosclerosis in American Indians：the Strong Heart Family Study. Aging（Albany NY），2014，6：414-427.

[81] Haycock PC，Heydon EE，KaptogeS，et al. Leucocyte telomere length and risk of cardiovascular diseases：systematic review and meta-analysis. BMJ，2014，349：g4227.

[82] Kornfeld OS，Hwang S，Disatnik MH，et al. Mitochondrial reactive oxygen species at the heart of the matter：new therapeutic approaches for cardiovascular disease. Circ Res，2015，116：1783-1799.

[83] Cosentino F，FranciaP，Camici GG，et al. Final common molecular pathways of aging and cardiovascular disease：role of the p66Shc protein. Arterioscler Thromb Vasc Biol，2008，28：622-628.

[84] Migliaccio E，Giorgio M，Mele S，et al. The p66shc adaptor protein controls oxidative stress response and life span in mammal. Nature，1999，402：309-313.

[85] Francia P，delli GattiC，BachschmidM，et al. Deletion of p66shc gene protects against age-related endothelial dysfunction. Circulation，2004，110：2889-2895.

[86] Shi Y，Savarese G，Perrone-Filardi P，et al. Enhanced age-dependent cerebrovascualr dysfunction is mediated by adaptor protein p66Shc. Int J Cardiol，2014，175：446-450.

[87] Spescha RD，Shi Y，Wegener S，et al. Deletion of the ageing gene p66Shc reduced early stroke size following ischaemia/reperfusion brain injury. Eur Heart J，2013，34：96-103.

[88] Spescha RD，Klohs J，Semerano A ，et al. Post-ischaemic silencing of p66Shc reduced ischaemia/reperfusion brain injury and its expressioncorrelates to clinical outcome in stroke. Eur Heart J，2015，36：1590-1600.

[89] Franzeck FC，Hof D，Spescha RD，et al. Expression of the aging gene p66Shc is increased in peripheral blood monocytes of patients with actue coronary syndrome but not with stable coronary artery disease. Atherosclerosis，2012，220：282-286.

[90] Pagnin E，Fadini G，de Toni R，et al. Diabetes induces p66shc geneexpression in human peripheral blood mononuclear cells：relationship to oxidative stress. J Clin Endocrinol Metab，2005，90：1130-1136.

[91] Hernandez JM，Floyd DH，Weibaecher KN，et al. Multiple facts of junD gens exprssion are atypical amongAP-1 family members. Oncogen，2008，27：4757-4767.

[92] Gerald D，BerraE，Frapart YM，et al. JunD reduces tumor angiogenesis by protecting cells from oxidativestress. Cell，2004，118：781-794.

[93] Paneni F，Osto E，Costantino S，et al. Deletion of the acticated protein-1 transcription factro JunD induce soxidative stress and accelerates age-related endothelial dysfunction. Circulation，2013，127：1229-40，e1-21.

[94] Ricci R，Eriksson U，Oudit GY，et al. Distinct functions of junD in cardiac hypertrophy and heart failure. Genes Dev，2004，19：208-213.

[95] Thompson AM，Wagner R，Rzucidlo EM. Age-related loss of SirT1 expression results in dysregulated human vascular smooth muscle cell function. Am J Physiol Heart Circ Physiol，2014，307：H533-541.

[96] Zhang QJ, Wang Z, Chen HZ, et al. Endothelium-specific overexpression of class III deacetylaseSIRT1 decreases atherosclerosis in apolipoprotein E-deficient mice. Cardiovasc Res, 2008, 80: 191-199.

[97] Stein S, Lohmann C, Schafer N, et al. SIRT1 decreases Lox-1-mediated foam cell formation in atherogenesis. Eur Heart J, 2010, 31: 2301-2309.

[98] Miranda MX, van Tits LJ, Lohmann C, et al. TheSirt1activator SRT3025 provides atheroprotection in Apoe-/-mice by reducing hepatic Pcsk9 secretion and enhancing Ldlr expression. Eur Heart J, 2015, 36: 51-59.

[99] Ota H, Eto M, Ako J, et al. Sirolimus and everolimus induce endothelial cellular senescence viasirtuin 1 down-regulation: therapeutic implication of cilostazol after drug-eluting stent implantation. J Am Coll Cardiol, 2009, 53: 2298-2305.

[100] Ota H, Akishita M, Eto M, et al. Sirt1 modulates premature senescence-like phenotype in human endothelial cells. J Mol Cell Cardiol, 2007, 43: 571-579.

[101] Menghini R, CasagrandeV, Cardellni M, et al. MicroRNA 217modulates endothelial cell senescence via silent information regulator 1. Circulation, 2009, 120: 1524-1532.

[102] Zhou S, Chen HZ, Wan YZ, et al. Repression for p66Shc expression by SIRT1 contributes to the prevention of hyperglycemia-induced endothelial dysfunction. Circ Res, 2011, 109: 639-648.

[103] WinnikS, Auwerx J, Sinclair DA, et al. Protective effects of sirtuins in cardiovascular disease: frombench tobedside. Eur Heart J, 2015, 36: 3404-3412.

[104] Brunet A, Sweeney LB, Sturgill JF, et al. Stress-dependent regulation of FOXO transcription factors by the SIRT1 deacetylase. Science, 2004, 303: 2011-2015.

[105] Mattagajasingh I, Kim CS, NaqviA, et al. SIRT1 promotes endothelium-dependent vascular relaxation by activating endothelial nitric oxide synthase. Proc Natl Acad SciUSA, 2007, 104: 14855-14860.

[106] Martin-Nunez E, Donate-Correa J, Muros-de-Fuentes M, et al. Implications of Klotho in vascular health and disease. World J Cardiol, 2014, 6: 1262-1269.

[107] Ding HY, Ma HX. Significant roled of anti-aging proteinklotho and fibroblast growth factor23 in cardiovascular disease. J Geriatr Cardiol, 2015, 12: 439-447.

[108] Lindberg K, Olauson H, Amin R, et al. Arterial klotho expression and FGF23 effects on vascular calcification and function. PLoS One, 2013, 8: e60658.

[109] Kurosu H, Yamamoto M, Clark JD, et al. Suppression of aging in mice by the hormone klotho. Science, 2005, 309: 1829-1833.

[110] Lord CJ, Ashworth A. The DNA damage responce and cancer therapy. Nature, 2012, 481: 287-94.

[111] Vijg J, Suh Y. Genome instability and aging. Annu Rev Physiol, 2013, 75: 645-668.

[112] Busuttil RA, Dolle M, Campisi J, et al. Genomic instability, aging, and cellular senescence. AnnN Y Acad Sci, 2004, 1019: 245-255.

[113] Capell BC, Collins FS, Nabel EG. Mechanisms of cardiovascular disease in accelerated aging syndromes. Circ Res, 2007, 101: 13-26.

[114] Durik M, Kavousi M, van der Pluijm I, et al. Nucleotide excision DNA repairs is associated with age-related vascular dysfunction. Circulation, 2012, 126: 468-478.

[115] Shah NR, Mahmoudi M. The role of DNA damage and repair in atherosclerosis: a review. J Mol Cell Cardiol, 2015, 86: 147-157.

[116] Mahmoudi M, Mercer J, Bennett M. DNA damageand repair in atherosclerosis. Cardiovasc Res, 2006, 71: 259-268.

[117] Botto N, RizzaA, Colombo MG, et al. Evidence for DNA damage in patients with coronary artery disease. Mutat Res, 2001, 493: 23-30.

[118] Bautista NinoPK, Durik M, Danser AH, et al. Phosphodiesterase 1 regulation is a key mechanism in vascular aging. ClinSci (Lord), 2015, 129: 1061-1075.

[119] Jaiswal S, Fontanillas P, Flannick J, et al. Age-related clonal hematopoiesis associated with adverse outcomes. N Engl J Med, 2014, 371: 2488-2498.

[120] Costantino S, Paneni F, Cosentino F. Targeting chromatin remodeling to prevent cardiovascualr disease in diabetes. Curr Pharm Biotechnol, 2015, 16: 531-543.

[121] Paneni F, Costantino S, Volpe M, et al. Epigenetic signatures and vascular risk in type2 diabetes: a clinical perspective. Atherosclerosis, 2013, 203: 191-197.

[122] Singhal RP, Mays-Hoopes LL, Eichhorn GL. DNA methylation in aging of mice. Mech Ageing Dev, 1987, 41: 199-210.

［123］Bollati V，Schwartz J，Wright R，et al. Decline in genomic DNAmethylation through aging in a cohort of elderly subjuects. Mech Agejing Dev，2009，130：234-239.

［124］Wang JC，Bennett M. Aging and atherosclerosis：mechanisms，functional consequences，and potential therapeutics for cellular senescence. Circ Res，2012，111：245-259.

［125］Illi B，Ciarapica R，Capogrossi MC. Chromatinmethylation and cardiovascular aging. J Mol Cell Cardiol，2015，83：21-31.

［126］Lopez-Otin C，Blasco MA，Partridge L，et al. Thehallmarks of aging. Cell，2013，153：1194-1217.

［127］Brunet A，Berger SL. Epigenetics of aging and agingrelated disease. J Gerontol A BiolSci Med Sci，2014，69Suppl 1：S17-20.

［128］Hasegawa Y，Saito T，Ogihara T，et al. Blockade of the nuclear factor-κB pathway in the endothelium prevents insulin resistance and prolong life spans. Circulation，2012，125：1122-1133.

［129］SchonesDE，Leung A，Natarajan R. Chromatin modifications associated with diabetes and obesity. Arterioscler Thromb Vasc Biol，2015，35：1557-1561.

［130］Paneni F，Volpe M，Luscher TF，et al. SIRT1p66Shc，and Set7/9 in vascular hyperglycemic memory：bringing all the strands together. Diabetes，2013，62：1800-1807.

［131］Paneni F，Costantino S，Battista R，et al. Adverse epigenetic signatures by histone methyl transferase Set7 contribute to vascular dysfunction in patients with type 2 diabetes mellitus. Circ Cardiovasc Genet，2015，8：150-158.

［132］Xu S，Yin M，Koroleva M，et al. SIRT6 protects against endothelial dysfunction and atherosclerosis in mice. Aging（Albany NY），2016，8：1064-1082.

［133］Lahteenvuo J，Rosenzweig A. Effects of aging on angiogenesis. Circ Res，2012，110：1252-1264.

［134］Zhang H，van Olden C，Sweeney D，et al. Blood vessel repair and regeneration in the ischaemic heart. OpenHeart，2014，1：e000016.

［135］Groen BB，Hamer HM，Snijders T，et al. Skeletal muscle capillary density and microvascular function are compromised with aging and type 2 diabetes. J ApplPhysiol（1985），2014，116：998-1005.

［136］Creager MA，M Olin JW，Belch JJ，et al. Effect of hypoxia-inducible factro-1α gene therapy on walking performance in patients with intermittent claudica-tion. Circulation，2011，124：1765-1773.

［137］Rajagopalan S，OlinJ，Deitcher S，et al. Use of a constitutively active hypoxia-inducible factor-1α transgene as a therapeutic strategy in no-option critical limbischemia patients：phaseI dose-escalation expression. Circulation，2007，115：1234-1243.

［138］Goodell MA，Rando TA. Stem cells and healthy aging. Science，2015，350：1199-1204.

［139］Fadini GP，Losordo D，Dimmeler S. Critical reevaluation of endothelial progenitro cell phenotypes for therapeutic and diagnostic use. Circ Res，2012，110：624-637.

［140］Williamson K，Stringer SE，Alexander MY. Endothelial progenitor cells enter the aging arena. Front Physiol，2012，3：30.

［141］Kushner EJ，MacEneaney OJ，Weil BR，et al. Aging is associated with a proapoptotic endothelial progenitor cell phenotype. J Vasc Res，2011，48：408-414.

［142］Murasawa S，Llevadot J，Silver M，et al. Constitutive human telomerase reverse transcriptase expressionenhances regenerative properties of endothelial progenitor cells. Circulation，2002，106：1133-1139.

［143］He T，Joyner MJ，KatusicZS. Aging decreases expression and activity of glutathione peroxidase-1 in human endothelial progenitor cells. MicrovascRes，2009，78：447-452.

［144］Endtmann C，Ebrahimian T，Czech T，et al. Angiotensin IIimpairs endothelial progenitor cell numbrer and function in vitro and in vivo：implications for vascular regeneratoin. Hypertension，2011，58：394-403.

［145］Krankel N，Luscher TF，Landmesser U. Novel insights intovascular repair mechanisms. Curr Pharm Des，2014，20：2430-2438.

［146］Paneni F，Costantino S，KrankelN，et al. Reprogramming ageing and longevity genes restores paracrine angiogenic properties of early outgrowth cells. Eur Heart J，2016，37：1733-1737.

［147］Mocharla P，Briand S，Giannotti G，et al. AngiomiR-126expression and secretion from circulating CD34＋and CD14＋PBMCs：role for proangiogenic effects and alterations in type 2 diabetics. Blood，2013，121：226-236.

［148］Zhu S，Deng S，Ma Q，et al. MicroRNA-10A and microRNA-21modulate endothelial progenitor cell senescencevia suppressing high-mobility groupA2. Circ

Res，2013，112：152-164.

[149] Zhao T，Li J，Chen AF. MicroRNA-34a induces endothelial progenitor cell senescence and impedes its angiogensis via suppressing silent information regulatoer 1. Am J Physiol Endocrinol Metab，2010，299：E110-6.

[150] Gyongysi M，Wojakowski W，Lemarchand P，et al. ACCRUE Investigatros. Meta-Analysis of Cell-based CaRdiacstUdiEs（ACCRUE）in patients with acute myocardial infarction based on individual patient data. Circ Res，2015，116：1346-1360.

[151] Quyyumi AA，Vasquez A，Kereiakes D，et al. Pre-SERVE-AMI：a randomized，double-blind，place-controlled clinical trial of intracoronary administration of autologous CD34＋ cells in patients with lefty ventricular dysfunction post STEMI. Circ Res，2017，120：324-331.

[152] Surder D，Manka R，Moccetti T，et al. Effect of-bone marrow-derivedmononuclear cell treatment，early or late after acute myocardial infarction：twelve months CMR and long-term clinical results. Circ Res，2016，119：481-490.

[153] Khan AR，Farid TA，Pathan A，et al. Impact of cell therapy on myocardial perfusion and cardiovascular outcomes in patients with angina refractory to medical therapy：a systematic review and meta-analysis. Circ Res，2016，118：984-993.

[154] Rapola JM，Virtamo J，Ripatti S，et al. Randomisedtrial of α-tocopherol and β-carotene supplements on incidence of major coronary events in men with previous myocardial infarction. Lacent，1997，349：1715-1720.

[155] Jarski RW，Hightower KR，Dangovian MI. Vitamin E suppliementation，cardiovascular events，and cancer. JAMA，2005，294：425-6；author reply426.

[156] Coletta AP. Clark AL，Banarjee P，et al. Clinical trials updata：RENEWAL（RENAISSANCE andRECOVER）and ATTACH. Eur J Heart Fail，2002，4：559-561.

[157] Venkatasubramanian S，Noh RM，Daga S，et al. Cardiovascualr effects of a novel SIRT1 activator，SRT2104，in otherwise healthy cigarette smokers. J Am Heart Assoc，2013，2：e000042.

[158] Ungvari Z，Parrado-Fernandez C，Csiszar A，et al. Mechanisms underlying caloric restriction and lifespan regulation：implications for vascular aging. Circ Res，2008，102：519-528.

第三十二章　伊伐布雷定在心血管疾病中的应用现状及进展

　　静息心率是心血管死亡率的独立预测因子，故控制静息心率是心血管疾病治疗的重要靶目标之一[1]。传统的控制心率药物如β受体阻滞剂，由于负性肌力及其他副作用，在使用中受到了很大的限制。伊伐布雷定是一种选择性、特异性的窦房结 I_f 电流阻滞剂，其主要作用机制为在不影响心肌收缩力的情况下减慢心率，在减轻心肌缺血、改善心绞痛症状中发挥重要的作用，目前作为新型抗心肌缺血、抗心绞痛药物已在国外广泛应用于临床。本章将对伊伐布雷定的作用机制、生物学特点及临床应用进展等予以综述。

一、伊伐布雷定的作用机制和生物学特点

（一）作用机制

　　心肌细胞根据其功能分为工作心肌细胞和自律心肌细胞，自律心肌细胞有节律地产生动作电位是心脏产生规律跳动的关键原因，心脏的自律细胞包括窦房结细胞、房室结细胞、希氏束及浦肯野纤维等，其中生理状态下窦房结细胞的自律性最高，是心脏的正常起搏点，其4期自动去极化的频率决定着心率的快慢。自动去极化由多种离子流协同完成，包括超极化激活的阳离子电流即起搏电流（funny current， I_f）、延迟整流钾电流 I_K、内向钙电流 I_{Ca-T}、钠钙交换电流 $I_{Na/Ca}$ 等，其中 I_f 电流决定着自动去极化速度。编码 I_f 电流的是超极化激活的环核苷门控通道（HCN）基因家族。HCN 是电压依赖性门控通道，其激活依赖于细胞膜的超极化，超极化激活的阳离子电流命名为 I_f[2-3]。 I_f 电流主要是 Na^+、 K^+ 混合电流，近期研究发现还有少量 Ca^{2+} 电流的成分[4]。伊伐布雷定是一种 HCN 通道阻滞剂，其在 HCN 通道开放状态下从细胞内侧进入，与通道内的位点结合，选择性抑制 I_f 电流，延长动作电位的时间间隔，降低窦房结节律，从而减慢心率，其作用具有剂量依赖性[5]。

（二）生物学特点

　　治疗剂量的伊伐布雷定不会影响 PR 间期、QRS 间期及 QTc 间期，不干扰心房、房室结、希氏束-浦肯野纤维及心室的传导功能。因此，伊伐布雷定在有效降低心率的同时具有良好的安全性[6]。与传统的减慢心率药物β受体阻滞剂不同，其不影响心肌收缩力，不影响血脂、血糖代谢及支气管平滑肌的舒缩。

　　伊伐布雷定口服后吸收迅速且较完全，空腹条件下 1 h 后可达血药浓度峰值，而在进食状态下，药物峰值时间虽然推迟约 1 h，但其血浆浓度却增加了 20% 左右，与伊伐布雷定经过胃肠及肝的首过代谢有关[7]。约 70% 伊伐布雷定能与血浆蛋白结合，其血浆清除半衰期为 11 h。伊伐布雷定的总清除率为 400 ml/min，肾清除率为 70 ml/min。代谢物随粪便和尿液排出，约 4% 口服剂量的药物以原型经尿排出。

　　伊伐布雷定具有增加新发心房颤动、心动过缓（16.07%）、光幻视（4.71%）、视物模糊（1.05%）等不良反应，为剂量依赖性[8]。

二、伊伐布雷定的临床应用情况

（一）伊伐布雷定与心力衰竭

　　心力衰竭（heart failure，HF）是一种高发病率和高死亡率的心脏终末期疾病。关于伊伐布雷定在 HF 中应用最权威、影响最深远的研究是 SHIFT 研究，其奠定了伊伐布雷定在 HF 治疗领域的地位。SHIFT 研究[9]是第一个专注于 HF 人群的大型随机、双盲、安慰剂对照的国际多中心研究，共纳入 37 个国家、677 个中心的 6505 例稳定性 HF 患者，随机分为伊伐布雷定组（ $n=3241$ ）和安慰剂组（ $n=3264$ ），纳入标准主要包括：左心室射血分数≤35%，窦性心律，心率≥70 次/分，NYHA 分级为Ⅱ～Ⅳ级。伊伐布雷定组和安慰剂

组患者接受的标准治疗包括 β 受体阻滞剂（89% vs. 90%）、ACEI/ARB（91% vs. 91%）、利尿剂（84% vs. 83%）。在伊伐布雷定组，67% 的患者使用的伊伐布雷定治疗剂量为 7.5 mg，每日两次。平均随访 22.9 个月。伊伐布雷定组心率平均减少 15 次/分，心血管死亡和 HF 住院（主要复合终点）的相对风险显著减少达 18%（HR：0.82，95% CI：0.75～0.90，P＜0.0001），绝对风险降低 4.2%。研究还分析了基线心率与 HF 预后的相关性。安慰组患者根据静息心率进行 5 等分，结果发现最大静息心率（≥87 次/分）的患者，终点事件发生率是最小静息心率（70～72 次/分）患者的 2 倍。同时还发现，基线心率每增加 5 次/分，复合终点事件风险增加 16%。该试验提示心率是影响 HF 患者预后的重要因素，需强化控制。研究还提示伊伐布雷定的安全性和耐受性良好，两组所有不良反应事件的发生率无显著差异（P＝0.303），由不良反应导致的撤退率亦无显著差异（P＝0.051）。

SHIFT 研究后续的超声亚组研究[10]进一步发现，伊伐布雷定组患者的左心室收缩末期容积指数明显降低，左心室舒张末期容积指数和射血分数进一步改善。根据患者年龄进行分层的亚组研究（＜53 岁、53～60 岁、60～69 岁、≥69 岁）[11]发现，在所有年龄段患者中均可观察到终点事件的减少，且均未发现严重的心动过缓及停搏，因此伊伐布雷定在任何年龄段的 HF 患者中均安全、有效。Komajda 等[12]在后续的研究中还指出对于已使用多种神经体液调节剂（包括血管紧张素转化酶抑制剂、血管紧张素 II 受体阻滞剂、β 受体阻滞剂及盐皮质激素受体拮抗剂），心率≥70 次/分的心力衰竭患者，加用伊伐布雷定能继续改善预后，降低心血管疾病病死率及住院率。

众多的临床研究表明伊伐布雷定能显著改善 HF 患者预后，且与 β 受体阻滞剂不同，伊伐布雷定单纯减慢心率，并不降低心肌收缩力，欧洲、美国已相继批准伊伐布雷定用于 HF 的治疗。欧洲、美国、中国的心衰指南也对伊伐布雷定做了积极推荐，推荐伊伐布雷定用于基础药物心率控制不佳且仍存在症状的 HF 患者，或 β 受体阻滞剂禁忌或不能耐受的患者[13-14]。

（二）伊伐布雷定与冠心病

静息心率是心血管疾病病死率的预测因子[1,15]。INVEST 研究[1]发现在控制其他危险因素后，静息心率每增加 5 次/分，其新发冠心病事件危险可增加 1.14 倍，心血管病死亡的风险增加 8%。心率增快会使心肌耗氧量增加，缩短心脏舒张期心肌灌注时间，导致心肌氧供失衡，加重心肌缺血[16]。心率与动脉粥样硬化的进展及斑块的稳定性密切相关，较快的心率可加速冠状动脉粥样硬化进程，并可引起斑块破裂，减慢心率具有保护血管内皮功能、抵抗氧化应激、减缓动脉硬化进展和稳定斑块的作用[17-19]。以上从临床研究和病理生理学角度奠定了伊伐布雷定在冠心病中的应用基础。

1. 伊伐布雷定与稳定型心绞痛

临床研究表明，伊伐布雷定单用或与 β 受体阻滞剂联合应用皆有较好的抗心绞痛效果。一项纳入 360 例稳定型心绞痛患者的随机、双盲、多中心研究表明，伊伐布雷定可减少运动高峰期患者的心绞痛发作次数，改善缺血症状[20]。入选 1789 例冠心病患者的 INITIATIVE 研究[21]提示，伊伐布雷定抗心绞痛疗效与 β 受体阻滞剂相当且安全性更佳。并且有研究表明，伊伐布雷定效果不劣于钙通道阻滞剂氨氯地平，且在减少心肌耗氧方面比氨氯地平更具优势[22]。

同时，多项研究显示在传统 β 受体阻滞剂治疗的基础上，联用伊伐布雷定仍可获得额外的抗缺血疗效[23-26]。其中，ASSOCIATE 研究[24]入选 889 例稳定型心绞痛患者，在 β 受体阻滞剂阿替洛尔的基础上随机予以伊伐布雷定或安慰剂，结果显示伊伐布雷定联合阿替洛尔组患者运动耐量得到明显改善，临床疗效优于单用阿替洛尔；根据心率进行的亚组分析提示，静息心率大于或小于 65 次/分，均可获得明显的运动耐量改善[25]。ADDITIONS 研究[26]共纳入 2330 例稳定型心绞痛患者，予以伊伐布雷定＋β 受体阻滞剂联合治疗 4 个月，结果提示联合治疗可降低心率、减少心绞痛发作次数。

研究显示，伊伐布雷定不仅可以抗缺血、改善心绞痛症状，还可以改善患者预后。BEAUTIFUL 研究[27]是首个探索伊伐布雷定能否改善冠心病患者预后的研究。该研究共纳入 10 917 例稳定性冠心病合并心功能不全患者，随访 3 年，主要终点未显示差异，但心率＞70 次/分的亚组患者应用伊伐布雷定后，因心肌梗死而住院的风险降低 36%，冠状动脉血运重建风险降低 30%，心血管事件风险降低 22%。BEAUTIFUL 研究的稳定型心绞痛亚组分析进一步证实，伊伐布雷定可使主要终点事件（心血管死亡、致死性或非致死性心肌梗死入院或新发心力衰竭或心力衰竭恶化入院复合终点）风险降低 24%[28]。

SIGNIFY 研究[29]是一项共纳入 51 个国家19 102 例稳定性冠心病患者的随机对照研究，受试者均不伴有心力衰竭且左心室射血分数＞40%，静息心率≥70 次/分，并被随机分为伊伐布雷定组和安慰剂组。伊伐布雷定组目标心率为 55～60 次/分。主要终点为心血管死亡或非致死性心肌梗死复合终点。研究发现，随访 3 个月时，伊伐布雷定组和安慰剂组患者平均心率分别为（60.7±9.0）次/分和（70.6±10.1）次/分。中位随访 27.8 个月时，两组主要终点事件发生率无显著差异（6.8% vs. 6.4%，P＝0.20）。研究提示，在无心衰的稳定性冠心病患者中，在标准治疗基础上，加用伊伐布雷定，虽然可以减慢心率，但并没有改善预后。该研究结果阴性可能与伊伐布雷定组心率过慢有关，而心率与临床转归可能存在 J 型曲线，心率并非越慢越好。希望未来能有更多此类研究，进一步回答此问题。

早在 2005 年和 2009 年，基于 INITIATIVE和 ASSOCIATE 研究，伊伐布雷定在欧洲便获得了稳定性冠心病适应证：适用于已使用 β 受体阻滞剂但症状控制不佳，或者对 β 受体阻滞剂不耐受或存在禁忌证的慢性稳定型心绞痛患者。2013 ESC稳定性冠心病指南将控制症状的抗心绞痛药物分为一线和二线药物，伊伐布雷定被推荐为二线用药，用于一线 β 受体阻滞剂或钙通道阻滞剂不耐受或治疗不满意的患者[30]。

2. 伊伐布雷定与急性冠脉综合征

在猪的缺血再灌注模型中发现，静脉应用伊伐布雷定可减小梗死面积，改善梗死周边血流[31]。临床研究发现，对于行直接经皮冠状动脉介入治疗（primary percutaneous coronary intervention，PPCI）的急性 ST 段抬高型心肌梗死（ST-segment elevation myocardial infarction，STEMI）患者，使用伊伐布雷定也是安全有效的。VIVIFY 研究[32]是一项多中心、随机双盲、安慰剂对照的前瞻性临床试验，研究对象是 40～80 岁的已成功接受 PPCI 的 STEMI 的患者。随机在 2/3 的患者中

静脉应用伊伐布雷定，1/3 的患者使用安慰剂，观察两组患者的心率、血压及心肌损伤标志物。结果发现静脉应用伊伐布雷定可使心率快速、持久下降，超声提示左心室收缩末期容积及舒张末期容积更小，且安全性、耐受性良好。Gerbaud 等[33]的研究发现，在经 PPCI 成功行再灌注治疗的 STEMI患者中，在应用 β 受体阻滞剂的基础上，加用伊伐布雷定可减慢心率、改善左心室重构，进而提高左心室舒张末期容积指数，提高左心室射血分数。即使在 STEMI 合并心源性休克的患者，在标准治疗的基础上加用伊伐布雷定也可进一步改善心脏的收缩、舒张功能，且安全性良好，并且有降低院内死亡率的趋势，虽无统计学差异[34]。

目前的研究提示在 ACS 患者中，伊伐布雷定能减慢心率，在一定程度上改善左心室重构，且安全性良好，因此在 ACS 领域伊伐布雷定也存在一定的应用前景。但其在 ACS 应用方面的临床研究相对较少，未来需要更多的研究来进一步明确其临床获益，明确其能否改善临床预后。

3. 伊伐布雷定与心房颤动

心房颤动（atrial fibrillation，AF）是临床上常见的心律失常，随着人口老龄化，其发病率不断增加。研究发现肺静脉心肌细胞在 AF 的发生和维持中发挥重要作用[35]，而肺静脉心肌细胞中含有 I_f电流。伊伐布雷定作为特异性 I_f 电流阻滞剂，具有减少心房颤动发生及控制心房颤动心室率的理论基础，基础研究也已证实[36-38]。

但近期发表的多项临床研究 meta 分析表明，伊伐布雷定有增加新发心房颤动的不良反应。Martin 等[39]的研究共入选 11 项随机对照研究（randomized controlled trial，RCT）21 571 例患者，研究发现与对照组相比，伊伐布雷定组 AF 的发生风险增加 15%（RR：1.15，95% CI：1.07～1.24）。Tanboğa 等[40]的研究共入选 8 项 RCT 研究 40 437 例患者，皆为 AF 和（或）心绞痛患者，研究发现伊伐布雷定组 AF 发生率 5.34%，对照组为 4.56%，与对照组相比伊伐布雷定组 AF 的发生风险增加 24%（RR：1.24，95% CI：1.08～1.42）。Cammarano 等[8]的研究入选 3 项 RCT 的36 524 例患者，为稳定性冠心病患者，研究发现伊伐布雷定组 AF 发生率 6.37%，对照组为 4.79%，与对照组相比伊伐布雷定组 AF 的发生风险增加

35％（OR 1.35，95％ CI：1.19～1.53）。

对于已经存在 AF 者和既往无 AF 者，伊伐布雷定是否发挥了不同的作用？伊伐布雷定到底是"治"心房颤动还是"致"心房颤动，尚有待于进一步研究。

三、结语

伊伐布雷定作为一种特异性 I_f 电流阻滞剂，单纯减慢心率而无负性肌力作用，且对支气管平滑肌、糖脂代谢及血压无干扰，具有良好的安全性和耐受性。伊伐布雷定已在多种心血管疾病中成功运用，随着研究进一步深入，相信伊伐布雷定在临床应用中将会有更多证据支持，为临床医生提供更好的选择，为心血管系统疾病的治疗揭开新的篇章。

（李娜）

参考文献

［1］ Kolloch R，Legler UF，Champion A，et al. Impact of resting heart rate on outcomes in hypertensive patients with coronary artery disease：findings from the INternational VErapamil-SR/trandolapril STudy（INVEST）. Eur Heart J，2008，29（10）：1327-1334.

［2］ Niccoli G，Borovac JA，Vetrugno V，et al. Ivabradine in acute coronary syndromes：Protection beyond heart rate lowering. Int J Cardiol，2017，236：107-112.

［3］ Baruscotti M，Bucchi A，Difrancesco D. Physiology and pharmacology of the cardiac pacemaker（"funny"）current. Pharmacol Ther，2005，107（1）：59-79.

［4］ Michels G，Brandt MC，Zagidullin N，et al. Direct evidence for calcium conductance of hyperpolarization-activated cyclic nucleotide-gated channels and human native If at physiological calcium concentrations. Cardiovasc Res，2008，78（3）：466-475.

［5］ DiFrancesco D，Camm JA. Heart rate lowering by specific and selective I（f）current inhibition with ivabradine：a new therapeutic perspective in cardiovascular disease. Drugs，2004，64（16）：1757-1765.

［6］ Manz M，Reuter M，Lauck G，et al. A single intravenous dose of ivabradine, a novel I（f）inhibitor, lowers heart rate but does not depress left ventricular function in patients with left ventricular dysfunction. Cardiology，2003，100（3）：149-155.

［7］ Ruzyllo W，Tendera M，Ford I，et al. Antianginal ef-ficacy and safety of ivabradine compared with amlodipine in patients with stable effort angina pectoris：a 3-month randomised，double-blind，multicentre，noninferiority trial. Drugs，2007，67（3）：393-405.

［8］ Cammarano C，Silva M，Comee M，et al. Meta-analysis of Ivabradine in Patients With Stable Coronary Artery Disease With and Without Left Ventricular Dysfunction. Clin Ther，2016，38（2）：387-395.

［9］ Bohm M，Swedberg K，Komajda M，et al. Heart rate as a risk factor in chronic heart failure（SHIFT）：the association between heart rate and outcomes in a randomised placebo-controlled trial. Lancet，2010，376（9744）：886-894.

［10］ Tardif JC，O'Meara E，Komajda M，et al. Effects of selective heart rate reduction with ivabradine on left ventricular remodelling and function：results from the SHIFT echocardiography substudy. Eur Heart J，2011，32（20）：2507-2515.

［11］ Tavazzi L，Swedberg K，Komajda M，et al. Efficacy and safety of ivabradine in chronic heart failure across the age spectrum：insights from the SHIFT study. Eur J Heart Fail，2013，15（11）：1296-1303.

［12］ Komajda M，Bohm M，Borer J，et al. Influence of background treatment with mineralocorticoid receptor antagonists on ivabradine's effects in patients with chronic heart failure. Eur J Heart Fail，2013，15（1）：79-84.

［13］ Ponikowski P，Voors AA，Anker SD，et al. 2016 ESC Guidelines for the diagnosis and treatment of acute and chronic heart failure：The Task Force for the diagnosis and treatment of acute and chronic heart failure of the European Society of Cardiology（ESC）Developed with the special contribution of the Heart Failure Association（HFA）of the ESC. Eur Heart J，2016，37（27）：2129-2200.

［14］ Yancy CW，Jessup M，Bozkurt B，et al. 2017 ACC/AHA/HFSA Focused Update of the 2013 ACCF/AHA Guideline for the Management of Heart Failure：A Report of the American College of Cardiology/American Heart Association Task Force on Clinical Practice Guidelines and the Heart Failure Society of America. J Card Fail，2017，23（8）：628-651.

［15］ Diaz A，Bourassa MG，Guertin MC，et al. Long-term prognostic value of resting heart rate in patients with suspected or proven coronary artery disease. Eur Heart J，2005，26（10）：967-974.

［16］ Fox K，Borer JS，Camm AJ，et al. Resting heart

rate in cardiovascular disease. J Am Coll Cardiol，2007，50（9）：823-830.

[17] Custodis F，Baumhakel M，Schlimmer N，et al. Heart rate reduction by ivabradine reduces oxidative stress，improves endothelial function，and prevents atherosclerosis in apolipoprotein E-deficient mice. Circulation，2008，117（18）：2377-2387.

[18] Triggle CR. Defying the economists：a decrease in heart rate improves not only cardiac but also endothelial function. Br J Pharmacol，2008，154（4）：727-728.

[19] Dominguez-Rodriguez A，Blanco-Palacios G，Abreu-Gonzalez P. Increased heart rate and atherosclerosis：potential implications of ivabradine therapy. World J Cardiol，2011，3（4）：101-104.

[20] Borer JS，Fox K，Jaillon P，et al. Antianginal and antiischemic effects of ivabradine，an I（f）inhibitor，in stable angina：a randomized，double-blind，multi-centered，placebo-controlled trial. Circulation，2003，107（6）：817-823.

[21] Tardif JC，Ford I，Tendera M，et al. Efficacy of ivabradine，a new selective I（f）inhibitor，compared with atenolol in patients with chronic stable angina. Eur Heart J，2005，26（23）：2529-2536.

[22] Skalidis EI，Hamilos MI，Chlouverakis G，et al. Ivabradine improves coronary flow reserve in patients with stable coronary artery disease. Atherosclerosis，2011，215（1）：160-165.

[23] Amosova E，Andrejev E，Zaderey I，et al. Efficacy of ivabradine in combination with Beta-blocker versus uptitration of Beta-blocker in patients with stable angina. Cardiovasc Drugs Ther，2011，25（6）：531-537.

[24] Tardif JC，Ponikowski P，Kahan T. Efficacy of the I（f）current inhibitor ivabradine in patients with chronic stable angina receiving beta-blocker therapy：a 4-month，randomized，placebo-controlled trial. Eur Heart J，2009，30（5）：540-548.

[25] Tardif JC，Ponikowski P，Kahan T. Effects of ivabradine in patients with stable angina receiving beta-blockers according to baseline heart rate：an analysis of the ASSOCIATE study. Int J Cardiol，2013，168（2）：789-794.

[26] Werdan K，Ebelt H，Nuding S，et al. Ivabradine in combination with beta-blocker improves symptoms and quality of life in patients with stable angina pectoris：results from the ADDITIONS study. Clin Res Cardiol，2012，101（5）：365-373.

[27] Fox K，Ford I，Steg PG，et al. Ivabradine for pa-

tients with stable coronary artery disease and left-ventricular systolic dysfunction（BEAUTIFUL）：a randomised，double-blind，placebo-controlled trial. Lancet，2008，372（9641）：807-816.

[28] Fox K，Ford I，Steg PG，et al. Relationship between ivabradine treatment and cardiovascular outcomes in patients with stable coronary artery disease and left ventricular systolic dysfunction with limiting angina：a subgroup analysis of the randomized，controlled BEAUTIFUL trial. Eur Heart J，2009，30（19）：2337-2345.

[29] Fox K，Ford I，Steg PG，et al. Ivabradine in stable coronary artery disease without clinical heart failure. N Engl J Med，2014，371（12）：1091-1099.

[30] Montalescot G，Sechtem U，Achenbach S，et al. 2013 ESC guidelines on the management of stable coronary artery disease：the Task Force on the management of stable coronary artery disease of the European Society of Cardiology. Eur Heart J，2013，34（38）：2949-3003.

[31] Heusch G，Skyschally A，Gres P，et al. Improvement of regional myocardial blood flow and function and reduction of infarct size with ivabradine：protection beyond heart rate reduction. Eur Heart J，2008，29（18）：2265-2275.

[32] Steg P，Lopez-de-Sa E，Schiele F，et al. Safety of intravenous ivabradine in acute ST-segment elevation myocardial infarction patients treated with primary percutaneous coronary intervention：a randomized，placebo-controlled，double-blind，pilot study. Eur Heart J Acute Cardiovasc Care，2013，2（3）：270-279.

[33] Gerbaud E，Montaudon M，Chasseriaud W，et al. Effect of ivabradine on left ventricular remodelling after reperfused myocardial infarction：A pilot study. Arch Cardiovasc Dis，2014，107（1）：33-41.

[34] Barilla F，Pannarale G，Torromeo C，et al. Ivabradine in Patients with ST-Elevation Myocardial Infarction Complicated by Cardiogenic Shock：A Preliminary Randomized Prospective Study. Clin Drug Investig，2016，36（10）：849-856.

[35] Haissaguerre M，Jais P，Shah DC，et al. Spontaneous initiation of atrial fibrillation by ectopic beats originating in the pulmonary veins. N Engl J Med，1998，339（10）：659-666.

[36] Suenari K，Cheng CC，Chen YC，et al. Effects of ivabradine on the pulmonary vein electrical activity and modulation of pacemaker currents and calcium homeo-

stasis. J Cardiovasc Electrophysiol, 2012, 23 (2): 200-206.

[37] El Chemaly A, Magaud C, Patri S, et al. The heart rate-lowering agent ivabradine inhibits the pacemaker current I (f) in human atrial myocytes. J Cardiovasc Electrophysiol, 2007, 18 (11): 1190-1196.

[38] Li JY, Wang HJ, Xu B, et al. Hyperpolarization activated cation current (I (f)) in cardiac myocytes from pulmonary vein sleeves in the canine with atrial fibrillation. J Geriatr Cardiol, 2012, 9 (4): 366-374.

[39] Martin RI, Pogoryelova O, Koref MS, et al. Atrial fibrillation associated with ivabradine treatment: meta-analysis of randomised controlled trials. Heart, 2014, 100 (19): 1506-1510.

[40] Tanboğa IH, Topcu S, Aksakal E, et al. The Risk of Atrial Fibrillation With Ivabradine Treatment: A Meta-analysis With Trial Sequential Analysis of More Than 40 000 Patients. Clin Cardiol, 2016, 39 (10): 615-620.

第三十三章　血浆同型半胱氨酸及 MTHFR C677T 基因多态性与心血管疾病的研究进展

随着人民生活水平的提高及人口老龄化，心血管病的发病率及致死率越来越高，严重威胁着人类的健康。高同型半胱氨酸血症是心血管疾病的独立危险因素，而代谢酶 MTHFR C677T 基因多态性与高血压、冠心病的关系目前国内外研究尚未得出统一的结论。本文就同型半胱氨酸及 MTHFR C677T 基因多态性与心血管疾病的相关性作一综述。

一、同型半胱氨酸的生成、代谢及影响因素

（一）同型半胱氨酸的生成、代谢

同型半胱氨酸（homocysteine，Hcy）在 1932 年由 DeVgneaud 发现，是蛋氨酸代谢过程中的中间产物。其在体内代谢途径共有三种：①Hcy 通过再甲基化途径在甲硫氨酸合成酶的催化作用下，以维生素 B12 为辅酶，以亚甲基四氢叶酸为甲基供体，生成蛋氨酸。② Hcy 在胱硫醚 β 合成酶（CBS）作用下，以维生素 B6 为辅酶，与丝氨酸结合形成胱硫醚，胱硫醚进一步裂解成半胱氨酸和丙酮酸。③Hcy 在细胞内形成后直接排出至血浆参加循环。血浆 Hcy > 10 $\mu mol/L$ 为高同型半胱氨酸血症。

（二）影响同型半胱氨酸水平的因素

有遗传因素和环境因素。遗传因素：Hcy 代谢关键酶如亚甲基四氢叶酸还原酶（MTHFR）、胱硫醚 β 合成酶（CBS）、甲硫氨酸合成酶（Ms），因遗传因素导致基因突变，引起酶活性降低，出现 Hcy 代谢障碍，引起高 Hcy 血症。环境因素：比如年龄、性别、肾功能、体内维生素 B6、维生素 B12、叶酸水平、吸烟，其他药物如利尿药、卡马西平、苯妥英钠、甲氨蝶呤、二甲双胍等。

二、MTHFR 基因

（一）MTHFR 基因的结构及功能

人类 MTHFR 基因位于 1 号染色体短臂

1p36.3 上，整个编码区长度为 1980bp，其氨基酸序列高度保守，90％的氨基酸序列和小鼠的氨基酸序列相同[1]，其 cDNA 全长 2.2 kb，包括 11 个外显子和 10 个内含子，外显子长度从 0.102～0.432 kb 之间不等，内含子为 0.25～1.5 kb。MTHFR 主要存在于肝中，是叶酸代谢中的关键酶，其主要功能：①以一碳单位的形式参与嘌呤和嘧啶的合成，并为 DNA、RNA 和蛋白质 甲基化提供甲基，影响 DNA 代谢[2]。②作为甲基供体参与蛋氨酸代谢，同时维持体内正常血浆 Hcy 的水平。

（二）MTHFR 基因多态性

目前研究发现 MTHFR 基因存在 10 余种多态性，包括错义突变、无义突变及缺失突变等多种类型。不同的突变类型对该酶活性有不同的影响，目前已发现的突变位点有 677 C→T 突变、1298 A→C 突变、1059 T→C 突变和 1317 T→C 突变等，其中 677 C→T 突变发现较早且研究较多。1995 年，Frosst 等[3]首次发现了 MTHFR C677T 突变位点，该位点碱基胞嘧啶（C）被胸腺嘧啶（T）替换，从而使其编码的蛋白质分子丙氨酸被缬氨酸替代，同时产生一个 HinfI 限制性内切酶酶切位点，由此可将其分为 3 种基因型：野生型 CC 型、杂合子 CT 型、纯合子 TT 型。1988 年，Kang 等[4]研究发现，MTHFR 基因变异后其活性下降约 50％，并且在 46℃时变得不稳定，加热 5 min 后其活性只有原来的 10％～20％，而未变异者活性仍有 50％～60％。研究表明，不同人群 MTHFR 基因 C677T 位点碱基的突变频率分布存在地域性及种族差异。

（三）MTHFR 基因突变与高同型半胱氨酸血症

有研究表明高同型半胱氨酸血症是心脑血管疾病发生的独立危险因素[5]。MTHFR 基因突变导致该酶严重缺乏或活性下降，使 Hcy 转变为蛋氨酸

的过程出现障碍，引起叶酸水平降低，血浆 Hcy 浓度升高 和 DNA 低甲基化，从而造成一系列病理生理改变，引发多种疾病。Frosst 等[3] 研究表明，MTHFR C677T 突变，造成编码的丙氨酸被缬氨酸取代，导致该酶的耐热性和活性下降，使 Hcy 甲基化过程发生障碍，最终导致血浆 Hcy 水平升高。Andreassi[6] 报道经冠状动脉造影确诊的冠心病患者中 MTHFR TT 基因型个体 Hcy 水平高。因此，MTHFR 基因突变可影响体内 Hcy 水平。

三、Hcy 与心血管疾病

（一）Hcy 引起动脉粥样硬化的机制

1. 损伤血管内皮细胞

Hcy 通过自身氧化，产生超氧化物及过氧化物，抑制 NO 的合成并促进其降解，使内皮细胞表型及基因表达发生改变，进而诱导细胞凋亡[7]。内皮细胞损伤引起血管平滑肌持续收缩，加快动脉粥样硬化的发生发展。

2. 促进动脉血管平滑肌细胞增殖

主要与 fos 基因、ras 基因、促有丝分裂原、促丝裂素激酶等有关，通过信号转导方式来干扰血管平滑肌细胞的正常功能，并且 Hcy 浓度越高促进血管平滑肌细胞增殖的能力就越强[8]。

3. 致血栓形成

通过增加血小板的黏附能力，促进血栓调节因子的表达，激活蛋白激酶及凝血因子 V、Ⅶ，抑制和干扰内皮细胞合成肝素，减弱其抗凝作用，进而促进血小板黏附和聚集，易于形成血栓。

4. 影响脂代谢

高 Hcy 与低密度脂蛋白相互作用可促进脂质沉积于动脉壁，使泡沫细胞增加，促进低密度脂蛋白氧化，还可改变动脉壁糖蛋白分子纤维化结构，进一步促进斑块钙化，而产生动脉粥样硬化。

（二）Hcy 与高血压

高血压是我国心脑血管疾病最重要的危险因素之一，对于很多单纯高血压患者，其达标率为 45.8%，如同时合并有糖尿病、冠心病、脑卒中及肾功能不全时其达标率更低[9]。引起高血压的危险因素有：年龄、性别、吸烟、超重、高盐高脂饮食、糖尿病等，除此之外，有研究表明，Hcy 亦参与高血压的形成，可增加心脑血管疾病的风险，其心脑血管事件发生率约为单纯高血压患者的 5 倍，

约为正常对照人群的 25～30 倍[10]。贾建峰等[11] 研究表明正常高值血压者 Hcy 水平高于正常血压者，且随着血清 Hcy 水平的升高，其血压水平亦升高。目前，有关 Hcy 引起高血压的机制主要为：①Hcy 通过氧化产生大量自由基，进而损伤血管内皮，造成内皮依赖的 NO、前列环素等舒张因素相对不足导致高血压[12]。②Hcy 可促进血管平滑肌细胞增殖和胶原合成，使血管内膜中层厚度增加，引起弹性纤维溶解、血管壁增厚、造成血管重构，引起体循环血管阻力增加[13]。③Hcy 增高可导致血小板功能的紊乱，促进血栓素和前列环素形成，引起血管收缩出现高血压。所以，临床上可通过降低 Hcy 水平来控制高血压。

（三）Hcy 与冠心病

血浆 Hcy 水平升高与动脉粥样硬化性心血管疾病有关。流行病学调查发现血浆 Hcy 水平每增加 5 $\mu mol/L$，可使心脑血管疾病发生的危险增加 50%。纵观国内外研究显示高 Hcy 是冠心病新的独立危险因素[14-16]。Ho[17] 研究发现经冠脉造影确诊为冠心病的患者，其血浆 Hcy（13.66 ± 6.44）$\mu mol/L$ 显著高于对照组（10.93 ± 4.90）$\mu mol/L$，$P < 0.001$，其中高血压、吸烟或糖尿病的存在并没有显著影响两组 Hcy 水平。血浆 Hcy 水平亦可作为冠心病的预警指标，有研究显示冠心病患者中心肌梗死（AMI）组 Hcy 水平最高，不稳定型心绞痛（UAP）组次之，稳定型心绞痛（SAP）组最低，3 组均明显高于对照组（$P < 0.01$）[18-19]。汇总国内外行冠脉造影的研究认为，高 Hcy 患病率在冠心病是 41.9%～51.3%，患病率及 Hcy 水平与冠脉阻塞支数呈正相关（$P < 0.05$），并且与血管病变的严重程度有关，冠状动脉狭窄 $\geq$99% 的患者血浆 Hcy 水平明显高于狭窄 <75% 的患者。Eftychiou 等[20] 对塞浦路斯人进行研究后发现，高 Hcy 血症与心肌梗死密切相关，且 Hcy 水平与冠脉血管病变支数成正相关，高 Hcy 血症常常伴有低水平的高密度脂蛋白。Gupta SK 等[16] 对印度人中年龄 <45 岁的 199 例冠心病患者和与之性别年龄匹配的 200 例健康对照者的 Hcy 水平进行比较，病例组 Hcy 水平明显高于对照组，结果认为高 Hcy 是印度人群早发冠心病的独立危险因素。而中国人血浆 Hcy 水平不论从健康组还是冠心病组均较国外报道增高[21]。

四、MTHFR 基因多态性与心血管疾病

（一）MTHFR 基因多态性与高血压

目前关于 MTHFR C677T 位点多态性与高血压病关系的研究较多，但结果不尽相同。Lwin 等[22]在研究日本男性 MTHFR 基因 C677T 多态性与高血压的关系时，发现该基因多态性与高血压无关。刘建伟等[23]的研究也未确定 MTHFR 基因多态性与高血压病有关。然而，Yang 等[24]收集的 27 个世界各地研究中包括了 10 415 名研究对象，认为 MTHFR C677T 位点多态性与原发性高血压有关。Golledge 等[25]对土耳其人研究发现 MTHFR 基因 C677T 多态性是高血压的独立危险因素。邢绣荣等[26]研究发现 MTHFR 基因 C677T 多态性可能与北京城区汉族人群发生高血压有关。此外，MTHFR C677T 三种基因型在不同年龄、性别、种族、地域等亦分布不同，梁长流等[27]的研究表明男性 MTHFR 基因的 TT 基因型水平显著高于 CC+CT 基因型，该研究男性中 TT 和 CC+CT 基因型中 H 型高血压所占的比例分别是 88.5% 和 65.3%，而女性分别为 77.1% 和 36.7%。TT 基因型发生 H 型高血压的发病风险与 CC+CT 基因型相比显著增加。有研究报道宁夏回族高血压人群 TT 基因型和 T 等位基因频率分别为 22.6% 和 42.8%[28]，河南汉族高血压人群分别为 12.3% 和 29.9%[29]。Nevin 等[30]研究土耳其高血压人群 TT 基因型和 T 等位基因频率分别为 12.8% 和 33.3%。造成上述研究结果不一致的原因可能与研究群体基因因素、环境因素、种族、研究样本量、统计方法等差异有关。

（二）MTHFR 基因多态性与冠心病

关于 MTHFR 基因 C677T 位点多态性与冠心病的关系研究结果报道不一。大量流行病学研究证实，MTHFR 677TT 基因型是冠心病的高危因素，Tripathi R 等[31]对北印度地区的冠心病患者进行研究，发现 MTHFR C677T 等位基因频率表达在冠心病组（11.9%）明显高于对照组（7.3%），得出 T 等位基因可增加冠心病的发病。祝鸿喜等[32]对 50 例 CHD 患者和 50 例正常对照组进行检测，结果显示 CHD 组 T 等位基因频率为 52.0%，高于 C 等位基因频率 48.0%（$P<0.05$），得出 MTHFR 基因 C677T 点突变与冠心病发病密切相关。李智

文等[33]通过 meta 分析对 9 篇包括 1927 例冠心病患者的文献进行分析，得出我国汉族人群 MTHFR 基因多态性与冠心病有关，携带 TT 基因型的个体其冠心病发生的危险是 CC 型个体的 2.35 倍，C677C→T 突变与我国人群冠心病易感性有关。但 Brilakis 等[34]对美国白种 CHD 患者研究发现 T 等位基因与 CHD 发病无关；Clarke 等[35]亦发现，MTHFR 的三种基因型 CC、CT、TT 型频率变化与 CHD 发病无明显关系。提示 MTHFR 基因 C677T 突变存在种族及地理差异。

五、小结

综上所述，随着我国人口老龄化的出现，心血管疾病的患病人数日益增多，而高同型半胱氨酸血症是高血压、冠心病的危险因素，MTHFR C677T 基因突变可导致高同型半胱氨酸血症，因而导致许多疾病的发生发展。目前关于 MTHFR C677T 基因多态性与高血压、冠心病的关系，国内外研究报道不尽相同，可能与遗传、环境因素及生活方式相关。因此，我们应该结合国内外研究现状，从我国实际出发，进一步研究不同地域、不同民族 MTHFR C677T 基因多态性与高血压、冠心病的关系，对于防治心血管疾病有重要意义。

（赵艳梅 黄翠娟）

参考文献

[1] 朱慧萍，李竹，李燕. 5,10-亚甲基四氢叶酸还原酶的基因组结构分析. 北京医科大学学报，1998，30（5）：419-421.

[2] 李珊珊，李坚. 亚甲基四氢叶酸还原酶单核苷酸多态性与男性不育研究进展. 中华男科学杂志，2010，16（1）：60-64.

[3] Frosst P，Blom HJ，Milos R，et al. A candidate genetic risk factor for vasular disease：a common mutation in methylenetrahydrofolate reductase. Nat Genet，1995，10（1），111-113.

[4] Kang SS，Wong PW，Zhou JM，et al. Thermolabile methylenetetrahydrofolate reductase in patients with coronary artery disease. Metabolism，1988，37（7）：611-613.

[5] Petramala L，Acca M，Francucci CM，et al. Hyperhomeysteinemia：a biochemical link between bone and

cardiovascular system diseases?. J Endocrinol Invest，2009，32（4 Suppl）：10-14.

［6］Andreassi MG，Botto N，Cocci F，et al. Methylenetetrahydrofolate reductase gene C677T polymorphism，homocysteine，vitamin B12，and DNA damage in coronary artery disease. Hum Genet，2003，112（2）：171-177.

［7］Zhu WG，Li S，Lin LQ，et al. Vascular oxidative stress increases dendritic cell adhesion and transmigration induced by homocysteine. Cell Immunol，2009，254（2）：110-116.

［8］Akasaka K，Akasaka N，Di Luozzo G，et al. Homocysteine promotes p38-dependent chemotaxis in bovine aortic smooth muscle cells. J Vasc Surg，2005，41（3）：517-522.

［9］胡大一，刘力生，余金明，等. 中国门诊高血压患者治疗现状登记研究. 中华心血管病杂志，2010，38（3）：230-238.

［10］Graham IM，Daly LE，Refsum HM，et al. Plasm homocysteine as a risk factor for vascular disease. The European Concerted Action Project. JAMA，1997，277（22）：1775-1781.

［11］贾建峰，鹿育萨. 正常高值血压及其合并的传统危险因素与同型半胱氨酸的关系. 中国心血管病研究，2010，8（6）：422-426.

［12］林小慧，刘开祥，曾爱源，等. 高血压患者血浆同型半胱氨酸水平及亚甲基四氢叶酸还原酶因多态性的研究. 实用心脑肺血管病杂志，2012，20（5）：777-779.

［13］van Guldener C，Nanayakkara PW，Stehouwer CD. Homocysteine and blood pressure. Curr Hypertens Rep，2003，5（1）：26-31.

［14］Guo HY，Xu FK，Lv HT，et al. Hyperhomocysteinemia independently causes and promotes atherosclerosis in LDL receptor-deficient mice. J Geriatr Cardiol，2014，11（1）：74-78.

［15］EI Oudi M，Aouni Z，Mazigh C，et al. Total homocysteine levels and cardiovascular risk factors in heathy Tunisians. East Mediterr Healthy J，2011，17（12）：937-942.

［16］Gupta SK，Kotwal J，Kotwal A，et al. Role of homocysteine & MTHFR C677T gene polymorphism as risk factors for coronary artery disease in young Indians. Indian J Med Res，2012，135（4）：506-512.

［17］Ho CH. Prevalence of prothrombin 20210A allele and methylenetetra-hydrofolate reduetase C677T genetic mutations in the Chinese population. Ann Hematol，2000，79（5）：239-242.

［18］王慧清，王琰娜，金耀来等. 血浆同型半胱氨酸与冠状动脉病变的关系探讨. 疑难病杂志，2014，（9）：888-890.

［19］陈辉兰. 同型半胱氨酸在冠心病患者中的诊断价值. 国际检验医学杂志，2014，（8）：979-980.

［20］Eftychiou C，Antoniades L，Makri L，et al. Homocysteine levels and MTHFR polymorphisms In young patients with acute myocardial infarction：a case control study. Hellenic J Cardiol，2012，53（3）：189-194.

［21］张春玲，鞠振宇，孙静，等. 国人血浆总同型半胱氨酸水平与冠心病关联. 中国分子心脏病学杂志，2003，3（4）：215-222.

［22］Lwin H，Yokoyama T，Yoshiike N，et al. Polymorphism of methylenetetrahydrofolate reductase gene（C677T MTHFR）is not a confounding factor of the relationship between serum uric acid level and the prevalence of hypertension in Japanese men. Circ J，2006，70（1）：83-87.

［23］刘建伟，叶玲，刘静，等. 亚甲基四氢叶酸还原酶基因多态性与原发性高血压伴周围动脉闭塞性疾病的易感性. 中华老年心脑血管病杂志，2004，6（1）：4-6.

［24］Yang KM，Jia J，Mao LN，et al. Methylenetetrahydrofolate reductase C677T gene polymorphism and essential hypertension：A meta-analysis of 10，415 subjects. Biomed Rep，2014，2（5），699-708.

［25］Golledge J，Norman PE. Relationship between two sequence variations in the gene for peroxisome proliferator-activated receptor-gamma and plasma homocysteine concentration. Health in men study. Hum Genet，2008，123（1）：35-40.

［26］邢绣荣，华琦. 亚甲基四氢叶酸还原酶基因 C677T 多态性与高血压及心脏结构功能的相关性. 解放军医学杂志，2007，32（7）：741-744.

［27］梁长流，蒋善群，彭少杰，等. MTHFRC677T 基因多态性与高同型半胱氨酸型高血压关联性研究. 中华疾病控制杂志，2011，15（6）：480-484.

［28］马萍，覃数，刘海燕，等. 宁夏回、汉族亚甲基四氢叶酸还原酶基因多态性的分布特点及其与原发性高血压的关系. 重庆医科大学学报，2011，36（11）：1364-1367.

［29］靳钰，赵连友，候允天，等. 亚甲基四氢叶酸还原酶基因多态性与原发性高血压患者合并冠心病的相关性研究. 中华老年心脑血管病杂志，2011，13（12）：1081-1083.

［30］Nevin I，Mehmet K，Dilara K，et al. The 677C/T MTHFR polymorphism is associated with essential hypertension, coronary artery disease and higher homocysteine levels. Archi ves of Medical Research, 2008, 39 (1): 125-130.

[31] Tripathi R, Tewari S, Singh PK, et al. Association of homocystcine and methylene tetrahydrofolate reductase (MTHFRC677T) gene polymorphism with coronary artery disease (CAD) in the population of North India. Genet Mol Biol, 2010, 33 (2): 224-228.

[32] 祝鸿喜，马向红，黄体钢等. MTHFR 基因多态性与冠心病的关系. 实用心脑肺血管病杂志，2007，15 (8): 569-572.

[33] 李智文，张晖，王丽娜. 中国人 5，10-亚甲基四氢叶酸还原酶基因多态性与冠心病、神经管畸形易感性关系的 Meta 分析. 中国慢性病预防与控制，2004，12 (4): 163-165.

[34] Brilakis ES，Berger PB，Ballman KV，et al. Methylenetetrahydrofolate reductase (MTHFR) 677C > T and methionine synthase reductase (MTRR) 66A>G polymorphisms: association with serum homocysteine and angiographic coronary artery disease in the era of flour products fortified with folic acid. Atherosclerosis, 2003, 168 (2): 315-322.

[35] Clarke R，Bennett DA，Parish S，et al. Homocysteine and coronary heart diseade: meta-analysis of MTHFR case-control studies, avoiding publication bias. Plos Med, 2012, 9 (2): e1001177.

第三十四章　体外心脏震波治疗进展

冠心病作为威胁人类健康的主要疾病之一，引起医学工作者及研究者的广泛关注。随着治疗药物及技术的进展，冠心病患者的生存率已明显提高，但同时也有更多患者步入疾病晚期，出现顽固性心绞痛或缺血性心肌病。这部分患者药物治疗效果通常并不理想，并且已没有机会接受介入治疗或外科手术，生活质量严重下降。心脏康复运动训练、体外反搏治疗、心肌激光打孔及干细胞移植等多种方法，曾被尝试用于这部分患者治疗，但受其有效性低及安全性差的局限，有些仍在临床应用，有些已渐渐淡出临床治疗领域。2003 年瑞士研制了针对于晚期冠心病及缺血性心肌病的治疗新技术——心脏震波治疗系统（cardiac shock wave therapy，CSWT），在近期的文献中也被称作体外震波心肌再血管化（extracorporeal shock wave myocardial revascularization，ESMR）[1]。通过实时超声心动图精确定位心脏缺血节段，完成能量的聚焦过程，再依靠心电图的 R 波门控技术进行触发，在心肌电活动的绝对不应期内，向设定的治疗靶区域释放脉冲式声能量。经过前期动物实验和初步的临床观察及疗效评价，CSWT 显示了良好的有效性及安全性，目前在临床上已被尝试用于顽固性稳定型心绞痛及缺血性心肌病的治疗，致力于改善患者的症状及生活质量。

一、CSWT 治疗原理

震波治疗在 20 世纪 80 年代最早作为一种无创治疗手段，用于泌尿系统或胆道结石的碎石治疗。随后的研究发现，在高频低能量的震波治疗区域，组织修复速度增快，新生血管数目增多。20 世纪 90 年代后震波逐渐被应用于肌腱炎、骨折康复等领域，甚至被尝试用于治疗慢性缺血性肌病。人们发现除了短期内展现出的止痛、抗炎作用外，低能量震波（0.003～0.890 mJ/mm²）还能产生一种相对长久（1～4 个月）的组织再生效应。患者由缺

血引起的疼痛症状可明显减轻，同时观察到局部微循环的重建。其具体作用机制尚不完全明了，可能与震波引发的空穴效应、增加局部 NO 合成以及促进多种血管生成因子表达有关。我们在体外试验中也发现，CSWT 能够显著对抗缺血/缺氧介导的细胞凋亡。

（一）空穴效应

CSWT 所采用的是高频脉冲式声波（≥3.5 MHz），组织间隙或细胞内存在的微气泡在这种超声波的作用下被周期性压缩、牵张，产生共振或摆动，形成局部微气流或发生破裂，在组织内部或细胞表面产生剪切力。其所引发的亚细胞结构的改变，可能促进细胞内多种细胞因子及血管生成因子的表达，从而增加治疗区域的新生血管数量。

（二）局部 NO 合成增加

NO 是早期炎性反应的参与者，并在调节血管舒缩功能及促进血管再生、侧支循环建立等方面具有重要的作用。细胞内 NO 的合成主要有酶催化和非酶催化两种途径。而震波治疗对这两途径都有影响。目前推测局部 NO 浓度的改变，是震波治疗能够迅速有效地对抗炎性反应、持久改善组织灌注的一种机制。

在简单的体外实验条件下，较高能量的震波（0.89 mJ/mm²，1000 点击数）能够介导溶液中的左旋精氨酸与 H_2O_2，通过非酶催化的方式迅速生成 NO，并且 NO 生成量与震波的能量水平及点击数有关。另外，CSWT 也可通过调节 NO 合酶（nitric oxide synthase，NOS）的活性，而影响治疗区域 NO 的合成过程。体内的 NOS 至少有 3 种异构体，包括神经元型 NOS（neuronal NOS，nNOS）、内皮型 NOS（endothelial NOS，eNOS）以及诱导型 NOS（inducible NOS，iNOS）。eNOS 主要见于血管内皮细胞，参与调节局部血管舒缩及新生血管形成，而 iNOS 是由炎性反应介导的中间产物。eNOS 活性主要受其分子结构中的酪氨酸和

丝氨酸磷酸化水平影响。体外震波可以促使 eNOS 的酪氨酸处于寡磷酸化状态，而并不影响丝氨酸磷酸化过程，从而上调了 eNOS 活性，迅速增加治疗区局部 NO 浓度。此外，低能量体外震波（0.003～0.11 mJ/mm²，500～1000 点击数）可以显著上调 nNOS 及 eNOS 的 mRNA 转录因子活性，增加细胞内 nNOS 及 eNOS 表达，同时抑制 iNOS 相关的 mRNA 转录，阻断炎性反应。

（三）血管生成因子

血管生成因子的表达与血管新生过程密切相关，主要包括血管内皮生长因子（vascular endothelial growth factor，VEGF）及基质细胞衍生因子 1（stromal cell-derived factor 1，SDF-1）。SDF-1 促进了具有分化潜力的前体细胞的"归巢"过程；而 VEGF 及其受体 Flt-1（fms-related tyrosine kinase-1，又称为 vascular endothelial growth factor receptor-1）则主要作用于血管再生的环节。震波刺激可以上调内皮细胞 VEGF 及其受体 Flt-1 基因片段转录活性，上调 SDF-1mRNA 转录活性及 VEGF 阳性的内皮细胞数量，显著增加了内皮前体细胞的归巢过程，从而在接受震波治疗的靶区域 VEGF 表达显著增加。

（四）对干细胞及凋亡的影响

体外对照实验研究中，分别提取正常人和缺血性心脏病患者的心脏干细胞，测定震波刺激前后 VEGF 受体 2（vascular endothelial growth factor receptor-2）等标志物的水平，发现震波治疗在不影响细胞凋亡率的基础上，促进原始内皮细胞的增殖及分化。2013 年一项研究发现 CSWT 有助于人骨髓基质干细胞保持分化潜能，并促进其增殖、迁移，减少凋亡，从而优化其治疗潜能[2]。体外实验已发现缺血/缺氧状态下心肌凋亡显著增加，而 CSWT 能够对抗这种作用。在缺血/缺氧发生后不同时间点接受 CSWT 处理的 H9c2 细胞，抗凋亡蛋白 Bcl-2 表达增加，而凋亡相关蛋白（如 BAX）表达减少，总体细胞凋亡率下降[3]。最新的体外试验发现震波（0.05 mJ/mm²）能够进一步提高缺氧诱导的心肌细胞自噬水平，减轻心肌细胞损伤，改善能量代谢，保护心肌细胞功能；而这种作用可能是通过影响 AMPK/mTOR 信号通路而实现，并可能通过 Sirt1 和 HIF-1α 通路促进细胞存活，进而发挥心脏保护作用。

（五）对细胞自噬的影响

近年来，越来越多的研究发现自噬参与多种脑血管疾病（CVD）的发生和发展，在心肌细胞缺氧、缺血再灌注等应激和心肌肥厚、急性心肌梗死和心力衰竭等多种心脏疾病中均可见自噬水平的改变。自噬在维持心脏功能和改善疾病预后中起关键作用，可能成为 CVD 的新的治疗靶点。新近报道，通过建立 H9c2 细胞缺氧模型，首次探讨了震波治疗对缺氧时心肌细胞自噬的影响。研究结果提示：心肌细胞缺氧时自噬活动上调，表现为 LC3B-Ⅱ/LC3B-Ⅰ 比值增加和细胞内自噬小泡数量增加；能量为 0.05 mJ/mm² 的震波治疗能够通过 AMPK/mTOR 信号通路进一步增强心肌细胞自噬，并改善细胞活力和细胞内 ATP 水平；震波治疗可能通过 Sirt1 和 HIF-1α 通路促进细胞存活，发挥心脏保护作用。

二、CSWT 治疗方法

前面提到在体外实验中 CSWT 促进 NO 生成量与其所用能量及点击数有关。而在针对细胞凋亡影响的研究中也发现，接受不同能量级别 CSWT 处理的 H9c2 细胞凋亡率亦有所不同，震波能量在 0.09 mJ/mm² 以上时 BAX 表达减少，而在 0.12 mJ/mm² 时才能观察到 Caspase3 活性降低，并且使抗凋亡作用最大化[3]。另一项探索性的体外实验发现，震波最佳治疗能量为 0.10～0.13 mJ/mm²、点击数 200～300，在该能量范围内可观察到 BAX/Bcl-2 最低，同时可以见到大鼠内皮祖细胞内 eNOS 表达增加，而其他炎性因子减少[4]。

早期建立的慢性心肌缺血猪模型中，治疗组于缺血发生后第 5 周接受 3 次（1 周内）心脏体外震波治疗（0.09 mJ/mm²，200 点击数/点×9 点），对照组仅给予相同的操作过程，而未接受震波治疗。治疗组冠状动脉造影下可视血管数量及心肌活检毛细血管密度均较对照组增加，心内膜及心外膜的区域心肌血流、左心室造影下测定的左心室射血分数（LVEF）、静息或多巴酚丁胺负荷时的室壁增厚比率均较对照组明显改善。另一项急性心肌梗死猪模型研究，也采用了类似的方法，比较了梗死区、梗死边缘带以及正常心肌对于 CSWT 治疗效果，于梗死边缘带观察到室壁增厚比率以及区域心肌血流的改善。临床观察到急性冠脉综合征患者即使实现冠状动脉再通，也不能完全地终止心室重构的过程，主要原因之一是由于存在缺血再灌注损伤。后续针对缺血再灌注损伤及左室重构模型的研究，也采用了上述震波治疗方案，并于治疗结束或随访至第 3 个月时观察到左室容积参数较对照组显著改善，左室射血分数升高[5-8]。

2006 年日本尝试将上述 CSWT 治疗方案用于 9 例晚期冠心病患者，获得良好的治疗效果及安全性。随后国外各项临床试验中，均采用上述"CSWT 标准治疗法"，即震波能量一般选在 0.09 mJ/m² ；治疗靶区域选择 9 个治疗点，空间分布呈梭形；每个治疗点震波点击数 200。每个治疗周内应用 3 次 CSWT（隔日 1 次），每月 1 个治疗周，休息 3 周，总疗程 3 个月，共 9 次治疗。在国内的一组研究中，入选了 35 例接受正规治疗后仍有顽固性心绞痛发作的冠心病患者，分为 A 组（16 例）、B 组（9 例）及对照组（10 例）。A 组接受 CSWT 标准治疗法；B 组则将 9 次 CSWT 分在连续的 3 周内完成，每周 3 次，总疗程 1 个月（含休息 1 周），称为"短周期治疗法"；对照组不接受 CSWT。治疗组（A 组＋B 组）于治疗结束后 1 个月给予随访，而对照组则于入选后第 4 个月随访。并发现 A 组与 B 组短期内对于症状的改善及安全性的差异无统计学意义[9-10]。但在后续的研究中发现，接受这种短周期治疗法的患者，治疗前后心肌核素改善程度可能逊色于标准治疗法[10]，故未被国际或国内其他中心采用。

目前 CSWT 主要适用于晚期冠心病合并顽固性心绞痛患者，这部分患者已没有接受经皮冠状动脉介入治疗（percutaneous coronary intervention，PCI）或冠状动脉旁路移植术（coronary artery by-pass graft，CABG）的机会，并且经过充分的经典冠心病药物治疗后，仍反复发作心绞痛。近年的临床研究中正尝试将 CSWT 治疗范畴扩展至所有稳定期冠心病、缺血性心肌病，甚至是急性心肌梗死恢复期患者。在这里需要指出的是，目前临床研究中所纳入的患者，基础 LVEF 均大于 30%。

三、CSWT 临床应用

（一）顽固性心绞痛的治疗

早期动物实验发现 CSWT 能够促进侧支循环的建立，改善慢性缺血区域、梗死边缘带心肌血流

灌注，恢复冬眠心肌功能；并使在冠状动脉造影下可视血管数量、心肌活检毛细血管密度、心内膜及心外膜的区域心肌血流、静息或多巴酚丁胺负荷时的室壁增厚比率等客观指标改善[5-6]。多项随机单盲或双盲临床试验也观察到 CSWT 能明显改善顽固性心绞痛患者的临床症状及生活质量[11-15]，其评价指标包括加拿大心血管学会心绞痛（CCS）分级、纽约心功能（NYHA）分级、西雅图心绞痛量表（SAQ）、欧洲生活质量问卷及硝酸酯类用量等。各项临床试验中也纳入心肌核素显像、6 分钟步行试验、运动缺血阈值、最大运动耐受量（Watts）、峰耗氧量（peak VO₂）等客观量化指标，对心肌缺血及灌注情况进行评价。上述指标的改善多见于接受 CSWT 治疗第 3 个月以后[11-14]，随时间延长，治疗组的获益存在并更加显著[16]。此外，心脏超声下测定的各项心肌功能指标也常用于 CSWT 客观疗效评价，如室壁运动分数指数（wall motion score index，WMSI）[1]、收缩期峰值变应率（peak systolic strain rate，PSSR）[10]等，CSWT 治疗后均有不同程度的改善。有研究甚至纳入了心理问卷、患者健康自我评定及社会功能作为观察指标[13]，将震波的治疗理念扩展至心理健康及社会功能的恢复。试验发现治疗组自我评定"健康百分比"在 CSWT 治疗后提升，但其社会功能在治疗前后没有差别。

2017 年一项 meta 分析中回顾了 39 项临床研究，共 1189 例稳定性晚期冠心病患者，其中单项研究最大样本量为 111 例，认为 CSWT 能够显著改善患者心绞痛症状及生活质量，并在一定程度上提高运动耐力，绝大部分试验支持其增加心肌灌注、改善左室射血分数，但缺乏多中心、随机、双盲试验证据支持[17]。此外，近年我国的随机双盲的临床试验中，已尝试将入选对象扩展至所有稳定期冠心病患者，并且最长随访周期达 6 年，治疗组较对照组仍有明显获益，特别是在心绞痛症状控制及生活质量提升方面尤为突出，6 分钟步行试验、心肌灌注显像也可观察到持续的改善[12,16]。但 2012 年在瑞士进行的一项随机、单盲、安慰剂对照研究入选了 21 例患者，采用心肺运动试验（cadiopulmonary exercise text，CPX）作为客观评价指标，治疗结束时并未观察到该项指标改善[13]。2015 年一项纳入了 21 例晚期冠心病患者的临床试

验中，同样采用核素显像方式客观评估心肌灌注，仅在治疗靶区域观察到轻微改善，左室整体心肌灌注或远离治疗靶区域的心肌灌注较治疗前无明显变化[18]。我们的临床试验中，通过心肌核素灌注显像的方式，也只观察到治疗区域心肌灌注及功能有显著改善[15]，但治疗前后单位节段心肌缺血面积、局部室壁收缩功能的改变在负荷状态下无明显变化，并认为可能对整体心肌缺血或心脏功能无益。CSWT 相关临床研究总结于表 22-1。

（二）缺血性心肌病的治疗

慢性心肌缺血的动物模型中，已观察到 CSWT 治疗组左心室造影下测定的左室射血分数较对照组提高；后续对于急性心肌梗死、缺血再灌注损伤的动物实验中，发现 CSWT 有对抗心室重构的作用，并能够改善左室容积参数及射血分数[5-7]。另一项慢性缺血的模型研究中，在接受 CSWT 治疗后 180天才观察到左室功能改善，并且随着随访时间延长，其改善心脏功能疗效的显著性增加[8]。在早期进行的针对顽固性心绞痛的临床试验中，已观察到 CSWT 组 6 分钟步行试验、心肺运动试验等心功能指标改善[11-15]。Kikuchi 等[13]还通过 MRI 测量了治疗前后患者左室射血分数及左心室舒张末容积，发现接受 CSWT 后患者左室射血分数增加，但左心室舒张末容积及血清 B 型脑钠肽的变化无统计学意义。俄罗斯一项研究中纳入 24 例 LVEF＜40％的缺血性心脏病患者，在 CSWT 治疗结束时（3 个月）观察到心功能分级、6 分钟步行试验改善，第 6 个月时左室射血分数较治疗前升高[19]；后续的研究中也观察到接受 CSWT 治疗患者的平均心率、N末端脑钠肽原（NTproBNP）均有下降[20]。国内针对缺血性心力衰竭的安慰剂对照研究中，入选了50 例 LVEF＜50％患者，接受标准 CSWT 治疗组超声心动测量左室舒张末内径及容积减小，左室射血分数增加[21]。另一些研究团队也有相似的观点[12,22-23]。2015 年国内研究团队进行了一项 meta分析，纳入了 14 项既往关于 CSWT 及缺血性心脏病的研究，结果显示 CSWT 能够降低患者的纽约心功能分级、延长 6 分钟步行距离，超声心动下测量左室射血分数增加[22]。2017 年另一项 meta 分析中也提到 CSWT 对患者左室射血分数的改善[17]。

但上述试验所纳入的样本量均较小，有待于进一步试验研究证实。在一项纳入 111 例患者的临床观察中，通过超声心动的方式发现射血分数提高[14]。同样 Slikkerveer J 等[24]对 15 例患者实施了CSWT 治疗，其中 8 人采用心脏 MRI 进行客观评估，结果仅发现纽约心功能分级降低、硝酸甘油用量减少，而左室射血分数、MRI 下心肌灌注情况均无显著差异。就我们目前采用超声心动图及心肌核素灌注显像的评估方法随访 1 年的经验来看，尚未见到左室射血分数改善。

（三）急性心肌梗死的探索

在 Uwatoku 等[6]建立的急性心肌梗死模型中，除了比较了梗死区、梗死边缘带以及正常心肌对于CSWT 治疗效果，还将 CWST 治疗组进一步划分为早期治疗组（心梗发生后 3 天）和晚期治疗组（心梗发生后 4 周），结果发现仅早期治疗组左室容积参数（收缩及舒张末容积）较对照组明显改善，而晚期治疗组与对照组差异无统计学意义。2011年国内类似动物试验重复验证了心肌梗死发生后早期接受 CSWT 治疗的获益。Ito 等[7]建立的缺血再灌注损伤的猪模型，是在缺血再灌注损伤发生 3 h后接受 CSWT 治疗。而目前尚没有急性冠脉综合征（ACS）或急性心肌梗死（AMI）方面的大规模临床研究。日本的一项试验正尝试将 CSWT 应用于成功接受 PCI 治疗的急性心肌梗死患者[25]。而国内的研究也在逐步扩大适用人群，纳入了不能接受 PCI 或 CABG 术的不稳定心绞痛及无症状病例，包括急性心肌梗死后 1 个月、PCI 术后 2 周的患者[10,12,16]。虽然动物实验中在治疗结束第 8 周未能观察到心梗后晚期治疗组较对照组获益，但 2012年国内一项随机双盲试验纳入 25 例患者，这部分患者均曾罹患急性心肌梗死，但因适应证缺乏、经济、技术或其他原因未能接受 PCI 或 CABG 治疗，并且心肌梗死已超过 3 个月、仍有顽固性心绞痛及显著活动受限，随访 1 年后发现接受 CSWT 治疗组仍能使射血分数改善[12]。2017 年一项小样本量的探索性研究，纳入了 3 例急性心肌梗死恢复期的患者，其中 2 例在急性期接受了 PCI 治疗，短期观察未发现治疗前后左室射血分数的变化[26]。

（四）心脏干细胞治疗的协同作用

如前文所述，体外实验发现震波（shock wave，SW）可能具备保护和优化干细胞功能的作用。Sheu 等[27]建立了急性心肌梗死兔模型，设立了正常对照及空白对照，治疗组接受 BMCs＋震波预处理，或单纯 BMCs 治疗，结果发现接受 SW 预处理治疗组的梗死区域内 eNOS-mRNA 表达较空白对照组、单纯 BMCs 治疗组增加，而一些炎症因子，如内皮素-1、基质金属蛋白酶-9 的 mRNA 表达减少，并且纤维化面积相对较小；随访 6 个月时，超声评估该组的左室功能优于空白对照组及单纯 BMCs 治疗。另一项类似的动物实验也支持 SW 对心肌干细胞的正性作用。德国的 CELLWAVE 试验招募了 102 例心力衰竭患者，进行了 5 年的随机双盲、安慰剂对照试验，将 SW 技术与冠脉内注射 BMCs 相结合，针对患者左心室前壁进行高剂量震波（0.051 mJ/mm²）、低剂量震波（0.014 mJ/mm²）或假震波干预，24 h 之后又随机分组进行冠脉内注射 BMCs 或安慰剂治疗。随访 4 个月时即发现 ESWT＋BMCs 治疗组左室射血分数改善，而 MACE 发生率较低[28]。上述两项试验中，并未包含真正意义上的 CSWT，所采用的震波能量与 CSWT 亦有所差别，但有助于为 CSWT 开展更多

临床应用拓宽思路。

四、CSWT 安全性探索

早期体外实验中证实，即使较高能量（0.5 mJ/mm²）震波也不会造成血管壁结构上的损伤。无创性震波溶栓术也曾试用于临床，完成了 6 例股静脉稳定血栓患者的溶栓治疗（震波能量 0.04～0.06 mJ/mm²），实现了血管的再通，并且在治疗中及治疗后 4 个月的随访期间，未发生任何不良事件。但该项试验研究者也提及，动脉粥样硬化斑块相对正常血管壁而言，对同等剂量震波的耐受性存在差异。2010 年俄罗斯学者 Jargin 推动了 CSWT 的安全性研究。2012 年意大利研究结果显示高能量震波处理（0.24 mJ/m²）后，第 5 周及第 12 周均未观察到心肌组织纤维化、心肌间质炎性渗出或血管内膜增厚，在组织学水平初步证实了震波治疗的远期安全性。我们在动物实验中也观察到，CSWT 对正常心肌细胞 Bcl-2、BAX 表达及 Caspase3 活性无影响，

表 34-1　CSWT 相关临床研究汇总

研究目的	研究方法	研究题目或结论	年份	样本量
顽固性心绞痛	临床观察	CSWT 改善顽固性心绞痛临床症状及生活质量	2006	日本 $n=9$
	安慰剂对照	CSWT 改善晚期冠心病患者主观症状、6MWT、peakVO₂、MPI 及 LVEF、LVEDV	2010	日本 $n=8$
	随机盲法	顽固性心绞痛患者有获益	2012	瑞士 $n=21$
	随机盲法	CSWT 可使心梗后患者获益，改善心绞痛症状、6MWT 及 LVEDV、LVEF	2012	中国（昆明市）$n=25$
	随机双盲	短周期疗法随访 1 年，效果与标准治疗法相似	2012	中国（昆明市）$n=55$
	多中心	CSWT 改善主观症状、活动耐量、生活质量及 MPI，但 UCG 下未能改善 LVEF	2015	$n=111$
	临床观察	CSWT 改善治疗区域心肌灌注 MPI	2015	德国 $n=21$
	临床观察	CSWT 改善主观症状、生活质量及 MPI，但未观察到 LVEDD，LVEF 显著改善	2015	中国（北京市）$n=15$
	安慰剂对照	随访 6 年，CSWT 仍能改善主观症状及 PSSR；治疗期间 10 例出现胸部不适，随访期间 3 例死亡	2016	中国（昆明市）$n=52$
	临床观察	CSWT 改善症状，MRI 下未观察到灌注改善	2016	荷兰 $n=15$
	meta 分析	CSWT 改善症状、生活质量、活动耐量	2017	$n=1189$
缺血性心力衰竭	随机盲法	缺血性心衰患者有获益	2012	俄罗斯 $n=24$
	临床观察	CSWT 能够改善 MRI 下心绞痛患者 LVEF	2012	立陶宛 $n=20$
	安慰剂对照	CSWT 改善心力衰竭症状、活动耐量、LVEDV、LVEF	2012	中国（昆明市）$n=50$
	临床观察	CSWT 改善患者运动耐量、生活治疗及心肌灌注，降低平均心率、血清 NTproBNP	2013	俄罗斯 $n=17$

注：CSWT，心脏震波治疗系统；6MWT，6 分钟步行试验；peak VO₂，峰耗氧量；MPI，心肌核素灌注显像；LVEF，左室射血分数；LVEDV，左室容积参数；UCG，超声心动图；NTproBNP，N 末端脑钠肽原

对正常心肌细胞线粒体膜的完整性无影响，未造成其线粒体损伤，未激活其凋亡、炎症及生存相关信号通路，心肌细胞无变性、坏死，心肌间质无炎症细胞浸润[29]。但 2014 年一项体外研究中发现，震波能量达到 0.16 mJ/mm^2 时，大鼠内皮祖细胞内凋亡相关因子表达增加、细胞凋亡[4]。

作为一项无创的、可重复应用的治疗手段，越来越多的临床观察验证了 CSWT 良好的耐受性[10,30-31]。国内一项随访 6 年的临床试验[16]，纳入 52 例稳定期冠心病患者，治疗及随访期间均未发现心律失常的发生、血流动力学不稳定及心肌酶学升高等不良反应。我们的一项临床试验中，纳入了 11 例 60～81 岁的老年冠心病患者（平均年龄 66.2 岁），在接受治疗后血清酶学、谷丙转氨酶、肌酐、超敏 C 反应蛋白均无明显改变，心率、收缩压、舒张压和氧饱和度亦无明显变化[32]。但 CSWT 并非完全没有治疗相关副作用，个别患者可见胸痛、室性期前收缩或肌钙蛋白轻度升高。同样在国内随访 6 年的试验中，52 名患者中有 10 例于震波治疗期间出现胸部不适，降低能量水平后可缓解；3 例晚期冠心病患者于随访过程中并发心力衰竭死亡[16]。Khattab 等试验的 10 名患者中，有 1 名患者因疼痛不能耐受而终止，1 名患者因第 6 次治疗后出现血肌钙蛋白 T 轻度升高而提前终止，1 例患者于治疗接受后 4 周于院外死亡[33]。在最近的一项临床观察研究中，接受 CSWT 治疗的 1 例顽固性心绞痛患者最终因充血性心力衰竭死亡，1 例急性心肌梗死恢复期的患者出现腰椎间盘突出[26]。

总而言之，目前认为 CSWT 能够有效治疗顽固性心绞痛，持久而显著地改善患者的症状及生活质量，并有助于提高合并心力衰竭患者的运动耐量，甚至可能提高左室射血分数。它有别于内科药物治疗、PCI 及 CABG 术，从一个新的角度干预从而改善心肌缺血，是一种有希望的新的治疗方法。

（刘君萌　于玮玮　张云鹤　杜玲
　　　刘保逸　何青）

参考文献

[1] Zuoziene G，Leibowitz D，Celutkiene J，et al. Multi-modality imaging of myocardial revascularization using cardiac shock wave therapy. Int J Cardiol，2015，187：229-330.

[2] Suhr F，Delhasse Y，Bungartz G，et al. Cell biological effects of mechanical stimulations generated by focused extracorporeal shock wave applications on cultured human bone marrow stromal cells. Stem Cell Res，2013，11（2）：951-964.

[3] Yu W，Shen T，Liu B，et al. Cardiac shock wave therapy attenuates H9c2 myoblast apoptosis by activating the AKT signal pathway. Cell Physiol Biochem，2014，33：1293-1303.

[4] Zhang X，Yan X，Wang C，et al. The dose-effect relationship in extracorporeal shock wave therapy：the optimal parameter for extracorporeal shock wave therapy. J Surg Res，2014，186（1）：484-492.

[5] Nishida T，Shimokawa H，Oi K，et al. Extracorporeal Cardiac Shock Wave Therapy Markedly Ameliorates Ischemia-Induced Myocardial Dysfunction in Pigs in Vivo. Circulation，2004，110（19）：3055-3061.

[6] Uwatoku T，Ito Kenta，Abe K，et al. Extracorporeal cardiac shock wave therapy improves left ventricular remodeling after acute myocardial infarction in pigs. Coron Artery Dis，2007，18：397-404.

[7] Ito Y，Ito K，Shiroto T，et al. Cardiac shock wave therapy ameliorates left ventricular remodeling after myocardial ischemia-reperfusion injury in pigs in vivo. Coron Artery Dis，2010，21：304-311.

[8] Fu M，Sun CK，Lin YC，et al. Extracorporeal shock wave therapy reverses ischemia-related left ventricular dysfunction and remodeling：molecular-cellular and functional assessment. PLoS One，2011，6（9）：e24342.

[9] Wang Y，Guo T，Ma TK，et al. A modified regimen of extracorporeal cardiac shock wave therapy for treatment of coronary artery disease. Cardiovasc Ultrasound，2012，10（1）：35.

[10] 王钰，郭涛，蔡红雁，等. 心脏体外震波治疗冠心病应用研究. 中华心血管病杂志，2010，38：711-715.

[11] Kikuchi Y，Ito K，Ito Y，et al. Double-blind and placebo-controlled study of the effectiveness and safety of extracorporeal cardiac shock wave therapy for severe angina pectoris. Circ J，2010，74：589-591.

[12] Yang P，Guo T，Wang W，et al. Randomized and double-blind controlled clinical trial of extracorporeal cardiac shock wave therapy for coronary heart disease. Heart Vessels，2013，28（3）：284-291.

[13] Schmid JP，Capoferri M，Wahl A，et al. Cardiac shock wave therapy for chronic refractory angina pectoris. A prospective placebo-controlled randomized trial.

Cardiovasc Ther，2013，31（3）：e1-6.

［14］Prasad M，Wan Ahmad WA，Sukmawan R，et al. Extracorporeal shockwave myocardial therapy is efficacious in improving symptoms in patients with refractory angina pectoris—a multicenter study. Coron Artery Dis，2015，26（3）：194-200.

［15］刘保逸，张瑞生，何青，等. 体外心脏震波系统治疗顽固性心绞痛的临床探讨. 中国心血管杂志，2015，01：23-28.

［16］Nirala S，Wang Y，Peng YZ，et al. Cardiac shock wave therapy shows better outcomes in the coronary artery disease patients in a long term. Eur Rev Med Pharmacol Sci，2016，20：330-338.

［17］Burneikaitė G，Shkolnik E，Čelutkienė J，et al. Cardiac shock-wave therapy in the treatment of coronary artery disease：systematic review and meta-analysis. Cardiovasc Ultrasound，2017，15（1）：11.

［18］Kaller M，Faber L，Bogunovic N，et al. Cardiac shock wave therapy and myocardial perfusion in severe coronary artery disease. Clin Res Cardiol，2015，104（10）：843-849.

［19］Vasyuk YA，Hadzegova AB，Shkolnik EL，et al. Initial clinical experience with extracorporeal shock wave therapy in treatment of ischemic heart failure. Congest Heart Fail，2010，16（5）：226-230.

［20］Gabrusenko SA，Malakhov VV，Shitov VN，et al. An experience of the use of a curative method of cardiac shock wave therapy in patients with ischemic heart disease. Kardiologiia，2013，53（5）：20-26.

［21］Peng YZ，Guo T，Yang P，et al. Effects of extracorporeal cardiac shock wave therapy in patients with ischemic heart failure. Zhonghua Xin Xue Guan Bing Za Zhi，2012，40（2）：141-146.

［22］Wang J，Zhou C，Liu L，et al. Clinical effect of cardiac shock wave therapy on patients with ischaemic heart disease：a systematic review and meta-analysis. Eur J Clin Invest，2015，45（12）：1270-1285.

［23］Zuozienė G，Laucevičius A，Leibowitz D. Extracorporeal shockwave myocardial revascularization improves clinical symptoms and left ventricular function in patients with refractory angina. Coron Artery Dis，2012，23（1）：62-67.

［24］Slikkerveer J，de Boer K，Robbers LF，et al. Evaluation of extracorporeal shock wave therapy for refractory angina pectoris with quantitative analysis using cardiac magnetic resonance imaging：a short communication. Neth Heart J，2016，24（5）：319-325.

［25］Ito K，Fukumoto Y，Shimokawa H. Extracorporeal shock wave therapy for ischemic cardiovascular disorders. Am J Cardiovasc Drugs，2011，11（5）：295-302.

［26］Myojo M，Ando J，Uehara M，et al. Feasibility of Extracorporeal Shock Wave Myocardial Revascularization Therapy for Post-Acute Myocardial Infarction Patients and Refractory Angina Pectoris Patients. Int Heart J，2017，58（2）：185-190.

［27］Sheu JJ，Sun CK，Chang LT，et al. Shock wave-pretreated bone marrow cells further improve left ventricular function after myocardial infarction in rabbits. Ann Vasc Surg，2010，24（6）：809-821.

［28］Assmus B，Walter DH，Seeger FH，et al. Effect of shock wave-facilitated intracoronary cell therapy on LVEF in patients with chronic heart failure：the CELLWAVE randomized clinical trial. JAMA，2013，309（15）：1622-1631.

［29］张云鹤，沈涛，何青，等. 体外心脏震波治疗的心脏安全性研究. 中国心血管病杂志. 2016，21（2）：126-130.

［30］Kazmi WH，Rasheed SZ，Ahmed S，et al. Noninvasive therapy for the management of patients with advanced coronary artery disease. Coron Artery Dis，2012，23（8）：549-554.

［31］Cassar A，Prasad M，Rodriguez-Porcel M，et al. Safety and efficacy of extracorporeal shock wave myocardial revascularization therapy for refractory angina pectoris. Mayo Clin Proc，2014，89（3）：346-354.

［32］刘保逸，李文婵，张瑞生，等. 体外心脏震波治疗老年冠心病患者的疗效和安全性分析. 中华老年医学杂志，2015，34（7）：736-740.

［33］Khattab AA，Brodersen B，Schuermann-Kuchenbrandt D，et al. Extracorporeal cardiac shock wave therapy：First experience in the everyday practice for treatment of chronic refractory angina pectoris. Int J Cardiol，2007，121：84-85.

中国老年医学理论与实践 2018

第三十五章　老龄患者合理用药

目前，世界上所有发达国家都已经进入老龄化社会，许多发展中国家正在或即将进入老龄化社会。随着全球人口老龄化程度的加速与加剧，我国老年人的数量和比例也在逐年增长，预计到2050年左右，60岁以上老年人比例将达到30%以上，进入重度老龄化阶段[1]。冠心病是影响老年人群健康的主要原因之一，其患病率随增龄而增加，我国老龄冠心病患者日益增多。老年患者因共病现象普遍[2]，且老龄冠心病患者常常合并高血压、高脂血症、糖尿病、脑梗死等多种危险因素，使其患病机会和用药频率均增加，不仅导致多药共用（polypharmacy）的概率增加[3-4]，还导致用药周期长，不良反应多，经济与精神负担重；同时，由于其肝肾功能减退，药物代谢和排泄降低及对药物的敏感性差，老年患者不可避免地成为药品不良反应（Adverse drug reaction，ADR）的主要受害者[5-6]。

一、老龄患者的生理变化及疾病特点

（一）老龄患者的生理变化

老龄患者的生理变化主要是脏器老化与功能障碍。如老年患者胃壁细胞功能降低导致胃酸分泌减少，同时老龄患者心排血量减少，进一步致使消化道血流减少，引起胃运动功能减退，肠蠕动能力减弱，最后影响药物吸收；脂肪组织在老龄患者身体质量中所占的百分比较年轻患者增加，导致水溶性药物分布容积减少，反之，脂溶性药物分布容积增加；老年患者肝脏重量较年轻患者减轻，功能性肝细胞减少导致肝血流量及肝微粒体酶活性下降，以上因素使经肝代谢的药物代谢减慢，半衰期延长，致使其血药浓度升高，药物的作用累积和不良反应增加；老龄患者人肾实质重量较年轻患者减少，肾小管的分泌功能与肌酐清除率下降，可直接影响到药物在肾的排泄。

（二）老龄患者的疾病特点

1. 发病时缺乏典型临床表现

老年性疾病常常因为患者反应迟钝、活动能力减退、生物效应能力与器官应激能力下降导致发病时往往缺乏典型的症状和体征，起病隐匿。例如因老龄患者对冷热疼痛等反应性较差，体温调节能力也较年轻患者差，发生上呼吸道感染时往往不发热或者发热程度较轻，自觉症状不严重，仅表现为头痛乏力、食欲下降等症状，血常规结果白细胞计数不升高；即使发生严重感染，亦可不出现发热，致使老龄冠心病合并慢性心力衰竭患者往往出现急性心力衰竭症状而就诊时被检出肺部感染。老龄冠心病患者因长期慢性缺血缺氧可形成心脏侧支循环，症状可不典型，可被误认为是年龄相关性活动耐力下降。并且，由于老年患者感觉功能减退，急性心肌梗死可无严重疼痛发生，从而引起误诊、漏诊，甚至发生严重的心血管事件。

2. 多种疾病同时存在

老龄患者往往是多种慢性疾病共存，50%以上的老龄患者合并有3种及以上的慢性疾病。老龄冠心病患者常合并有心力衰竭、高血压、心律失常、糖尿病、慢性肾功能不全等疾病，致使疾病的诊疗难度加大。

3. 病情进展迅速

老年人各种器官功能减退，身体适应能力下降，故一旦发病，病情常迅速恶化。因此，早期及时发现病情、寻找病因，尽早开始有效治疗，对疾病的转归具有重大意义。

二、老龄患者药代动力学特点

（一）药物的吸收与分布

首先，药物在体内的分布受血流量、体液的pH值、药物与血浆蛋白及组织的结合等因素的影响。老龄患者因胃肠黏膜萎缩，尤其胃壁细胞功能降低导致胃酸分泌比年轻患者减少约25%～35%，需在酸性环境下水解而产生效果的药物吸收减少，生物利用度减低，而弱碱性药物吸收增加，生物利用度增高；老龄患者胃肠蠕动减弱，胃肠道调节功能受损，且老龄患者往往合并便秘，除了使用开塞露、甘油灌肠剂等助排便药物，常使用泻药，可导致药物在胃肠道吸收减少[7]。

其次，肝是大多数药物主要的代谢器官，其重量往往随着年龄的增长而减轻，肝血流量逐渐减少，肝药酶活性逐步下降。研究表明，60 岁以上的老年人肝血流量仅为青年人的 40%～50%。老龄患者肝对药物的代谢能力较年轻患者降低，另外，老龄患者的功能性肝细胞数量减少，在一定程度上影响地尔硫䓬等药物的代谢，使药物半衰期延长，血药浓度升高。

再有，药物代谢后可经肾、胆汁、呼吸道、皮肤汗腺等途径排出。其中肾是多数药物排泄的主要执行者。随着年龄的增长，肾单位的数量、肾小球面积、肾小管长度等均可造成肾质量减小，60 岁以上的老年人肾血流量较年轻人下降约 50%，80 岁以上的老年人肾小球滤过率较年轻人降低约 46%；肾小管分泌功能下降，肌酐清除率降低，水钠调节能力受损致使老龄患者对自肾排泄的药物排出减慢，药物半衰期延长。

最后，老年患者因生理性改变及长期慢性疾病消耗，体内水分和肌肉组织含量减少，脂肪组织含量相对性增加，同样会引起药物分布发生：脂溶性药物分布容积增大，可能在脂肪组织内蓄积，产生持久作用。

（二）多种药物相互作用

老龄患者多同时服用多种药物治疗，易发生药物与药物相互作用所致不良反应，其发生率与用药种数呈正相关。研究发现，同时接受少于 5 种药物的不良反应发生率仅为 5%，种类增加至 6～10 种时药物不良反应发生率为 10%，而 11～15 种时显著提高至 28%[8]。虽然并非所有药物相互作用皆可导致药物不良反应，但其潜在危险性无疑是相对增加的[9]。老龄患者合用的药物也会在吸收环节发生相互作用，如质子泵抑制剂可升高胃液 pH 值而抑制对亚铁离子的吸收；合用蛋白结合率较高的药物则可导致游离华法林浓度增高，从而增加出血的风险。

（三）不良反应增多

1. 大多数药物敏感性增加

老年患者生理贮备能力减弱、内环境稳定调节能力降低、年龄相关性药效动力学变化，使其对药物敏感性较年轻患者增高，药物不良反应增多。老龄患者肾功能减退导致肾排泄药物能力下降，使其在使用地高辛、磺酰脲类降糖药等药物时都可造成药物半衰期延长，易发生蓄积中毒。使用解热镇痛抗炎药时，如果按照常规剂量服用，往往造成酸碱平衡失调，严重者危及生命。冠心病合并高血压老龄患者，易出现直立性低血压，除外降压药物或改善冠心症状药物不合理应用，常因老年人血压调节机制受损，压力感受器反应降低，心脏及自主神经功能障碍，致使多种药物应用时易发生低血压副作用，尤其表现为直立性低血压。冠心病合并心房颤动老龄患者，口服抗凝药物或使用肝素时，可因肝功能减退、合成凝血因子能力下降，更易发生出血相关性并发症。

2. 少数药物敏感性降低

老龄冠心病对 β 受体激动药及 β 受体阻滞药的敏感性均有不同程度减弱，例如 β 受体阻滞药普萘洛尔减慢心率的作用出现钝化。此外，老龄患者对同等剂量的异丙肾上腺素的反应较年轻患者减弱，心率增加的速度低于年轻患者。

三、老龄患者合理用药建议

（一）判断老年人潜在性不适当用药

最早关于对老年人的潜在性不适当用药（potentially inappropriate medications，PIMs）评估的 Beers 标准是美国老年医学专家 Mark Beers 于 1991 年首次提出的。该标准是判断疗养院居民不适当用药的标准，而后得到国际社会的广泛关注与应用。随着药品的推陈出新，该标准在 1997 年、2003 年、2012 年和 2015 年历经四次修订。另一个在欧洲国家受到关注的标准是 2008 年爱尔兰 Cork 大学附属医院的专家组发表的 STOPP（screening tool of older persons' prescriptions）标准。部分国家也制定了适合本国的老年人不合理用药标准，如加拿大（1997 年）、法国（2007 年）、泰国（2008 年）、挪威（2009 年）、德国（2010 年）、意大利（2010 年）。我国老年患者的潜在性不适当用药率较高[10]。但目前我国暂无类似标准，因此我们推荐依照美国老年医学会（American Geriatrics Society，AGS）于 2015 年 10 月 8 日发布的 Beers 标准，来判断老年人是否存在潜在性不适当用药，指导临床决策的制定。

Beers标准中关于老龄患者心血管系统用药有以下建议：

1. 老龄患者通常不适当用药

（1）避免使用抗血栓药物双嘧达莫（口服短效，不适用于与阿司匹林的缓释组合），因其可能导致直立性低血压，且有更有效的替代药物。注射制剂可用于心脏负荷试验。

（2）不推荐常规应用外围 α_1 受体阻滞药治疗高血压：多沙唑嗪、哌唑嗪、特拉唑嗪，因其高直立性低血压的风险，且替代剂具有优越的风险-效益平衡。

（3）避免应用作用于中枢的 α 受体阻滞药（可乐定、甲基多巴、利舍平（>0.1 mg/d）作为一线降压药物，原因是其高中枢神经系统不良影响的风险，并可能会引起心动过缓和直立性低血压。

（4）避免使用丙吡胺这一强负正性肌力药物，老年患者使用可能诱发心力衰竭；应首选其他抗心律失常药物。

（5）避免使用决奈达隆，因其在永久性房颤、严重的或最近失代偿期心力衰竭患者预后差。

（6）地高辛不应该被用作一线房颤治疗药物，可能是与死亡率升高有关，增加心力衰竭患者住院的风险，并可能与老年人心力衰竭死亡率增加相关联。如果使用的话，剂量不应>0.125 mg/d。

（7）避免胺碘酮作为心房颤动的一线治疗用药，除非患者有心力衰竭或显著左心室肥厚。

2. 老龄患者与疾病状态相关的不适当用药

（1）心力衰竭患者应避免使用 NSAIDs 和环氧酶（COX）-2 抑制剂；噻唑（吡格列酮、罗格列酮）。非二氢吡啶类钙通道阻滞药（地尔硫䓬、维拉帕米）只有射血分数降低的心力衰竭患者避免使用；决奈达隆在严重或最近失代偿性心力衰竭的患者中避免使用。因上述药物具有潜在的促进体液潴留效应，会可加剧心力衰竭。

（2）避免使用胆碱酯酶抑制剂，外周 α_1 受体阻滞药（多沙唑嗪、哌唑嗪、特拉唑嗪），叔胺类抗抑郁药，氯丙嗪，硫利达嗪，奥氮平。原因是其可增加直立性低血压或心动过缓的风险，甚至引起惊厥。

3. 老龄患者应慎用的潜在性不适当药物

（1）≥80 岁老年人使用阿司匹林缺乏利益与风险的证据，应谨慎使用。

（2）达比加群与华法林相比胃肠道出血风险增加，发生率在≥75 岁的老年患者高于其他新型口服抗凝药物；对肌酐清除率<30 ml/min 患者缺乏有效性和安全性的证据。

（3）普拉格雷用于老年患者时出血风险增加；对于高风险的老年人（例如，有心肌梗死病史或糖尿病），获益可能会抵消风险，≥75 岁患者慎用。

（4）有晕厥病史患者慎用血管扩张剂。

4. 老龄患者中应避免使用的非抗感染药物

（1）避免日常使用 ACEI 时联合阿米洛利或氨苯蝶啶，可引起高血钾；患者服用 ACEI 出现低钾血症时可使用。

（2）老年妇女避免联合使用外周 α_1 受体阻滞药与袢利尿药，否则会加重尿失禁的风险，除非疾病状况需要同时使用两种药。

（3）避免华法林与胺碘酮/NSAIDs 联用，因其使出血风险增加。必须使用时，监测标准化比值（INR）。

5. 老年患者基于肾功能应尽可能避免或减少剂量使用的非抗感染药物

达比加群、依度沙班、利伐沙班、阿哌沙班、依诺肝素、磺达肝癸钠、螺内酯、氨苯蝶啶等药物要根据肾功能情况尽可能避免使用或减量应用。

（二）合理用药建议

第一，明确疾病主要诊断，合理选择有效药物、权衡用药之利与弊，慎重选择联合用药。老龄患者发生快速心律失常时，胺碘酮、美西律、β 受体阻滞药等药物可有效减慢心律，但抗心律失常药物亦有致心律失常副作用。老年冠心病患者合并快速性心律失常很可能是快-慢综合征，若应用上述药物，则有出现超速抑制，造成窦房结复律时间延长出现窦性停搏甚至阿-斯综合征（Adams-Stokes 综合征）的可能。因此，明确引起老龄患者症状的病因，避免恶性事件的发生，至关重要。此外，老龄患者因患多种疾病，需用多种药物协调作用，但不少老龄患者有追求新药、补药、贵药的倾向，常用药过多，造成药物滥用；反之，部分老龄患者合并焦虑、抑郁等精神心理疾病，往往过度担心药物副作用，只着眼于"弊"，选择性忽略"利"，拒绝有效药物治疗。医务工作者应多与患者进行沟通，解释病情及药物的利弊，使患者确切知道服用药物的必要性以及检测药物副作用，可避免不良事件的发生，减轻患者不必要的顾虑，使其得到有效的治疗。老年龄患者因疾病的顽固性和复杂性，往往采用联合用药方案，但多重用药会带来用药风险和各种药物相互作用所致的不良反应增多，因此需注意避免多重用药，慎重选择联合用药，使老龄患者得到合理治疗。

第二，掌握最佳用药剂量，选择最佳用药时间，确定最佳给药途径。老龄患者原则上药物使用量宜小，一般为年轻患者的 1/2～2/3，根据老龄患者的年龄、体重、病情轻重，从小剂量开始，逐渐增量，找出最佳有效量，例如应用降压药时，因老龄患者极易出现低血压，在应用如哌唑嗪、特拉唑嗪等药物时应从小剂量开始以免出现首剂反应。

第三，进行血药浓度监测、跟踪了解服药情况，加强患者病情观察，监测药品不良反应。例如硝苯地平降压效果明显，但因药物谷-峰值较大，可导致反射性心动过速，造成靶器官损伤，此外还可引起踝部水肿等不良反应，而其长效制剂及苯磺酸氨氯地平（络活喜）、苯磺酸左旋氨氯地平（施慧达）等药物上述不良反应明显减少。老龄冠心病患者心脏发生重构，心脏收缩功能受损，因病情需要服用地高辛等强心药物时，需监测血药浓度，避免发生中毒。老龄患者对 β 受体阻滞药耐受性差，为达到目标剂量而加量过快可诱发心力衰竭，需从小剂量开始，缓慢逐渐加量，使心脏有足够的时间增加受体的数量以达到目标值，更好延缓心脏重构，改善心脏功能；使用时还需注意其负性肌力、负性频率与负性传导作用，密切观察病情，注意血压、心率，及时调整用量。

4. 提高患者依从性，重视饮食调养及体育锻炼等综合治疗措施

引起老龄患者依从性差的原因有：老龄患者常独居生活，缺乏医疗护理人员与亲友的监督；老龄患者行动不便而打不开服药器；有些老龄患者文化程度相对较低以致理解力较差；老龄患者记忆力差、视力不佳、听力减退等多种因素造成服错药，尤其是包装外形相似的药物。近年来，有些老龄患者家属盲目依赖网络搜索功能，根据初期和表面"症状"自行诊断和治疗，延误病因寻找和及时救治的时机。因此医务人员更应详细询问病史和用药情况，防止多开药、重复开药，要反复仔细查对，加强对老龄患者及家属的教育和沟通，确保老龄患者合理用药。

（三）共享决策的制定

传统观念认为，尽可能全面、足量地针对老年人疾病予以复杂性用药方案，能更好地指导老龄患者疾病的治疗。越来越多证据表明，无论是医师过度决策还是老龄患者及家属因各种原因主动要求所致老龄患者过度用药这一现象已逐渐为人们所重视。老龄患者不合理用药就是其中一个表现，不仅导致了药源性疾病增加，还造成生活质量的下降。

Jansen 和同事们[11]收集了心理学、传播学与决策相关的文献，论述了减停用药决策要求的独特工作，确定了老龄患者及其亲友，以及临床医生的困难，给出了如何克服困难的具体建议，以及老龄患者减停用药流程，分如下四步。

1. 建立选择意识，可自主决策

医生和患者应认识到选择继续或停止使用药物是可行的。研究表明有部分临床医生根据新的诊断、症状和检查结果可以准确地开具新药，但是何时减量、何时停止用药则并不是很明确[12]。停止用药的可能触发因素包括：①服药数量过多（可能≥10）；②药物不良反应引起的症状；③明确的高风险、无效或不必要用药；④明显的不依从性或改变治疗的优先顺序[13]。需要注意的是，有研究表明老龄患者可能不知道可以减停用药[14]，误认为药物的服用需要长期，甚至终身服药，因此临床医生有必要向他们解释清楚，让他们知道根据病情进展，有些药物是可以适时减停的。

2. 讨论各项选择及其利弊

临床医生需跟老龄患者及其家属讲明用药选择原因及可能出现的风险，以及何时可以减停药物，让他们知道有哪些选项可以选择，并理解减停用药的流程、各项选择预期的利弊以及风险意外发生的可能性。

3. 探索患者对于不同选择的偏好

研究表明老年人的偏好不是固定的，偏好的形成是复杂且存在一定争议的[15]。由于受到目前健康状态和情绪的影响，使老龄患者的偏好比年轻患者更加多变[16]。对于老龄患者，临床医生可以使用启发法，利用经验法则去简化复杂的决策过程。俗话说"久病成医"，鉴于长期积累的医疗经验，老龄患者可能更能感觉自己知道什么对他们是重要的，这可能使他们更容易认同自己的判断。

4. 做出决策

存在法则指导临床医生首先停用哪种药物，而尽管受到健康情况影响，大多数老龄患者仍是愿意共同参与医疗决策[17]。那些将决策权委托给他们临床医生的老龄患者实际上也想要参与讨论他们的选择、态度和偏好，了解治疗相关的信息。此外，一些老龄患者认为他们没有足够的能力参与进自身疾病诊疗决策中，其较低的参与度导致决策并非全部真实意愿。无论老龄患者是否做出最后决策，临床医生和老龄患者的亲友都可以通过激发他们的目标和价值观使他们参与到决策中，以此支持维护其自主权。

下一步我们能做什么？减停用药是一项重要的挑战。共享决策是减停用药过程中必不可少的一部分，但是在临床中它的实施十分复杂。Jansen 等研究者的建议是，至少需要告知老龄患者及其亲友，他们有减停用药的选择权，支持他们表达自己的意愿，并共同做出决策。显然，这是一个耗时耗力的过程，不仅需要有保障的时间，也需要更多专业的资源，甚至还需要进行相关药物审查的特定费用。此外，急需新的证据为临床医生提供理论支持，更科学地减少老年人不合理多重用药。最重要的是，临床医生需要确定更好地告知老龄患者及其亲友减停用药利弊的方式和交流手段，启发老年人支持并共同参与到共享决策中。

（李睿）

参考文献

[1] 韦联镯. 中国人口老龄化现状、趋势的国际比较研究. 经营者，2015（4）：306.

[2] Marengoni A，Angleman S，Melis R，et al. Aging with multimorbidity：a systematic review of the literature. Ageing Res Rev，2011，10（4）：430-439.

[3] Juurlink DN，Mamdani M，Kopp A，et al. Drug-drug interactions among elderly patients hospitalized for drug toxicity. Am Med Assoc，2003，289（13）：1652-1658.

[4] Kohler GI，Bode-Boger SM，Busse R，et al. Drug-drug interactions in medical patients：effects of in-hospital treatment and relation to multiple drug use. Int J Clin Pharmacol Ther，2000，38（11）：504-513.

[5] Mallet L，Spinewine A，Huang A. The challenge of managing drug interactions in elderly people. Lancet，2007，370（9582）：185-191.

[6] Cahir C，Bennett K，Teljeur C，et al. Potentially inappropriate prescribing and adverse health outcomes in community dwelling older patients. Britj Clin Pharmaco，2014，77（1）：201-210.

[7] 方宁远，汪海娅. 老年人合理用药及用药安全. 中华老年多器官疾病杂志，2010，9（2）：112-113.

[8] 徐叔云. 临床药理学. 北京：人民卫生出版社. 1993.

[9] 季闽春，王永铭. 老年心血管病人药物不良反应的危险因素. 药物流行病学杂志，1995，4（2）：97-99.

[10] Mo L，Yang X，He J，et al. Evaluation of potentially inappropriate medications in older inpatients in China. Am Geriatr Soc，2014，61（11）：2217-2218.

[11] Jansen J，Naganathan V，Carter SM，et al. Too much medicine in older people？Deprescribing through shared decision making. Bmj，2016，353：i2893.

[12] Reeve E，Shakib S，Hendrix I，et al. Review of deprescribing processes and development of an evidence-based，patient-centred deprescribing process. Br J Clin Pharmacol，2014，78：738-747.

[13] Le Couteur D，Banks E，Gnjidic D，et al. Deprescribing. Aust Prescr，2011，34：182-185.

[14] Bynum JP，Barre L，Reed C，et al Participation of very old adults in health care decisions. Med Decision Making，2014，34：216-230.

[15] Fagerlin A，Pignone M，Abhyankar P，et al. Clarifying values：an updated review. BMC Med Inform Decis Mak，2013，13（suppl2）：S8.

[16] Fried TR，O'Leary J，Van Ness P，et al. Inconsistency over time in the preferences of older persons with advanced illness for life-sustaining treatment. J Am Geriatr Soc，2007，55：1007-1014.

[17] Chewning B，Bylund CL，Shah B，et al. Patient preferences for shared decisions：a systematic review. Patient Educ Couns，2012，86：9-18.